国家卫生健康委员会"十三五"规划教材
全国高等职业教育教材

供临床医学专业用

药理学

第8版

主　编　王开贞　李卫平

副主编　孙宏丽　杨丽珠　徐　红　秦志华

编　者（以姓氏笔画为序）

于　淼（菏泽医学专科学校）
王开贞（山东现代学院）
王志敏（曲靖医学高等专科学校）
任京力（漯河医学高等专科学校）
孙宏丽（哈尔滨医科大学大庆校区）
孙婉玲（首都医科大学宣武医院）
李卫平（安庆医药高等专科学校）
李新才（益阳医学高等专科学校）
杨丽珠（漳州卫生职业学院）
张　莹（大兴安岭职业学院）
林益平（金华职业技术学院）
秦志华（天津医学高等专科学校）
徐　红（滨州职业学院）
魏广和（济宁医学院附属医院）

人民卫生出版社

图书在版编目（CIP）数据

药理学/王开贞，李卫平主编. —8版. —北京：
人民卫生出版社，2018
ISBN 978-7-117-27183-7

Ⅰ. ①药… Ⅱ. ①王…②李… Ⅲ. ①药理学-高等
职业教育-教材 Ⅳ. ①R96

中国版本图书馆CIP数据核字（2018）第294362号

药 理 学
第8版

主　　编：王开贞　李卫平
出版发行：人民卫生出版社（中继线010-59780011）
地　　址：北京市朝阳区潘家园南里19号
邮　　编：100021
E - mail：pmph @ pmph. com
购书热线：010-59787592　010-59787584　010-65264830
印　　刷：人卫印务（北京）有限公司
经　　销：新华书店
开　　本：850×1168　1/16　印张：23　插页：8
字　　数：728千字
版　　次：1981年5月第1版　2019年1月第8版
　　　　　2022年6月第8版第7次印刷（总第80次印刷）
标准书号：ISBN 978-7-117-27183-7
定　　价：56.00元

修订说明

2014 年以来，教育部等六部委印发的《关于医教协同深化临床医学人才培养改革的意见》《助理全科医生培训实施意见（试行）》等文件，确定我国的临床医学教育以“5+3”（5 年本科教育 + 毕业后 3 年住院医师规范化培训）为主体，以“3+2”（3 年专科教育 + 毕业后 2 年助理全科医生培养）为补充，明确了高等职业教育临床医学专业人才培养的新要求。

为深入贯彻十九大精神，全面落实全国卫生与健康大会、《“健康中国 2030”规划纲要》要求，适应新时期临床医学人才培养改革发展需要，在教育部、国家卫生健康委员会领导下，由全国卫生行指委牵头，人民卫生出版社全程支持、参与，在全国范围内开展了“3+2”三年制专科临床医学教育人才培养及教材现状的调研，明确了高等职业教育临床医学专业（3+2）教材建设的基本方向，启动了全国高等职业院校临床医学专业第八轮规划教材修订工作。依据最新版《高等职业学校临床医学专业教学标准》，经过第六届全国高等职业教育临床医学专业（3+2）教育教材建设评审委员会广泛、深入、全面的分析与论证，确定了本轮修订的指导思想和整体规划，明确了修订基本原则：

1. 明确培养需求 本轮修订以“3+2”一体化设计、分阶段实施为原则，先启动“3”阶段教材编写工作，以服务 3 年制专科在校教育人才培养需求，培养面向基层医疗卫生机构，为居民提供基本医疗和基本公共卫生服务的助理全科医生。

2. 编写精品教材 本轮修订进一步强化规划教材编写“三基、五性、三特定”原则，突出职业教育教材属性，严格控制篇幅，实现整体优化，增强教材的适用性，力求使整套教材成为高职临床医学专业“干细胞”级国家精品教材。

3. 突出综合素养 围绕培养目标，本轮修订特别强调知识、技能、素养三位一体的综合培养：知识为基，技能为本，素养为重。技能培养以早临床、多临床、反复临床为遵循，在主教材、配套教材、数字内容得到立体化推进。素养以职业道德、职业素养和人文素养为重，突出“敬佑生命、救死扶伤、甘于奉献、大爱无疆”的卫生与健康工作者精神的培养。

4. 推进教材融合 本轮修订通过随文二维码增强教材的纸数资源融合性与协同性，打造具有时代特色的高职临床医学专业“融合教材”，服务并推动职业院校教学信息化。通过教材随文二维码扫描，丰富的临床资料、复杂的疾病演进、缜密的临床思维成为了实现技能培养的有效手段。

本轮教材共 28 种，均为国家卫生健康委员会“十三五”规划教材。

教材目录

序号	教材名称	版次	配套教材
1	医用物理	第7版	
2	医用化学	第8版	
3	人体解剖学与组织胚胎学	第8版	√
4	生理学	第8版	√
5	生物化学	第8版	√
6	病原生物学和免疫学	第8版	√
7	病理学与病理生理学	第8版	√
8	药理学	第8版	√
9	细胞生物学和医学遗传学	第6版	√
10	预防医学	第6版	√
11	诊断学	第8版	√
12	内科学	第8版	√
13	外科学	第8版	√
14	妇产科学	第8版	√
15	儿科学	第8版	√
16	传染病学	第6版	√
17	眼耳鼻喉口腔科学	第8版	√
18	皮肤性病学	第8版	√
19	中医学	第6版	√
20	医学心理学	第5版	√
21	急诊医学	第4版	√
22	康复医学	第4版	
23	医学文献检索	第4版	
24	全科医学导论	第3版	√
25	医学伦理学	第3版	√
26	临床医学实践技能	第2版	
27	医患沟通	第2版	
28	职业生涯规划和就业指导	第2版	

第六届全国高等职业教育临床医学专业（3+2）教育教材建设评审委员会名单

数字内容编者名单

主　编　徐　红

编　者（以姓氏笔画为序）

于　淼（菏泽医学专科学校）
王开贞（山东现代学院）
王志敏（曲靖医学高等专科学校）
任京力（漯河医学高等专科学校）
孙宏丽（哈尔滨医科大学大庆校区）
孙婉玲（首都医科大学宣武医院）
李卫平（安庆医药高等专科学校）
李新才（益阳医学高等专科学校）
杨丽珠（漳州卫生职业学院）
张　莹（大兴安岭职业学院）
林益平（金华职业技术学院）
秦志华（天津医学高等专科学校）
徐　红（滨州职业学院）
魏广和（济宁医学院附属医院）

主编简介与寄语

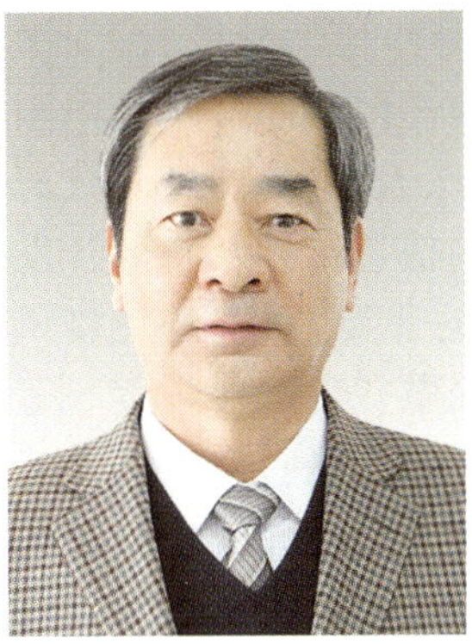

王开贞 教授，山东现代学院教学副院长，毕业于滨州医学院临床医学专业。全国卫生职业教育药理学研究会原主任委员、中国药理学会教学与科普专业委员会委员、山东药理学会卫生职业教育委员会原主任委员、教育部高职高专人才培养水平评估骨干专家。全国优秀教师，山东省高校“十大优秀教师”，山东省富民兴鲁劳动奖章获得者。从事药理学教学与科研四十余年，曾先后在《中国药学杂志》《中国中药杂志》《中国新药与临床杂志》《中国医院药学》等医药期刊发表学术论文100余篇，先后主编主审药理学教材及医学专著40余种，获国家发明专利3项应用自己的研究成果和发明专利治愈众多疑难病人。获山东省教学成果二等奖2项，获省优秀成果奖3项，获市科技进步一等奖5项、二等奖6项，被连续评为7届滨州市专业拔尖人才。

写给同学们的话——

药理学是临床医学专业一门重要的必修课程，在专业课程体系中是连接医学基础课程与临床课程的一门重要的桥梁课程。学好药理学是每一位临床医生必做的“功课”，临床内外妇儿等各科疾病都需要使用药物治疗，所有临床名医大家也都是优秀的临床药理学家，所以历来就有“无药不成医，无医不识药，医药是一家”的定律。学好药理学，既是立德树人的需要，更是救死扶伤的必需，希望每一位莘莘学子努力攀登，步入药理学的神圣殿堂。

主编简介与寄语

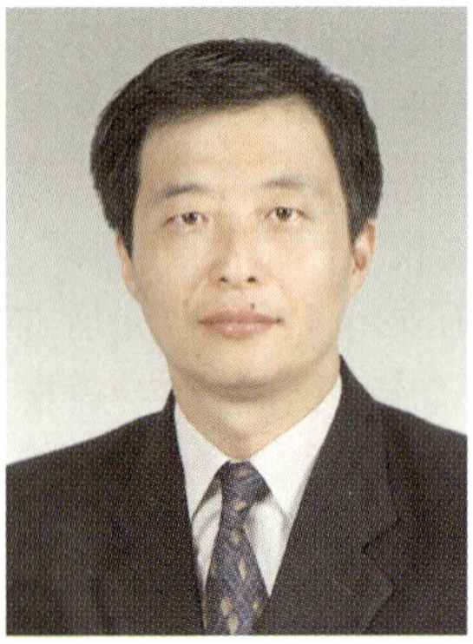

李卫平　二级教授，博士生导师。现任安庆医药高等专科学校校长，安徽医科大学天然药物研究所所长、安徽省无党派知识分子联谊会常务理事、中国药理学会理事、安徽省药理与药学会副理事长，省学科带头人，享受国务院政府特殊津贴。主要从事神经免疫药理学、离子通道与细胞内信息传导及新药开发等研究。国家863、973、国家自然科学基金、国家新药等的评委。ASI的免疫调节作用及其作用机理研究的重要研究成果1999年获得安徽省自然科学奖一等奖（排名第一）。主持研究和完成了国家新药自然科学基金、安徽省自然科学基金和安徽省科技攻关等项目数十项，与多家企业和厂家合作，进行了多项新药开发研究，主持研究的多项国家级新药已获得国家临床批件与新药证书。在《Science》《EMBO Journal》《J. Biol. Chem》等国内与国际顶级学术期刊上发表学术论文100余篇。

写给同学们的话——

药理学是研究药物与机体或病原体间相互作用规律的一门科学，也是重要的基础与临床之间的桥梁学科，学好药理学是为临床合理用药等提供基础理论与科学思维方法。医务工作者的使命是救死扶伤、悬壶济世，希望同学们能努力学好药理学等医学专业知识，做一名合格的白衣天使，为人类的健康事业做出自己的贡献。

前言

本教材是在国家卫生健康委员会和全国卫生职业教育教学指导委员会的指导下编写完成的，供全国高职高专临床医学专业使用。

第 8 版教材在秉承前 7 版教材编写的成功经验和丰硕成果的基础上，力图全面创新，首先对前版教材的使用学校进行了调研，广泛征求全国高职高专院校对教材的意见和建议，收集汇总，作为修订再版的重要参考。教材编写团队吸纳了临床一线的专家教授参与教材编写，实现了校企合作、产教融合、校企共同开发教材的职业教育办学理念，使教材中对药物的取舍更贴近临床用药实际。在教材编写的定位方面，坚持五个无缝对接，即：教材内容与基层医疗机构预防、诊断、治疗、康复、保健需求无缝对接，与执业岗位知识、技能和素质需求无缝对接，与执业助理医师考试知识需求无缝对接，与医学研究前沿新药物、新理论、新知识、新技术无缝对接，与国家颁布的相关法律法规无缝对接。着力淡化学科体系，突出"必需、够用"的职教特色和专业特色，力争编写出高职高专"学生好学、教师好教、临床好用"的三好教材。

为充分体现高等职业教育教材的特色，第 8 版教材继续沿袭并完善了学习目标、案例导学、处方分析、知识拓展、案例讨论、章后小结、思考题等内容，融教、学、做、练于一体，以提高教学质量和学习效果。为打造立体化的、能适应自主学习的新型教材，还配套制作了数字化网络增值服务，以丰富教学内容，提高学生学习的效果。

全书共分 47 章。在第 7 版教材的基础上，对临床已少用的氨基糖苷类药物、磺胺类药物、四环素、氯霉素等简写或删除；对临床应用广泛、第 7 版没有收载的药物酌予补充，以期解决药理学教材收载的药物与临床应用的药物不够一致的问题；对药物的基础知识如国家基本药物、处方药与非处方药等增补介绍，以增加教材的适用性。

该教材参考了国内外相关药理学教材及专著，在此向各位教材的作者表示衷心的感谢。

该教材收录的药物剂量和用法仅供临床用药参考，不具备法律效力。

第 8 版教材的编写工作得到了山东现代学院、安庆医药高等专科学校以及编者所在单位领导给予的大力支持，滨州职业学院徐红教授兼任了本教材的编写秘书，做了大量的工作。在教材出版之际，编写团队谨向各位支持和帮助教材编写出版的领导、专家、同仁表示崇高的敬意和衷心的感谢！

本教材编写团队的各位专家长期在教学或临床一线工作，具有丰富的教科研及临床工作经验，对如何培养技能型临床医学专业人才有比较准确的理解和把握，对本版教材的出版和使用充满期待。在编写过程中难免会有不足之处，敬请广大师生予以批评指正。

王开贞　李卫平

2018 年 5 月

目　录

第一章　绪言 …… 1
第一节　药理学的性质与任务 …… 1
第二节　药理学发展简史 …… 1
一、传统本草学阶段 …… 1
二、近代药理学阶段 …… 2
三、现代药理学阶段 …… 2
第三节　我国对现代药学的贡献 …… 2
第四节　新药研究与开发 …… 3

第二章　药物代谢动力学 …… 5
第一节　药物的跨膜转运 …… 5
第二节　药物的体内过程 …… 6
一、药物的吸收 …… 6
二、药物的分布 …… 6
三、药物的代谢 …… 7
四、药物的排泄 …… 8
第三节　药物的速率过程 …… 9
一、血药浓度变化的时间过程 …… 9
二、药动学的基本参数及意义 …… 10

第三章　药物效应动力学 …… 15
第一节　药物作用的基本规律 …… 15
一、药物作用 …… 15
二、药物作用的方式 …… 15
三、药物作用的两重性 …… 16
第二节　药物的量效关系 …… 18
一、药物的剂量与效应 …… 18
二、量效曲线 …… 18
三、量效曲线的意义 …… 19
第三节　药物的作用机制 …… 20
一、药物作用机制分类 …… 20
二、药物与受体 …… 20

第四章　影响药物作用的因素 ······ 23
一、机体方面 ······ 23
二、药物方面 ······ 25
【附】药物基础知识 ······ 26
一、药物名称及分类 ······ 26
二、药物处方及医嘱的一般知识 ······ 27
三、药物制剂与剂型 ······ 28
四、药品的标识 ······ 29
五、药品管理基本知识 ······ 29
六、特殊药品管理知识 ······ 30

第五章　传出神经系统药理概论 ······ 32
第一节　传出神经系统的递质与受体 ······ 32
一、传出神经系统的递质与分类 ······ 32
二、传出神经系统的受体与效应 ······ 35
三、受体激动后信息传递机制 ······ 36
第二节　传出神经系统药物的作用方式及分类 ······ 37
一、传出神经系统药物的作用方式 ······ 37
二、传出神经系统药物的分类 ······ 37

第六章　拟胆碱药 ······ 39
第一节　胆碱受体激动药 ······ 39
一、M、N 受体激动药 ······ 39
二、M 受体激动药 ······ 39
第二节　胆碱酯酶抑制药 ······ 41
一、易逆性胆碱酯酶抑制药 ······ 41
二、难逆性胆碱酯酶抑制药 ······ 42

第七章　抗胆碱药 ······ 44
第一节　M 胆碱受体阻断药 ······ 44
一、阿托品类生物碱 ······ 44
二、阿托品的合成代用品 ······ 47
第二节　N 胆碱受体阻断药 ······ 47
一、N_N受体阻断药 ······ 47
二、N_M受体阻断药 ······ 47

第八章　拟肾上腺素药 ······ 50
第一节　α、β 受体激动药 ······ 50
第二节　α 受体激动药 ······ 52
第三节　β 受体激动药 ······ 53

第九章　抗肾上腺素药 ······ 57
第一节　α 受体阻断药 ······ 57
一、短效类 α 受体阻断药 ······ 58
二、长效类 α 受体阻断药 ······ 59

第二节 β 受体阻断药 …… 59
第三节 α、β 受体阻断药 …… 61

第十章 麻醉药 …… 64
第一节 局部麻醉药 …… 64
一、概述 …… 64
二、常用的局麻药 …… 66
第二节 全身麻醉药 …… 67
一、静脉麻醉药 …… 67
二、吸入性麻醉药 …… 67
三、复合麻醉 …… 68

第十一章 镇静催眠药和抗惊厥药 …… 71
第一节 镇静催眠药 …… 71
一、苯二氮䓬类 …… 71
二、巴比妥类 …… 73
三、其他镇静催眠药 …… 74
第二节 抗惊厥药 …… 75

第十二章 抗癫痫药 …… 78

第十三章 治疗中枢神经系统退行性疾病药 …… 85
第一节 抗帕金森病药 …… 85
一、拟多巴胺类药 …… 86
二、中枢抗胆碱药 …… 88
三、抗帕金森病药物治疗原则 …… 89
第二节 治疗阿尔茨海默病药 …… 89
一、胆碱酯酶抑制药 …… 90
二、M 受体激动药 …… 90
三、其他类 …… 90

第十四章 抗精神失常药 …… 93
第一节 抗精神病药 …… 93
一、吩噻嗪类 …… 93
二、硫杂蒽类 …… 96
三、丁酰苯类 …… 96
四、其他类 …… 96
第二节 抗躁狂药和抗抑郁药 …… 98
一、抗躁狂药 …… 98
二、抗抑郁药 …… 98
第三节 抗焦虑药 …… 100

第十五章 镇痛药 …… 103
第一节 阿片生物碱类药 …… 103
第二节 人工合成镇痛药 …… 106

一、阿片受体激动药 …… 106
二、阿片受体部分激动药 …… 108
第三节　其他镇痛药 …… 108
【附】阿片受体拮抗药 …… 109

第十六章　解热镇痛抗炎药 …… 112
第一节　概述 …… 112
一、作用及其作用机制 …… 112
二、不良反应 …… 113
第二节　常用解热镇痛抗炎药 …… 114
一、非选择性环氧酶抑制药 …… 114
二、选择性环氧酶-2 抑制药 …… 116
三、解热镇痛抗炎药的复方制剂 …… 117
四、癌性疼痛的三级止痛阶梯疗法 …… 117
【附】影响尿酸代谢药 …… 118
一、抑制尿酸生成的药物 …… 118
二、促进尿酸排泄的药物 …… 119
三、缓解痛风炎症的药物 …… 119

第十七章　中枢兴奋药与促大脑功能恢复药 …… 122
第一节　中枢兴奋药 …… 122
一、大脑皮质兴奋药 …… 122
二、呼吸中枢兴奋药 …… 123
第二节　促大脑功能恢复药 …… 124

第十八章　利尿药与脱水药 …… 126
第一节　利尿药 …… 126
一、利尿药的分类 …… 126
二、利尿药作用的生理学基础 …… 127
三、常用利尿药 …… 128
第二节　脱水药 …… 130

第十九章　抗高血压药 …… 133
第一节　抗高血压药分类 …… 134
第二节　常用抗高血压药 …… 134
一、利尿药 …… 134
二、β 受体阻断药 …… 135
三、钙通道阻滞药 …… 136
四、血管紧张素转化酶抑制药 …… 137
五、血管紧张素Ⅱ受体阻断药 …… 138
第三节　其他抗高血压药 …… 139
一、中枢性降压药 …… 139
二、血管扩张药 …… 140
三、α 受体阻断药 …… 141
四、去甲肾上腺素能神经末梢阻滞药 …… 141

第四节　抗高血压药的合理应用 …… 141

第二十章　抗心律失常药 …… 145
第一节　心律失常的电生理学基础 …… 145
一、心肌动作电位 …… 145
二、心律失常发生的电生理学基础 …… 145
第二节　抗心律失常药的基本电生理作用及药物分类 …… 147
一、抗心律失常药的基本电生理作用 …… 147
二、抗心律失常药的分类 …… 148
第三节　常用抗心律失常药 …… 148
一、Ⅰ类药——钠通道阻滞药 …… 148
二、Ⅱ类药——β受体阻断药 …… 151
三、Ⅲ类药——延长动作电位时程药 …… 151
四、Ⅳ类药——钙通道阻滞药 …… 152
第四节　抗心律失常药临床用药原则 …… 153

第二十一章　治疗心力衰竭的药物 …… 156
第一节　肾素-血管紧张素-醛固酮系统抑制药 …… 157
一、血管紧张素转化酶抑制药 …… 157
二、血管紧张素Ⅱ受体阻断药 …… 158
三、醛固酮受体拮抗药 …… 158
第二节　利尿药 …… 158
第三节　β受体阻断药 …… 158
第四节　正性肌力作用药 …… 159
一、强心苷类 …… 159
二、非苷类正性肌力药 …… 161
第五节　血管扩张药 …… 161

第二十二章　抗心绞痛药 …… 164
第一节　常用抗心绞痛药 …… 165
一、硝酸酯类药 …… 165
二、β受体阻断药 …… 167
三、钙通道阻滞药 …… 167
第二节　其他抗心绞痛药 …… 168

第二十三章　抗动脉粥样硬化药 …… 171
第一节　调血脂药 …… 171
一、降低TC和LDL的药物 …… 172
二、降低TG及VLDL的药物 …… 173
第二节　抗氧化药 …… 174
第三节　多不饱和脂肪酸类 …… 174
第四节　动脉内皮保护药 …… 175

第二十四章　作用于血液与造血系统的药物 …… 177
第一节　抗凝血药 …… 178

一、凝血酶抑制药物 …… 178
二、维生素 K 拮抗药 …… 179
第二节　抗血小板药 …… 180
一、血小板代谢酶抑制药 …… 180
二、血小板活化抑制药 …… 180
三、血小板膜糖蛋白Ⅱb/Ⅲa 受体阻断药 …… 180
第三节　纤维蛋白溶解药 …… 181
第四节　促凝血药 …… 182
一、促凝血因子生成药 …… 182
二、抗纤维蛋白溶解药 …… 182
三、作用于血管的促凝血药 …… 182
四、增强血小板功能药 …… 183
第五节　抗贫血药 …… 183
第六节　促白细胞生成药 …… 185
第七节　血容量扩充药 …… 185

第二十五章　拟组胺药与抗组胺药 …… 189
第一节　拟组胺药 …… 189
第二节　抗组胺药 …… 190
一、H_1受体阻断药 …… 190
二、H_2受体阻断药 …… 191

第二十六章　作用于消化系统的药物 …… 193
第一节　抗消化性溃疡药 …… 193
一、中和胃酸药 …… 193
二、胃酸分泌抑制药 …… 194
三、胃黏膜保护药 …… 196
四、抗幽门螺杆菌药 …… 197
第二节　助消化药 …… 197
第三节　胃肠运动功能调节药 …… 198
一、增强胃肠动力药 …… 198
二、胃肠解痉药 …… 199
第四节　止吐药 …… 199
第五节　泻药与止泻药 …… 199
一、泻药 …… 199
二、止泻药 …… 200
第六节　其他作用于消化系统的药物 …… 201
一、微生态药物 …… 201
二、小檗碱 …… 201

第二十七章　作用于呼吸系统的药物 …… 204
第一节　平喘药 …… 204
一、抗炎平喘药 …… 204
二、支气管扩张药 …… 205
三、抗过敏平喘药 …… 207

第二节　镇咳药 …… 208
一、中枢性镇咳药 …… 209
二、外周性镇咳药 …… 209
第三节　祛痰药 …… 210

第二十八章　子宫平滑肌收缩药与舒张药 …… 213
第一节　子宫平滑肌收缩药 …… 213
一、垂体后叶素类 …… 213
二、麦角生物碱类 …… 214
三、前列腺素类 …… 215
四、米非司酮 …… 215
第二节　子宫平滑肌舒张药 …… 215

第二十九章　肾上腺皮质激素类药 …… 218
第一节　糖皮质激素类药 …… 218
第二节　盐皮质激素类药 …… 222
第三节　促皮质素与皮质激素抑制药 …… 222
一、促皮质素 …… 222
二、皮质激素抑制药 …… 222

第三十章　甲状腺激素类药与抗甲状腺药 …… 225
第一节　甲状腺激素类药 …… 225
第二节　抗甲状腺药 …… 226
一、硫脲类 …… 226
二、碘与碘化物 …… 227
三、放射性碘 …… 228
四、β 受体阻断药 …… 228

第三十一章　降血糖药 …… 231
第一节　胰岛素 …… 231
第二节　口服降血糖药 …… 233
一、磺酰脲类 …… 233
二、双胍类 …… 234
三、胰岛素增敏药 …… 234
四、α-葡萄糖苷酶抑制药 …… 234
五、促胰岛素分泌药 …… 235
【附】预防糖尿病外周神经并发症药 …… 235

第三十二章　性激素类药与抗生育药 …… 237
第一节　雌激素类与抗雌激素类药 …… 237
一、雌激素类药 …… 237
二、抗雌激素类药 …… 238
第二节　孕激素类与抗孕激素类药 …… 238
一、孕激素类药 …… 238
二、抗孕激素类药 …… 239

第三节　雄激素类与抗雄激素类药 …… 239
一、雄激素类药 …… 239
二、抗雄激素类药 …… 240
第四节　促性腺激素类药 …… 240
第五节　抗生育药 …… 241
一、主要抑制排卵药 …… 241
二、干扰孕卵着床药 …… 241
三、抗早孕药 …… 241
四、杀精子药 …… 241

第三十三章　抗菌药概论 …… 244
第一节　抗菌药常用术语 …… 244
第二节　抗菌药作用机制 …… 245
第三节　细菌耐药性 …… 246
一、耐药性的分类 …… 246
二、细菌耐药性的产生机制 …… 246

第三十四章　β-内酰胺类抗生素 …… 248
第一节　青霉素类 …… 248
一、天然青霉素 …… 248
二、半合成青霉素 …… 250
第二节　头孢菌素类 …… 250
第三节　其他β-内酰胺类 …… 252
【附】β-内酰胺酶抑制药和β-内酰胺类抗生素的复方制剂 …… 252
一、β-内酰胺酶抑制药 …… 252
二、β-内酰胺类抗生素的复方制剂 …… 252

第三十五章　大环内酯类、林可霉素类及多肽类抗生素 …… 255
第一节　大环内酯类抗生素 …… 255
第二节　林可霉素类抗生素 …… 256
第三节　多肽类抗生素 …… 257
一、万古霉素类 …… 257
二、多黏菌素类 …… 257

第三十六章　氨基糖苷类抗生素 …… 259
第一节　氨基糖苷类抗生素的共性 …… 259
第二节　常用氨基糖苷类抗生素 …… 260

第三十七章　四环素类和氯霉素类抗生素 …… 263
第一节　四环素类 …… 263
第二节　氯霉素 …… 264

第三十八章　人工合成抗菌药 …… 266
第一节　喹诺酮类药 …… 266
一、概述 …… 266

二、常用喹诺酮类药 …… 268
第二节 磺胺类药 …… 269
一、概述 …… 269
二、常用磺胺类药及其临床应用 …… 270
第三节 甲氧苄啶 …… 270
第四节 硝基呋喃类药 …… 270

第三十九章 抗结核病药 …… 273
第一节 抗结核病药 …… 273
一、一线抗结核病药 …… 273
二、二线抗结核病药 …… 275
三、新一代抗结核病药 …… 276
第二节 抗结核病药的临床用药原则 …… 276

第四十章 抗真菌药和抗病毒药 …… 279
第一节 抗真菌药 …… 279
一、抗生素类抗真菌药 …… 279
二、唑类抗真菌药 …… 280
三、丙烯胺类抗真菌药 …… 281
四、嘧啶类抗真菌药 …… 281
第二节 抗病毒药 …… 281
一、广谱抗病毒药 …… 281
二、抗人类免疫缺陷病毒药 …… 282
三、抗疱疹病毒药 …… 282
四、抗流感病毒药 …… 283
五、抗肝炎病毒药 …… 284

第四十一章 抗寄生虫药 …… 286
第一节 抗疟药 …… 286
一、疟原虫的生活史和抗疟药的作用环节 …… 286
二、常用抗疟药 …… 287
第二节 抗阿米巴病药和抗滴虫病药 …… 289
一、抗阿米巴病药 …… 289
二、抗滴虫病药 …… 290
第三节 抗血吸虫病药和抗丝虫病药 …… 291
一、抗血吸虫病药 …… 291
二、抗丝虫病药 …… 291
第四节 抗肠蠕虫病药 …… 292
一、抗线虫病药 …… 292
二、驱绦虫药 …… 293

第四十二章 抗恶性肿瘤药 …… 295
第一节 细胞增殖周期 …… 296
一、增殖细胞群 …… 296
二、非增殖细胞群 …… 296

第二节 抗恶性肿瘤药物的作用机制及其分类 …… 296
一、按细胞增殖周期分类 …… 296
二、按作用机制分类 …… 296
三、按化学结构和来源分类 …… 297
四、按细胞毒性分类 …… 297
第三节 抗恶性肿瘤药的主要不良反应及用药注意事项 …… 298
第四节 常用抗恶性肿瘤药 …… 299
一、干扰核酸合成的药物 …… 299
二、影响 DNA 结构和功能的药物 …… 300
三、干扰转录过程阻止 RNA 合成的药物 …… 302
四、干扰蛋白质合成的药物 …… 302
五、激素类与抗雌激素药物 …… 303
六、分子靶向药物 …… 304
第五节 抗肿瘤药的应用原则 …… 305

第四十三章 影响免疫功能的药物 …… 309
第一节 免疫抑制药 …… 309
第二节 免疫增强药 …… 311

第四十四章 解毒药 …… 315
第一节 有机磷酸酯类中毒及解毒药 …… 315
一、有机磷中毒机制及中毒表现 …… 315
二、常用解毒药 …… 316
第二节 重金属和类金属中毒及解毒药 …… 317
一、重金属和类金属中毒机制 …… 317
二、常用解毒药 …… 318
第三节 氰化物中毒及解毒药 …… 319
一、氰化物中毒及解毒机制 …… 319
二、常用解毒药 …… 319
第四节 灭鼠药中毒及解毒药 …… 320
一、抗凝血类灭鼠药中毒及解毒药 …… 320
二、磷毒鼠药中毒及解毒药 …… 320
三、有机氟灭鼠药中毒及解毒药 …… 320
第五节 蛇毒中毒及解毒药 …… 320

第四十五章 盐类及酸碱平衡调节药 …… 323
第一节 盐类 …… 323
一、钠盐 …… 323
二、钾盐 …… 324
三、钙盐 …… 324
第二节 调节酸碱平衡药 …… 325
一、纠正酸中毒药 …… 325
二、纠正碱中毒药 …… 325

第四十六章 消毒防腐药 …… 328

第一节　概述 …… 328
第二节　常用药物 …… 328
一、酚类 …… 328
二、醇类 …… 328
三、醛类 …… 329
四、酸类 …… 329
五、卤素类 …… 330
六、氧化剂 …… 330
七、表面活性剂 …… 330
八、染料类 …… 331
九、重金属化合物 …… 331
十、其他类 …… 331

第四十七章　维生素类及酶类制剂 …… 333
第一节　维生素类 …… 333
一、水溶性维生素 …… 333
二、脂溶性维生素 …… 335
第二节　常用酶类制剂 …… 337

参考文献 …… 340

英文药名索引 …… 341

中文药名索引 …… 349

第一章 绪言

01章课件

学习目标

1. 掌握:药物、药理学、药效学、药动学的概念。
2. 熟悉:我国对现代药学的贡献。
3. 了解:药理学发展简史;新药的开发与研究。

第一节 药理学的性质与任务

药物(drug)是指可以改变或查明机体的生理功能及病理状态,可用于预防、诊断和治疗疾病的化学物质。毒物(toxicant)指在较小剂量即对机体产生剧烈毒性作用,损害人体健康的化学物质。药物和毒物之间并无严格界限,任何药物剂量过大时都可产生毒性反应。

药理学(pharmacology)是研究药物与机体(包括病原体)间相互作用及其规律的学科。其主要研究内容为药物代谢动力学(pharmacokinetics,简称药动学)和药物效应动力学(pharmacodynamics,简称药效学)。药动学研究机体对药物的作用及规律,即包括药物的体内过程及药物在体内随时间而变化的动态规律;药效学研究药物对机体的作用及机制,包括药物的作用、临床应用和不良反应等。

0101 视频:药理学的定义和研究内容

药理学的任务是:①阐明药物的作用及其作用机制,为临床合理用药、防治不良反应提供理论依据;②研究开发新药,发现老药新用途;③探索生命现象的本质和揭示疾病发生发展与转归的规律。

第二节 药理学发展简史

从远古时代起,人类在生活和生产实践中积累了丰富的药物方面的知识和防病治病的经验,其中有不少流传至今,例如饮酒止痛、大黄导泻等,但对药物治疗疾病还缺乏科学的认识。药理学学科的逐步形成和发展与现代科学技术的发展密切相关,大致分为三个阶段。

一、传统本草学阶段

古代的药物学著作称为本草学,是因为药物中植物类药占绝大部分。我国最早的药物学著作是《神农本草经》,大约著书于公元1世纪前后,共收载药物365种,并按其作用和毒性进行了分类,这也是世界最早的药物学著作之一。至唐代,标明专门本草的著作有20余种,其中《新修本草》记载药物884种,是我国乃至世界上第一部由政府颁发的药物法典性书籍,即药典。16世纪末,明代医药学家李时珍所著的《本草纲目》是一部世界闻名的药物学巨著。全书52卷,约190万字,收载药物1892种,其中植物类药1195种,动物类药340种,矿石类药357种,插图1160帧,药方11 000余条。该书被译成

笔记

日、法、朝、德、英、俄、拉丁等多种文本，成为世界性经典药物学文献。

二、近代药理学阶段

在18世纪，化学学科和生理学的迅速发展为药理学的发展奠定了科学基础。19世纪初实验药理学的创立标志着近代药理学阶段的开始。

首先，化学的发展把植物药从古老的、成分复杂的粗制剂发展为化学纯品。例如，德国药师F. W. Serturner首先于1803年从罂粟中分离提纯吗啡，随后士的宁、咖啡因、奎宁、阿托品等生物碱相继问世。其次，生理学的兴起对药理学发展发挥了重要作用；19世纪，生理学家建立了许多实验生理学的方法，并用来观察植物药和合成药对生理功能的影响。1819年，F. Magendie用青蛙实验确定了士的宁的作用部位在脊髓。1878年，英国生理学家J. N. Langley提出了药物作用的受体（receptor）概念，为现代受体学说奠定了基础。这些工作为药理学创造了实验方法，并将其系统地用于药物筛选。此后，诸如催眠药、解热镇痛药和局部麻醉药等大量被应用于临床。在此期间，德国R. Buchheim建立了第一个药理实验室，使药理学真正成为一门独立的学科。

图片：J. N. Langley

三、现代药理学阶段

现代药理学阶段大约从20世纪初开始。1909年，德国P. Ehrlich发现砷凡纳明可以治疗梅毒，开创了应用化学药物治疗传染病的新纪元。1940年，英国学者H. W. Florey在A. Fleming（1928）研究的基础上提取出了青霉素，使化学治疗进入抗生素时代。20世纪中叶，自然科学技术的蓬勃发展为新药研究与开发提供了理论、技术和方法，使药理学的研究从原来的系统、器官水平发展到细胞、亚细胞及分子水平，对药物作用机制的研究也逐步深入。近几十年来，随着其他学科的发展，尤其是分子生物学技术包括单克隆技术、基因重组技术及基因敲除技术等的应用，现代药理学的发展更加迅速，现已形成许多各具特色的分支学科，以及与其他学科相互渗透而形成的边缘交叉学科，如分子药理学、临床药理学、行为药理学、精神药理学、免疫药理学、遗传药理学、生化药理学、量子药理学等。药理学已由过去的传统经典药理学逐步发展成为与基础医学和临床医学等多学科密切相关的综合学科。特别是分子药理学的发展，不仅更深入地阐明了许多药物的作用机制，更准确地指导药物合成及基因工程药物的研制，而且更进一步促进了遗传药理学、神经药理学、时辰药理学等学科的发展。

第三节 我国对现代药学的贡献

新中国成立以来，我国大力加强新药研究开发以及药物生产技术工艺的创新，在新药研制及发掘祖国医药宝库等方面取得了举世瞩目的成就。

1958年，我国科学家研制的首创药物二巯丁二钠用于金属和类金属中毒解救，疗效好、毒性低，至今仍在临床广泛应用，1977年载入《中国药典》。1965年，我国科学家人工合成了结晶牛胰岛素，这是世界上第一次人工合成多肽类生物活性物质，引起世界轰动。1972年，我国科学家从中药青蒿中分离提取出抗疟原虫有效单体成分——青蒿素，临床应用证明杀灭疟原虫的有效率达100%。此后又研制出青蒿素衍生物双氢青蒿素。青蒿素和双氢青蒿素分别于1986年和1992年获得国家一类新药证书。青蒿素和双氢青蒿素制剂不但满足了国内需求，而且出口到世界多个国家，拯救了全球数百万疟疾病人的生命。2015年，我国青蒿素的第一发明人、中国中医研究院屠呦呦研究员获得诺贝尔生理学或医学奖。

目前，我国许多药物的生产技术、生产工艺等已达到国际领先水平，药品质量得到国际上的普遍认可，出口到世界几十个国家和地区，满足了国际市场的需求。一大批中成药制剂，如复方丹参滴丸、速效救心丸、麝香保心丸等数百个品种，在临床广泛应用，并且出口到世界120多个国家和地区。我国新药研究开发的诸多重大成果以及祖国传统医药研究开发的卓越成就，为现代药学做出了巨大贡献，享誉全球。

知识拓展

屠呦呦 2015 年获得诺贝尔生理学或医学奖

屠呦呦 1955 年毕业于北京医学院药学系（现北京大学药学院），分配至中国中医研究院中药研究所工作，从事中药学研究。1971 年，她首先从药用植物黄花蒿中发现抗疟有效物质；1972 年，分离提取出有效成分青蒿素，继而进一步研究，又开发出双氢青蒿素，为抗疟新药青蒿素的第一发明人。青蒿素和双氢青蒿素挽救了全球特别是发展中国家数百万疟疾病人的生命。2015 年 10 月，屠呦呦获得诺贝尔生理学或医学奖，成为我国第一位获得诺贝尔生理学或医学奖的科学家。2017 年 1 月，屠呦呦获得 2016 年度国家最高科学技术奖。

第四节 新药研究与开发

《中华人民共和国药品管理法》规定，新药是指未曾在中国境内上市销售的药品。对已生产上市的药品改变剂型、改变给药途径、增加新的适应证或制成新的复方制剂，也属于新药范围，也按新药管理。新药研究和开发是非常严格而复杂的过程，是不断发现和提供安全、高效和适应疾病谱的药物的源泉，对保障人民健康和发展国民经济具有十分重要的意义。现代科学技术的进步推动了医药工业的发展，提高了新药研制水平，加快了新药开发速度。

新药研究过程分为临床前研究、临床研究和上市后药物监测三个阶段。

临床前研究包括药物制备工艺路线、理化性质、质量控制标准及用实验动物为研究对象进行药物效应动力学、药物代谢动力学及毒理学研究。

新药临床研究一般分为四期。Ⅰ期临床试验是选择 20～30 例正常成年志愿者进行，是初步的临床药理学及人体安全性评价试验。Ⅱ期临床试验一般是采用随机双盲对照临床试验形式，观察病例不少于 100 例，主要是对新药的有效性和安全性做出初步评价。Ⅲ期临床试验为扩大的多中心临床试验，观察的病例一般不少于 300 例，目的是进一步验证新药的有效性和安全性，通过Ⅲ期临床试验后，新药才能被批准生产和上市。

上市后药物监测期，即Ⅳ期临床试验，目的是考察新药在广泛长期临床应用的条件下药物的疗效和不良反应，评价新药使用的利益与风险的关系，调整给药剂量等。此期自该新药批准生产之日起计算，一般不超过 5 年。但不同的新药根据安全性和有效性研究情况、境内外研究状况，其监测期限有所不同。

0103

图片：新药研发过程

国家鼓励具有自主知识产权的新药研究与开发。

本章小结

药物是指可以改变或查明机体的生理功能及病理状态，可用于预防、诊断和治疗疾病的化学物质。药理学是研究药物与机体间相互作用及其规律的学科，其主要研究内容为药物效应动力学和药物代谢动力学。药理学的学科任务是要为阐明药物作用机制、提高药物疗效、开发新药、发现药物新用途。我国科学家首次人工合成了牛结晶胰岛素，我国首创的药物二巯丁二钠、青蒿素、双氢青蒿素等，满足了国内和国际市场的需求，为人类战胜疾病，保障健康做出了巨大贡献，也极大地推动了现代药学的发展。

（王开贞）

0104

扫一扫，测一测

笔记

思考题

1. 简述药理学的学科任务。
2. 我国对现代药学的重要贡献有哪些?

笔记

第二章 药物代谢动力学

02章课件

学习目标

1. 掌握:首关消除、药酶诱导剂、药酶抑制剂、恒比消除、恒量消除、半衰期、坪值、生物利用度、肝肠循环的概念。

2. 熟悉:吸收、分布、代谢、排泄的概念及影响因素。

3. 了解:表观分布容积、时效关系、时量关系的概念。

4. 具有运用药动学基本知识和基本理论的能力,能解释体内过程对药物作用的影响,开展临床用药指导的能力。

5. 能与病人和家属沟通,开展用药咨询服务与指导。

0201

图片:药物的体内过程与作用部位药物浓度的关系

药物代谢动力学(pharmacokinetics,简称药动学)是研究机体对药物的处置过程及血药浓度随时间而变化的规律的科学。机体对药物的处置过程包括机体对药物的吸收、分布、生物转化和排泄等过程,也称为药物的体内过程。

第一节 药物的跨膜转运

药物的体内过程如吸收、分布、排泄均需通过各种生物膜,这一过程称为药物的跨膜转运。药物在体内的跨膜转运方式主要有以下几种。

1. 被动转运(passive transport) 是指药物由高浓度一侧向低浓度一侧的扩散过程,为不耗能的顺浓度差转运。膜两侧浓度差越大,药物转运的速度越快。被动转运的特点为:①顺浓度差转运;②不需要载体;③不消耗能量;④分子量小的、脂溶性高的、极性小的、非解离型药物易被转运,反之不易被转运。临床应用的多数药物以此种方式转运。

0202

动画:药物通过细胞膜的方式

2. 主动转运(active transport) 是指药物从浓度低的一侧向浓度高的一侧转运。主动转运的特点有:①逆浓度差转运;②需要载体,且载体对药物具有特异性和选择性;③消耗能量;④存在竞争性抑制现象;⑤具有饱和现象。如青霉素和丙磺舒均由肾小管同一载体转运排泄,两药同时应用时,因丙磺舒占据了大量载体而使青霉素的主动转运被竞争性抑制,使排泄减少,血药浓度维持时间延长,从而增强了青霉素的抗感染作用。

3. 其他转运方式 除上述转运方式外,体内的药物转运还可通过易化扩散、胞吞、胞饮、胞吐等方式进行。

笔记

第二节　药物的体内过程

一、药物的吸收

药物的吸收(absorption)是指药物从给药部位进入血液循环的过程。多数药物通过被动转运吸收,少数药物经主动转运吸收。药物吸收的速度和程度决定药理效应产生的快慢和强弱。影响药物吸收的因素如下。

(一)给药途径

除静脉注射和静脉滴注药物直接进入血液循环外,其他给药途径均存在吸收过程。药物的吸收速度和程度受给药途径的影响。一般情况下,不同途径给药吸收速度由快到慢依次为:吸入>肌内注射>皮下注射>舌下及直肠>口服>黏膜>皮肤。吸收程度以吸入、肌内注射、皮下注射、舌下、直肠较完全,口服次之。少数脂溶性高的药物可通过皮肤吸收(透皮吸收)。

0203 图片:药物不同给药途径

皮下或肌内注射给药是通过毛细血管壁吸收,快速而完全;口服给药主要经小肠吸收,这是由于小肠吸收面积大、血流丰富,少数弱酸性药物可在胃中吸收,胃肠吸收的药物需通过毛细血管经肝门静脉再进入体循环。某些药物在通过肠黏膜及肝脏时,经过灭活代谢使进入体循环的药量减少,药效随之减弱,这种现象称为首关消除(first pass elimination)或首关代谢(first pass metabolism)。舌下和直肠给药可不同程度地减少首关消除,如舌下给予硝酸甘油、直肠给予对乙酰氨基酚栓剂;直肠给药主要适用于少数刺激性强的药物(如水合氯醛)或不能口服药物的病人,如小儿、严重呕吐或昏迷病人。

(二)其他因素

1. 药物的理化性质　药物的分子越小,脂溶性越高或极性越小,越易吸收。不溶于水又不溶于脂类的药物(如活性炭等)口服后只能在肠道中发挥局部作用。

2. 药物的剂型　药物可制成多种剂型,如溶液剂、糖浆剂、片剂、胶囊剂、颗粒剂、注射剂、气雾剂、栓剂等。剂型不同,给药途径不同,药物吸收速度也不同,如片剂的崩解、胶囊剂的溶解等均可影响口服给药的吸收速度;油剂和混悬剂注射液可在给药局部滞留,使药物吸收缓慢而持久。近年来随着药动学的发展,生物药剂学为临床提供了许多新的剂型,缓释制剂(sustained-release preparation)利用无药理活性的基质或包衣阻止药物迅速溶出,以达非恒速缓慢释放的效果。控释制剂(controlled-release preparation)可以控制药物按零级动力学恒速或近恒速释放,以保持恒速吸收,既保证疗效的持久性,又方便使用。

3. 吸收环境　药物局部吸收面积、血液循环情况、局部环境 pH、胃排空速度、肠蠕动速度等均可影响药物的吸收。空腹服药吸收快,餐后服药吸收较缓慢。

二、药物的分布

药物的分布(distribution)是指药物吸收后,经过血液循环到达机体各个组织器官的过程。多数药物的分布过程属被动转运,少数药物为主动转运。影响药物分布的因素如下。

(一)药物的血浆蛋白结合率

血液中的药物与血浆蛋白结合的百分率表示药物与血浆蛋白结合的程度。多数药物进入血液循环后能不同程度地与血浆蛋白呈可逆性结合,结合后呈现以下特点:①结合型药物分子量大,不能跨膜转运,暂时失去药理活性,也不能被代谢或排泄,故血浆蛋白结合率高的药物在体内消除较慢,作用维持时间较长,当血浆中游离型药物浓度降低时,部分结合型药物解离为游离型药物,两者始终处于动态平衡状态。②因血浆蛋白结合点有限,结合具有饱和性,当血药浓度过高、结合达饱和时,血浆内游离型药物浓度可骤升,作用增强或毒性增大。③存在竞争现象,药物与血浆蛋白结合特异性低,与相同蛋白结合的两个药物可在结合部位发生竞争性置换现象,也可使游离型药物增加。如抗凝血药双香豆素与解热镇痛药保泰松的血浆蛋白结合率分别为99%和98%,若两药同时应用,因竞争置换而

笔记

使双香豆素结合率下降1%时，则游离型药物浓度从理论上会增加1倍，可致抗凝血作用增强甚至自发性出血。

（二）体液的pH

生理状态下，细胞外液pH为7.4，细胞内液pH为7.0，弱酸性药物在细胞外液中易解离，不易进入细胞内液，弱碱性药物则相反。如果改变体液pH，则可改变药物的分布，如弱酸性药巴比妥类中毒时，用碳酸氢钠碱化血液及尿液，可促使巴比妥类药物从脑组织向血浆转移，并加速药物自尿排出。

（三）药物与组织的亲和力

大多数药物在体内分布是不均匀的，药物与组织的亲和力与药物分布的多少有关。当连续给药，血药浓度与组织中浓度达到动态平衡时，各组织中药物浓度并不均等，血药浓度与组织内浓度也不相等，这是由于药物与各组织亲和力不同所致。如碘剂主要分布到甲状腺，氯喹在肝内的浓度高。药物在靶器官浓度决定药物作用的强弱。

（四）器官的血流量

药物由血液向组织器官的分布速度，主要决定于该组织器官的血流量，如肝、肾、脑、肺等血流丰富的器官药物分布较快，而皮肤、脂肪等分布较慢。组织器官的血流量并不能决定药物的最终分布浓度。如静脉麻醉药硫喷妥钠，首先分布到血流量大的脑组织发挥作用，随后向血流量少的脂肪组织转移，以致病人苏醒，此称药物在体内的再分布。

（五）体内屏障

1. 血脑屏障（blood-brain barrier）　脑组织内的毛细血管内皮细胞紧密相连，内皮细胞之间无间隙，且毛细血管外表面几乎均为星形胶质细胞包围，这种特殊结构形成了血浆与脑脊液之间的屏障。此屏障能阻碍许多大分子、水溶性或解离型药物通过，只有脂溶性高的药物才能以简单扩散的方式通过血脑屏障。这种大脑自我保护的生理屏障，有利于维持中枢神经系统内环境的相对稳定。婴幼儿血脑脊液屏障发育不完善，中枢神经系统易受某些药物的影响。血脑屏障的通透性并非一成不变，炎症可改变其通透性。如脑膜炎时，血脑屏障对青霉素的通透性增高，使青霉素在脑脊液中达到有效治疗浓度，而其他疾病时，常规剂量应用青霉素进入脑脊液的量较少。

2. 胎盘屏障（placental barrier）　胎盘绒毛与子宫血窦间的屏障，称为胎盘屏障。该屏障由数层生物膜组成，其通透性与生物膜相似，几乎所有能通过生物膜的药物都能穿透胎盘进入胎儿体内。药物进入胎盘后，即在胎儿体内循环，并很快在胎盘和胎儿之间达到平衡，此时胎儿血液和组织内的药物浓度通常和母亲的血浆浓度相似。因此，妊娠期间用药应谨慎，禁用对胎儿发育有影响的药物。

3. 血眼屏障（blood-eye barrier）　是血-视网膜、血-房水、血-玻璃体屏障的总称。全身给药时，药物在房水、晶状体和玻璃体等组织难以达到有效浓度，采取局部滴眼或眼周边给药如结膜下注射、球后注射及结膜囊给药等，可提高眼内药物浓度，减少全身不良反应。

三、药物的代谢

药物的代谢（metabolism）是指药物在体内发生的化学结构和药理活性的变化，也称生物转化（biotransformation）。代谢可改变药物的药理活性，由活性药物转化为无活性的代谢物称灭活；由无活性或活性较低的药物转化为有活性或活性强的药物称活化。肝脏是药物代谢的主要器官，其次是肠、肾、肺和血浆等。药物在肝脏代谢时受肝功能影响，肝功能不全时药物代谢减慢，使药物在体内蓄积。代谢与排泄统称为药物的消除过程。

（一）药物代谢方式

体内药物的代谢是在酶的催化下进行，有氧化、还原、水解、结合4种方式，可分为两个时相：Ⅰ相反应为氧化、还原或水解反应，在药物分子结构中加入或使之暴露出极性基团，产物多数是灭活的代谢物，少数转化成活性或毒性代谢物；Ⅱ相反应为结合反应，是药物分子结构中的极性基团与体内的葡萄糖醛酸、乙酰基、硫酸基、甲基等结合，药物活性减弱或消失，水溶性和极性增加，易于通过肾脏从尿中排出。

（二）药物代谢酶系

1. 专一性酶　是针对特定的化学结构基团进行代谢的特异性酶，分别存在于肝，肾、肺、肠、神经组织及血浆中，如胆碱酯酶、单胺氧化酶等。

2. 非专一性酶　是非特异性酶，为肝脏微粒体混合功能氧化酶系统，又称肝药酶或药酶。其主要的氧化酶为细胞色素 P450 酶系，是肝内促进药物代谢的主要酶系统。其特点为：①选择性低，能对多种药物进行代谢；②种族和个体差异性大，常因遗传、年龄、机体状态等因素的影响而产生明显的个体差异；③酶活性易受药物等因素的影响而出现增强或减弱现象。

（三）药酶的诱导与抑制

某些药物可使肝药酶的活性增强或减弱，因而影响该药本身及其他经肝药酶代谢的药物的作用。

1. 药酶诱导剂（enzyme inducer）　凡能增强肝药酶活性或增加肝药酶生成的药物称为肝药酶诱导剂（表 2-1）。如巴比妥类、苯妥英钠等有肝药酶诱导作用，能加速药物的消除而使药效减弱，如与抗凝血药双香豆素合用，可加速双香豆素的肝代谢，降低其血药浓度，使药效减弱。有些经肝药酶代谢的药物本身也是肝药酶诱导剂，因而也可加速药物自身的代谢。

2. 药酶抑制剂（enzyme inhibitor）　凡能减弱肝药酶活性或减少肝药酶生成的药物称为肝药酶抑制剂（表 2-1）。如异烟肼等有肝药酶抑制作用，能减慢在肝脏代谢药物的消除而使药效增强，若与双香豆素合用可减慢后者的代谢，使血药浓度升高，甚至引起自发性出血。

表 2-1　药酶诱导剂和药酶抑制剂及其相互作用

药物种类	受影响的药物
药酶诱导剂	
苯巴比妥	苯巴比妥、苯妥英钠、甲苯磺丁脲、香豆素类、氢化可的松、地高辛、口服避孕药、氯丙嗪、氨茶碱、多西环素
水合氯醛	双香豆素
卡马西平	苯妥英钠
苯妥英钠	可的松、口服避孕药、甲苯磺丁脲
利福平	华法林、口服避孕药、甲苯磺丁脲
乙醇	苯巴比妥、苯妥英钠、甲苯磺丁脲、氨茶碱、华法林
药酶抑制剂	
泼尼松龙	环磷酰胺
甲硝唑	乙醇、华法林
红霉素	氨茶碱
环丙沙星、依诺沙星	氨茶碱
阿司匹林、保泰松	华法林、甲苯磺丁脲
吩噻嗪类	华法林
异烟肼、对氨基水杨酸	华法林

四、药物的排泄

药物的排泄（excretion）是指药物的原形或其代谢物通过排泄或分泌器官自体内排出的过程。排泄是药物自机体消除的重要方式，肾是主要排泄器官，胆道、肠道、肺、乳腺、唾液腺、汗腺及泪腺等也可排泄某些药物。药物经这些器官排泄时具有如下共同规律：①多数药物的排泄属被动转运，少数药物属主动转运；②排泄物可以是水溶性代谢物，也可以是在体内未经转化的药物原形，大多数药物部分以原形、部分以代谢物形式排泄；③药物在排泄器官中浓度较高时既具有治疗价值，同时还可造成某种程度的不良反应；④这些排泄器官功能不全时，药物排泄速率减慢。

（一）肾排泄

笔记

1. 肾排泄药物的方式　药物及其代谢物经肾排泄有如下两种方式。

（1）肾小球滤过：由于肾小球膜孔较大，血流丰富，滤过压高，大多数游离型药物及其代谢物均易通过肾小球滤过，但与血浆蛋白结合的药物不易滤过，所以血浆蛋白结合率高的药物排泄较慢。

（2）肾小管分泌：有少数药物在近曲小管经载体主动转运，自血浆进入肾小管排泄。药物可分为弱酸性和弱碱性两大类，分别由弱酸性或弱碱性载体转运。

2. 肾排泄药物的特点

（1）肾小管重吸收：药物及其代谢物自肾小球滤过到达肾小管后，极性低、脂溶性高、非解离型的药物及其代谢物可重吸收到血液，使之排泄延缓。

（2）竞争抑制现象：经同一类载体转运的两种药物同时应用时，两者存在竞争抑制现象。如丙磺舒与β-内酰胺类合用时，相互竞争同一载体，丙磺舒可抑制青霉素的主动分泌，使后者血药浓度增高，排泄减慢，作用时间延长，药效增强。

3. 影响肾排泄药物的因素

（1）肾功能：药物经肾排泄受肾功能状态的影响，肾清除率与肾小球滤过率呈正比，而肾小球滤过率又与肾血流量呈正比。肾功能不全时，主要自肾排泄的药物消除减慢，可致药物蓄积中毒，宜相应减少药物的剂量或延长给药间隔时间，对肾排泄较慢的药物如强心苷等尤应注意。

（2）尿液 pH：改变肾小管内尿液 pH，可使弱酸性或弱碱性药物的排泄加速或延缓。

（二）胆汁排泄

有些药物及其代谢物可经胆汁主动排泄。任何影响肝血流量、肝细胞对药物的摄取、药物在肝内的代谢、药物向胆汁的转运、胆汁形成的速度等因素，均可影响药物自胆汁排泄。经胆汁排泄的药物其胆道内药物浓度较高，可用于治疗胆道疾病，如红霉素、利福平等治疗胆道感染。自胆汁排入肠腔的药物，可再经小肠上皮细胞吸收，经肝脏进入血液循环，药物在肝脏、胆汁、小肠间的循环称为肝肠循环（hepato-enteric circulation）。肝肠循环可使药物作用时间延长，当胆道引流或阻断肝肠循环时可加速药物的排泄。如考来烯胺可阻断洋地黄毒苷的肝肠循环，可用于后者中毒的解救。

0204 动画：药物的肝肠循环模式

（三）肠道排泄

经肠道排泄的药物主要是口服后肠道中未吸收的药物以及吸收后由肠黏膜分泌到肠道的药物。

（四）其他途径排泄

药物还可自乳汁、唾液、泪液、汗液及肺排泄，这些途径的排泄受药物脂溶性、解离度、所处环境 pH 等因素影响。如乳汁 pH 略低于血浆，又富含脂质，脂溶性强或弱碱性药物（如阿托品，吗啡等）易由乳汁排泄而影响乳儿，哺乳期妇女用药应予注意。有些药物（如苯妥英钠）经唾液排出时，唾液中药物的排出量与血药浓度有良好的相关性，由于唾液标本易于采集且无创伤性，临床上还可取唾液代替血标本进行血药浓度监测。某些药物（如利福平等）可由汗液排泄。肺是挥发性药物的主要排泄途径，如检测呼气中的乙醇含量，以间接判定血液乙醇含量，交警常用此法检测机动车驾驶员是否酒后驾车等。

第三节　药物的速率过程

药物在体内转运或转化过程中，始终伴随着药物体内浓度随时间变化而变化的动态过程，称之为药物的速率过程或动力学过程。药动学参数的计算能够定量反映药物在体内的这种动态变化规律，是临床制订和调整给药方案的重要依据。

一、血药浓度变化的时间过程

（一）药物浓度时间曲线

若以血药浓度为纵坐标，时间为横坐标作图，即为血药浓度-时间曲线，简称药时曲线（图 2-1）。药物效应随时间的变化而变化的规律，称为时效关系。若将图 2-1 中时量曲线纵坐标的血药浓度改为

笔记

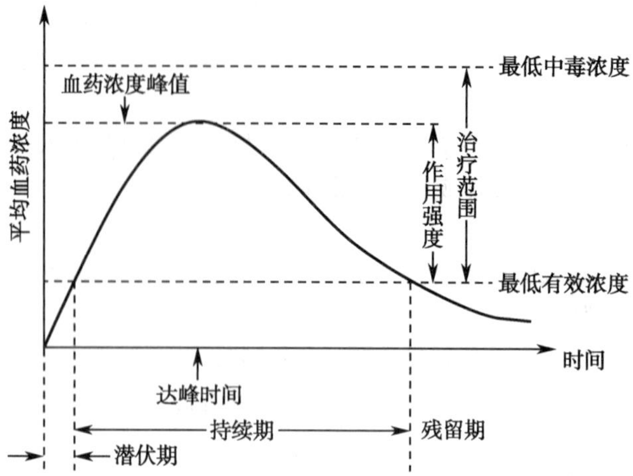

图 2-1　非静脉给药的时量曲线

药物效应时，可得到时效曲线。由于血药浓度与药物效应呈正相关，时效曲线的形态和意义也与药时曲线相似，血药浓度的变化易于监测，所以药时曲线更为常用。

（二）药时曲线的意义

1. 药时曲线的形态　有助于定量分析药物在体内的动态变化过程，体内的药物吸收速度大于消除的速度时曲线上升，故曲线的升段反映药物吸收及分布的快慢，吸收快的药物曲线升段坡度陡。曲线的最高点为高峰浓度，此时药物的吸收速度与消除速度相等。当体内药物的消除速度大于吸收速度时曲线下降，故曲线降段反映药物消除的快慢，消除快的药物曲线下降快。

2. 药时曲线的时间段　反映药物在体内的时间过程，受药物的吸收与消除速率影响。①潜伏期是指给药后到开始呈现疗效或达到有效血药浓度的时间，静脉给药一般无潜伏期；②显效时间是药物刚开始产生疗效或刚达到最小有效血药浓度的时间；③达峰时间是药物在体内达高峰浓度的时间；④持续期是药物维持最小有效血药浓度或基本疗效的持续时间；⑤残留期是指体内药物降至最小有效浓度以下，直至在体内完全消除的时间。

3. 曲线下面积（area under the curve，AUC）　药时曲线下所覆盖的面积称曲线下面积。AUC 反映药物进入体循环的相对量，与吸收进入血液循环的药物相对累积量成比例。

二、药动学的基本参数及意义

（一）生物利用度

1. 概念　生物利用度（bioavailability）是指非血管给药时，药物制剂实际吸收进入血液循环的药量占所给总药量的百分率，用 F 表示：

$$F=A/D\times 100\%$$

式中：A 为进入血液循环的药量；D 为实际给药总量，通常用血管内给药所得药时曲线下面积表示。药物静脉注射全部进入血液循环，F 值为 100%。以口服药物为例，其绝对和相对生物利用度计算公式：

$$绝对生物利用度(\%)=\frac{口服等量药物后\ AUC}{静注等量药物后\ AUC}\times 100\%$$

$$相对生物利用度(\%)=\frac{待测制剂\ AUC}{标准制剂\ AUC}\times 100\%$$

2. 意义

（1）生物利用度是评价药物吸收率、药物制剂质量或生物等效性的一个重要指标。

（2）绝对生物利用度可用于评价同一药物不同途径给药的吸收程度。

（3）相对生物利用度可用于评价药物剂型对吸收率的影响，可以反映不同厂家同一种制剂或同一厂家不同批号药品的吸收情况。

（4）生物利用度还反映药物吸收速度对药效的影响，同一药物的不同制剂 AUC 相等时，吸收快的血药浓度达峰时间短且峰值高。

（二）表观分布容积

1. 概念　表观分布容积（apparent volume of distribution，Vd）是假设药物在血浆和组织内分布达到平衡时，按照血药浓度（C）推算体内药物总量（A）在理论上应占有的体液容积，计算公式：

$$\mathrm{Vd(L)}=\frac{\mathrm{A(mg)}}{\mathrm{C(mg/L)}}$$

2. 意义

（1）所测得的 Vd 并非药物在体内真正占有的体液容积，仅反映所测药物在组织中分布的范围、结合程度的高低。Vd 大小取决于药物脂溶性和药物与组织的亲和力。

（2）根据 Vd 可推测药物分布范围。对一个 70kg 体重的正常人，如 Vd＝5L 左右时，相当于血浆的容量，表示药物主要分布于血浆；如 Vd 为 10～20L，相当于细胞外液的容量，表示药物分布于细胞外液；如 Vd＝40L，相当于细胞内、外液容量，表示药物分布于全身体液；如 Vd 为 100～200L，则表示药物可能在特定组织器官中蓄积，即体内有“贮库”，如对甲状腺、肝及脂肪组织有较高亲和力的药物。

（3）根据 Vd 还可推算体内药物总量、血药浓度、达到某血药浓度所需药物剂量及排泄速度。Vd 小的药物排泄快，Vd 越大则药物排泄越慢。

（三）房室模型

房室模型是广泛用于定量分析药物在体内动态变化的数学模型。假设机体由几个互相连通的房室组成，这个房室不是解剖学上分隔体液的房室，而是根据药物在体内的转运速率，以数学方法划分的药动学概念的房室，是反映药物分布状况的假设空间。凡分布特点相同、摄取或消除药物速率相似、药物浓度同步增减的器官组织，可划归为同一房室。其中一室模型和二室模型应用较多，三室模型或多室模型较为复杂，虽有理论意义，但实际应用较少。

1. 一室模型　药物在体内转运速率高，在全身体液和各组织器官中分布可迅速达到动态平衡，此时的整个机体可视作单一房室，此房室的容积就是药物在体内的表观分布容积。一室模型分布的药物从体内消除的速率常与血药浓度呈正比。

2. 二室模型　表示药物在体内组织器官中的分布速率不同，吸收后首先分布到血流丰富的组织器官，然后再分布到血流较少的组织器官。因此，设想机体是由两个相互贯通的中央室和周边室组成。中央室包括血液及心、肝、脑、肺、肾等血流量丰富并迅速与血液中药物达到平衡的器官，分布容积较小；周边室包括肌肉、皮肤、脂肪、骨髓等血流量相对较少，且不能立即与血液中药物达到平衡的器官，分布容积较大。但两者的界限并不明确，药物能在中央室和周边室之间可逆性转运，药物的消除发生在中央室。二室模型考虑了药物体内分布过程的影响，较好地反映了体内药物浓度的动态变化，多用于药动学研究。

（四）消除动力学

药物自血浆的消除（elimination）是指进入血液循环的药物由于分布、代谢和排泄，血药浓度不断衰减的过程。

1. 恒比消除　即单位时间内体内药量以恒定比例消除，又称一级动力学消除（图 2-2）。血中药物消除速率与血药浓度呈正比，即血药浓度高，单位时间内消除的药量多；当血药浓度降低后，药物消除速率也成比例下降。机体消除功能正常，体内药量未能超过机体的最大消除能力时，如大多数药物在治疗量时的消除，呈恒比消除。

2. 恒量消除　即单位时间内体内药量以恒量消除，又称零级动力学消除（图 2-2）。血中药物消除速率与血药浓度无关。当机体消除功能低下或用药剂量过大、超过机体的最大消除能力时，机体消除能力达饱和，此时药物按恒量消除。

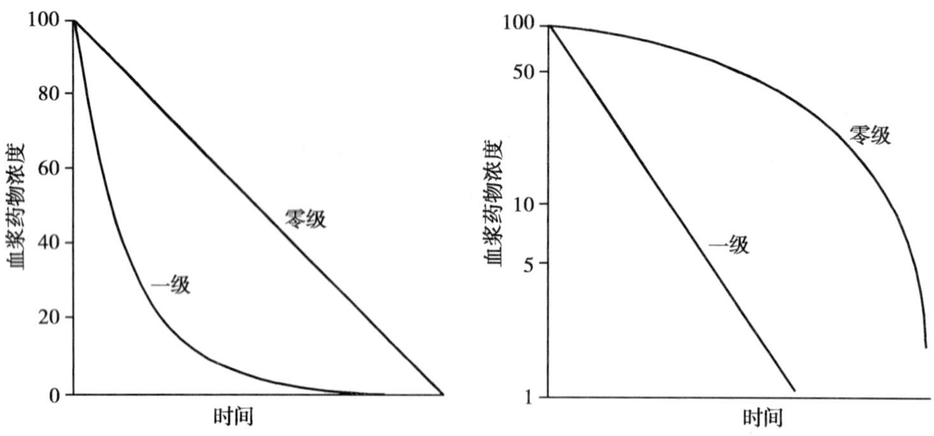

图 2-2　恒比消除与恒量消除示意图
左图为常规坐标图，右图为半对数坐标图

3. 非线性消除　有些药物如苯妥英钠、阿司匹林等在高浓度时呈恒量消除，但当血药浓度下降到最大消除能力以下时，又可转为恒比消除，这种恒量和恒比混合型消除动力学的微分方程是非线性方程，故称为非线性消除。

（五）半衰期

半衰期（half-life time，$t_{1/2}$）通常指血浆半衰期，即血浆药物浓度下降一半所需要的时间。大多数药物的消除速率属恒比消除，其 $t_{1/2}$ 是恒定值。$t_{1/2}$ 是药物消除速率的一个重要参数，其意义如下。

1. 恒比消除的药物，一次给药后经 5 个 $t_{1/2}$，药物从体内消除 96% 以上，即基本消除。按 $t_{1/2}$ 的长短可将药物分类为：超短效，$t_{1/2} \leq 1$ 小时；短效，$t_{1/2}$ 为 1～4 小时；中效，$t_{1/2}$ 为 4～8 小时；长效，$t_{1/2}$ 为 8～12 小时；超长效，$t_{1/2} > 24$ 小时。

2. 恒比消除的药物，任何途径定时恒量反复多次给药，经 5 个 $t_{1/2}$，药物在体内可达到稳态血药浓度。肝、肾功能不全者，绝大多数药物的 $t_{1/2}$ 延长，应调整用药剂量或给药间隔。

3. 恒比消除的药物，间隔 1 个 $t_{1/2}$ 给药时，首剂药量加倍（负荷量等于 2 倍维持量），以后用维持量，可在首次给药后迅速达到稳态浓度。给予负荷量是快速、有效的给药方法，但仅适用于安全范围大、起效较慢的药物。

4. $t_{1/2}$ 反映药物消除的速度和体内消除药物的能力，可用于计算血药浓度、作用持续时间，确定给药间隔、给药量。

（六）清除率

清除率（clearance，CL）是指单位时间内多少容积血浆中的药物被清除，通常指总清除率。CL 与消除速率常数及表观分布容积呈正比，公式：$CL = k \cdot Vd$，是药物自体内消除的一个重要指标。多数药物是通过肝代谢及肾排泄从体内清除，可分为肝清除率和肾清除率等，CL 则是肝和肾清除率等的总和。它反映肝、肾功能状态，肝代谢多的药物易受肝功能影响，肾排泄多的药物易受肾功能影响，在肝、肾功能不全时 CL 值会下降，药物易在体内蓄积。单位时间内清除的药量等于 CL 与血药浓度的乘积。

（七）稳态血药浓度

临床治疗常需连续给药以维持有效血药浓度。恒比消除或恒量消除的药物，连续恒速或分次恒量给药时，当给药速度大于消除速度，血药浓度会逐渐增高，体内药物蓄积；当给药速度等于消除速度，血药浓度维持在一个相对稳定的水平，称稳态血药浓度（steady state concentration，C_{ss}），其波动的峰值为峰浓度（C_{max}），谷值为谷浓度（C_{min}），两者之间相对距离为波动幅度。临床用药可根据药动学参数如 Vd、CL、$t_{1/2}$、AUC 等计算给药剂量及设计给药方案，达到并维持有效稳态血药浓度。

属恒比消除的药物，连续恒速或分次恒量给药的药时曲线（图 2-3）的意义如下。

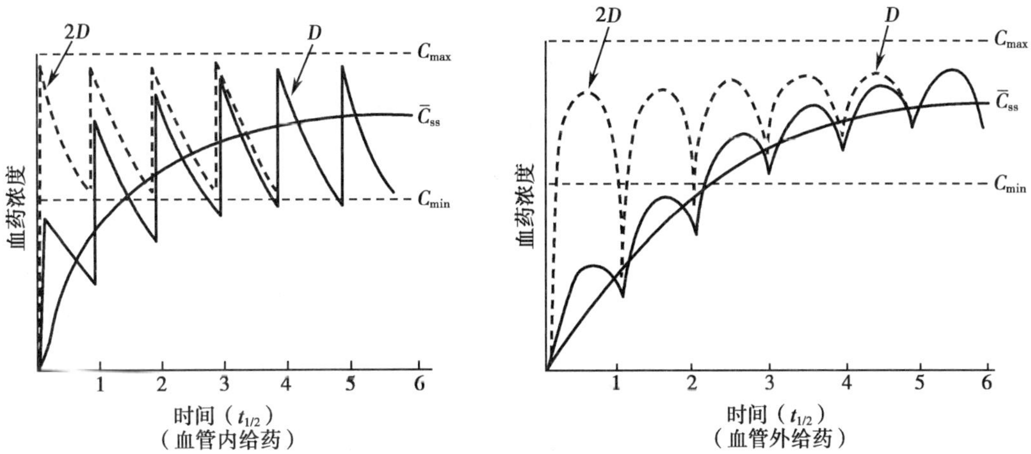

图 2-3　连续给药的时量曲线

D：每个 $t_{1/2}$ 的给药量　2D：首剂加倍量　C_{ss}：平均稳态血药浓度

图片：多次间歇给药的药-时曲线

1. 稳态浓度的高低与给药总量呈正比　单位时间内恒量给药时，稳态浓度的高低取决于连续给药的剂量，剂量大则稳态浓度高，剂量小则稳态浓度低。给药总量加倍，稳态浓度也提高 1 倍；单位时间内药物总量分次给予，稳态浓度高低不变。

2. 稳态浓度的波动幅度与给药间隔呈正比　单位时间内给药总量不变时，延长或缩短给药间隔，影响血药浓度的波动幅度。静脉恒速滴注时血药浓度可以平稳地达到稳态血药浓度，分次给药血药浓度可上下波动，给药间隔时间越长波动越大。临床对有效浓度接近中毒浓度的药物，常将每日总量分次给药，以减少血药浓度波动幅度。

3. 达到稳态浓度的时间与 $t_{1/2}$ 呈正比　达到 95% 稳态浓度的时间是 4～5 个 $t_{1/2}$。临床需要立即达到有效血药浓度时，可在首次给药时采用负荷剂量，以后用维持量。静脉滴注时，可将第一个 $t_{1/2}$ 内静脉滴注量的 1.44 倍静脉注射，即可立即达到并维持稳态血药浓度。

本章小结

药动学是研究机体对药物的处置过程及血药浓度随时间而变化的规律的科学。机体对药物的处置过程包括机体对药物的吸收、分布、生物转化和排泄等过程，也称为药物的体内过程。

药物口服后在胃肠道多以被动转运的方式通过生物膜。吸收多少和快慢影响药物作用的强弱和起效快慢，影响药物吸收的因素包括给药途径、药物的理化性质、药物的剂型、吸收环境等。

分布是指药物吸收后随血液循环分配到各组织器官的过程，影响因素有药物与血浆蛋白的结合率、药物和组织的亲和力、体液的 pH、器官的血流量和体内屏障等。

药物的生物转化是指药物在体内发生的化学结构和药理活性的变化。肝脏是药物代谢的主要器官，肝功能不全时药物代谢减慢。

药物的排泄是指药物及其代谢产物自体内排出体外，肾脏是重要排泄器官，肾功能不全时，应慎用或禁用经肾排泄或对肾有毒性的药物。

药物的消除方式有恒比消除和恒量消除两种。药动学的一些基本参数如半衰期、稳态血药浓度、生物利用度、表观分布容积及清除率等对临床用药有重要的指导意义。

（王升贞）

笔记

扫一扫，测一测

思考题

1. 分析药物半衰期、血药浓度对临床用药的指导作用。
2. 简述药酶诱导剂、药酶抑制剂的临床意义。
3. 减少首关消除的给药途径有哪些？
4. 临床用药时，有的药物需首次剂量加倍，为什么？

第三章　药物效应动力学

学习目标

1. 掌握:防治作用、不良反应、副作用、毒性反应、过敏反应、精神依赖性、躯体依赖性、剂量、受体激动药、受体拮抗药等概念。

2. 熟悉:药物作用的选择性、局部作用、吸收作用、后遗效应、继发反应、对因治疗、对症治疗、受体部分激动药、量效曲线、半数致死量、半数有效量、效能、效价强度、治疗指数、亲和力、内在活性、受体脱敏、受体增敏的概念。

3. 了解:受体学说、药物作用机制。

4. 具有运用药效学基本理论和基本知识,解释临床药物治疗方案和不良反应的能力。

5. 能与病人和家属沟通,开展合理用药咨询。

药物效应动力学(pharmacodynamics)是研究药物对机体作用规律及其机制的科学。

第一节　药物作用的基本规律

一、药物作用

1. 药物作用与药理效应　药物作用(drug action)是药物与机体大分子间的初始作用,而药理效应(pharmacological effect)是药物与机体大分子相互作用引起机体生理、生化功能或形态发生的变化。例如,肾上腺素对血管的初始作用是激动 α 肾上腺素受体,而药理效应是引起血管收缩、血压上升。这种区分有助于分析药物的作用机制,但在通常情况下,药物作用和药理效应两者常互相通用。

2. 药物的基本作用　兴奋作用与抑制作用是药物的基本作用,兴奋是使机体器官原有功能水平提高或增强,抑制是使机体器官原有功能水平降低或减弱。从治疗学角度来看,药物通过将机体病理生理状态调整为正常生理功能状态而发挥治疗作用。因此,对机体功能低下者,选用具有兴奋作用的药物;对机体功能亢进者,选用具有抑制作用的药物,从而使机体功能在药物的作用下达到新的动态平衡。

二、药物作用的方式

1. 直接作用和间接作用　直接作用是指药物对其所接触的组织器官直接产生的作用;由直接作用引发的其他作用被称为间接作用。如去甲肾上腺素激动血管平滑肌上的 α 受体,使血管收缩、血压升高,属于直接作用;当血压升高后,通过机体压力感受性反射而使心率减慢,则属于间接作用。

2. 局部作用和吸收作用　局部作用是指药物吸收入血之前在用药部位产生的直接作用,如局麻药丁卡因涂于黏膜表面,可使黏膜下神经麻醉。药物从给药部位吸收入血后,分布到机体各组织、器官所呈现的作用,称为吸收作用或全身作用,如阿司匹林的解热镇痛作用。有些外用药也可以通过皮

笔记

肤或黏膜产生吸收作用。

3. 药物作用的选择性　药物对机体不同组织器官的作用性质或作用强度方面的差异,称为药物作用的选择性。一般来说,这种选择性与药物在体内的分布、机体组织器官的结构及生化功能等方面的差异有关,并取决于药物与组织的亲和力和组织细胞对药物的反应性。

选择性决定药物致机体产生效应的范围。选择性高的药物,作用专一性强,作用范围窄,大多数药理活性也较高,用药时针对性强,无关的效应相对较少,如尼可刹米治疗剂量时,可选择性兴奋延髓呼吸中枢。而选择性低的药物,通常作用较广泛,用药的针对性不强,不良反应较多,如抗恶性肿瘤药等。药物的选择性是相对的,与用药剂量有关,当尼可刹米用量增大时,可广泛兴奋中枢神经系统,甚至导致惊厥。

多数情况下,药物作用的选择性与药物作用的特异性有关,但有的药物作用的特异性与其选择性并不平行,如阿托品特异性阻断 M 胆碱受体,由于 M 胆碱受体分布广泛,阿托品对腺体、内脏、心血管、神经系统等可产生较广泛的药理效应。

三、药物作用的两重性

药物既有防治疾病的作用,也可给病人带来不适和危害,故药物作用具有两重性,即防治作用及不良反应。

(一) 防治作用

凡符合用药目的或能达到防治疾病效果的作用,称为防治作用。根据治疗目的不同分为:

1. 预防作用(preventive action)　用药目的在于预防疾病的发生。如接种疫苗预防疾病的发生、使用维生素 D 预防佝偻病等。

2. 对因治疗(etiological treatment)　用药目的在于消除原发致病因子,也称治本。如抗生素抑制或杀灭体内致病微生物,消除病因,起到防治疾病的作用。

3. 对症治疗(symptomatic treatment)　用药目的在于改善疾病症状或减轻病人痛苦,也称治标。如应用解热镇痛药可使高热的病人体温降至正常,起到缓解症状作用。

一般来说,对因治疗比对症治疗更为重要,但在某些情况下对症治疗也是必不可少的,如对病因未阐明、暂时无法根治的疾病,或治疗某些诊断未明的危重急症如休克、高热、疼痛、惊厥、心力衰竭时,对症治疗比对因治疗更为迫切,这对维持重要的生命指征,为对因治疗赢得时机非常重要。因此,临床药物治疗时,应根据病人的具体情况,遵循"急则治其标,缓则治其本,标本兼治"的原则。

(二) 不良反应

凡不符合用药目的或给病人带来不适甚至危害的反应,称为不良反应(adverse reaction)。多数不良反应是药物固有的效应,在一般情况下是可以预知的,但不一定能够避免。少数较严重的较难恢复的不良反应,被称为药源性疾病(drug-induced disease),如庆大霉素等药物引起的神经性耳聋。

知识拓展

药品不良反应报告和监测管理办法

为加强药品的上市后监管,规范药品不良反应报告和监测,及时、有效控制药品风险,保障公众用药安全,依据《中华人民共和国药品管理法》等有关法律法规,原国家卫生部制定了《药品不良反应报告和监测管理办法》,于 2011 年 7 月 1 日起施行。

管理办法明确规定了药品生产、经营企业和医疗卫生机构发生、发现的可疑药品不良反应病例的报告程序、报告范围和报告时限要求等。一般病例实行逐级、定期报告,应在发现之日起 3 个月内完成上报工作。发现新的或严重的药品不良反应/事件,应于发现之日起 15 日内报告,其中死亡病例须及时向所在省、自治区、直辖市药品不良反应监测中心报告,必要时可以越级报告。

医疗卫生机构要建立药品不良反应报告和监测制度,成立监测机构或指定专(兼)职人员负责药品不良反应监测和报告工作。临床医生在临床用药过程中,要密切观察用药后的不良反应,若发现可能与所用药品有关的不良反应,应详细记录、调查、分析、评价、处理,填写《药品不良反应/事件报告表》,按规定上报,并采取有效措施,减少和防止药品不良反应的重复发生。

笔记

1. 副作用(side effect) 药物在治疗剂量时和治疗作用同时出现的、与治疗目的无关的作用,又称副反应(side reaction)。是由于药物选择性低,药理效应涉及多个器官,当某一效应作为治疗目的时,其他效应就成为副作用。因此,随着治疗目的的不同,治疗作用与副作用可以相互转化,如阿托品有松弛内脏平滑肌(用于缓解胃肠痉挛)和抑制腺体分泌(用于全身麻醉前给药)等作用,当其中一种作用被用作治疗目的时,药物的另一作用就成为副作用。

2. 毒性反应(toxic reaction) 用药量过大或用药时间过长,药物在体内蓄积过多时发生的对机体的危害性反应。用药剂量过大而迅速发生的毒性反应称为急性毒性,多损害循环、呼吸及神经系统功能。长期用药在体内蓄积而逐渐发生的毒性反应称为慢性毒性,可损害肝、肾、骨髓及内分泌等器官功能。致癌(carcinogenesis)、致畸(teratogenesis)、致突变(mutagenesis)合称为三致反应,是药物损伤细胞遗传物质所致的特殊毒性作用或潜在性毒性作用,也属于慢性毒性范畴。药物使 DNA 分子中的碱基对排列顺序发生改变,造成基因变异,称为致突变;突变发生在体细胞,在个体导致肿瘤形成,称为致癌;突变发生在胚胎细胞,影响其正常发育,使之畸变,称为致畸。

知识拓展

"反应停"事件

沙利度胺最早由德国格仑南苏制药厂开发,1957 年作为镇静催眠药上市,该药也可用于治疗恶心、呕吐等妊娠反应,所以此药又被称为"反应停"。20 世纪 60 年代前后,欧美至少 15 个国家广泛应用该药治疗妊娠反应。但随之而来的是,许多出生的婴儿都是短肢畸形,形同海豹,被称为"海豹肢畸形",最终被证实是孕妇服用"反应停"所导致的。于是,该药在全球被禁用,然而受其影响的婴儿已多达 1.2 万名。历史上称这一严重的药害事件为"反应停"事件。

"反应停"事件是药物审批制度不完善的产物,这一悲剧增强了人们对药物毒副作用的警觉,也促进新药研究开发及上市审批制度的完善和规范。

在临床用药中,要特别警惕,严格防范药害事件的发生。

3. 后遗效应(residual effect) 是指停药后血药浓度已降至阈浓度以下时残存的药理效应。如应用巴比妥类催眠药后,导致次晨乏力、困倦现象。

4. 继发反应(secondary reaction) 是由药物的治疗作用所引起的不良后果,也称治疗矛盾。如长期应用广谱抗生素引起的继发感染,称为二重感染。

5. 停药反应(withdrawal reaction) 是指长期用药后突然停药,原有疾病症状迅速重现或加剧的现象,也称为反跳现象(rebound phenomenon)。如长期应用普萘洛尔降压,突然停药出现的血压升高现象。

6. 变态反应(allergic reaction) 药物作为抗原或半抗原,经接触致敏后所引发的病理性免疫反应,也称过敏反应。反应性质与药物作用和药物剂量无关,是致敏病人对某药的特殊反应。反应程度从轻微的皮疹、发热至造血功能障碍、肝肾损害、休克,甚至危及生命,且不易预知。引起过敏反应的致敏物质可能是药物本身,也可能是其代谢物,也可能是制剂中的杂质。如青霉素致过敏性休克,临床用药前必须做皮肤过敏试验,但即使进行皮肤过敏试验,仍有少数假阳性或假阴性反应。

7. 特异质反应(idiosyncrasy) 少数特异体质病人对某些药物的反应特别敏感,此与遗传基因多态性有关。反应的严重程度与药物剂量相关。如葡萄糖-6-磷酸脱氢酶(G-6-PD)缺乏者,在应用抗疟药伯氨喹等药物治疗时易发生溶血现象。

8. 耐受性(tolerance) 连续用药后机体对药物的反应性降低,必须增加药物剂量方可保持原有药物效应,称为耐受性。停药后机体对药物反应性可逐渐恢复到原有水平。在短时间内多次用药后立即发生者,称为快速耐受性(tachyphylaxis)。长期应用化疗药物后,病原体或肿瘤细胞对药物的敏感性降低,称为耐药性(resistance),也称抗药性。

9. 依赖性(dependence) 指长期用药后,病人对药物产生主观和客观上需要连续用药的现象。分为精神依赖性和躯体依赖性。精神依赖性(psychic dependence)也称心理依赖性(psychological dependence),是指病人对药物产生精神上的依赖,停药会造成病人极大的精神负担,有主观上的不适感觉，渴望再次用药，没有客观上的体征表现。躯体依赖性(physical dependence)也称生理依赖性(physiological dependence)，是指长期用药病人对药物产生适应状态，中断用药将产生强烈的戒断症状，表现为精神和躯体方面一系列特有的生理功能紊乱症状。绝大多数具有依赖性的药物同时兼有精神依赖性和躯体依赖性。

知识拓展

什么是假药、劣药?

按照《中华人民共和国药品管理法》规定，有下列情形之一的为假药：

1. 药品所含成分与国家药品标准规定的成分不符的。
2. 以非药品冒充药品或者以他种药品冒充此种药品的。

有下列情形之一的药品，按假药论处：国务院药品监督管理部门规定禁止使用的；依照本法必须批准而未经批准生产、进口，或者依照本法必须检验而未经检验即销售的；变质的；被污染的；使用依照本法必须取得批准文号而未取得批准文号的原料药生产的；所标明的适应证或者功能主治超出规定范围的。

药品成分的含量不符合国家药品标准的，为劣药。

有下列情形之一的药品，按劣药论处：未标明有效期或者更改有效期的；不注明或者更改生产批号的；超过有效期的；直接接触药品的包装材料和容器未经批准的；擅自添加着色剂、防腐剂、香料、矫味剂及辅料的；其他不符合药品标准规定的。

第二节　药物的量效关系

药物的剂量-效应关系(dose-effect relationship，简称量效关系)是指在一定范围内，药物剂量或血药浓度与效应之间的规律性变化。通过量效关系的研究，可定量分析和阐明药物剂量与效应之间的规律，有助于了解药物作用的性质，并为临床用药提供参考。

一、药物的剂量与效应

剂量，即用药的份量。剂量的大小决定血药浓度的高低，血药浓度又决定药理效应。因此，药物剂量决定药理效应强弱，在一定剂量范围内，剂量越大，效应也随之增强。

根据剂量与效应的关系，剂量可分为：

1. 无效量　即药物剂量过小，在体内达不到有效浓度，不能产生明显药理效应的剂量。
2. 最小有效量　刚能引起药理效应的剂量，又称为阈剂量。
3. 有效量　即介于最小有效量和极量之间的量，又称治疗量。在治疗量中，大于最小有效量而小于极量、疗效显著而安全的剂量，为临床常用量。
4. 极量　即能引起最大效应而不至于中毒的剂量，又称最大治疗量。极量是国家药典明确规定允许使用的最大剂量，即安全剂量的极限，超过极量有中毒的危险。除非特殊需要时，一般不采用极量。
5. 最小中毒量和中毒量　药物引起毒性反应的最小剂量为最小中毒量。介于最小中毒量和最小致死量之间的剂量为中毒量。一般将最小有效量与最小中毒量之间的剂量范围，称为安全范围(治疗作用宽度)，此范围越大该药越安全。
6. 最小致死量和致死量　药物引起死亡的最小剂量为最小致死量，用量大于最小致死量即为致死量。

二、量效曲线

量效关系用图解说明，以药理效应的强度为纵坐标，药物剂量或血药浓度为横坐标，绘制出的长尾S形的曲线，即量效曲线(dose-effect curve)。

笔记

1. 量反应量效曲线　药理效应的强弱呈连续增减的变化，可用具体的数量或最大效应的百分率表示者，称为量反应（graded response），如心率快慢、血压升降等。以药物的剂量或血药浓度为横坐标，以效应强度为纵坐标，可获得直方双曲线；如将对数剂量或对数浓度为横坐标，以效应强度为纵坐标作图，则曲线呈典型的对称 S 形（图 3-1）。

2. 质反应量效曲线　药理效应是以阴性或阳性（有效或无效、生存或死亡等）表示的变化称为质反应（quantal response）。质反应量效曲线如以阳性反应发生频数为纵坐标，对数剂量（或浓度）为横坐标作图。则为正态分布曲线。当纵坐标采用累加阳性反应发生频率，其曲线也呈典型对称 S 形曲线（图 3-2）。

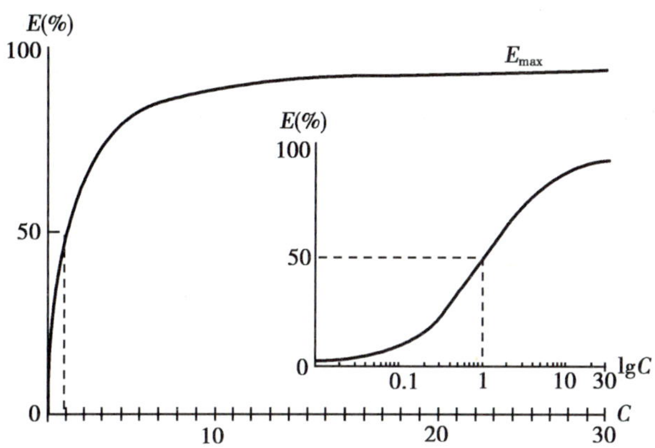

图 3-1　量反应量效曲线

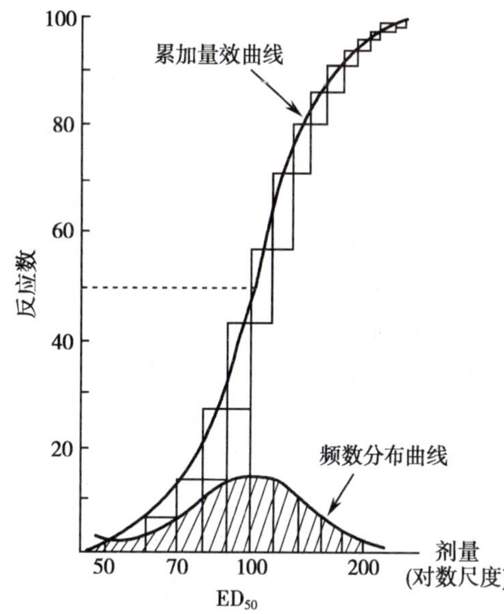

图 3-2　质反应量效曲线

图片：药物作用的量效关系曲线

三、量效曲线的意义

量效曲线在药理学上有重要意义。从量效曲线可以看出以下几个特定位点。

1. 效能（efficacy）　是指药物所能产生的最大效应。随着药物剂量（或血药浓度）增加，效应强度相应增强，当效应达到一定程度后，再增加剂量（或血药浓度），效应不再继续增强，这一药理效应的极限称为效能，反映药物内在活性的大小。高效能药物所产生的最大效应是低效能药物无论多大剂量也无法产生的。如吗啡是高效能镇痛药，用于剧痛；吲哚美辛是低效能镇痛药，对钝痛有效，但对剧痛效果差。

2. 效价强度（potency）　是指能引起等效反应的剂量，其值越小则效价强度越大。药效性质相同的两个药物的效价强度进行比较称为效价比。如 10mg 吗啡的镇痛作用强度与哌替啶 100mg 的镇痛作用强度相当，即吗啡的效价强度为哌替啶的 10 倍。

效价强度与效能之间无相关性，在具有相同作用的同类药物中，效能最大的药物不一定效价强度也大。如利尿药以每日排钠量为效应指标进行比较，氢氯噻嗪的效价强度大于呋塞米，但呋塞米的最大效应远远大于氢氯噻嗪（图 3-3）。药物的效应值有更大的实际意义，如果不区分最大效应和效价强度，只讲甲药比乙药强若干

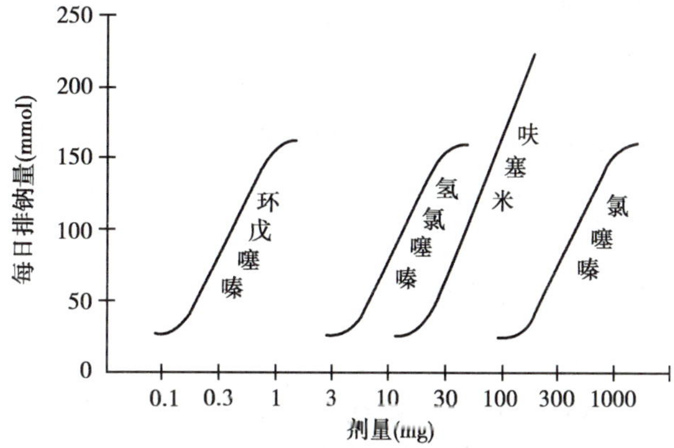

图 3-3　几种利尿药的效价强度和效能比较

图片：各种利尿药的效价强度和效能比较

倍，容易被误解。在临床治疗时，药物的效价强度与效能可作为选择药物和确定用药剂量的依据。

3. 半数有效量（50% effective dose，ED_{50}）　在量反应中是指能引起50%最大反应强度的药物剂量；在质反应中是指引起50%实验动物出现阳性反应的药物剂量。半数有效量常以效应指标命名，如果效应指标为死亡，则称为半数致死量（50% lethal dose，LD_{50}）。量效曲线在50%效应处的斜率最大，故常用半数有效量（ED_{50}）计算药物的效价强度。

4. 治疗指数（therapeutic index，TI）　即药物的半数致死量（LD_{50}）与半数有效量（ED_{50}）的比值。治疗指数可用来评价药物的安全性，治疗指数大的药物较治疗指数小的药物安全性大，但这仅适合于治疗效应和致死效应的量效曲线相平行的药物。对于两条曲线不平行的药物，还应适当参考1%致死量（LD_1）和99%有效量（ED_{99}）的比值，或5%致死量（LD_5）和95%有效量（ED_{95}）之间的距离来衡量药物的安全性。

第三节　药物的作用机制

药物作用机制（mechanism action）是研究药物如何与机体细胞结合而发挥作用的。其研究有助于理解药物的治疗作用和不良反应的本质，从而为提高药物疗效和避免或减少不良反应、合理用药、安全用药提供理论依据。大多数药物的作用来自药物与机体生物大分子之间的相互作用，这种相互作用引起了机体生理、生化功能的改变。药物与机体细胞结合的部位称为药物作用的靶点（target），根据药物有无特异性作用的靶点，将药物作用机制分为以下两类。

一、药物作用机制分类

（一）药物非特异性作用机制

药物非特异性作用机制如吸附作用、沉淀作用、渗透压改变、离子交换、酸碱中和、氧化还原、水解结合及络合反应等，引起细胞内外环境改变，产生药理效应。因此，药物非特异性作用机制主要与药物的理化性质（如解离度、溶解度、表面张力等）相关，机制相对比较简单。例如，甘露醇高渗溶液脱水利尿，治疗脑水肿；抗酸药中和胃酸，治疗消化性溃疡等。

（二）药物特异性作用机制

机体细胞具有其复杂的生命活动过程，而药物作用的靶点（如受体、酶、离子通道等）又几乎涉及生命代谢过程的所有环节。因此，药物作用机制复杂，可概括为以下几方面。

1. 参与或干扰代谢过程　有些药物通过补充生命代谢物质，参与机体代谢过程，治疗机体相应物质缺乏症，如维生素、铁剂等补充治疗。还有些药物由于化学结构与正常代谢所需物质相似，干扰后者参与代谢过程，即通过抑制或阻断代谢过程发挥治疗作用，如氟尿嘧啶因为与尿嘧啶结构相似，可掺入恶性肿瘤细胞DNA及RNA中，干扰蛋白质合成。

2. 影响物质转运过程　许多物质在体内的转运需要载体参与，有些药物通过干扰载体转运产生药理效应，如利尿药抑制肾小管Na^+-K^+、Na^+-H^+交换而发挥排钠利尿作用。细胞膜离子通道的开放或关闭，能迅速改变细胞功能，有些药物以离子通道为作用靶点，通过影响离子跨膜转运而发挥治疗作用，如硝苯地平阻滞血管平滑肌的钙通道，使血管扩张。

3. 影响酶的活性　机体的许多功能和代谢过程是在酶的催化下进行的，酶是生命活动的重要物质，是有些药物作用的靶点，药物可对酶产生激活、抑制或复活等作用。如尿激酶激活血浆纤溶酶原、新斯的明抑制胆碱酯酶，氯解磷定复活被有机磷酸酯类抑制的胆碱酯酶等。

4. 作用于受体（receptor）　参见下文。

二、药物与受体

（一）受体

1. 受体与配体　受体是存在于细胞膜或细胞内，能识别、结合特异性配体（如药物、激素、神经递质等），并产生特定生物效应的大分子物质。配体（ligand）是能与受体特异性结合的物质，也称第一信使，包括内源性配体（如神经递质、激素、自体活性物质等）和外源性配体（如药物、毒物等）。

笔记

知识拓展

受体类型

目前已确定的受体有30余种，根据受体的结构及功能特点，可将受体分为4类。①离子通道偶联受体：此类受体直接操纵离子通道的开关，调控细胞内外离子的转运；药物与之结合后，影响膜离子通道，改变离子的跨膜转运，导致膜电位或胞内离子浓度的变化而产生效应，如N胆碱受体、谷氨酸受体等。②G蛋白偶联受体：此类受体胞内部分结合着鸟苷酸结合调节蛋白（G蛋白），G蛋白有多种亚型，形成G蛋白家族，具有信号转导功能。激动药与受体结合通过激活G蛋白，可将信息传递至效应器。此类受体最多，数十种神经递质及多肽激素类的受体需要G蛋白介导其细胞作用，如肾上腺素、多巴胺、阿片受体。③酪氨酸激酶受体：此类受体由细胞外、跨膜及细胞内三部分组成，细胞外侧与配体结合，由此接受外部信息，与之相连的是一段跨膜结构，细胞内侧为酪氨酸激酶活性区域，能促进自身酪氨酸残基的磷酸化而增强此酶活性，再催化细胞内各种底物蛋白磷酸化，激活胞内蛋白激酶，从而将细胞外信息传递到细胞内，如胰岛素受体等。④细胞内受体：此类受体被激动后可通过转录而促进一些活性蛋白的合成，如细胞质内的甾体激素受体，与相应的甾体激素结合形成复合物后，以二聚体的形式进入细胞核中发挥作用。甲状腺素受体存在于细胞核中，影响转录过程。

2. 受体的特性

（1）特异性：受体对其配体具有高度特异性识别能力，能与其结构相适应的配体特异性结合。

（2）敏感性：受体只需与很低浓度的配体结合就能产生显著的效应。

（3）饱和性：因受体的数目是一定的，受体与配体的结合具有饱和性，且作用于同一受体的配体之间存在竞争结合现象。

（4）可逆性：受体与配体的结合是可逆的，配体-受体复合物可以解离。

（5）多样性：同一类型受体可广泛分布在不同的细胞而产生不同的效应。受体的多样性是受体亚型分类的基础。

（二）药物与受体的结合

多数药物是通过分子间化学键与受体结合。其中，分子间引力、氢键、离子键的键能小，易解离；共价键的键能较大，结合牢固，不易解离。药物与受体的结合方式决定了药物作用持续的时间。如短效α受体阻断药酚妥拉明以氢键、离子键与受体结合，作用仅维持1.5小时左右；而长效α受体阻断药酚苄明以共价键和受体结合，作用可持续3～4日。

（三）作用于受体的药物分类

药物与受体结合产生效应，必须具备两个条件：一是药物与受体结合的能力，即亲和力（affinity），决定药物作用的强度；二是药物与受体结合后，激活受体产生特异药理效应的能力，即效应力（efficacy），也称内在活性，决定药物作用的最大效应。因此，作用于受体结合的药物可分为以下两类。

1. 激动药（agonist）　是指与受体既有亲和力又具有内在活性的药物。能与受体结合并激动受体而产生效应。依其内在活性的大小又可分为完全激动药（full agonist）和部分激动药，前者为具有较强亲和力和内在活性的药物；后者为有较强亲和力，但内在活性不强，与激动药并用还可拮抗激动药的部分效应，如吗啡为完全激动药，而喷他佐辛则为部分激动药。

2. 拮抗药（antagonist）　是指与受体有较强的亲和力但无内在活性的药物。能与受体结合但不能激动受体，因占据受体而拮抗激动药的效应，也称完全拮抗药。少数拮抗药以拮抗作用为主，同时尚有较弱的内在活性，故有较弱的激动受体作用，如β受体拮抗药氧烯洛尔。拮抗药依其与受体结合是否具有可逆性，分为竞争性拮抗药和非竞争性拮抗药两类：①竞争性拮抗药（competitive antagonist）与激动药可逆性竞争同一受体，其结合是可逆的，拮抗激动药的作用，与激动药合用时的效应取决于两者的浓度和亲和力；②非竞争性拮抗药（non-competitive antagonist）与受体的结合是相对不可逆的，结合牢固，可引起受体构型的改变，从而阻碍激动药与同一受体的结合而改变效应器的反应性，激动药不能竞争性对抗非竞争性拮抗药的作用。

0303

图片：三种激动药与受体亲和力及内在活性的比较

笔记

（四）受体调节（receptor regulation）

受体的数量、亲和力及效应力受到各种生理、病理或药物等因素的影响而发生的变化，称为受体调节。受体调节是维持机体内环境稳定的一个重要因素，其调节方式有脱敏和增敏两种方式。

1. 受体脱敏（receptor desensitization） 是指长期使用受体激动药后，受体的数目、亲和力、内在活性下降，受体对激动药的敏感性和反应性下降的现象。如β受体激动药治疗哮喘，长期用药易出现耐受性。

2. 受体增敏（receptor hypersensitization） 是指长期使用受体阻断药或受体激动药水平降低后，受体的数目、亲和力和内在活性增强的现象，是某些药物停药反跳的原因。如长期应用β受体阻断药普萘洛尔时，突然停药可出现心率增快、血压升高等反跳现象，这是由于β受体增敏所致。

（五）信号转导

0304 图片：受体结构及相关的信号通路

受体在识别相应配体（第一信使）并与之结合后，细胞内环磷酸腺苷（cAMP）、环磷酸鸟苷（cGMP）、钙离子（Ca^{2+}）、肌醇磷脂（第二信使）等物质增加，参与细胞的各种生物调控过程，将获得的信息增强、分化、整合并传递给效应器，才能发挥特定的生理功能或药理效应。这种将细胞外信息传递到细胞内的过程称为信号转导。

本章小结

药物效应动力学是研究药物对机体作用规律及其机制的科学。药物作用于机体时，可产生对机体有利的防治作用，也可产生对机体无利甚至有害的不良反应，可分为副作用、毒性反应、后遗效应、继发反应、停药反应、变态反应、特异质反应、耐受性和依赖性等，在用药时须注意。药物的作用大小与药物的剂量密切相关，根据剂量与效应的关系，剂量可分为无效量、最小有效量、有效量、极量、最小中毒量和中毒量、最小致死量和致死量。药物的种类繁多，药物的作用机制也各不相同，其中，受体学说越来越受到重视，并根据药物与受体亲和力与内在活性的大小，将药物分为受体激动药、受体阻断药和部分受体激动药。

（王开贞）

0305

扫一扫，测一测

思考题

1. 试述确定药物的剂量和给药次数的依据是什么？
2. 在临床用药中，如何才能最大限度地减少药物不良反应的发生？
3. 阐述若同时使用受体激动剂与受体拮抗剂，可能发生的相互作用。

笔记

第四章 影响药物作用的因素

04章课件

学习目标

1. 掌握：年龄、遗传、心理精神、饮食、病理因素及给药剂量途径等对药物作用的影响。
2. 熟悉：配伍禁忌、协同作用、拮抗作用、高敏性、耐受性的概念。
3. 了解其他因素对药物作用的影响。
4. 具有分析判断影响药物作用因素的能力，以指导临床合理用药。
5. 能与病人和家属沟通，为安全用药、合理用药提供指导与咨询。

药物的作用可受到多种因素的影响，使药物作用增强或减弱，甚至发生质的改变，除前述的影响因素外，还与以下多种因素有关。

0401

图片：影响药物作用因素关系

一、机体方面

1. 年龄　机体的某些生理功能如肝、肾功能，体液与体重的比例，血浆蛋白结合量等可因年龄而异，年龄对药物作用的影响在小儿和老年人方面体现得尤为突出。一般所说的剂量是指18～60岁成年人的药物平均剂量。

老年人由于各器官功能逐渐减退，特别是肝、肾功能逐渐减退，对药物的代谢和排泄能力降低，对药物的耐受性较差，用药剂量一般约为成人的3/4。在敏感性方面，老年人与成年人也有所不同。老年人对中枢神经抑制药、心血管系统药、非甾体抗炎药等药物的反应更敏感，易致不良反应发生，用药时宜注意。

小儿各种生理功能包括自身调节功能尚未发育完善，与成年人有很大差异，对药物的处理能力差而敏感性高，以致影响某些药物的肝脏代谢或肾脏排泄而产生不良反应或毒性。如新生儿尤其是早产儿肝脏葡萄糖醛酸转移酶结合能力尚未发育完善，应用吗啡可导致呼吸抑制；新生儿的血脑屏障发育尚未完善，药物更容易透过血脑屏障。

2. 性别　除性激素外，性别对药物反应通常无明显差别，但妇女有月经、妊娠、哺乳等特点，用药时应予注意。月经期应避免使用作用剧烈的泻药和抗凝血药，以免月经过多。妊娠期特别在妊娠早期避免使用可能引起胎儿畸形或流产的药物。哺乳期妇女应注意药物可否进入乳汁，对乳儿产生影响。

3. 遗传因素　遗传是药物代谢和效应的决定因素。基因是决定药物代谢酶、药物转运蛋白和受体活性与功能表达的结构基础，基因的突变可引起所编码的药物代谢酶、转运蛋白和受体蛋白氨基酸序列和功能异常，成为产生药物效应个体差异和种族差异的主要原因。

（1）遗传多态性（genetic polymorphism）：具有遗传多态性的常见药物代谢酶，如异烟肼的代谢，具有快乙酰化型和慢乙酰化型，服用同样的剂量，前者血药浓度低、半衰期短。

（2）种族差异(racial differences in drug response)：种族因素包含遗传和环境两方面。不少药物的代谢和反应具有种族差异，如服用普萘洛尔后的心血管反应中国人比白种人敏感，而黑种人的敏感性最差。

（3）个体差异：人群中即使各方面条件都相同，还有少数人对药物的反应与大多数人存在质或量的差异，称为个体差异。其中量的差异表现为高敏性和耐受性，质的差异有变态反应和特异质反应。

知识拓展

遗传基因多态性对药物作用的影响

药物的反应、毒性和治疗效应存在个体差异。导致个体差异的原因很多，如疾病的性质与强度，病人的年龄、性别、营养状态、器官功能，药物相互作用，并发症等。此外，遗传因素包括药物代谢酶、转运体和药物作用靶点（如受体）的遗传基因多态性是一个重要的影响因素，呈现出药动学和药效学方面的个体差异，如细胞色素氧化酶P450、乙醛脱氢酶、N-乙酰基转移酶等药物代谢酶的活性，个体间可相差几十倍，甚至相差1000倍以上，严重影响到药物的代谢速率。

遗传基因多态性会影响某些降压药、降血糖药、镇静催眠药、抗菌药物、β受体阻断药等诸多药物的血药浓度、半衰期和不良反应，使药物作用的强弱、维持时间长短、毒性的大小呈现出显著的个体差异。因此，在临床用药时，要注意遗传基因多态性对药物作用及毒性的影响，采用个体化用药剂量，以确保用药安全、有效。

4. 病理状态　病理状态可改变机体对药物的敏感性，影响药物效应。如阿司匹林可使发热病人的体温下降，而对正常体温无影响；胰岛功能完全丧失的病人，应用磺酰脲类药物无降血糖作用。病理因素也能引起药动学的改变，如肝、肾功能不全时，药物的清除率降低，药物的半衰期延长，血药浓度增高，效应增强以及产生严重的不良反应；一些慢性病引起的低蛋白血症，会使奎尼丁、地高辛、苯妥英钠等药物的游离型药物增多，作用增强甚至引起毒副反应。此外，一些药物可诱发或加重疾病，如糖皮质激素可诱发或加重溃疡病和糖尿病等。

5. 心理精神因素　药物的效应在一定程度上受病人的情绪、病人对药物的信赖程度和医护人员的言语、表情、态度、暗示及工作经验等因素影响。研究表明，安慰剂对于头痛、高血压、神经官能症等可获得30%～50%甚至更高比率的"疗效"，显然这种"疗效"是心理因素起作用的结果。

病人对药物治疗信心不足，惧怕用药后产生的严重不良反应等，均会影响药物的疗效。这就要求临床医生运用自己掌握的药物知识，耐心、细致地向病人及家属宣传介绍所用药物的治疗效果、不良反应及其防治措施，尤其是一些有特殊反应的药物，应讲清其利弊，消除病人的心理顾虑，正确对待用药反应，提高病人用药的依从性，使病人乐观地接受药物治疗，以便药物发挥更好的疗效。

6. 饮食　饮食和药物之间存在着相互作用，表现为改变吸收和消除、药物与饮食的配伍禁忌等。因此，临床医生有责任向病人及其家属讲明用药期间饮食方面的注意事项，指导病人选择合适饮食，以提高疗效，避免不必要的后果。

（1）饮食对药物吸收的影响：如酸性食物可增加铁的溶解度，使Fe^{3+}还原为Fe^{2+}，促进吸收；高脂饮食可促进脂溶性维生素A、D、E的吸收，增强药效。而含钙、磷较多的食物，饮茶等却影响铁的吸收；婴幼儿补充钙剂时不宜同食含有大量草酸的菠菜等食品，以免形成不易溶解的草酸钙而影响钙剂的吸收。

（2）饮食对尿液pH的影响：尿液pH常受饮食的影响。鱼、肉、蛋等荤性食物属酸性食品，而菠菜、豆类、水果、牛奶等属碱性食品。通常，氨苄西林等在酸性尿液中抗菌能力强，而金黄色葡萄球菌、铜绿假单胞菌在酸性尿液中生长受到抑制，用药时宜多食酸性食品。红霉素、头孢菌素类、氨基糖苷类、磺胺类等在碱性尿液中抗菌力强，用药时宜多食碱性食品。

（3）饮食与药物的相互作用：乳酶生不宜用热水冲服，以免杀灭乳酸杆菌而降低药效。服用泻药、解热镇痛药等药物后应多饮水，以补充机体丢失的水分或减轻对肾脏的毒性。含蛋白的药物制剂忌与茶同服，防止鞣酸和蛋白质发生络合作用而失去药效。服用降压药、排钠利尿药时应限制高钠饮食。应用中枢抑制药、头孢菌素类、甲硝唑等药物期间禁饮酒，否则可发生严重的毒性反应，甚至

笔记

死亡。

二、药物方面

图片：药物的剂型

1. 药物的化学结构　一般来说,化学结构相似的药物其作用相似,如苯二氮䓬类有镇静、催眠、抗焦虑作用。但有些药物化学结构相似但其作用相反,如维生素 K 与华法林化学结构相似,其分别具有促凝血和抗凝血作用。

2. 药物的剂型　一种药物的不同剂型,其生物利用度往往不同,使血药浓度出现较大差异,影响药物的疗效。一般而言,注射剂比口服剂型吸收快;口服给药时,溶液剂吸收最快,散剂次之,片剂和胶囊剂较慢。吸收快的剂型,血药浓度达峰时较快,故起效快;吸收慢的剂型,因其潜伏期长,故起效慢,维持时间长。

3. 给药途径　给药途径也可影响药物的吸收、药物出现作用快慢和维持时间的长短。有的药物给药途径不同,其药物作用性质也可不同,如硫酸镁口服可产生导泻和利胆作用,肌内注射呈现降压和抗惊厥作用;利多卡因局部给药可产生局部麻醉作用,而其静脉注射给药则可产生抗心律失常作用。

4. 给药时间和次数　给药的时间不同有时也可影响药物疗效,临床用药时应根据具体药物特点、病情需要以及人体周期规律而定。如催眠药应在睡前服;助消化药需在饭前或饭时服用;驱肠虫药宜空腹或半空腹服用;有的药物如利福平等,因食物影响其吸收,也特别注明空腹服用;对胃肠道有刺激性的药物宜饭后服用等;胰岛素在餐前给药更能发挥药物的疗效。

人体的生理功能活动表现为昼夜节律性变化,机体在昼夜 24 小时内的不同时间,对某些药物的敏感性不同。按照生物周期节律性变化,设计临床给药方案以顺应人体生物节律变化,能更好地发挥药物疗效,减少不良反应,如肾上腺糖皮质激素的分泌高峰在上午 8 时左右,然后逐渐降低,零时达低谷,临床需长期应用糖皮质激素类药物治疗时,可依据此节律在上午 8 时一次顿服,既能达到治疗效果,又可减轻对肾上腺皮质的负反馈抑制作用。

知识拓展

时间药理学

时间药理学(chronopharmacology)又称时辰药理学,是药理学研究的一门边缘学科,其研究内容包括时间药动学和时间药效学两大内容。前者主要研究药物生物利用度、血药浓度、代谢与排泄过程中的昼夜节律性变化,后者主要研究药物的应用、不良反应所呈现的周期性变化。时间药理学与临床实践相结合,由此产生了一门新的学科:时间治疗学(chronotherapeutics),是以时间药动学和时间药效学为依据,根据药物疗效、毒性、代谢的时间节律,选择最佳给药时间和给药方案,以提高疗效或降低毒性等。如糖皮质激素上午 8 时服,顺应机体糖皮质激素的生理节律,以减轻对肾上腺皮质的抑制;硝酸甘油上午 6 时服,预防运动性心绞痛发作及心电图异常,优于其他时间;尼群地平上午 9 时服药,可使血压降低、心率减慢,若晚上 21 时服药,作用不明显;氨茶碱白天给药扩张支气管作用明显强于夜间给药;青霉素更容易在夜间发生过敏反应,夜间应用要更加谨慎;硫酸亚铁晚上服以减轻胃肠反应,阿司匹林晚上服以应对夜间高血凝状况,西咪替丁晚上服用抑制夜间胃酸分泌等。临床用药的时间选择,旨在提高药物的吸收速率,提高血药浓度,延长半衰期,减低药物毒性或减少不良反应的发生等,已被临床广泛采用。每日用药的次数,除根据病情需要外,药物半衰期是给药间隔的基本参考依据。一般来说,半衰期较短的药物每日 3～4 次给药,半衰期较长的药物每日 1～2 次给药,这样可较好地维持有效血药浓度,且不会导致蓄积中毒。

给药次数决定给药时间间隔的长短,对于维持稳定有效的血药浓度特别重要,当临床应用抗生素和抗肿瘤药时,若血药浓度经常波动在有效和无效之间,定会影响药物疗效,甚至导致病原体或肿瘤细胞产生抗(耐)药性。一般给药次数应根据病情需要以及血浆半衰期而定。但有些药物例外,如青霉素半衰期仅 0.5～1 小时,但由于抗菌后效应长,可采用一日 2 次给药。

5. 联合用药及药物的相互作用　两种或多种药物合用或先后序贯应用，称为联合用药或配伍用药。联合用药的目的是为了提高疗效，减少不良反应或防止耐受性、耐药性的发生。但不合理的多药联用也常导致药物间不良的相互作用而降低疗效、加重不良反应甚至产生药源性疾病。因此，在多药联用时，应注意可能发生的药物不良相互作用。

两种或多种药物合用或先后序贯使用而引起药物作用和效应的变化，称为药物的相互作用(drug interaction)。药物的相互作用可使药效加强，也可使药效降低或不良反应增加。因此，在用药过程中要加以注意。

(1) 体外配伍禁忌：药物在体外配伍时发生的物理、化学变化而降低疗效，甚至产生毒性而影响药物的使用，此为配伍禁忌。注射剂在混合使用或大量稀释时易产生化学或物理改变。因此，静脉滴注时应特别注意配伍禁忌，避免发生严重后果。

(2) 药效学方面的相互作用：联合用药时，表现为药物效应增强称为协同作用(synergism)，表现为药物效应减弱称为拮抗作用(antagonism)。如吗啡与阿托品合用治疗胆绞痛，前者具有镇痛作用，后者可解除胆道痉挛，两药合用可使疗效增强，为协同作用。而沙丁胺醇的扩张支气管作用可被普萘洛尔所拮抗，若两药合用，可使前者的作用减弱。非甾体抗炎药与华法林合用，有增加出血的可能。

(3) 药动学方面的相互作用：联合用药时，一种药物影响到另一种药物的吸收、分布、生物转化和排泄，而使另一种药物的作用或效应发生变化。如铁制剂与维生素 C 合用，可促进铁的吸收；若与西咪替丁合用，可减少铁的吸收。铁制剂与氟喹诺酮类药物合用，后者吸收减少。

本章小结

药物的作用可受到多种因素的影响，使药物作用增强或减弱，甚至发生质的改变。除影响药物体内过程的因素可影响药物的作用外，还包括机体方面(年龄、性别、遗传因素、病理状态、心理精神因素、饮食)和药物方面(药物的化学结构、剂型、给药途径、给药时间和次数、联合用药及药物的相互作用)因素均可影响药物的作用。故临床用药时，要充分考虑这些因素对药物的影响，使药物发挥最大的疗效，并尽量避免不良反应的发生。

(王开贞)

0403

扫一扫，测一测

思考题

1. 综述影响药物作用的因素有哪些？
2. 分析遗传因素对药物作用的影响。

【附】药物基础知识

一、药物名称及分类

药物的名称分为通用名、商品名、化学名及别名。

1. 通用名　是指中国药品通用名称(China approved drug names，CADN)，由国家药典委员会按照《药品通用名称命名原则》组织制定并报国家卫生行政部门备案的药品的法定名称，是同一种成分或

笔记

相同配方组成的药品在中国境内的通用名称，具有强制性和约束性。因此，凡上市流通的药品标签、说明书或包装上必须要用通用名称。其命名应当符合《药品通用名称命名原则》的规定，不可用作商标注册。如普萘洛尔(propranolol)。

2. 商品名(proprietary name)　是指药厂生产新药时，向政府管理部门申请许可证所用的专属名称。在一个通用名下，由于生产厂家的不同，可有多个商品名称。如心得安(inderal)为普萘洛尔的商品名。在学术刊物和著作中不能使用商品名。

3. 化学名(chemical name)　依药物的化学组成按公认的命名法命名。如普萘洛尔的化学名为 1-异丙氨基-3(1-萘氧基)-2-丙醇基。因为过于烦琐，很少被医护人员所采用。

4. 别名(alias name)　有些药品还有习惯上的称谓，叫做别名。别名不受使用的约束和法律的保护。如对乙酰氨基酚又称扑热息痛，苯妥英钠又称大仑丁。

二、药物处方及医嘱的一般知识

(一) 处方

处方是指由注册的执业医师(以下简称医师)根据病人的病情需要，开写给药房要求配方和发药的书面文件，并作为病人用药凭证的医疗文书。处方直接关系到病人健康，所以必须严肃、认真地开写处方和调配处方，以保证病人用药安全有效。处方还具有法律上的意义，一旦出现用药差错事故时，处方可作为法律凭证。《处方管理办法》已于 2006 年 11 月 27 日经原国家卫生部部务会议讨论通过，自 2007 年 5 月 1 日起施行。

1. 处方的内容

(1) 前记：包括医疗机构名称、费别、病人姓名、性别、年龄、门诊或住院病历号，科别或病区和床位号、临床诊断、开具日期等。可添列特殊要求的项目。

麻醉药品和第一类精神药品处方还应当包括病人身份证明编号，代办人姓名、身份证明编号。

(2) 正文：以 Rp 或 R 标示，分列药品名称、剂型、规格、数量、用法用量。

(3) 后记：医师签名或者加盖专用签章，药品金额以及审核、调配，核对、发药药师签名或者加盖专用签章。

2. 处方颜色

(1) 普通处方的印刷用纸为白色。

(2) 急诊处方印刷用纸为淡黄色，右上角标注“急诊”。

(3) 儿科处方印刷用纸为淡绿色，右上角标注“儿科”。

(4) 麻醉药品和第一类精神药品处方印刷用纸为淡红色，右上角标注“麻、精一”。

(5) 第二类精神药品处方印刷用纸为白色，右上角标注“精二”。

3. 处方的开写规则及注意事项

(1) 处方必须在专用的处方笺上用钢笔或碳素笔书写，要求字迹清楚、剂量准确、内容完整，一般不能涂改，如有涂改，医生必须在涂改处签字，以示负责。

(2) 每张处方限于一名病人的用药。

(3) 处方中每一药占一行，制剂规格和数量写在药名后面，用药方法写在药名下面。开写药物较多时，应按药物所起作用的主次顺序书写。

(4) 西药和中成药可以分别开具处方，也可以开具一张处方，但中药饮片应当单独开具处方。

(5) 处方中药物的剂量常采用药典规定的常用量，一般不应超过极量，如因病情需要超过极量时，医生应在剂量旁签字或加“!”，以示负责。

(6) 处方中的药物剂量与数量一律用阿拉伯数字表示，并采用法定计量单位。重量以克(g)、毫克(mg)、微克(μg)、纳克(ng)为单位；容量以升(L)、毫升(ml)为单位；国际单位(IU)、单位(U)；中药饮片以克(g)为单位。

(7) 处方中的药物总量，一般以 3 日为宜，7 日为限。慢性病或特殊情况可适当增加。麻醉药品和毒性药品不得超过 1 日量。一类精神药品每处方不超过 3 日常用量，二类精神药品每处方不超过 7 日常用量。有些省市规定开写麻醉药品一定要用红色处方，以示区别，引起注意。

（8）急需用药时，应使用急诊处方笺，若用普通处方，应在其左上角写上“急”或“cito”字样，以便药剂人员优先发药。

（二）医嘱

医嘱是医生拟订，由护理人员执行的治疗计划。其内容包括医嘱日期、时间、护理常规、护理级别、饮食种类、体位、药物的名称、剂量和用法、各种检查及治疗、医生和护士签名。医嘱又分为长期医嘱、临时医嘱、备用医嘱和停止医嘱4种。此处仅介绍医嘱中药物开写基本格式。

1. 开写格式

药名　剂型　每次剂量　给药次数　给药途径　时间　部位等

2. 示例

处方1：

Rp：注射用青霉素钠盐　80万U×6支

　　用法：一次80万U，一日2次，肌注

处方2：

Rp：利福平胶囊　0.15g×12粒

　　用法：一次0.45～0.6g，一日1次，清晨空腹顿服

（三）处方、医嘱常用外文缩写词与中文对照表（附表1）

附表1　处方、医嘱常用外文缩写词与中文对照表

外文缩写词	中文	外文缩写词	中文
q. d.	每日1次	Aa	各
b. i. d.	每日2次	Ad	加至
t. i. d.	每日3次	a. m.	上午
q. i. d.	每日4次	p. m.	下午
q. h.	每小时	a. c.	饭前
q. n.	每晚	p. c.	饭后
q. m. 或 o. m.	每晨	h. s.	睡前
q. 6h.	每6小时1次	p. r. n.	必要时
q. 2d	每二日1次	s. o. s.	需要时
p. o. 或 o. s.	口服	stat!	立即
i. h.	皮下注射	cito!	急速地
pr. dos	顿服，一次量	Rp	请取
i. m.	肌内注射	co.	复方的
i. v.	静脉注射	sig. 或 s.	用法
i. v. gtt	静脉滴注	lent!	慢慢的
i. p.	腹腔注射	U	单位
i. d.	皮内注射	I. U.	国际单位

三、药物制剂与剂型

制剂是按照国家颁布的药品规格、标准，将药物制成适合临床需要并符合一定质量标准的制品。剂型是指将药物加工制成适合病人需要的给药形式。常用剂型主要有以下几种。

1. 液体制剂　是指药物分散在液体分散介质中组成的内服或外用的液态制剂。包括溶液剂、注射剂、乳剂、混悬剂、合剂、糖浆剂、洗剂、酊剂、滴眼剂等。

2. 固体制剂　常用的固体剂型有散剂、颗粒剂、片剂、胶囊剂、滴丸剂、膜剂、海绵剂等。固体制剂

的共同特点是与液体制剂相比，物理、化学稳定性好，生产制造成本较低，服用与携带方便；药物在体内首先溶解后才能透过生理膜被吸收入血液循环中。

3. 软体剂型 常用的软体剂型有软膏剂、栓剂、硬膏剂等，是由药物与基质混匀后，涂于纸、布或其他薄片上的硬质膏药，遇体温则软化而粘敷在皮肤上，如伤湿止痛膏。

4. 气雾剂 是指药物与适宜的抛射剂（液化气体或压缩空气）装于耐压密封容器中的液体制剂，当阀门打开后，借助气化的抛射剂的压力，将药液呈雾状定量或非定量地喷射出来。

5. 新型制剂 常用的软体剂型有微囊剂、长效剂与控释剂、定向制剂等。

四、药品的标识

（一）药品的批准文号、批号和有效期

1. 批准文号 供医疗使用的药品必须要有国家药品行政管理部门批准生产的文号，这是药品生产、上市、使用的依据。现统一格式为"国药准（试）字+1 位字母+8 位数字"：①"准"字代表国家批准正式生产的药品，"试"字代表国家批准试生产的药品；②1 位字母：化学药品使用字母"H"，中药使用字母"Z"，保健药品使用字母"B"，生物制品使用字母"S"，进口分装药品使用字母"J"，药用辅料使用字母"F"，体外化学诊断试剂使用字母"T"；③8 位数字：第 1、2 位代表批准文号的来源，第 3、4 位表示批准某药生产之公元年号的后两位数字，第 5、6、7、8 位数字为顺序号。

2. 批号 表示药品生产日期的一种编号，也是表示这批药品是同一次投料，同一生产工艺所生产的产品。通常以生产日期表示，国内多采用 6 位数表示，前 2 位表示年份，中间表示月份，最后两位表示日期，如 091107 表示 2009 年 11 月 7 日生产。如 091107-3，后面"-3"，一般表示厂内当日第 3 批产品。

3. 有效期 是指药品在规定的贮藏条件下质量能够符合规定要求的期限。其表示方法有 3 种。①直接标明有效期：以有效月份最后 1 天为到期日。如某药品有效期为 2012 年 9 月，表明药品在 2012 年 9 月 30 日前使用均有效。②直接标明失效期：国外进口药品有采用 EXP，Date 或 Use before 标明失效期，以表示有效期限。如某药标明 EXP，Date：May 2011，则表示该药失效期为 2011 年 5 月，即有效使用时间为 2011 年 4 月 30 日。③标明有效年限：标明有效期几年，配合生产批号，判断有效期是何日。如某药品标明批号 080207，有效期 3 年，则表示该药品可用到 2011 年 2 月 6 日。新修订的《中华人民共和国药品管理法》明确规定，药品说明书未标明有效期、更改有效期或超过有效期的按劣药论处。

（二）药品说明书

药品说明书是载明药品重要信息的法定文件，是选用药品的法定指南。内容应包括药品的品名、规格、生产企业、药品批准文号、产品批号、有效期、主要成分、适应证或功能主治、用法、用量、禁忌、不良反应和注意事项、药品的贮存条件、生产厂家、通讯地址等。中药制剂说明书还应包括主要药味（成分）性状、作用、贮藏等。药品说明书能提供用药信息，是医护人员、病人了解药品的重要途径。说明书的规范程度与医疗质量密切相关。

（三）药品的特殊标志（见封三）

药品的特殊标志见封三彩图。

五、药品管理基本知识

（一）药典和药品管理法

《中华人民共和国药典》是国家对药品规格所定标准的法规文件。其规定比较常用而有一定防治效果的药品和制剂的标准规格和检验方法，是国家管理药品生产、供应、使用与检验的依据。我国药典均分为一、二两部，一部收载中药材、中药成方制剂，二部收载化学药品、抗生素、生物制品等各类药物和制剂。药典对于我国药品的生产、药品质量的提高和人民用药安全有效等方面均起了很大的作用。

为加强药品监督管理，保证药品质量，提高药品疗效，保障人民用药安全，国家于 1984 年公布了《中华人民共和国药品管理法》；2001 年 2 月 28 日，中华人民共和国第九届全国人民代表大会通过了修订的《中华人民共和国药品管理法》，并于 2001 年 12 月 1 日起实施。《中华人民共和国药品管理

法》规定药品生产企业按照《药品生产质量管理规范》(Good Manufacture Practice,GMP)组织生产;医疗机构配制制剂时,必须有《医疗机构制剂许可证》;药品经营企业必须遵循《药品经营质量管理规范》(Good Supplying Practice,GSP)。

(二)处方药与非处方药

按照药品的药理性质、临床应用范围及安全性等特性,将药品分为处方药和非处方药两类。处方药(prescription-only medicine,POM)是指必须凭执业医师处方才可在医院药房或药店调配、购买和使用的药品;非处方药(over-the-counter drugs,OTC)是指经过国家药品监督管理部门按一定原则遴选认定,不需凭执业医师处方,消费者可自行购买和使用的药品。我国把实施药品分类管理作为实行医疗制度改革、促进药政管理与国际模式接轨的一项重要措施。

非处方药分为甲类非处方药和乙类非处方药。甲类 OTC 只能在具有《药品经营许可证》配备执业药师或药师以上技术人员的社会药店、医疗机构药房零售的非处方药。乙类 OTC 除了社会药店和医疗机构药房外,还可在经过批准的普通零售商业企业零售的非处方药。

(三)国家基本药物

根据我国的国情,按照符合实际的科学标准,从临床各类药品中遴选出的疗效可靠、不良反应较少、质量稳定、价格合理、使用方便的药品。实施国家基本药物制度,保障基本药物的生产和供应,将有效地指导临床合理用药,杜绝药品的滥用和浪费,为我国实行医疗保险制度和药品分类管理奠定基础。

六、特殊药品管理知识

根据《中华人民共和国药品管理法》规定,对于麻醉药品、精神药品、毒性药品、放射性药品实行严格的特殊管理,既要保证医疗需要,又要防止产生社会流弊。

(一)麻醉药品管理

麻醉药品是指连续应用后易产生躯体依赖性的药物。包括阿片类、吗啡类、盐酸乙基吗啡类、可待因类、福可定类、合成麻醉药类等。

执业医师经培训、考核合格后,取得麻醉药品、第一类精神药品处方资格。麻醉药品的注射剂处方为 1 次用量;其他剂型处方不得超过 3 日用量;控、缓释制剂处方不得超过 7 日用量。为癌痛、慢性中度至重度非癌痛病人开具的麻醉药品注射剂处方不得超过 3 日用量;其他剂型处方不得超过 7 日用量。麻醉药品开具应使用专用处方,要求书写完整,字迹清楚,对签字开方医生姓名严格核对,配方和核对人员均应签名,并建立麻醉药品处方登记册。医务人员不得为自己开具处方使用麻醉药品。

(二)精神药品管理

精神药品是指直接作用于中枢神经系统,使之兴奋或抑制,连续使用后可产生依赖性的药物。根据使人体产生精神依赖性的难易程度和危害程度分为两类:一类包括布桂嗪、复方樟脑酊、咖啡因、司可巴比妥等;二类主要包括巴比妥类(司可巴比妥除外)、苯二氮䓬类及氨酚待因等。

医生应根据医疗需要合理使用精神药品,严禁滥用。第一类精神药品处方开具规定同麻醉药品;第二类精神药品处方每次不超过 7 日常用量,对于某些特殊情况,处方用量可适当延长,但医师应当注明理由。精神药品开具须使用专用处方,处方必须写明病人的姓名、年龄、性别、药品名称、剂量、用法等。经营单位和医疗单位对精神药品的购买证明和处方不得有任何涂改。

(三)医疗用毒性药品管理

医疗用毒性药品是指毒性强烈、治疗量与中毒剂量相近,使用不当会致人中毒或死亡的药物。分为两类:①毒性西药,如洋地黄毒苷、阿托品、毛果芸香碱等。②毒性中药,如砒霜、雄黄、水银等。

每次处方剂量不得超过 2 日极量。对处方未注明“生用”的毒性中药,应当付炮制品。如发现处方有疑问时,须经原处方医生重新审定后再行调配。处方一次有效,取药后处方保存 2 年备查。

(四)放射性药品管理

放射性药品管理是指用于临床诊断或者治疗的放射性核素制剂或者其标记物。必须由经核医学技术培训的技术人员,从事放射性药品使用工作。使用规定参考说明书。

(五)兴奋剂管理

兴奋剂是指兴奋剂目录所列的禁用物质等。兴奋剂目录品种每年进行一次调整,2017 年兴奋剂目录共有7大类,286个品种,其中蛋白同化制剂80种、肽类激素44种、麻醉药品14种、刺激剂(含精神药品)71种、药品类易制毒化学品品种3种、医疗用毒性药品1种、其他品种73种。根据兴奋剂的危害程度,分为一类兴奋剂和二类兴奋剂。

为保护运动员的身心健康,维护公平竞赛的体育道德,严肃和规范对使用兴奋剂的处罚,1998年12月31日国家体育总局制定了《关于严格禁止在体育运动中使用兴奋剂行为的规定》,并得到全面贯彻实施。为进一步严格规范,2014年11月21日国家体育总局又重新制定颁布了《反兴奋剂管理办法》,并于2015年1月1日起施行这一新的管理办法。《反兴奋剂管理办法》明确规定,如果运动员的兴奋剂检查结果为阳性,将对运动员本人和相关人员进行处罚,包括罚款、取消比赛成绩、取消参赛资格、取消教练员资格、停赛或终身停赛等;对相关单位给予警告处分,并承担某些费用的处罚;对情节严重、造成严重后果的依法追究民事或刑事责任。

(王开贞)

笔记

第五章　传出神经系统药理概论

05章课件

学习目标

1. 掌握:传出神经系统受体的类别及生理效应。
2. 熟悉:传出神经系统药物的作用方式。
3. 了解:传出神经系统药物的分类。

传出神经主要是指传导来自中枢的冲动以支配效应器活动的一类神经。传出神经系统的药物通过直接或间接影响传出神经的化学传递过程而改变效应器官的功能活动。

第一节　传出神经系统的递质与受体

一、传出神经系统的递质与分类

(一) 传出神经系统的递质

0501 动画:ACh合成、贮存、释放和代谢

传出神经释放的递质主要有乙酰胆碱(acetylcholine,ACh)和去甲肾上腺素(noradrenaline,NA)。

1. 乙酰胆碱　乙酰胆碱的生物合成主要在胆碱能神经末梢。胆碱能神经末梢内的胆碱和乙酰辅酶A,在胆碱乙酰化酶的催化下合成乙酰胆碱。乙酰胆碱形成后即进入囊泡,并与ATP和囊泡蛋白共同贮存于囊泡中。当神经冲动到达神经末梢时,囊泡中的乙酰胆碱以胞裂外排的方式释放至突触间隙,在呈现作用的同时,数毫秒内即被突触间隙中的胆碱酯酶(acetylcholinesterase,AChE)水解为胆碱和乙酸。部分胆碱被突触前膜再摄取,供合成乙酰胆碱之用。

0502 动画:NA合成、贮存、释放和代谢

2. 去甲肾上腺素　去甲肾上腺素的生物合成主要在去甲肾上腺素能神经末梢。酪氨酸从血液循环进入神经元后,经酪氨酸羟化酶催化生成多巴,再经多巴脱羧酶的催化生成多巴胺(DA),后者进入囊泡中,经多巴胺β-羟化酶的催化,转变为去甲肾上腺素。去甲肾上腺素形成后,与ATP及嗜铬颗粒蛋白结合,贮存于囊泡中,以避免被胞质中的单胺氧化酶(MAO)所破坏。当神经冲动到达神经末梢时,囊泡中的递质以胞裂外排的方式,释放至突触间隙。释放的去甲肾上腺素在呈现作用的同时,75%~95%被突触前膜再摄取,大部分重新贮存于囊泡中,以供再次释放。部分未进入囊泡的去甲肾上腺素可被胞质中线粒体膜上的MAO所破坏。非神经组织如心肌、平滑肌等也能摄取去甲肾上腺素,递质摄取后被细胞内的儿茶酚氧位甲基转移酶(COMT)和MAO所破坏。此外,尚有小部分去甲肾上腺素从突触间隙扩散到血液中,最后被肝、肾等组织中的COMT和MAO所破坏。

笔记

此外,传出神经递质还有多巴胺(DA)、5-羟色胺(5-HT)等。

（二）传出神经系统的分类

1. 传出神经系统按解剖学分类

（1）自主神经：包括交感神经和副交感神经，主要支配心脏、平滑肌、腺体及眼等效应器官。自主神经自中枢发出后，都要经过神经节交换神经元，然后到达所支配的效应器，故有节前纤维和节后纤维之分。

（2）运动神经：自中枢发出后，中途不交换神经元，直接到达骨骼肌支配其运动。

2. 传出神经系统按释放的递质分类　根据神经末梢释放递质的不同，传出神经主要分为胆碱能神经和去甲肾上腺素能神经。

（1）胆碱能神经：包括全部交感神经和副交感神经的节前纤维、副交感神经的节后纤维、极少数交感神经的节后纤维（如支配汗腺分泌和骨骼肌的血管舒张神经）和运动神经（图 5-1）。

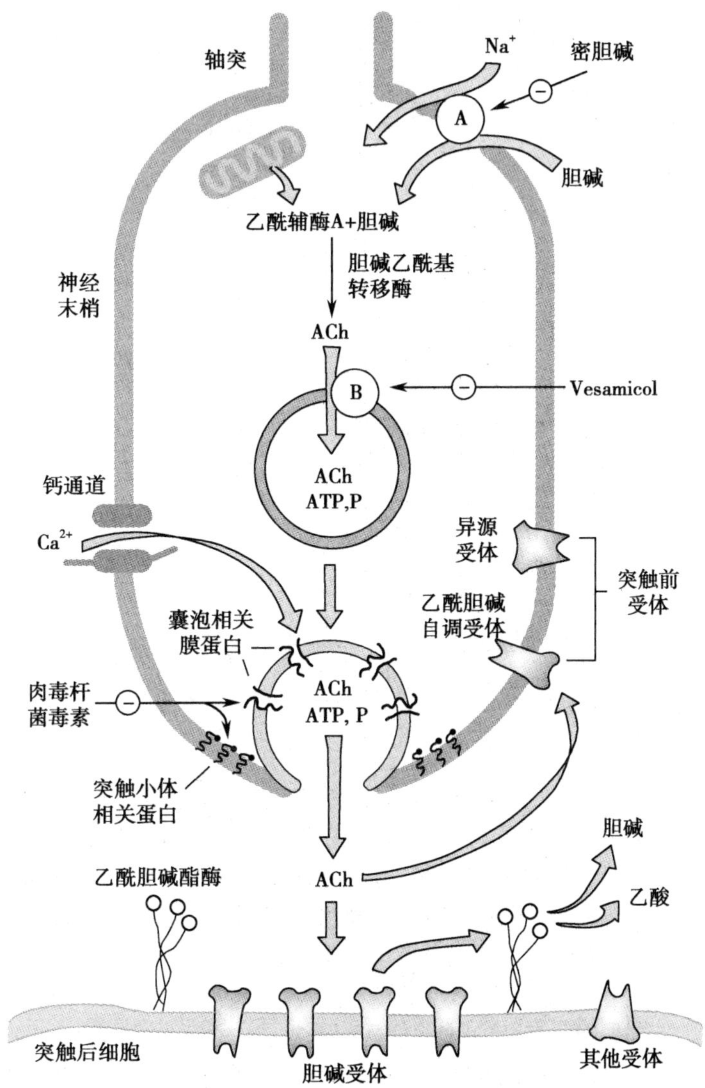

图 5-1　乙酰胆碱的合成、贮存、释放和灭活示意图

（2）去甲肾上腺素能神经：包括绝大部分交感神经的节后纤维（图 5-2）。

此外，在某些效应器官上存有多巴胺能神经、5-羟色胺能神经、嘌呤能神经和肽能神经等，这些神经主要在局部发挥调节作用（图 5-3）。

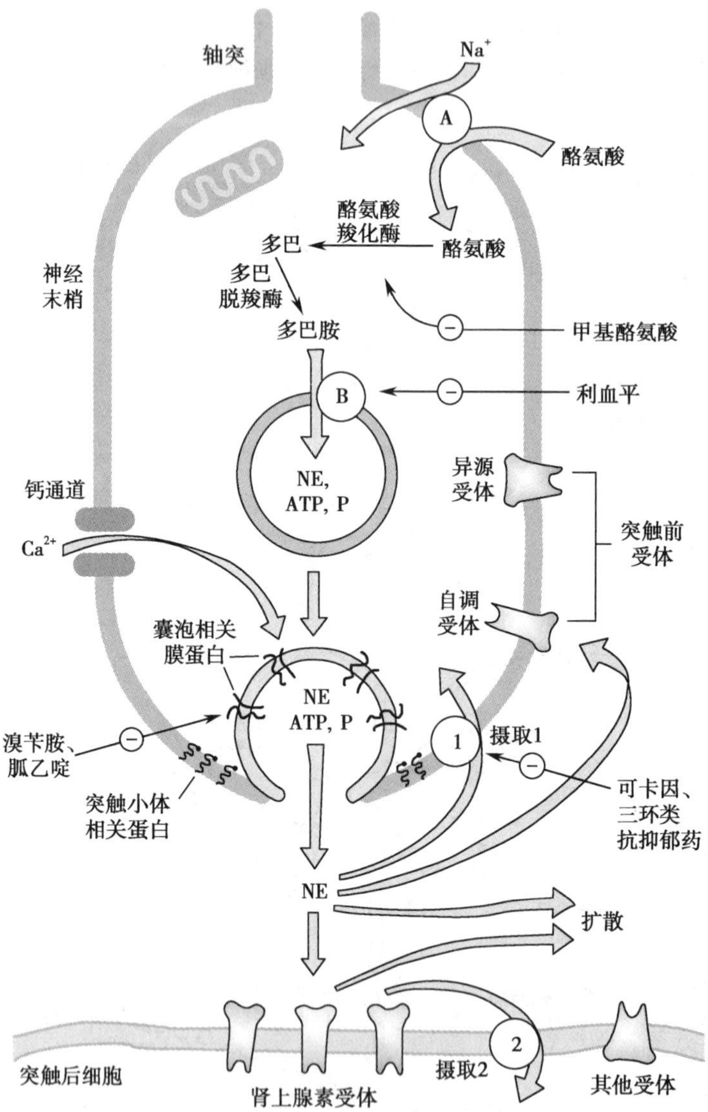

图 5-2　去甲肾上腺素的合成、贮存、释放和灭活示意图

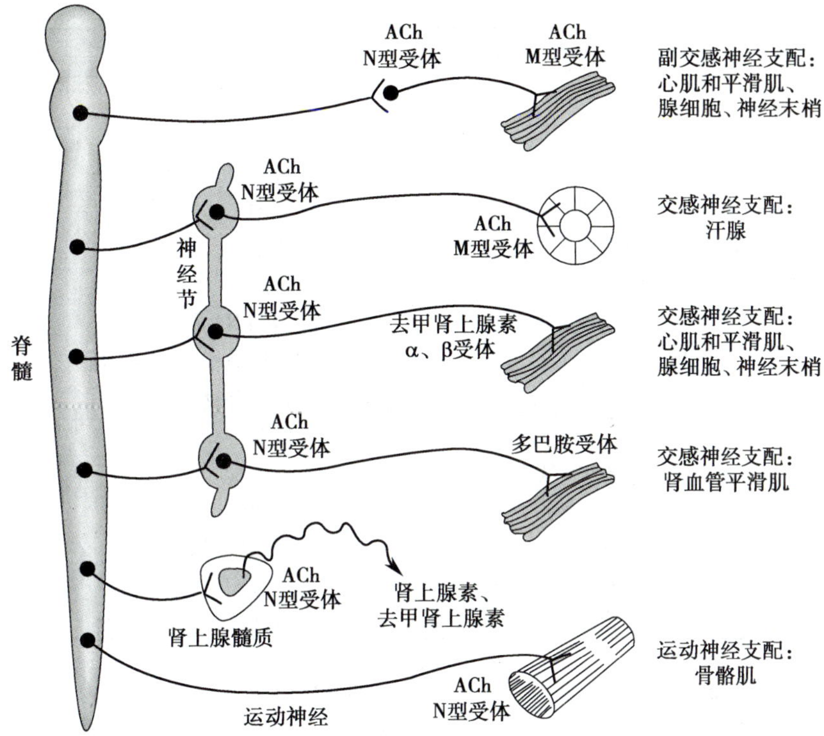

图 5-3　传出神经系统分类模式图

二、传出神经系统的受体与效应

（一）胆碱受体与效应

能与乙酰胆碱结合的受体称为胆碱受体，可分为毒蕈碱型受体（简称 M 受体）和烟碱型受体（简称 N 受体）。

1. M 受体与效应　能选择性地与毒蕈碱（muscarine）结合的受体称为 M 受体，主要位于副交感神经节后纤维所支配的效应器细胞膜上。根据不同组织 M 受体与配体的不同亲和力，已将 M 受体分为 5 个亚型，即 M_1、M_2、M_3、M_4、M_5受体。其中，M_1受体主要分布于自主神经节、胃壁细胞、中枢神经系统等处，受体激动时可引起 NA 分泌减少、胃酸分泌增加、中枢兴奋等；M_2受体主要分布于心脏，激动时可引起心肌收缩力减弱、心率减慢、传导减慢等；M_3受体主要分布于胃肠壁、膀胱壁、支气管平滑肌、胃肠及膀胱括约肌、瞳孔括约肌、血管内皮和腺体等处，激动时可引起胃肠壁、膀胱壁、支气管平滑肌收缩、胃肠及膀胱括约肌舒张、瞳孔缩小、血管扩张、腺体分泌增加等。M_4和 M_5主要位于中枢神经系统，具体作用尚不清楚。M 受体激动所产生的效应常称为 M 样作用（表 5-1）。

表 5-1　传出神经系统的受体分布与效应

受体类型		分布	效应
胆碱受体	M_1	自主神经节	NA 分泌减少
		胃壁细胞	胃酸分泌增加
		CNS	中枢兴奋
	M_2	心脏	收缩力减弱、心率减慢、传导减慢
		胃肠壁、膀胱壁、支气管平滑肌、胃肠及膀胱括约肌	收缩
	M_3	瞳孔括约肌	缩瞳、近视
		血管内皮	血管舒张
		腺体	增加分泌
	M_4	CNS	运动增加

续表

受体类型		分布	效应
	M_5	CNS	—
	N_N	自主神经节	兴奋
		肾上腺髓质	分泌肾上腺素
	N_M	骨骼肌	收缩
肾上腺素受体	α_1	血管(皮肤、黏膜、内脏)	收缩
		眼	扩瞳
	α_2	突触前膜	抑制 NA 释放
	β_1	心脏	收缩力增强、心率加快、传导加快
		肾近球细胞	肾素分泌
	β_2	支气管平滑肌	舒张
		血管(冠脉、骨骼肌)	舒张
		肝、肌糖原	分解
		突触前膜	NA 释放增加
	β_3	脂肪	分解
DA 受体		血管(肾、肠系膜、冠脉)	舒张

2. N 受体与效应　能选择性地与烟碱(nicotine)结合的受体称为 N 受体,可分为 N_N 和 N_M 受体两个亚型。N_N 受体位于自主神经节突触后膜和肾上腺髓质,激动时可引起神经节兴奋和肾上腺髓质分泌增加;N_M 受体位于骨骼肌,激动时可引起骨骼肌收缩。N 受体激动所产生的效应常称为 N 样作用(表 5-1)。

(二)肾上腺素受体与效应

能与去甲肾上腺素或肾上腺素(AD)结合的受体称为肾上腺素受体,可分为 α 肾上腺素受体(简称 α 受体)和 β 肾上腺素受体(简称 β 受体)。

1. α 受体与效应　α 受体可分为 α_1 和 α_2 受体两个亚型。α_1 受体主要分布于血管平滑肌、瞳孔开大肌、胃肠和膀胱括约肌等处,激动时可引起血管收缩、瞳孔扩大、胃肠和膀胱括约肌收缩等;α_2 受体主要分布于去甲肾上腺素能神经末梢、胰岛 B 细胞、血小板、血管平滑肌等处,激动时可引起 NA 释放减少、胰岛素分泌减少、血小板聚集、血管收缩等(表 5-1)。

2. β 受体与效应　β 受体可分为 β_1、β_2 和 β_3 受体 3 个亚型。β_1 受体主要分布于心脏,激动时可引起心肌收缩力增强、心率加快、传导加速等;β_2 受体主要分布于支气管平滑肌、骨骼肌血管、冠状血管和肝等处,激动时可引起支气管平滑肌松弛、血管平滑肌舒张、糖原分解、血糖升高等;β_3 受体分布于脂肪组织,激动时可引起脂肪分解(表 5-1)。

(三)多巴胺受体与效应

能选择性地与多巴胺结合的受体称为多巴胺受体(简称 DA 受体或 D 受体)。D 受体至少存在 5 种亚型。其中,D_1 受体主要分布于内脏的血管平滑肌上,如肾、肠系膜、脑以及冠状动脉等处,激动时可引起上述脏器的血管平滑肌舒张;D_2 受体主要分布于去甲肾上腺素能神经末梢和胃肠平滑肌等处,激动时可引起 NA 分泌减少、胃肠平滑肌舒张。

三、受体激动后信息传递机制

(一)与 G 蛋白偶联

M 胆碱受体、α 受体和 β 受体属于 G 蛋白偶联受体。这些受体激动后,通过改变某些酶的活性,继而影响第二信使如 cAMP、三磷酸肌醇(IP_3)、二酰基甘油(DAG)、Ca^{2+} 等的形成,产生相应的生物效应(表 5-2)。

(二)与离子通道偶联

N 胆碱受体为配体门控通道型受体。乙酰胆碱与 N 胆碱受体结合后,促使配体门控离子通道开放,使细胞外 Na^+、Ca^{2+} 进入细胞内,产生局部除极化,当动作电位达到一定阈值后,即可打开电压门控性离子通道,使大量的 Na^+、Ca^{2+} 进入细胞内,形成动作电位。N_N 受体激动后产生的兴奋性突触后电

笔记

位，当达到一定阈值后形成动作电位，并沿轴突向下传导，完成神经节的信息传递过程。N_M受体激动后产生终板电位，并激发肌细胞兴奋收缩偶联过程，引起骨骼肌收缩。

表 5-2　受体激动与 G 蛋白偶联的生物效应

受　体	基本生物效应	第二信使
M_1受体	磷脂酶 C↑	IP_3↑、DAG↑
M_2受体、M_3受体	腺苷酸环化酶↓	cAMP↓
α_1受体	磷脂酶（C、D、A_2）↑	IP_3↑、DAG↑
α_2受体	腺苷酸环化酶↓	cAMP↓
β_1受体、β_2受体	腺苷酸环化酶↑	cAMP↑

注：↑，酶活性增加或第二信使生成增多；↓，酶活性降低或第二信使生成减少。

第二节　传出神经系统药物的作用方式及分类

一、传出神经系统药物的作用方式

（一）直接作用于受体

某些传出神经系统药物能直接与胆碱受体或去甲肾上腺素受体结合而产生效应。凡结合后能激动受体，产生与递质相似的作用，称之为受体激动药或拟似药，如胆碱受体激动药和肾上腺素受体激动药；结合后不能激动受体，并阻碍递质或激动药与受体结合，产生与递质相反的作用，称之为受体阻断药或拮抗药。如胆碱受体阻断药和肾上腺素受体阻断药。

（二）影响递质

（1）影响递质的生物转化：如抗胆碱酯酶药新斯的明通过抑制胆碱酯酶而阻碍 ACh 水解，使突触间隙的 ACh 含量增加，激动胆碱受体而发挥拟胆碱作用。

（2）影响递质的转运、贮存：如利血平通过抑制突触前膜对递质 NA 的再摄取，影响囊泡内递质的贮存而产生作用。

（3）影响递质的释放：如麻黄碱和间羟胺可促进 NA 的释放而发挥拟肾上腺素作用。

二、传出神经系统药物的分类

传出神经系统药物可按其作用性质及对受体选择性的不同进行分类，见表 5-3。

表 5-3　传出神经系统药物的分类

拟　似　药		拮　抗　药	
（一）胆碱受体激动药		（一）胆碱受体阻断药	
1. M、N 受体激动药	卡巴胆碱	1. M 受体阻断药	
2. M 受体激动药	毛果芸香碱	（1）非选择性 M 受体阻断药	阿托品
3. N 受体激动药	烟碱	（2）M_1受体阻断药	哌仑西平
（二）抗胆碱酯酶药	新斯的明	2. N 受体阻断药	
（三）肾上腺素受体激动药		（1）N_N受体阻断药	樟磺咪芬
1. α、β 受体激动药	肾上腺素	（2）N_M受体阻断药	泮库溴铵
2. α 受体激动药		（二）肾上腺素受体阻断药	
（1）α_1、α_2受体激动药	去甲肾上腺素	1. α 受体阻断药	
（2）α_1受体激动药	去氧肾上腺素	（1）α_1、α_2受体阻断药	酚妥拉明
（3）α_2受体激动药	可乐定	（2）α_1受体阻断药	哌唑嗪
3. β 受体激动药		（3）α_2受体阻断药	育亨宾
（1）β_1、β_2受体激动药	异丙肾上腺素	2. β 受体阻断药	
（2）β_1受体激动药	多巴酚丁胺	（1）β_1、β_2受体阻断药	普萘洛尔
（3）β_2受体激动药	沙丁胺醇	（2）β_1受体阻断药	阿替洛尔
		3. α、β 受体阻断药	拉贝洛尔

本章小结

传出神经释放的递质主要有乙酰胆碱和去甲肾上腺素。传出神经系统按释放的递质不同，分为胆碱能神经和去甲肾上腺素能神经。传出神经系统的受体分为胆碱受体和肾上腺素受体，胆碱受体分为毒蕈碱型受体（M 受体）和烟碱型受体（N 受体），肾上腺素受体分为 α 肾上腺素受体（α 受体）和 β 肾上腺素受体（β 受体）。M 受体激动时可引起内脏平滑肌收缩、心脏抑制、瞳孔缩小、血管扩张、腺体分泌增加等；N 受体激动时可引起神经节兴奋、肾上腺髓质分泌增加、骨骼肌收缩等。α 受体激动时，可引起血管收缩、瞳孔扩大等；β 受体激动时可引起心脏兴奋、支气管平滑肌松弛、血管平滑肌舒张、糖原和脂肪分解等。传出神经系统药物通过直接作用受体或影响递质发挥作用。传出神经系统药分为拟似药和拮抗药。

0503 病例讨论

（李卫平）

0504 扫一扫，测一测

思考题

1. M 受体兴奋可产生哪些效应？
2. 心脏分布有哪些传出神经系统受体？各有什么作用？

笔记

第六章　拟胆碱药

学习目标

1. 掌握：毛果芸香碱、新斯的明的作用，临床应用，不良反应和注意事项。
2. 熟悉：卡巴胆碱、毒扁豆碱的作用，临床应用，不良反应和注意事项。
3. 了解：其他拟胆碱药的特点。
4. 具有根据适应证合理选择拟胆碱药、处置不良反应的能力。
5. 能与病人及家属进行沟通，开展用药咨询服务，并能正确指导病人合理用药。

拟胆碱药(cholinomimetic drugs)是一类与胆碱能神经递质 ACh 作用相似的药物，按其作用方式的不同，可分为胆碱受体激动药和胆碱酯酶抑制药。

第一节　胆碱受体激动药

一、M、N 受体激动药

卡巴胆碱

卡巴胆碱(carbamylcholine，氨甲酰胆碱)为人工合成的拟胆碱药，其作用和 ACh 相似，化学性质较稳定，不易被水解，作用时间较长。全身给药可激动 M、N 受体，产生 M 样作用和 N 样作用。因不良反应较多，仅限眼科局部用药。本药滴眼可透过角膜，直接激动瞳孔括约肌 M 受体，使瞳孔缩小，眼压降低，作用维持时间较长。局部滴眼用于治疗开角型青光眼，或用于对毛果芸香碱无效和过敏的病人。眼科手术中前房注射本药 2 秒钟后，瞳孔开始缩小，为快速强效缩瞳剂。眼部注射给药用于人工晶状体植入、白内障摘除、角膜移植等需要缩瞳的眼科手术。甲状腺功能亢进、低血压、心力衰竭、消化性溃疡、支气管哮喘等病人禁用。

二、M 受体激动药

毛果芸香碱

毛果芸香碱(pilocarpine，匹罗卡品)是从毛果芸香属植物叶子中提取的生物碱，已可人工合成，其水溶液稳定。

【作用】 毛果芸香碱能直接激动 M 受体，产生 M 样作用，对眼和腺体的作用最为明显。

1. 对眼的作用

(1) 缩瞳：毛果芸香碱能直接激动瞳孔括约肌上的 M 受体，使瞳孔括约肌收缩，瞳孔缩小。

（2）降低眼压：毛果芸香碱通过缩瞳作用，使虹膜向中心方向收缩后根部变薄，而处在虹膜周围部的前房角间隙扩大，房水易于通过小梁网并经巩膜静脉窦流入血液循环，从而使眼压降低（图 6-1）。

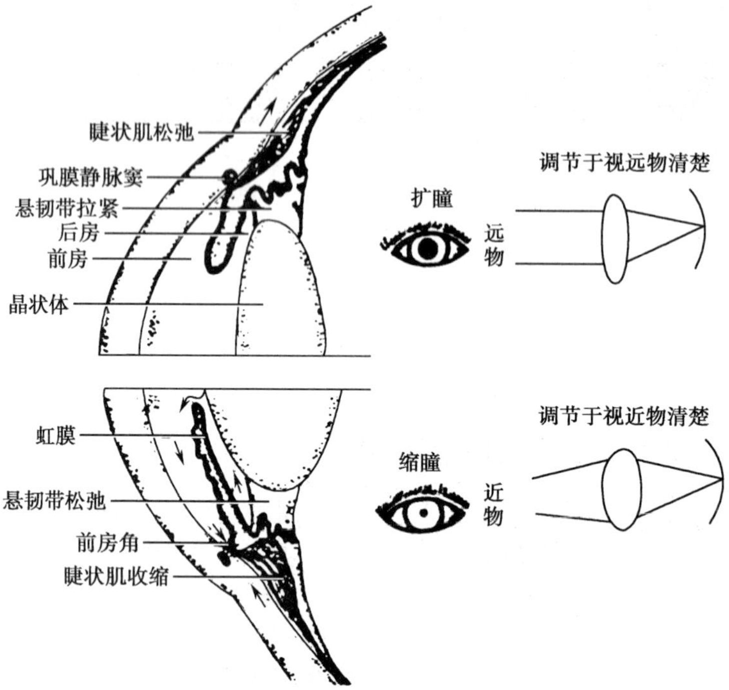

图 6-1 M 受体激动药和 M 受体阻断药对眼的作用
上：胆碱受体阻断药的作用 下：胆碱受体激动药的作用
箭头表示房水流通及睫状肌松弛或收缩的方向

图片：房水回流通路

知识拓展

房水循环与青光眼

房水由睫状体产生→进入后房→越过瞳孔到达前房→再从前房的小梁网进入 Schlemm 管→然后通过集液管和房水静脉汇入巩膜表面的睫状体前静脉，回流到血循环，称作房水循环。房水的产生和排出量保持动态平衡是维持正常眼压的关键所在。房水循环中某一环节发生故障，眼内压就会增高，从而发生青光眼。青光眼一般分为闭角型和开角型两种。闭角型青光眼为各种原因所致前房闭塞引起眼压升高，开角型青光眼是前房角开放的情况下，房水循环障碍引起眼压升高。持续高眼压可使视网膜视神经萎缩，严重者可致失明。

（3）调节痉挛：毛果芸香碱能激动睫状肌环状纤维上的 M 受体，使睫状肌向瞳孔中心方向收缩，悬韧带松弛，晶状体因本身弹性而自然变凸，屈光度增加，导致视近物清楚，而视远物模糊，这一作用称为调节痉挛。

2. 对腺体的作用　毛果芸香碱能激动腺体的 M 受体，使腺体分泌增加，以汗腺和唾液腺分泌增加最为明显。

【临床应用】

1. 青光眼　青光眼的主要特征是眼压升高，出现头痛、视力减退等症状，严重时可致失明。青光眼可分为闭角型青光眼和开角型青光眼，对闭角型青光眼疗效较佳；对开角型青光眼的早期也有一定疗效，可能与睫状肌被收缩牵拉后使房水易于回流等因素有关。

2. 虹膜炎　毛果芸香碱与扩瞳药交替应用，可防止虹膜与晶状体粘连。

3. M 胆碱受体阻断药中毒　毛果芸香碱 1～2mg 皮下注射，可用于阿托品等药物中毒的解救。

【不良反应和注意事项】 吸收过量可出现流涎、多汗、腹痛、腹泻、支气管痉挛等 M 样症状，可用阿托品对抗。滴眼时应将下眼睑拉成袋状，同时以中指压迫内眦的鼻泪管开口，以免药液经鼻黏膜吸收引起全身不良反应。遇光易变质，应避光保存。

图片：毛果芸香碱知识点思维导图

案例导学

病人，女，42岁。近日左侧头部剧烈疼痛，左眼球充血，视力骤降，眼压迅速升高，眼球坚硬，常引起恶心、呕吐、出汗等。入院就诊，医生诊断为急性闭角型青光眼。给予1%～2%硝酸毛果芸香碱滴眼液治疗好转。

问题：

1. 该病人选用毛果芸香碱治疗的原因是什么？
2. 毛果芸香碱为什么不口服给药？

第二节 胆碱酯酶抑制药

胆碱酯酶抑制药又称抗胆碱酯酶药。本类药物能抑制胆碱酯酶活性，使乙酰胆碱水解减少，导致乙酰胆碱在突触间隙蓄积而激动M、N受体，呈现M及N样作用。按药物与胆碱酯酶结合后水解速度的快慢，可分为易逆性胆碱酯酶抑制药和难逆性胆碱酯酶抑制药。

一、易逆性胆碱酯酶抑制药

新斯的明

新斯的明(neostigmine)为季铵类化合物，其脂溶性低。口服不易吸收，给药后1小时显效，持续3～4小时；皮下注射或肌内注射15分钟显效，作用可持续2～4小时。不易透过血脑屏障，无明显中枢作用；滴眼时不易透过角膜，对眼的作用很弱。

【作用】 主要通过抑制胆碱酯酶，使乙酰胆碱蓄积而呈现M样及N样作用。其作用具有选择性，对骨骼肌的兴奋作用最强，对胃肠平滑肌和膀胱平滑肌兴奋作用较强，对心血管、腺体、眼和支气管等作用较弱。

【临床应用】

1. 重症肌无力 新斯的明通过兴奋骨骼肌，可改善肌无力症状。一般口服给药即可使症状改善，重症病人或紧急时可皮下注射或肌内注射。

知识拓展

重症肌无力

重症肌无力是一种由神经-肌肉接头处传递功能障碍所引起的自身免疫性疾病，表现为受累骨骼肌极易疲劳，主要特征是肌肉经过短暂重复的活动后，出现肌无力症状，如上睑下垂、声音嘶哑、复视、表情淡漠、四肢无力、咀嚼、吞咽困难，严重者可致呼吸困难。此病临床少见，但近年来有上升趋势。病情进展很快，约有40%的病人在数个月至两年内转化成全身型肌无力，发展至后期阶段会导致瘫痪、呼吸困难，甚至严重缺氧，危及生命。

2. 腹气胀和尿潴留 新斯的明可增强胃肠壁和膀胱壁平滑肌的张力，促进排便和排尿，常用于治疗术后腹气胀和尿潴留。
3. 阵发性室上性心动过速 新斯的明通过M样作用，可使心率减慢。
4. 肌松药中毒的解救 适用于非除极化型肌松药过量中毒的解救，对除极化型肌松药过量中毒无效。

【不良反应和注意事项】 治疗量时不良反应较少，可引起恶心、呕吐、腹痛、心动过缓、呼吸困难、肌肉震颤等。过量可引起"胆碱能危象"，表现为肌无力症状加重，还可伴有大汗淋漓、大小便失禁、心动过速等，严重者可发生呼吸肌麻痹。用于治疗重症肌无力而病人仍有肌无力表现时，特别要注意鉴别是疾病未能有效控制还是药物过量所致。

笔记

机械性肠梗阻、尿路梗阻和支气管哮喘病人禁用。

【药物相互作用】 静脉注射氨基糖苷类、林可霉素类、多黏菌素类、利多卡因等可使骨骼肌张力减弱，拮抗新斯的明的作用，本药不宜与上述药物合用。

图片：新斯的明知识点思维导图

处方分析

病人，男，21 岁。眼睑下垂，斜视和复视，常在下午或傍晚运动后加重，早晨和休息后减轻，呈规律的晨轻暮重波动性变化。经检查被确诊为重症肌无力。处方如下，分析是否合理，为什么？

Rp：甲硫酸新斯的明 1mg×60 支

用法：2mg 肌内注射一日 3 次

毒扁豆碱

毒扁豆碱（physostigmine）是从毒扁豆种子中提出的生物碱，亦可人工合成，脂溶性高，易透过血脑屏障；滴眼时易透过角膜。吸收后的外周作用与新斯的明相似；中枢作用表现为小剂量兴奋，大剂量抑制。本药吸收作用选择性低，毒性大，较少全身用药。对眼的作用与毛果芸香碱相似，但作用强、起效快而持久。缩瞳作用和降低眼压作用可维持 1～2 天。主要用于治疗青光眼，常以 0.25% 溶液滴眼。滴眼后可致睫状肌强烈收缩而伴有头痛、眼痛，且本药刺激性强，病人不易耐受，不宜久用。滴眼时需压迫内眦，以免药物吸收中毒。

吡斯的明

吡斯的明（pyridostigmine）作用与新斯的明相似，起效缓慢，作用维持时间较长。主要用于重症肌无力，也可用于腹气胀和尿潴留。

安贝氯铵

安贝氯铵（ambenonium）作用与新斯的明相似，作用维持时间较长。用于重症肌无力，尤其是不能很好耐受新斯的明或吡斯的明的病人。

地美溴铵

地美溴铵（demecarium bromide）为一种作用时间较长的易逆性抗 AChE 药，主要用于青光眼治疗。滴眼后 15～60 分钟后可见瞳孔缩小，可持续 1 周或更长时间，使用后 24 小时其降眼内压作用达高峰，并可持续 9 天以上。适用于治疗无晶状体畸形开角型青光眼及对其他药物无效的病人。

二、难逆性胆碱酯酶抑制药

难逆性胆碱酯酶抑制药主要为有机磷酸酯类杀虫药，具有毒理学意义。本类药物能够与胆碱酯酶（AChE）结合成难以解离的磷酰化胆碱酯酶，使其失去水解乙酰胆碱（ACh）的活性，导致体内 ACh 过度蓄积，激动胆碱受体，引起一系列胆碱能神经功能亢进的中毒症状。详见第四十四章解毒药。

本章小结

拟胆碱药分为胆碱受体激动药和胆碱酯酶抑制药。卡巴胆碱直接激动瞳孔括约肌 M 受体，使瞳孔缩小，眼压降低，局部滴眼用于治疗开角型青光眼；眼部注射给药用于人工晶状体植入、白内障摘除、角膜移植等需要缩瞳的眼科手术。毛果芸香碱能直接激动瞳孔括约肌 M 受体，具有缩瞳、降低眼压和调节痉挛作用，主要用于青光眼和虹膜炎。新斯的明为胆碱酯酶抑制药，对骨骼肌的兴奋作用最强，对胃肠平滑肌和膀胱平滑肌兴奋作用较强，对心血管、腺体、眼和支气管等作用较弱。主要用于重症肌无力、腹气胀和尿潴留，也可用于阵发性室上性心动过速、非除极化型肌松药过量中毒的解救。毒扁豆碱对眼的作用与毛果芸香碱相似，作用强、起效快而持久，主要用于青光眼。

笔记

病例讨论

病人，男，21 岁。眼睑下垂，斜视和复视，常在下午或傍晚运动后加重，早晨和休息后减轻，呈规律的晨轻暮重波动性变化。经检查被确诊为重症肌无力。

0604
病例讨论

常用制剂和用法

卡巴胆碱　滴眼液：0.75% ~3%。滴眼，一日 2 ~3 次。注射剂：0.1mg/1ml、0.25mg/2ml。前房内注射，1 次 0.2mg。

硝酸毛果芸香碱　滴眼液或眼膏：1% ~2%。一次 1 ~2 滴，一日 3 ~5 次，或按需要决定，晚上或需要时涂眼膏。长效毛果芸香碱眼用缓释药膜：药膜放入眼结膜囊内后缓慢释放，一周 1 片。

溴化新斯的明　片剂：15mg。一次 15mg，一日 3 次。极量一次 30mg，一日 100mg。

甲基硫酸新斯的明　注射剂：0.5mg/1ml、1mg/2ml。一次 0.25 ~1.0mg，一日 1 ~3 次，皮下注射或肌内注射。极量一次 1mg，一日 5mg。

水杨酸毒扁豆碱　滴眼液或眼膏：0.25%。每 4 小时 1 次或按需要决定滴眼次数。

溴吡斯的明　片剂：60mg。一次 60mg，一日 3 次。

安贝氯铵　片剂：5mg、10mg、25mg。一次 5 ~25mg，一日 3 ~4 次。

地美溴铵　滴眼液：0.125% ~0.25%，1 ~2 滴/次，滴眼，2 次/周 ~2 次/天。

（李卫平）

0605
扫一扫，测一测

思考题

1. 毛果芸香碱为什么可以治疗青光眼？滴眼时应注意什么？
2. 新斯的明为什么可以治疗重症肌无力？

第七章 抗胆碱药

学习目标

1. 掌握：阿托品的作用、临床应用、不良反应和注意事项。
2. 熟悉：山莨菪碱、东莨菪碱及溴丙胺太林的作用特点和临床应用。
3. 了解：其他抗胆碱药的作用特点和临床应用。
4. 具有根据适应证合理选择抗胆碱药、处置不良反应的能力。
5. 能与病人及家属进行沟通，开展用药咨询服务，并能正确指导病人合理用药。

抗胆碱药(anticholinergic drugs)是一类能与胆碱受体结合而不激动或极少激动胆碱受体的药物，其竞争性阻断了乙酰胆碱或胆碱受体激动药与受体结合，从而产生抗胆碱的作用。根据其对胆碱受体选择性的不同，可分为M胆碱受体阻断药和N胆碱受体阻断药。

第一节 M胆碱受体阻断药

一、阿托品类生物碱

阿 托 品

阿托品(atropine)为颠茄、莨菪或曼陀罗等植物中提取的生物碱，现也可人工合成。口服易吸收，作用1小时达峰浓度，持续3～4小时；注射给药起效更快，$t_{1/2}$为2～4小时；眼科局部使用，作用可长达数日。吸收后分布广泛，可透过血脑屏障及胎盘屏障。80%以上经肾排泄，少量可随乳汁和粪便排出。

【作用】 阿托品为非选择性M受体阻断药，作用广泛。

1. 松弛内脏平滑肌　阿托品通过阻断内脏平滑肌上的M受体，松弛多种内脏平滑肌，对处于痉挛状态的平滑肌作用尤为明显。其中对胃肠平滑肌松弛作用最强，对尿道和膀胱壁平滑肌其次，对胆管、输尿管和支气管平滑肌松弛作用较弱，对子宫平滑肌影响很小。

2. 对腺体的作用　阿托品对汗腺和唾液腺作用最强，小剂量就能使其分泌减少；对呼吸道腺体作用较强；大剂量也能抑制胃液分泌，但对胃酸分泌影响较小，因其分泌受多种因素调节。

3. 对眼的作用　阿托品局部给药与全身给药均可出现，维持时间较长。

(1) 扩瞳：阿托品能阻断瞳孔括约肌上的M受体，引起瞳孔括约肌松弛，使去甲肾上腺素能神经支配的瞳孔开大肌功能占优势，导致瞳孔扩大。

(2) 升高眼压：由于瞳孔扩大，使虹膜退向四周外缘，因而前房角间隙变窄，妨碍房水回流入巩膜

笔记

静脉窦，造成眼压升高。

（3）调节麻痹：阿托品能阻断睫状肌上的M受体，睫状肌松弛而退向边缘，使悬韧带拉紧，晶状体变为扁平，屈光度降低，导致视远物清楚，视近物模糊不清，这一作用称为调节麻痹。

4. 对心血管作用

（1）加快心率：较大剂量的阿托品能阻断窦房结的M_2受体，解除迷走神经对心脏的抑制，使心率加快。对迷走神经张力高的青壮年，其心率加快作用明显，对婴幼儿及老年人影响较小。

（2）加速房室传导：阿托品可拮抗迷走神经过度兴奋所致的房室传导阻滞和心动过缓，使房室传导加快。

（3）扩张血管：大剂量阿托品可引起血管扩张，解除小血管痉挛，增加组织的血液灌注量，改善微循环。扩张血管作用与其阻断M受体无关。可能是机体对阿托品引起的体温升高后的代偿性散热反应，也可能是阿托品直接舒张血管的作用。

5. 兴奋中枢　治疗量（0.5mg）的阿托品对中枢作用不明显；较大剂量（1～2mg）能兴奋延髓呼吸中枢；更大剂量（3～5mg）则可兴奋大脑皮质，出现烦躁不安、多言、谵妄等反应；中毒量（10mg以上）可产生幻觉、定向障碍、运动失调和惊厥，严重时由兴奋转为抑制（表7-1）。

表7-1　阿托品作用与剂量关系

剂量	作用
0.5mg	轻度心率减慢、轻度口干、汗腺分泌减少
1.0mg	口干、口渴感、心率加快，有时心率可先减慢，轻度扩瞳
2.0mg	心率明显加快，心悸，明显口干，扩瞳、调节麻痹
5.0mg	上述所有症状加重，说话和吞咽困难，不安、疲劳，头痛，皮肤干燥、发热排尿困难，肠蠕动减少
10.0mg	脉细速，瞳孔极度扩大，极度视力模糊，皮肤潮红、热、干和猩红，运动失调，不安、激动、幻觉，谵妄和昏迷

【临床应用】

1. 内脏绞痛　阿托品对胃肠绞痛及膀胱刺激症状疗效较好；对胆绞痛和肾绞痛单用阿托品疗效较差，常与镇痛药哌替啶合用。此外，也可用于遗尿症。

2. 抑制腺体分泌　阿托品用于麻醉前给药，以减少呼吸道腺体及唾液腺分泌，防止分泌物阻塞呼吸道及吸入性肺炎的发生。也可用于严重盗汗及流涎症。

3. 眼科应用

（1）虹膜睫状体炎：0.5%～1%阿托品局部滴眼，可松弛瞳孔括约肌和睫状肌，使之活动减少、充分休息，有助于炎症消退；同时还可预防虹膜与晶状体的粘连，常与缩瞳药交替使用。

（2）验光配镜、检查眼底：眼内滴入阿托品使睫状肌松弛，晶状体充分固定，可准确测定晶状体的屈光度；也可利用其扩瞳作用检查眼底，有助于观察眼底的周边部位。但由于阿托品调节麻痹作用可维持2～3天，扩瞳作用可持续1～2周，视力恢复过于缓慢，现主要用于睫状肌调节功能较强的小儿验光配镜，其他情况较少使用。

4. 治疗缓慢型心律失常　阿托品可用于迷走神经过度兴奋所致的心动过缓、传导阻滞等缓慢型心律失常。

5. 抗休克　在补足血容量的基础上，阿托品可用于抢救暴发型流行性脑脊髓膜炎、中毒性菌痢、中毒性肺炎等所致的感染性休克。对于休克伴有高热或心率加快者不宜使用。

6. 解救有机磷酸酯类中毒　阿托品可迅速、有效地缓解有机磷酸酯类中毒的M样症状，是特效的对症治疗药（详见第四十四章解毒药）。

图片：阿托品的药理作用和临床应用

【不良反应和注意事项】　常见口干、视近物模糊、畏光、心悸、皮肤干燥潮红、排尿困难和体温升高等；过量中毒时除上述外周症状加重外，还可出现中枢的表现，如焦虑、失眠、不安、幻觉、谵妄、躁狂甚至惊厥等以兴奋为主的症状；严重中毒者由兴奋转为抑制，出现昏迷及呼吸麻痹。中毒时的外周症状可用毛果芸香碱或新斯的明对抗(但有机磷酸酯类中毒使用阿托品过量时不宜用抗胆碱酯酶药),中枢兴奋症状可用地西泮等对抗。

青光眼、前列腺肥大病人禁用。老年人、妊娠期、哺乳期妇女等慎用。

案例导学

病人,男,65 岁。饭后突然感到右上腹疼痛,随即转变为右肋部绞痛,疼痛放射到右肩部或右肩胛骨处。病人剧痛难忍、坐卧不安、捧腹弯腰、面色苍白、大汗淋漓,伴有恶心呕吐。经检查,诊断为胆绞痛。

问题:

1. 该病人应选用什么药物治疗?
2. 用药过程中应注意哪些问题?

山莨菪碱

山莨菪碱(anisodamine)是从我国茄科植物唐古特莨菪中提取出的生物碱,其人工合成品称为654-2。与阿托品相比,其作用特点为:①对胃肠平滑肌、血管平滑肌的解痉作用选择性高,强度与阿托品相似或略低;②对眼和腺体的作用仅为阿托品的 1/20 ~ 1/10;③不易透过血脑屏障,中枢作用不明显。主要用于胃肠绞痛、感染性休克等。不良反应与阿托品相似。

东莨菪碱

东莨菪碱(scopolamine)是从洋金花、颠茄或莨菪等植物中提取出的生物碱。与阿托品相比,其作用特点为:①对中枢作用强且表现为抑制作用,随剂量增加依次为镇静、催眠、麻醉,但能兴奋呼吸中枢;②抑制腺体分泌、扩瞳和调节麻痹作用强于阿托品,而对心血管及内脏平滑肌作用较弱。主要用于麻醉前给药,作用效果优于阿托品。此外,可用于预防晕动病和抗帕金森病。防晕止吐作用可能与其抑制前庭神经内耳功能或大脑皮质功能及抑制胃肠蠕动有关。对帕金森病可缓解流涎、震颤和肌肉强直,与其中枢抗胆碱作用有关。不良反应与阿托品相似。此外,本药可引起老年人思维错乱,老年人避免用作麻醉前给药。

知识拓展

修氏理论

1983 年 4 月,正在美国进修的中国医学科学院基础医学研究所助理研究员修瑞娟,在全美微循环学会会议上宣读她关于人体微循环新理论的论文,折服了美国的医学权威。“修氏理论”随即被公认,并被评为“1983 年世界十大科技进展之一”。

修瑞娟在大量的实验基础上发现并证明,人体的各级微动脉血管的自律性运动是以波浪形进行传播的,微循环对器官和组织的灌注是海涛式灌注。这一成果是该领域研究的重大突破。莨菪碱类的药物能增强微动脉血管的自律性运动。

处方分析

病人,男,70 岁。腹痛、腹泻 5 小时,诊断为急性胃肠炎。处方如下,分析是否合理,为什么?

Rp:阿托品 0.3mg×10
　　用法:0.6mg　口服　3 次/d
　　诺氟沙星　0.2g×24
　　用法:0.4g　口服　2 次/d

二、阿托品的合成代用品

后马托品

后马托品（homatropine）为阿托品扩瞳代用品，其扩瞳作用和调节麻痹作用较阿托品弱，持续1～2天，视力恢复较快，适用于检查眼底及验光。其调节麻痹作用较弱，小儿验光仍须用阿托品。

托吡卡胺

托吡卡胺（tropicamide）作用与后马托品相似，但其扩瞳和调节麻痹作用起效快，持续时间更短，临床应用同后马托品。

溴丙胺太林

溴丙胺太林（propantheline bromide，普鲁本辛）为人工合成的季铵类解痉药，口服吸收不完全，食物可妨碍其吸收，宜在饭前0.5～1小时服用。本药作用特点为：①对胃肠道平滑肌上的M受体选择性高，解除胃肠道平滑肌痉挛作用强而持久，并能抑制胃酸分泌；②不易透过血脑屏障，中枢作用不明显。主要用于胃、十二指肠溃疡，胃肠绞痛及妊娠呕吐。不良反应与阿托品相似，中毒量可因神经肌肉接头传递阻断而致呼吸麻痹。

第二节　N胆碱受体阻断药

一、N_N受体阻断药

N_N受体阻断药又称神经节阻滞药，可阻断交感神经节N_N胆碱受体，使血管扩张，血压下降，曾作为降压药，但因其同时阻断副交感神经节，不良反应较多，现已少用。

二、N_M受体阻断药

N_M受体阻断药又称骨骼肌松弛药，简称肌松药，是一类通过阻断神经肌肉接头后膜的N_M受体，阻断神经肌肉传导，导致骨骼肌松弛的药物。主要作为外科麻醉的辅助用药。按其作用机制的不同，可分为非除极化型肌松药和除极化型肌松药两类。

0702

图片：非除极化型和除极化型肌松药作用机制区别示意图

（一）非除极化型肌松药

非除极化型肌松药与神经肌肉接头后膜的N_M受体也有亲和力，但没有内在活性，竞争性拮抗ACh对N_M受体的作用，使骨骼肌松弛。其特点是：①肌肉松弛前无肌束颤动；②抗胆碱酯酶药可对抗其肌肉松弛作用，本类药物过量中毒可用新斯的明解救；③具有一定的神经节阻断作用，可引起血压下降。

0703

动画：非除极化型肌松药药理作用机制

泮库溴铵

泮库溴铵（pancuronium bromide）为人工合成的长效非除极化型肌松药，其肌松作用强，起效快（4～6分钟），维持时间长（2～3小时），蓄积性小，治疗量无神经节阻断作用和促进组胺释放作用。因有轻度抗胆碱作用和促进儿茶酚胺释放作用，可引起心率加快和血压升高。主要用于各种手术维持肌松和气管插管等。

维库溴铵和阿曲库铵

维库溴铵（vecuronium）和阿曲库铵（atracurium）作用选择性更高，治疗量无明显的迷走神经或神经节阻断作用。维库溴铵和阿曲库铵静脉注射后均2～3分钟显效，作用维持30～40分钟。临床应用与泮库溴铵相似。因阿曲库铵主要被血液中的假性胆碱酯酶水解失活，肝、肾功能不全者可选用本药。

笔记

0704

动画：除极化型肌松药药理作用机制

（二）除极化型肌松药

除极化型肌松药与神经肌肉接头后膜的 N_M 受体结合后，其被胆碱酯酶的水解较 ACh 缓慢，故产生与 ACh 相似但较为持久的除极化作用，神经肌肉接头后膜失去了对乙酰胆碱的反应性，从而导致骨骼肌松弛。本类药物的特点是：①用药后常先出现短暂的肌束颤动；②连续用药可产生快速耐受性；③抗胆碱酯酶药可增强本类药物的骨骼肌松弛作用，其中毒时不可用新斯的明类药物解救；④治疗量无神经节阻滞作用。

琥珀胆碱

0705

图片：骨骼肌松弛药的药理作用、临床应用及不良反应

琥珀胆碱（succinylcholine）肌松作用快而短暂，静脉注射先出现短暂的肌束颤动，尤以胸腹部肌肉明显。1 分钟内即转变为肌肉松弛，约 2 分钟肌肉松弛作用达高峰，5 分钟作用即消失，静脉滴注可延长其作用时间。可用于气管内插管及气管镜等检查、外科麻醉辅助用药。主要不良反应有手术后肌痛、呼吸肌麻痹、眼压升高和血钾升高等。

本章小结

抗胆碱药分为 M 胆碱受体阻断药和 N 胆碱受体阻断药。阿托品为非选择性 M 受体阻断药，具有松弛内脏平滑肌，抑制汗腺、唾液腺、呼吸道腺体分泌，扩瞳，升高眼压，调节麻痹，加快心率，加速房室传导和血管扩张等作用，主要用于内脏绞痛、麻醉前给药、虹膜睫状体炎、缓慢型心律失常、抗休克和解救有机磷酸酯类中毒。常见不良反应有口干、视近物模糊、畏光、心悸、皮肤干燥潮红、排尿困难和体温升高等，青光眼、前列腺肥大病人禁用。山莨菪碱对胃肠平滑肌、血管平滑肌的解痉作用选择性高，主要用于胃肠绞痛、感染性休克等。不良反应与阿托品相似。东莨菪碱中枢抑制作用强，但能兴奋呼吸中枢，抑制腺体分泌、扩瞳和调节麻痹作用强于阿托品，主要用于麻醉前给药，作用效果优于阿托品，也可用于预防晕动病和抗帕金森病。不良反应与阿托品相似。琥珀胆碱为除极化型肌松药，主要用于气管内插管及气管镜等检查、外科麻醉辅助用药。泮库溴铵为长效非除极化型肌松药，主要用于各种手术维持肌松和气管插管等。

病例讨论

0706

病例讨论

病人，女，36 岁。因突发性腹痛、腹泻去医院就诊。查体：肠鸣音亢进，无压痛、反跳痛。诊断：急性肠炎。医生给其开具了下列处方，请问是否合理，为什么？

Rp：654-2　5mg×6

用法：5mg　口服　一日 3 次

常用制剂和用法

硫酸阿托品　片剂：0.3mg。一次 0.3～0.6mg，小儿一次 0.01mg/kg，一日 3 次。注射剂：0.5mg/1ml、1mg/2ml、5mg/1ml。一次 0.5mg，小儿一次 0.01mg/kg，皮下注射、肌内注射或静脉注射。滴眼液：0.5%、1%。眼膏：1%。极量：口服，一次 1mg，一日 3mg；皮下注射或静脉注射，一次 2mg。

氢溴酸山莨菪碱　片剂：5mg、10mg。一次 5～10mg，一日 3 次。注射剂：5mg/1ml、10mg/1ml、20mg/1ml。一次 5～10mg，一日 1～2 次，肌内注射或静脉注射。

氢溴酸东莨菪碱　片剂：0.2mg。一次 0.2～0.3mg，一日 3 次。注射剂：0.3mg/1ml、0.5mg/1ml。一次 0.2～0.5mg，皮下或肌内注射。极量：口服，一次 0.6mg，一日 2mg；注射，一次 0.5mg，一日 1.5mg。

氢溴酸后马托品　滴眼液：1%～2%。一次 1～2 滴。

托吡卡胺　滴眼液：0.5%、1%。一次 1～2 滴，如需产生调节麻痹作用，可用 1% 浓度，1～2 滴，5 分钟后重复 1 次，20～30 分钟后可再给药 1 次。

笔记

溴丙胺太林　片剂:15mg。一次 15mg,一日 3 次。

氯化琥珀胆碱　注射剂:50mg/1ml、100mg/2ml。一次 1 ~ 2mg/kg,静脉注射,也可溶于 5% 葡萄糖注射液中稀释至 0.1% 浓度,静脉滴注;小儿一次 1.2 ~ 2mg/kg,肌内注射。极量:一次 250mg。

氯化筒箭毒碱　注射剂:10mg/1ml。首次 6 ~ 9mg 静脉注射,重复时用量减半。

泮库溴铵　注射剂:4mg/2ml、10mg/5ml。首次 0.1 ~ 0.15mg/kg 静脉注射,重复给药时剂量减半。

维库溴铵　注射剂:2mg、4mg、10mg。首次 0.08 ~ 0.1mg/kg 静脉注射,重复给药时剂量减半。

阿曲库铵　注射剂:25mg/2.5ml、50mg/5ml。首次 0.4 ~ 0.5mg/kg 静脉注射,重复给药时剂量减半。

（李卫平）

扫一扫,测一测

思考题

1. 阿托品临床应用有哪些?
2. 东莨菪碱与阿托品比较,有何特点?

第八章　拟肾上腺素药

08章课件

学习目标

1. 掌握：肾上腺素、去甲肾上腺素、异丙肾上腺素、多巴胺的作用、临床应用、不良反应和注意事项。
2. 熟悉：麻黄碱、间羟胺的作用、临床应用、不良反应和注意事项。
3. 了解：其他拟肾上腺素药的作用特点及临床应用。
4. 具有根据适应证合理选择抗胆碱药、防治不良反应的能力。
5. 能与病人及家属进行沟通，开展用药咨询服务，并能正确指导病人合理用药。

拟肾上腺素药（adrenomimetic drugs）能与肾上腺素受体结合并激动受体，产生肾上腺素样作用，又称为肾上腺素受体激动药。根据药物对肾上腺素受体的选择性不同，肾上腺素受体激动药分为α、β受体激动药、α受体激动药和β受体激动药3类。

第一节　α、β受体激动药

肾上腺素

肾上腺素（adrenaline，AD，epinephrine）是肾上腺髓质分泌的主要激素。药用肾上腺素是从家畜肾上腺提取或人工合成的。本药不宜与氧化物、碱性药物合用，以免失效。与日光或空气接触易变质，应避光保存。

【体内过程】 口服无效，皮下注射因收缩血管而吸收缓慢，作用维持1小时左右。肌内注射吸收较快，作用维持10～30分钟。静脉注射立即起效，作用仅维持数分钟。AD在体内迅速被突触前膜再摄取或被COMT和MAO代谢失活，其代谢产物经肾排泄。

【作用】 直接激动α和β受体，产生相应的作用。

1. 兴奋心脏　肾上腺素能激动心脏β_1受体，使心肌收缩力增强，心率加快，传导加速，心输出量增加，心肌耗氧量增加。剂量过大或静脉给药速度过快可引起心律失常，甚至心室颤动。

2. 对血管的作用　肾上腺素能激动血管平滑肌的α_1受体及β_2受体，使以α受体占优势的皮肤、黏膜和内脏血管收缩，以β_2受体占优势的骨骼肌血管和冠状动脉舒张。

3. 对血压的影响　肾上腺素对血压的影响与其用药剂量有关：①治疗量的肾上腺素激动β_1受体，使心脏兴奋，心输出量增加，故收缩压增高；由于激动β_2受体，使骨骼肌血管舒张作用抵消或超过了皮肤、黏膜和内脏血管的收缩作用，故舒张压不变或略下降，脉压增大；②较大剂量肾上腺素，除强烈兴奋心脏外，还可使血管平滑肌的α受体兴奋占优势，血管收缩效应超过血管舒张效应，外周阻力增加，

笔记

收缩压和舒张压均升高。

知识拓展

休克及其分类

休克是由各种病因引起的急性循环功能障碍，使组织血液灌流量严重不足，导致细胞损伤、重要器官功能代谢紊乱和结构损害的全身性病理过程。根据休克的病因，把休克大致分为以下几类：①失血性休克；②创伤性休克；③感染性休克；④心源性休克；⑤过敏性休克；⑥神经源性休克等。尽管休克的病因不同，但有效灌流量减少使微循环发生障碍，是多数休克发生的共同基础。其主要临床表现为血压下降、面色苍白、皮肤湿冷、脉搏细速、神志淡漠，甚至昏迷等。

4. 扩张支气管　肾上腺素能激动支气管平滑肌上的β_2受体，使支气管平滑肌舒张；并能抑制肥大细胞释放过敏性物质如组胺等；还可兴奋支气管黏膜 α 受体，使血管收缩，有利于消除支气管黏膜水肿。

0801

图片：肾上腺素对糖原的影响

5. 影响代谢　肾上腺素能提高机体代谢，增加细胞耗氧量；激动 α 受体与β_2受体，促进肝糖原分解，并抑制外周组织对葡萄糖的摄取，使血糖增高；激活三酰甘油酶，促进脂肪分解，使血中游离脂肪酸升高。

【临床应用】

1. 心搏骤停　因溺水、麻醉及手术意外、药物中毒、传染病及心脏传导阻滞等所致的心搏骤停，可用肾上腺素静脉注射或心室内注射，同时进行心脏按压、人工呼吸等。电击或卤素类全麻药意外引起心搏骤停时常伴有或诱发心室纤颤，应配合使用除颤器、起搏器。

0802

图片：心脏骤停环及心脏骤停发生原因

2. 过敏性休克　肾上腺素是抢救过敏性休克的首选药物。肾上腺素有兴奋心脏、收缩血管、舒张支气管、抑制过敏性物质释放和减轻支气管黏膜水肿等作用，可迅速缓解过敏性休克所致的循环衰竭和呼吸衰竭症状。一般皮下注射或肌内注射，必要时也可用 0.9% 氯化钠溶液稀释 10 倍后缓慢静脉注射。

0803

图片：肾上腺素抢救过敏性休克的作用机制

3. 支气管哮喘　肾上腺素可用于控制支气管哮喘急性发作，皮下注射或肌内注射后数分钟内奏效，作用强，但维持时间短。

4. 与局麻药配伍　在局麻药液中加入少量肾上腺素，可使注射部位血管收缩，延缓局麻药的吸收，延长局麻药的作用时间；并可减少局麻药吸收中毒的发生率。但手指、足趾、阴茎等处手术时，不宜加用肾上腺素，以免引起局部组织缺血坏死。

5. 局部止血　当鼻黏膜或牙龈出血时，可将浸有 0.1% 肾上腺素溶液的棉球或纱布填塞于出血处。

【不良反应和注意事项】　可引起心悸、烦躁、皮肤苍白和头痛等。剂量过大或静脉注射速度过快，可致血压骤升、搏动性头痛，有发生脑出血的危险，也可引起心律失常，甚至心室颤动。应严格控制剂量，密切观察病人的血压、脉搏及情绪变化。

高血压、器质性心脏病、糖尿病和甲状腺功能亢进病人禁用。老年人慎用。

多　巴　胺

多巴胺(dopamine，DA)是体内去甲肾上腺素合成的前体，药用多巴胺为人工合成品。口服无效，一般采用静脉滴注给药。在体内迅速经 MAO 和 COMT 代谢失效，作用时间短暂。本药不易透过血脑屏障，无明显中枢作用。

【作用】　直接激动 α、β 和外周多巴胺受体，也可促进去甲肾上腺素能神经末梢释放 NA。

1. 兴奋心脏　多巴胺能激动心脏 β_1受体，使心肌收缩力增强，心输出量增加。治疗量对心率影响不明显，大剂量也可加快心率，但较少引起心律失常。

2. 对血管的作用　治疗量多巴胺能激动多巴胺受体(D_1受体)，使肾和肠系膜血管扩张；激动 α 受体，使皮肤、黏膜血管收缩。大剂量时则以 α 受体的兴奋作用占优势，皮肤、黏膜、肾及肠系膜血管均收缩。

笔记

3. 对血压的影响　治疗量多巴胺使收缩压升高，舒张压不变或略升。但大剂量给药，则使收缩压、舒张压均升高。

4. 改善肾功能　治疗量多巴胺能使肾血管舒张，肾血流量及肾小球滤过率增加；还能直接抑制肾小管对 Na^+重吸收，产生排钠利尿作用。但应用大剂量时，因激动肾血管 α 受体，使肾血管明显收缩，肾血流量减少。

【临床应用】

1. 休克　多巴胺可用于各种休克，如感染性休克、心源性休克、出血性休克等，尤其适用于伴有心肌收缩力减弱、尿量减少而血容量已补足的休克。用药前应注意补充血容量和纠正酸中毒。

2. 急性肾衰竭　多巴胺与利尿药合用可增强疗效。

【不良反应和注意事项】 偶见恶心、呕吐。剂量过大或静脉滴注速度过快可致心动过速、血压升高、心律失常、肾血管收缩、头痛等。嗜铬细胞瘤病人禁用。室性心律失常、闭塞性血管病、心肌梗死、动脉硬化、高血压等病人慎用。

麻　黄　碱

麻黄碱(ephedrine)是从中药麻黄中提取的生物碱，也可人工合成。口服易吸收，也易透过血脑屏障。吸收后大部分以原形经肾排泄，一次给药可维持 3～6 小时。本药能直接激动 α、β 受体，又能促进去甲肾上腺素能神经末梢释放 NA。与肾上腺素比较，其特点是：①兴奋心脏、收缩血管、升高血压和舒张支气管的作用缓慢、温和而持久；②中枢兴奋作用强，易致失眠；③短期内反复应用可产生快速耐受性。主要用于防治硬膜外麻醉和蛛网膜下隙麻醉所引起的低血压、鼻黏膜充血所致鼻塞，也可用于预防支气管哮喘发作和轻症病人的治疗。不良反应主要有中枢兴奋，出现不安、失眠等，尽量不在晚间用药，如需晚间应用宜加用镇静催眠药。禁忌证同肾上腺素。

处方分析

病人，女，35 岁。既往有支气管哮喘病史，现因气温突降致哮喘急性发作，处方如下，分析是否合理，为什么？

Rp：肾上腺素　1mg

0.5%碳酸氢钠　250ml

用法：静脉滴注　立即

第二节　α 受体激动药

去甲肾上腺素

去甲肾上腺素(noradrenaline，NA)是去甲肾上腺素能神经末梢释放的主要递质，肾上腺髓质亦少量分泌，药用为人工合成品。口服无吸收作用，皮下注射和肌内注射因强烈收缩血管，吸收很少，且易发生局部组织坏死。静脉注射因迅速被突触前膜再摄取或被 COMT 和 MAO 破坏而作用短暂，临床采用静脉滴注给药以维持疗效。

【作用】 主要激动 α 受体，对 $β_1$受体作用较弱，对 $β_2$受体几乎无作用。

1. 对血管的作用　去甲肾上腺素能激动血管 $α_1$受体，可使全身小动脉、小静脉收缩，以皮肤黏膜血管收缩最明显，其次为肾血管。此外，脑、肝、肠系膜及骨骼肌血管也呈收缩反应。因心脏兴奋，代谢产物如腺苷增多，故冠状血管舒张。

2. 兴奋心脏　去甲肾上腺素能激动心脏 $β_1$受体，使心肌收缩力增强，心率加快，传导加速。但在整体情况下，心率可因血管收缩而反射性减慢。大剂量也能引起心律失常，但较肾上腺素少见。

3. 升高血压　小剂量去甲肾上腺素静脉滴注，因兴奋心脏，心输出量增加，收缩压升高；此时，血管收缩不剧烈，故舒张压升高不多，脉压增大。较大剂量时因血管强烈收缩，外周阻力明显增高，故收缩压、舒张压均明显升高。

【临床应用】

1. 休克和低血压　目前去甲肾上腺素在休克治疗中已不占重要地位，仅用于神经源性休克早期、过敏性休克、应用血管扩张药无效的感染性休克及药物中毒（如氯丙嗪、酚妥拉明）引起的低血压等。切忌大剂量或长时间应用，否则会因血管剧烈收缩而加重微循环障碍。

2. 上消化道出血　去甲肾上腺素 1～3mg，适量稀释后口服，可使食管或胃黏膜血管收缩而产生局部止血效应。

【不良反应和注意事项】

1. 局部组织缺血坏死　静脉滴注时间过长、浓度过高或药液外漏，使局部血管剧烈收缩，引起局部缺血坏死。故静脉穿刺时药液不得外漏，静脉滴注时间不宜过长，浓度不应过高，给药后要注意观察给药部位有无苍白、水肿等表现，一旦出现应立即更换注射部位，局部热敷，并用 α 受体阻断药酚妥拉明或普鲁卡因局部浸润注射，以扩张局部血管。

2. 急性肾衰竭　用药时间过长或剂量过大，可使肾血管剧烈收缩，肾血流量急剧减少，出现少尿、无尿等现象。在用药过程中应严格控制静脉滴注速度，严密监测尿量、血压、末梢循环状况等，尿量至少保持在每小时 25ml 以上。

高血压、动脉硬化、器质性心脏病、少尿或无尿病人禁用。

间　羟　胺

间羟胺（metaraminol，阿拉明）性质较稳定，在体内不易被 MAO 破坏，作用维持时间较长。主要激动 α 受体，对 β_1 受体作用弱。还可促进去甲肾上腺素能神经末梢释放去甲肾上腺素。与去甲肾上腺素比较，本药主要特点为：①收缩血管、升高血压的作用较弱而持久；②肾血管收缩作用较弱，不易引起急性肾衰竭；③对心率影响不明显，不易引起心律失常，有时可因血压升高而反射性地使心率减慢；④给药方便，可静脉滴注，也可肌内注射。常作为去甲肾上腺素的良好代用品，用于各种休克早期或其他低血压。

去氧肾上腺素和甲氧明

去氧肾上腺素（phenylephrine，苯肾上腺素）和甲氧明（methoxamine）能选择性地激动 α 受体而使血管收缩、血压升高，反射性地兴奋迷走神经而使心率减慢。作用时间维持较长，可静脉注射，也可肌内注射。可用于治疗阵发性室上性心动过速。收缩肾血管作用强，较少用于抗休克。去氧肾上腺素还能激动瞳孔开大肌上的 α_1 受体，产生扩瞳作用，用于眼底检查。与阿托品比较，其扩瞳作用弱、起效快、维持时间短，一般不引起眼压升高和调节麻痹。

第三节　β 受体激动药

异丙肾上腺素

异丙肾上腺素（isoprenaline，喘息定）为人工合成品。口服无效，气雾吸入或舌下给药吸收较快，亦可静脉滴注。在体内主要被 COMT 代谢，作用维持时间较肾上腺素略长（图 8-1）。

【作用】 对 β_1、β_2 受体均有强大的激动作用。

1. 兴奋心脏　异丙肾上腺素能激动心脏 β_1 受体，可使心肌收缩力增强，心率加快，传导加速，心输出量增加，心肌耗氧量增加。与肾上腺素比较，异丙肾上腺素加快心率、加速传导的作用较强，对正位起搏点兴奋作用强，也可引起心律失常，但较少产生心室颤动。

2. 舒张血管　异丙肾上腺素能激动 β_2 受体，使骨骼肌血管和冠状血管明显舒张，对肾和肠系膜血管舒张作用较弱。

3. 对血压的影响　因兴奋心脏，使心输出量增加而外周血管舒张，使外周阻力下降，故收缩压升高而舒张压下降，脉压增大。

4. 扩张支气管　异丙肾上腺素能激动β_2受体，松弛支气管平滑肌，缓解支气管痉挛作用比肾上腺素强；也可抑制组胺等过敏物质释放，但无收缩支气管黏膜血管的作用。

5. 影响代谢　异丙肾上腺素能促进糖原和脂肪分解，升高血糖和血中游离脂肪酸，增加组织耗氧量。

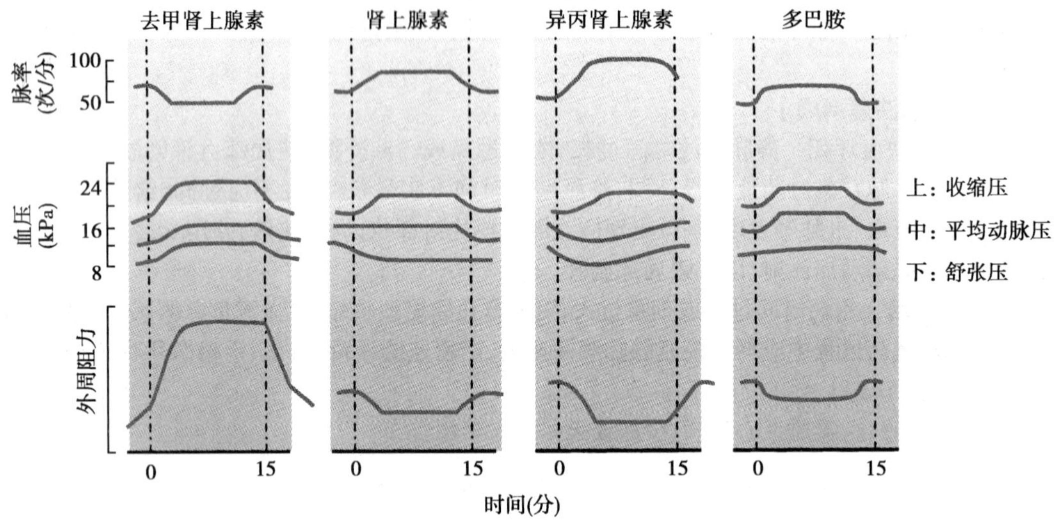

图 8-1　去甲肾上腺素、肾上腺素、异丙肾上腺素及多巴胺作用比较
静脉滴注，除多巴胺 500μg/min，其余均 10μg/min

【临床应用】

1. 支气管哮喘　异丙肾上腺素气雾吸入或舌下给药，可迅速控制支气管哮喘急性发作，疗效快而强。

2. 房室传导阻滞　异丙肾上腺素舌下给药或静脉滴注给药，治疗Ⅱ、Ⅲ度房室传导阻滞。

3. 心搏骤停　异丙肾上腺素心室内注射，用于心室自身节律缓慢、房室传导阻滞或窦房结功能衰竭而导致的心搏骤停。

4. 休克　在补足血容量的基础上，异丙肾上腺素通过兴奋心脏，使心肌收缩力增强，心输出量增加，以及扩血管作用，适用于中心静脉压高、心输出量低的感染性休克。

【不良反应和注意事项】 常见心悸、头痛、头晕等。当支气管哮喘病人已明显缺氧时，易致心律失常。用药过程中应密切注意心率变化。长期反复应用易产生耐受性，使疗效下降，继续加大剂量，有可能产生严重的心律失常甚至心室颤动而引起猝死。故应严格控制剂量。

冠心病、心肌炎和甲状腺功能亢进等病人禁用。

知识拓展

心脏骤停及抢救药物

心脏骤停又称心脏性猝死，指突然发生的心脏有效搏动停止。心脏骤停时的心脏电活动大多是心室纤颤，少数为室性心动过速。心脏骤停最重要的急救措施是国际规范化心肺脑复苏术。使用的主要药物有肾上腺素、利多卡因、碳酸氢钠、血管收缩药、血管舒张药和其他心脏兴奋剂等。其中肾上腺素是目前被公认为最有效且被广泛用于抢救心脏骤停的首选药，配合利多卡因消除心室纤颤或室性心动过速，再合用阿托品可解除迷走神经对心脏的抑制，上述三者合称为抢救心脏骤停的"新三联"用药，静脉给药的同时，可行心脏按压，形成人为的血液循环，促进药物通过血液循环到达心肌而发挥药效。

笔记

多巴酚丁胺

多巴酚丁胺(dobutamine)选择性激动 β_1 受体,可使心肌收缩力增强,心输出量增加,对心率影响不明显。主要用于心肌梗死并发的心功能不全。连续用药可产生快速耐受性(详见第二十一章治疗心力衰竭的药物)。

沙丁胺醇和克仑特罗

沙丁胺醇(salbutamol)和克仑特罗(clenbuterol)能选择性激动 β_2 受体,舒张支气管平滑肌,对 β_1 受体影响较弱,主要用于支气管哮喘(详见第二十七章作用于呼吸系统的药物)。

本章小结

拟肾上腺素药分为α、β受体激动药,α受体激动药和β受体激动药。肾上腺素激动α和β受体,主要用于心搏骤停、过敏性休克、支气管哮喘、与局麻药配伍、局部止血。多巴胺激动α、β和外周多巴胺受体,主要用于休克和急性肾衰竭。去甲肾上腺素主要激动α受体,对 β_1 受体作用较弱,可用于休克和低血压,因易引起急性肾衰竭、局部组织缺血坏死,现已较少使用,口服用于上消化道出血。间羟胺常作为去甲肾上腺素的良好代用品,用于各种休克早期或其他低血压。异丙肾上腺素对 β_1、β_2 受体均有强大的激动作用,主要用于支气管哮喘、房室传导阻滞、心搏骤停和休克。

病例讨论

病人,男,36岁。因患急性扁桃体炎而采用青霉素治疗,给药后约2分钟,病人呼吸困难、烦躁不安、面色苍白、脉搏细弱、血压降至75/60mmHg,诊断为过敏性休克。

0804 病例讨论

常用制剂和用法

盐酸肾上腺素 注射剂:0.5mg/0.5ml、1mg/1ml。一次0.25~1.0mg,皮下或肌内注射。必要时可心室内注射,一次0.25~1.0mg,用0.9%氯化钠溶液稀释10倍。极量:皮下注射,一次1mg。

盐酸多巴胺 注射剂:20mg/2ml。一次20mg,加入5%葡萄糖注射液200~500ml静脉滴注(75~100μg/min)。极量:静脉滴注,每分钟20μg/kg。

盐酸麻黄碱 片剂:15mg、30mg。一次15~30mg,一日3次。注射剂:30mg/1ml。一次15~30mg,皮下注射或肌内注射。极量:口服或注射,一次60mg,一日150mg。滴鼻剂:0.5%~1%。

重酒石酸去甲肾上腺素 注射剂:2mg/1ml、10mg/2ml。一次2mg加入5%葡萄糖注射液500ml中静脉滴注(4~8μg/min)。

重酒石酸间羟胺 注射剂:10mg/1ml、50mg/5ml。一次10mg,肌内注射;或10~20mg用5%葡萄糖注射液100ml稀释后静脉滴注。极量:静脉滴注,一次100mg(0.2~0.4mg/min)。

盐酸去氧肾上腺素 注射剂:10mg/ml。一次2~5mg,肌内注射,或一次10mg用5%葡萄糖注射液100ml稀释后缓慢静脉滴注。滴眼剂:2%~5%。极量:肌内注射,一次10mg;静脉滴注,0.18mg/min。

盐酸异丙肾上腺素 气雾剂:0.25%。一次0.1~0.4mg,喷雾吸入。片剂:10mg。一次10mg,一日3次,舌下含化。极量:喷雾吸入,一次0.4mg,一日2.4mg;舌下含化,一次20mg,一日60mg。

硫酸异丙肾上腺素 注射剂:1mg/2ml。一次0.1~0.2mg加入5%葡萄糖注射液100~200ml中静脉滴注,0.5~2ml/min或按需要而定。

(李卫平)

笔记

0805

扫一扫，测一测

思考题

1. 过敏性休克为什么首选肾上腺素？
2. 多巴胺为什么对伴有心肌收缩力减弱、尿量减少的休克疗效较好？

笔记

第九章　抗肾上腺素药

学习目标

1. 掌握:酚妥拉明的作用、临床应用、不良反应和注意事项。
2. 熟悉:β 受体阻断药的作用、临床应用、不良反应和注意事项。
3. 了解:其他抗肾上腺素药的作用特点及临床应用。
4. 具有根据适应证合理选择抗肾上腺素药、防治不良反应的能力。
5. 能与病人及家属进行沟通,开展用药咨询服务,并能正确指导病人合理用药。

抗肾上腺素药(antiadrenergic drugs)能与肾上腺素受体结合,本身不产生或较少产生拟肾上腺素作用,但可阻断去甲肾上腺素能神经递质或肾上腺素受体激动药的作用,也称为肾上腺素受体阻断药。根据药物对肾上腺素受体的选择性不同,可将本类药物分为 α 受体阻断药、β 受体阻断药和 α、β 受体阻断药三类。

第一节　α 受体阻断药

α 受体阻断药能选择性地与 α 受体结合,阻断去甲肾上腺素能神经递质及肾上腺素受体激动药与 α 受体结合而发挥作用。

如先使用 α 受体阻断药如酚妥拉明,再使用原升压剂量的肾上腺素,则肾上腺素激动 α 受体的缩血管作用被取消,激动 $β_2$受体的扩血管作用得以充分地表现出来,此时血压下降,这种现象被称为"肾上腺素升压作用的翻转"(图 9-1)。故 α 受体阻断药引起的低血压不能用肾上腺素治疗,否则会导致血压的进一步下降,应选用主要激动 α 受体的药物去甲肾上腺素。

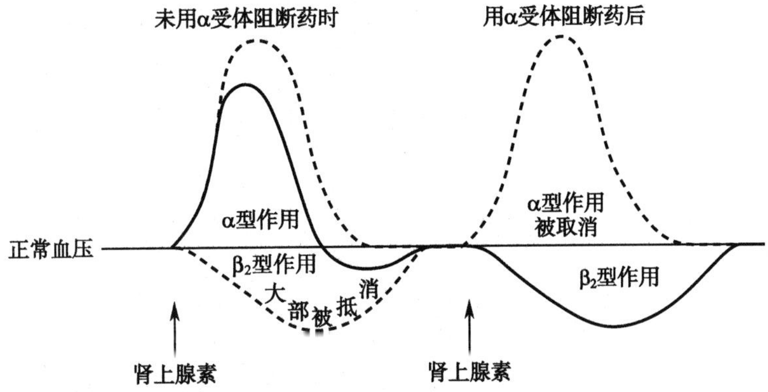

图 9-1　肾上腺素对血压的影响

α受体阻断药具有较广泛的药理作用，根据这类药物作用时间长短，可分为短效类和长效类α受体阻断药。

一、短效类α受体阻断药

酚妥拉明

酚妥拉明（phentolamine，立其丁）口服生物利用度低，常采用肌内注射或静脉给药，药物在体内迅速代谢和排泄，肌内注射作用维持30～45分钟。

【作用】

1. 舒张血管　静脉注射酚妥拉明，可阻断血管平滑肌α受体和直接松弛血管平滑肌，使血管舒张，肺动脉压和外周阻力降低，血压下降。

2. 兴奋心脏　因血压下降可反射性地兴奋交感神经，又因阻断去甲肾上腺素能神经末梢突触前膜α_2受体，增加去甲肾上腺素释放而兴奋心脏，使心肌收缩力增强，心率加快，心输出量增加。

知识拓展

嗜铬细胞瘤与高血压危象

肾上腺髓质及交感神经节中的嗜络细胞无限制生长形成嗜铬细胞瘤。该肿瘤细胞可持续或阵发性向血液及组织释放肾上腺素和去甲肾上腺素，导致病人出现持续性或阵发性高血压、头痛、出汗、心悸及代谢紊乱等一系列临床症状。手术切除肿瘤为本病的根治措施。但术前病人骤发高血压危象（血压急剧升高，剧烈头疼、头昏、视物模糊、气促、心动过速，甚至出现心绞痛、肺水肿、高血压脑病等表现），应立即使用药物抢救。可用酚妥拉明5mg加入5%葡萄糖溶液20ml缓慢静脉推注，同时密切观察血压，当血压降至160/100mmHg左右时即停止推注，继之以10～50mg酚妥拉明溶于5%葡萄糖氯化钠注射液500ml中缓慢静脉滴注。一般病例需40～60mg方可控制。

【临床应用】

1. 外周血管痉挛性疾病　酚妥拉明可用于肢端动脉痉挛性疾病、血栓闭塞性脉管炎。

2. 去甲肾上腺素静脉滴注外漏　酚妥拉明作局部浸润注射，以拮抗去甲肾上腺素的血管收缩作用，防止局部组织缺血坏死。

3. 嗜铬细胞瘤　酚妥拉明可用于嗜铬细胞瘤的鉴别诊断、嗜铬细胞瘤所致的高血压危象及手术前治疗。

4. 休克　酚妥拉明适用于感染性休克、心源性休克及神经源性休克。本药能扩张血管，改善微循环；还可增强心肌收缩力，增加心输出量，有利于休克的纠正。但给药前应补足血容量，否则可致血压下降。

5. 顽固性充血性心力衰竭　酚妥拉明能扩张血管，解除心力衰竭引起的小动脉和小静脉的反射性收缩，降低心脏前、后负荷，使左心室舒张末期压和肺动脉压下降，心输出量增加，心力衰竭得以减轻。

【不良反应和注意事项】

1. 心血管反应　常见低血压，静脉给药可引起心率加快、心律失常和心绞痛，冠心病病人慎用。用药过程中注意监测血压、脉搏变化。

2. 胃肠道反应　可引起腹痛、腹泻、呕吐、胃酸分泌增多等，甚至可诱发或加剧溃疡病，溃疡病病人慎用。

妥拉唑林

笔记

妥拉唑林（tolazoline）作用与酚妥拉明相似，但对α受体阻断作用较弱。主要用于血管痉挛性疾病，局部浸润注射用于去甲肾上腺素静脉滴注时药液外漏。不良反应与酚妥拉明相似，发生率较高。

二、长效类 α 受体阻断药

酚　苄　明

酚苄明(phenoxybenzamine)为长效 α 受体阻断药,阻断 α 受体作用强大而持久。因局部刺激性强,不作肌内注射或皮下注射,主要采用静脉给药和口服给药,但口服吸收少而不规则。本药脂溶性高,大剂量用药可蓄积于脂肪组织中,然后缓慢释放,停药1周后尚有少量残存于体内。由于药物与受体结合牢固,加之排泄缓慢,一次用药其作用可持续 3～4 天。

【作用】 酚苄明能阻断血管平滑肌的 α 受体,使血管扩张,外周阻力降低,改善微循环。其特点是作用缓慢、强大而持久。

【临床应用】

1. 外周血管痉挛性疾病　用于酚妥拉明无效时的病人。
2. 嗜铬细胞瘤　用于术前准备或并发高血压危象的病人。
3. 抗休克　通过降低外周阻力,增加心输出量,改善微循环等作用,用于感染性休克。
4. 前列腺增生　用于前列腺增生引起的排尿困难,可明显改善症状。

【不良反应和注意事项】 常见直立性低血压和心悸,一旦发生应平卧,采用头低足高位,必要时给予去甲肾上腺素,禁用肾上腺素。也可出现心率加快、心悸和鼻塞等。用药过程中注意监测血压、脉搏等变化。尚可见恶心、呕吐、嗜睡、疲乏等。

案例导学

病人,女,45 岁。患有精神分裂症。因使用氯丙嗪不当引起低血压,为升高血压使用去甲肾上腺素静脉滴注,用药过程中发现滴注部位皮肤苍白,皮肤温度下降。

问题:

1. 静脉滴注去甲肾上腺素为何会引起滴注部位皮肤苍白,皮肤温度下降?
2. 以上情况应如何处理?

处方分析

病人,男,40 岁。既往有胃溃疡病史,近日左足及左小腿时有疼痛、发冷、怕冷、麻木感,严重时肌肉抽搐,不能行走,休息后症状减轻或消失。诊断为左足及其下肢血栓闭塞性脉管炎。处方如下,试分析处方是否合理,为什么?

Rp:酚妥拉明注射液　5mg×20 支

　　用法:10mg　肌内注射　立即　需要时可重复给药

　　氢麦角碱　0. 25g×20

　　用法:0. 5g/次　3 次/天　口服

第二节　β 受体阻断药

β 受体阻断药能选择性地与 β 受体结合,竞争性地阻断去甲肾上腺素能神经递质或肾上腺素受体激动药与 β 受体结合而发挥作用。根据其对受体选择性的不同,可分为 β_1、β_2受体阻断药和 β_1受体阻断药两类。常用药物特点见表 9-1。

表 9-1　β受体阻断药分类及药理学特性

药物名称	内在拟交感活性	膜稳定作用	生物利用度(%)	血浆半衰期(h)	首关效应(%)
β_1、β_2受体阻断药					
普萘洛尔	-	++	~25	3~5	60~70
噻吗洛尔	-	-	~50	3~5	25~30
吲哚洛尔	++	±	~75	3~4	10~20
纳多洛尔	-	-	~35	10~20	0
β_1受体阻断药					
美托洛尔	-	±	~40	3~4	25~60
阿替洛尔	-	-	~50	5~8	0~10
醋丁洛尔	+	+	~40	2~4	30
α、β受体阻断药					
拉贝洛尔	±	±	~20	4~6	60

【作用】

1. β受体阻断作用

（1）对心血管系统的影响：阻断心脏β_1受体，使心率减慢，心房和房室结的传导减慢，心肌收缩力减弱，心输出量减少，心肌耗氧量下降，血压降低。由于非选择性β受体阻断药如普萘洛尔对血管β_2受体也有阻断作用，加上心脏功能受到抑制，反射地兴奋交感神经引起血管收缩和外周阻力增加，可使肝、肾和骨骼肌等血流量减少，冠状血管血流量也降低。

（2）收缩支气管平滑肌：阻断支气管平滑肌β_2受体，使支气管平滑肌收缩而增加呼吸道阻力，可诱发或加重哮喘。

（3）影响代谢：可抑制交感神经兴奋所致的脂肪、糖原分解，减弱肾上腺素的升高血糖作用，延缓使用胰岛素后的血糖恢复，并且能掩盖低血糖时交感神经兴奋的症状，使低血糖不易被及时察觉。对血糖、血脂正常者的糖代谢、脂肪代谢影响较小。

0901

图片：β受体阻断药治疗高血压的作用机制

（4）抑制肾素释放：通过阻断肾小球旁器细胞β_1受体而抑制肾素的释放，这可能是其降压作用原因之一。以普萘洛尔的作用最强。

2. 内在拟交感活性　有些β受体阻断药（如吲哚洛尔）与β受体结合后，除能阻断受体外，尚对β受体具有部分激动作用，称为内在拟交感活性。由于这种作用较弱，一般被其β受体阻断作用所掩盖。内在拟交感活性较强的药物在临床应用时，其抑制心肌收缩力、减慢心率和收缩支气管作用较弱。

3. 膜稳定作用　有些β受体阻断药具有局部麻醉作用和奎尼丁样作用，这两种作用都由于其降低细胞膜对离子的通透性所致，故称为膜稳定作用。这一作用在常用量时与其治疗作用的关系不大。

4. 其他　普萘洛尔具有抗血小板聚集作用；噻吗洛尔具有降低眼压作用，这可能与其阻断血管平滑肌β_2受体，减少房水的形成有关。

0902

图片：CHF时交感神经激活的恶性循环及β受体阻断药的干预

【临床应用】

1. 心律失常　对多种原因引起的快速型心律失常均有效，对于交感神经兴奋性过高、甲状腺功能亢进等引起的窦性心动过速疗效较好，也可用于运动或情绪激动所引发的室性心律失常。

2. 心绞痛和心肌梗死　对心绞痛有良好的疗效。长期应用可降低心肌梗死复发率和猝死率。

3. 高血压　是治疗高血压的常用药物，能使高血压病人的血压下降，并伴有心率减慢。

4. 充血性心力衰竭　对扩张型心肌病的心力衰竭治疗作用明显，在心肌状况严重恶化之前早期应用，能缓解某些充血性心力衰竭的症状，改善其预后。

笔记

5. 辅助治疗甲状腺功能亢进症　可降低基础代谢率，减慢心率，控制激动不安等症状，对甲状腺危象可迅速控制症状。

6. 其他　①可用于嗜铬细胞瘤和肥厚型心肌病；②普萘洛尔试用于偏头痛、肌震颤、肝硬化所致的上消化道出血等；③噻吗洛尔局部用药治疗青光眼，疗效与毛果芸香碱相近或较优，且无缩瞳和调节痉挛等不良反应。

【不良反应和注意事项】

1. 一般不良反应　有恶心、呕吐、轻度腹泻等消化道症状。偶见过敏反应，如皮疹、血小板减少等。

2. 心脏抑制　因对心脏 β_1 受体的阻断作用，可引起心脏抑制，特别是窦性心动过缓、房室传导阻滞、心功能不全等病人对药物的敏感性增高，尤易发生，甚至引起严重心功能不全、肺水肿、房室传导完全阻滞或心搏骤停等严重后果。

3. 诱发或加重支气管哮喘　由于阻断支气管平滑肌 β_2 受体，使支气管平滑肌收缩，呼吸道阻力增加。

4. 外周血管收缩和痉挛　由于对血管平滑肌 β_2 受体的阻断，可使外周血管收缩和痉挛，导致四肢发冷、皮肤苍白或发绀，出现雷诺症状或间歇性跛行，甚至引起脚趾溃疡和坏死。

5. 反跳现象　长期应用 β 受体阻断药突然停药，可使疾病原有症状加重，与 β 受体向上调节有关。因此，长期用药者不宜突然停药，须逐渐减量停药。

6. 其他　本类药物可掩盖低血糖休克所引起的心动过速、出汗等症状，使用本类药物的糖尿病病人，对此应予注意。严重心功能不全、窦性心动过缓、重度房室传导阻滞和支气管哮喘等病人禁用。心肌梗死、肝功能不全者慎用。

案例导学

病人，女，40 岁。因甲状腺功能亢进而住院。检查：甲状腺肿大，眼球突出，P 130 次/分。心电图显示窦性心动过速，给予普萘洛尔治疗，病人用药后出现呼吸困难、喘息，不能平卧。

问题：

1. 病人用药后为什么会出现哮喘？
2. 使用普萘洛尔有哪些注意事项？

第三节　α、β 受体阻断药

本类药物对 α 受体和 β 受体均有阻断作用，但对 β 受体的阻断作用强于对 α 受体的阻断作用。代表药物为拉贝洛尔，临床主要用于高血压的治疗。

拉贝洛尔

拉贝洛尔(labetalol)口服吸收后部分被首关消除，生物利用度为 20% ~40%，个体差异大。$t_{1/2}$ 为 4 ~6 小时，血浆蛋白结合率为 50%，约有 99% 的药物在肝代谢，只有少量经肾排泄。

【作用和临床应用】 拉贝洛尔能同时阻断 α 受体和 β 受体，其中阻断 β_1 和 β_2 受体的作用强度相似，对 α_1 受体的阻断作用较弱，对 α_2 受体无作用。主要用于中、重度高血压和心绞痛，静脉注射或静脉滴注也可用于高血压危象。

【不良反应和注意事项】 可引起眩晕、乏力、上腹不适等，大剂量可引起直立性低血压。支气管哮喘及心功能不全者禁用。小儿、孕妇及脑出血病人禁止静脉注射。注射液不能与葡萄糖氯化钠注射液混合静脉滴注。

笔记

知识拓展

新型 β 受体阻断药对外周血管的影响

外周血管平滑肌上所含的受体主要是 α_1 受体和 β_2 受体。外周血管的舒张主要靠两种机制：①α_1 受体阻断；②β_2 受体激动。目前已进入临床应用或临床研究的新型 β 受体阻断药有：①拉贝洛尔和卡维地洛，它们主要是对 α_1 受体和 β_2 受体有双重阻断作用；②奈必洛尔和尼普地洛，两者均可通过释放一氧化氮而引起外周血管舒张，兼有阻止动脉粥样硬化进展的作用，已进入临床研究；③塞利洛尔，具有 β_1 阻断和 β_2 激动、致血管舒张作用。上述新型 β 受体阻断药均可减轻常用传统 β 受体阻断药引起的外周血管痉挛、导致和加重间歇性跛行甚至肢体坏疽的不良反应。

本章小结

抗肾上腺素药分为 α 受体阻断药、β 受体阻断药和 α、β 受体阻断药。酚妥拉明为短效类 α 受体阻断药，可用于外周血管痉挛性疾病、去甲肾上腺素静脉滴注外漏、嗜铬细胞瘤、休克和顽固性充血性心力衰竭。β 受体阻断药可用于心律失常、心绞痛和心肌梗死、高血压、充血性心力衰竭和甲状腺功能亢进症等。

病例讨论

0903

病例讨论

病人，女，40 岁，因甲状腺功能亢进而住院。检查：甲状腺肿大，眼球突出，P 130 次/分。心电图显示窦性心动过速，给予普萘洛尔治疗、患者用药后出现呼吸困难，喘息，不能平卧。

常用制剂和用法

甲磺酸酚妥拉明　注射剂：5mg/1ml、10mg/1ml。一次 5mg，肌内注射或静脉注射；或用葡萄糖注射液稀释后静脉滴注，0.3mg/min。片剂：25mg。一次 25～50mg，一日 3 次。

盐酸妥拉唑林　片剂：15mg。一次 15mg，一日 3 次。注射剂：25mg/1ml。一次 25mg，肌内注射。

盐酸酚苄明　片剂：10mg。开始一次 10mg，一日 2 次，隔日增加 10mg，维持量一次 20～40mg，一日 2 次。注射剂：10mg/1ml。一次 0.5～1mg/kg，加入 5% 葡萄糖注射液 200～500ml 中静滴，滴速不能太快。一日总量不超过 2mg/kg。

盐酸普萘洛尔　片剂：10mg。抗心绞痛及抗高血压，一次 10mg，一日 3 次，每 4～5 日增加 10mg，直至每日 80～100mg 或至症状明显减轻或消失。抗心律失常，一次 10～20mg，一日 3 次。注射剂：5mg/5ml。一次 5mg，以 5% 葡萄糖注射液 100ml 稀释后静脉滴注，按病情调整滴注速度。

马来酸噻吗洛尔　滴眼剂：0.25%。一次 1 滴，一日 2 次。片剂：5mg、10mg、20mg。初始剂量一次 10mg，一日 2 次，维持量一日 20～40mg。

吲哚洛尔　片剂：5mg。一次 5～10mg，一日 3 次。注射剂：0.2mg/2ml、0.4mg/2ml。一次 0.2～1mg，静脉注射或静脉滴注。

美托洛尔　片剂：50mg、100mg。一次 50～100mg，一日 2 次。注射剂：5mg/1ml。用于心律失常，开始时一次 5mg，静脉推注速度 1～2mg/min，隔 5 分钟可重复注射，直至生效。一般总量为 10～15mg。

阿替洛尔　片剂：25mg、50mg、100mg。一次 50～100mg，一日 1～2 次。

醋丁洛尔　片剂：400mg。一次 400mg，一日 1 次。注射剂：25mg/5ml。一次 12.5～25mg，一日总量不超过 100mg，缓慢静脉注射。

笔记

拉贝洛尔　片剂：100mg。一次 100mg，一日 2～3 次。注射剂：50mg/5ml。一次 100～200mg，静脉

注射。

（李卫平）

0904

扫一扫，测一测

思考题

1. 酚妥拉明为什么可治疗难治性充血性心力衰竭？
2. β受体阻断药的主要临床应用和禁忌证有哪些？

笔记

第十章 麻醉药

10章课件

学习目标

1. 掌握：局部麻醉药的作用、给药方法和用药注意事项。
2. 熟悉：常用局部麻醉药的作用特点、临床应用及不良反应。
3. 了解：常用的吸入性麻醉药和静脉麻醉药。
4. 具备根据适应证合理选择麻醉药及正确处置不良反应的能力；能区别不同种类麻醉药的作用特点。
5. 能与病人及家属进行沟通，具有正确进行用药宣讲的能力。

第一节 局部麻醉药

局部麻醉药（local anaesthetics）简称局麻药，是一类局部应用于神经末梢或神经干周围，能暂时、完全和可逆地阻断神经冲动的产生和传导，在意识清醒的状态下，使局部的痛觉暂时消失的药物。局麻作用消失后，神经功能可以完全恢复，并对各类组织都无损伤作用。

一、概述

局麻药对各种神经以及神经的各个部分都有阻断作用，其作用强度与神经细胞或神经纤维的直径大小及神经组织的解剖特点有关。一般规律是：神经纤维末梢、神经节及中枢神经系统的突触部位对局麻药最为敏感，细神经纤维比粗神经纤维更易被阻断，无髓鞘神经纤维较有髓鞘神经纤维更易被阻断。传导痛觉冲动的神经纤维细而无髓鞘，因此作用于混合神经时，痛觉先消失，其次是冷觉、温觉、触觉和压觉，最后是运动功能消失。蛛网膜下腔麻醉时，首先阻断自主神经，然后按上述顺序产生麻醉效应。作用结束后，神经冲动传导的恢复则是按相反的顺序进行。

1001

图片：局部麻醉药的作用机制

局麻药具有亲脂性，非解离型能穿透神经细胞膜，进入神经细胞膜内表面后转变为解离型带电的阳离子，作用于电压门控性 Na^+ 通道，与 Na^+ 通道内侧受体结合，引起通道蛋白构象发生改变，阻滞 Na^+ 内流，阻止动作电位的产生和神经冲动的传导，从而产生局麻作用。

【给药方法】 常用的局部麻醉方法有以下几种（图 10-1）。

1. 表面麻醉（surface anesthesia） 又称黏膜麻醉，是将穿透性强的局麻药直接点滴、涂布或喷于黏膜表面，使黏膜下神经末梢麻醉。多用于口腔、鼻、咽喉、气管、食管、眼及泌尿生殖道等黏膜的浅表手术或检查，常选用丁卡因和利多卡因等。应注意需分次给药，用药不得过量。

2. 浸润麻醉（infiltration anesthesia） 是将局麻药注入手术切口部位的皮内、皮下或手术视野附近的深部组织，使局部神经末梢麻醉。适用于浅表的小手术，常选用利多卡因和布比卡因等。根据需要可在溶液中加少量肾上腺素。

笔记

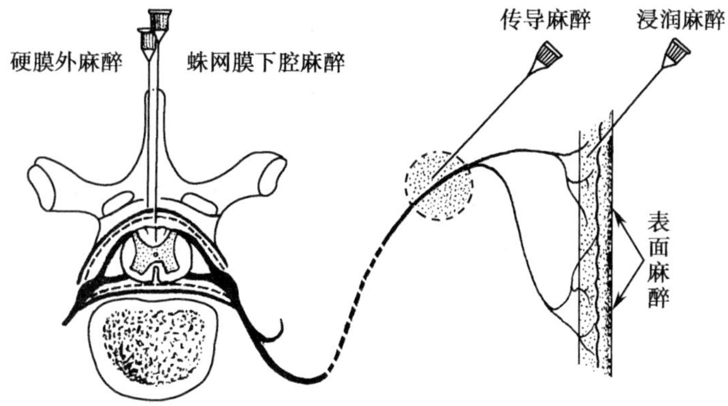

图 10-1　常用局麻药给药方法示意图

3. 传导麻醉(conduction anesthesia)　又称神经干阻滞麻醉，是将局麻药注射于外周神经干附近，阻断神经冲动的传导，使该神经所分布的区域产生麻醉。多用于口腔科、四肢、盆腔和会阴等手术，常用利多卡因和布比卡因等。必须注意防止误将药物注入血管内。

4. 蛛网膜下腔麻醉(subarachnoidal anesthesia)　又称腰麻或脊髓麻醉，是将局麻药注入腰椎蛛网膜下腔，麻醉该部位的脊神经根。适用于下腹部及下肢手术，常用丁卡因等。蛛网膜下腔与颅腔相通，麻醉药液易扩散至脑组织，故腰麻时易引起头痛或脑膜刺激反应，麻醉时应注意药液的比重与病人的体位，否则药液扩散进入脑室，可抑制延髓致呼吸中枢麻痹。此外，腰麻时由于交感神经传导被阻滞，可引起血管扩张、血压下降，可取轻度的头低位(10°～15°)或事先应用麻黄碱预防。

5. 硬膜外麻醉(epidural anesthesia)　是将局麻药注入硬膜外腔，使其沿着神经鞘扩散，穿过椎间孔而阻断神经根。硬膜外腔终止于枕骨大孔，不与颅腔相通，药液不会扩散至脑组织，不出现腰麻时头痛或脑膜刺激现象。适用于从颈部至下肢的多种手术，特别适用于上腹部手术，常用利多卡因、丁卡因和布比卡因等。应注意硬膜外麻醉用药量较腰麻大 5～10 倍，如误入蛛网膜下腔，可引起严重的毒性反应。硬膜外麻醉时也可以使交感神经传导被阻滞，引起外周血管扩张、血压下降及心脏抑制，可应用麻黄碱防治。

6. 区域镇痛(regional analgesia)　是一种围手术期有效的镇痛方法，与阿片类药物联合应用，可减少阿片类药物用量。常用布比卡因和罗哌卡因，后者具有感觉和运动阻滞分离的特点，故成为区域镇痛的首选药。

【不良反应】

1. 毒性反应　局麻药从给药部位吸收入血或误入血管达到足够浓度时，可引起毒性反应，主要表现为中枢神经系统和心血管系统毒性。

(1) 中枢神经系统：局麻药吸收后可抑制中枢神经元，表现为先兴奋后抑制。首先抑制对药物敏感的中枢抑制性神经元，引起脱抑制而出现兴奋现象，表现为烦躁不安、震颤和焦虑，甚至发生神志错乱和阵挛性惊厥等，随后抑制中枢兴奋性神经元，引起中枢神经广泛抑制，出现昏迷、呼吸麻痹等。发生惊厥时可静脉注射地西泮，出现呼吸抑制时需立即进行人工呼吸和给氧。

(2) 心血管系统：局麻药吸收后可降低心肌兴奋性，使心肌收缩力减弱、心脏传导减慢，甚至引起心脏停搏。偶有少数人应用小剂量突发心室纤颤而导致死亡。多数局麻药剂量过大时通过抑制交感神经导致血管扩张、血压下降，甚至休克。布比卡因较易诱发室性心动过速和心室纤颤，而利多卡因则具有抗室性心律失常的作用。术前采用肌内注射麻黄碱防治；术后去枕平卧 8～12 小时也可有效预防低血压。

图片：局麻药不良反应的防治

为了预防局麻药吸收引起的不良反应，根据需要可在注射用药时，加入少量肾上腺素(1∶100 000～1∶200 000)以收缩局部血管，从而延缓局麻药吸收，延长局麻作用时间和预防吸收中毒，亦可减少手术野出血。但指、趾、鼻尖和阴茎环行浸润麻醉时勿加肾上腺素，以免致组织坏死。

2. 变态反应　较少见，少数病人用药后立即出现荨麻疹、支气管痉挛、喉头水肿、低血压甚至休克等症状。酯类比酰胺类变态反应发生率高，对酯类过敏者，可改用酰胺类。

二、常用的局麻药

根据化学结构的不同,可将局麻药分为酯类和酰胺类两大类(表 10-1)。

表 10-1 常用局麻药比较

类别及药物	麻醉强度	毒性	黏膜穿透力	作用持续时间(h)	主要局麻用途
酯类					
丁卡因	10	10~12	强	2~3	表面麻醉、传导麻醉、腰麻、硬膜外麻醉
酰胺类					
利多卡因	2	1~2	强	1~2	表面麻醉、浸润麻醉、传导麻醉、硬膜外麻醉
布比卡因	8~10	6.5	弱	5~10	浸润麻醉、传导麻醉、硬膜外麻醉
罗哌卡因	8	小于 6.5	弱	5~8	浸润麻醉、传导麻醉、硬膜外麻醉

(一)酯类局麻药

丁 卡 因

丁卡因(tetracaine,地卡因)系长效酯类局麻药,其盐酸盐易溶于水。具有麻醉效力强、毒性大、穿透力强、作用快、维持时间长的特点。1~3 分钟显效,维持 2~3 小时。由于毒性大,吸收迅速,故一般不用于浸润麻醉。主要用于眼科、耳鼻咽喉科和口腔科手术的表面麻醉,也可用于传导麻醉、腰麻和硬膜外麻醉。

用量过大可引起心脏传导系统及中枢神经系统的抑制;若药液误入血管可致猝死。切勿过量。

(二)酰胺类局麻药

利 多 卡 因

利多卡因(lidocaine,赛罗卡因)系中效酰胺类局麻药。在肝脏被肝微粒体酶水解失活,但代谢较慢,$t_{1/2}$为 90 分钟,作用持续时间为 1~2 小时。本药脂溶性较高,具有起效快、作用强而持久、穿透力强及安全范围较大等特点,同时对血管无扩张作用及对组织无刺激性,临床可用于各种麻醉,有全能麻醉药之称,是目前应用最多的局麻药。由于扩散力强,麻醉范围不易控制,故用于腰麻时应慎重;利多卡因尚有抗心律失常作用,常用于治疗室性心律失常(见第二十章抗心律失常药)。

此药反复应用后可产生快速耐受性。利多卡因的毒性大小与所用药液的浓度有关,增加浓度可相应增加毒性反应,用量过大可引起惊厥及心脏停搏,故切勿过量。肝功能严重不全、严重房室传导阻滞、有癫痫大发作史者禁用。

布 比 卡 因

布比卡因(bupivacaine,麻卡因)系长效酰胺类局麻药,其盐酸盐易溶于水,化学结构与利多卡因相似。局麻效力比利多卡因强 4~5 倍,持续时间长达 5~10 小时。可用于浸润麻醉、传导麻醉和硬膜外麻醉。因对组织穿透力弱,故不适用于表面麻醉。与等效剂量利多卡因相比,可产生严重的心脏毒性,难以治疗,特别在酸中毒、低氧血症时尤为严重。

左布比卡因

左布比卡因(levobupivacaine)为新型长效局麻药,是布比卡因的单一异构体。与布比卡因相比,有更好的安全性和较少的中枢神经系统和心脏毒性。用于外科和产科局部或区域麻醉,以及手术后疼痛的控制。

罗 哌 卡 因

罗哌卡因(ropivacaine)的化学结构与布比卡因类似,为新型长效酰胺类局麻药。其阻断痛觉的作用较阻断运动作用强,对心肌的毒性较布比卡因小。有明显的收缩血管作用,使用时无需加入肾上腺素。适用于浸润麻醉、传导麻醉和硬膜外麻醉。它对子宫胎盘血流无影响,故适用于产科手术麻醉。

罗哌卡因和左布比卡因作为新型的长效局麻药,具有毒性低、时效长及良好的耐受性等特性,使其成为目前局麻用药的重要选择,也是布比卡因较为理想的替代药物。

案例导学

病人,男,34 岁。无明显诱因偶然发现左下腹壁肿物一周余,质软,无疼痛,无明显生长,余无不适。查体:生命体征平稳,肿物位于皮下,大小约 3.0cm×4.0cm,边界清楚,活动度好,无压痛,局部皮肤颜色无改变。辅助检查 B 超显示:皮下脂肪层肿物,包膜完整,大小约 3.0cm×4.0cm。临床诊断为:脂肪瘤。病人要求手术治疗。

问题:

1. 应采取什么麻醉方法?
2. 选用何药进行麻醉?
3. 为了延长作用时间,减少吸收中毒和手术野出血,可加用何药?

第二节 全身麻醉药

全身麻醉药(general anesthetics)简称全麻药,是一类能可逆性抑制中枢神经系统,引起暂时性感觉(特别是痛觉)、意识和反射消失的药物。主要用于外科手术麻醉。根据给药途径的不同,可分为静脉麻醉药和吸入性麻醉药。

一、静脉麻醉药

此类全麻药通过静脉注射入血后,透过血脑屏障,作用于中枢神经系统,产生全身麻醉效果。优点为诱导快,对呼吸道无刺激,无环境污染。静脉麻醉药主要包括丙泊酚和依托咪酯等。

丙 泊 酚

丙泊酚(propofol)属短效静脉麻醉药,对中枢有抑制作用,产生良好的镇静、催眠效应,起效快,作用时间短,苏醒迅速,无蓄积作用,镇痛作用弱。能抑制咽喉反射,有利于气管插管,能降低颅内压和眼压,减少脑耗氧量及脑血流量,术后恶心呕吐发生率低,主要不良反应是对心血管和呼吸系统的抑制。临床上主要用于麻醉诱导、麻醉维持及镇静催眠辅助用药。

依 托 咪 酯

依托咪酯(etomidate)为强效超短时非巴比妥类催眠药,起效快,维持时间短,苏醒迅速,无明显镇痛作用,故作诱导麻醉时常需加用镇痛药、肌松药或吸入性麻醉药。对心脏功能影响小,尤其适用于冠心病、瓣膜病和其他心脏功能差的病人。主要缺点是恢复期恶心、呕吐发生率高,并可抑制肾上腺皮质激素合成。临床一般用于全麻诱导。

二、吸入性麻醉药

(一) 概述

吸入性麻醉药是指经过呼吸道吸入从而产生麻醉效应的药物。

吸入性麻醉药脂溶性高，易通过生物膜，经肺泡扩散而吸收入血，然后随血液循环分布至中枢神经系统发挥作用，当中枢神经系统的吸入麻醉药达到一定的分压（浓度）时，产生全身麻醉作用。药物的脂溶性愈高、吸入气中全麻药的浓度愈高、肺部血流量及通气量愈大，药物的吸收速率愈快。临床一般应用最小肺泡浓度（minimal alveolar concentration，MAC）衡量药物麻醉作用的强度，MAC 是指在一个大气压下，可使 50% 病人痛觉消失的肺泡气体中全麻药的浓度。药物的 MAC 值越低，则药物的麻醉作用越强。

麻醉药首先分布于血液，当血液中与吸入气体中药物浓度达到平衡时的比值称作血/气分布系数。血/气分布系数愈大，药物在血液中的溶解度愈大，分布于血液的药物愈多，组织尤其是脑组织的药物含量则升高缓慢，麻醉诱导时间长；反之，则药物的麻醉诱导时间短。吸入性麻醉药多以原形从肺排出，部分经肝代谢。药物的血/气及脑/血分配系数愈小，消除愈快，病人的苏醒愈快。

1003

图片：吸入麻醉药从麻醉装置向肺、脑、心和其他组织的转运

吸入性麻醉药对中枢神经系统具有广泛和显著的抑制作用，使病人的意识、痛觉等各种感觉和神经反射暂时消失，达到镇痛和一定程度的肌松作用。

吸入剂量超过外科麻醉量的 2～4 倍时，可明显抑制心脏和呼吸功能，严重者可导致死亡；偶见恶性高热；可导致肝肾损害；手术室工作人员长期吸入全麻药可能会导致头痛、警觉性降低、孕妇流产等。

（二）常用药物

异 氟 烷

异氟烷（isoflurane，异氟醚）麻醉诱导平稳、迅速和舒适，麻醉停药后苏醒快，麻醉时肌肉松弛良好，不增加心肌对儿茶酚胺的敏感性，反复使用无明显副作用，偶有恶心、呕吐，是目前较为常用的吸入性麻醉药之一。尤其适用于颅脑手术。

地 氟 烷

地氟烷（desflurane，地氟醚）的化学结构与异氟烷相似，诱导期短，易苏醒，麻醉性能较弱。有一定的刺激性，可引起咳嗽和喉头痉挛等。用于成人和儿童的麻醉维持，也可用于成人的诱导麻醉。

七 氟 烷

七氟烷（sevoflurane，七氟醚）的化学结构与异氟烷相似，麻醉诱导期短而平稳，病人苏醒快，麻醉强度高于地氟烷，麻醉深度易于控制。不刺激呼吸道，对心脏功能影响小。广泛用于成人和儿童的诱导麻醉和维持麻醉，对严重缺血性心脏病而进行高危心脏手术者尤为适用。

三、复合麻醉

为达到良好的全麻效果（意识消失、明显镇痛、必要的肌肉松弛和合理控制应急反应），常常在麻醉前或麻醉过程中同时或先后联合用药，以达到上述要求，这样的麻醉方法叫复合麻醉。

1. 麻醉前给药（premedication） 指病人进入手术室前应用的药物。如麻醉前应用地西泮、苯巴比妥等镇静催眠药，使病人消除紧张、稳定情绪；注射吗啡、哌替啶等中枢性镇痛药，增强镇痛效果；注射阿托品、东莨菪碱等 M 受体阻断药，可减少呼吸道分泌物，防止窒息和吸入性肺炎，也可防止反射性心律失常的发生。

2. 基础麻醉（basal anesthesia） 指进入手术室前给予较大剂量的催眠药，如巴比妥类等，使病人处于深睡状态，在此基础上进行麻醉，可减少麻醉药用量并使麻醉过程平稳。常用于不配合的小儿或极度紧张不能自控者。

3. 诱导麻醉（induction of anesthesia） 先使用诱导期短的全麻药，使病人迅速进入外科麻醉期，避免诱导期的不良反应，然后改用其他麻醉药物维持麻醉。

4. 合用肌肉松弛药 麻醉同时合用琥珀胆碱或筒箭毒碱等肌肉松弛药，以满足手术时对肌肉松弛的要求。

笔记

5. 低温麻醉（hypothermal anesthesia） 在物理降温的基础上配合氯丙嗪，使体温下降到 28～

30℃,降低心、脑等生命器官的耗氧量,可用于一些复杂的心血管及颅脑手术等。

6. 控制性降压(controlled hypotension) 加用短时作用的血管扩张药硝普钠或钙拮抗剂使血压适度适时下降,并抬高手术部位,以减少出血。常用于止血比较困难的颅脑手术。

7. 神经安定镇痛术(neuroleptanalgesia) 氟哌利多与芬太尼按50∶1制成氟芬合剂静脉注射,使病人达到意识模糊、朦胧,痛觉消失,安静,适用于外科小手术。如同时加用肌松药则可达到满意的外科麻醉效果,又称为神经安定麻醉(neuroleptanesthesia)。

本章小结

麻醉药包括局部麻醉药(局麻药)和全身麻醉药(全麻药)。

局麻药主要通过阻滞电压门控性 Na^+通道,阻滞 Na^+内流,使局部的痛觉暂时消失。可用于各种类型的局部麻醉,如表面麻醉、浸润麻醉、传导麻醉、蛛网膜下腔麻醉(腰麻)和硬膜外麻醉等。局麻药吸收后主要引起中枢神经系统和心血管系统的不良反应。常用的局麻药有丁卡因、利多卡因、布比卡因、罗哌卡因等。

全麻药能可逆性地抑制中枢神经系统,引起暂时性感觉、意识和反射消失。根据给药途径的不同,分为吸入性麻醉药和静脉麻醉药。吸入性麻醉药是指经过呼吸道吸入而产生麻醉效应的药物。本类药物有异氟烷、七氟烷、地氟烷等。静脉麻醉药通过静脉注射入血后,作用于中枢神经系统,产生全身麻醉效果。常用药物有丙泊酚、依托咪酯等。

为达到良好的全麻效果,临床手术时常采取复合麻醉,主要有麻醉前给药、基础麻醉、诱导麻醉、合用肌肉松弛药、低温麻醉、控制性降压、神经安定镇痛术等。

病例讨论

病人,女,25岁。因转移性右下腹疼痛5小时入院。查体:T 37.8℃,Bp 110/80mmHg,血常规显示白细胞增多,右下腹麦氏点压痛(++)、反跳痛。诊断为急性阑尾炎。预行阑尾切除术。采用硬膜外麻醉,局麻药选用1.5%利多卡因,注射利多卡因5分钟后,病人出现多语、不安、紧张、呼吸及心率加快、血压增高,随后出现嗜睡、呼吸及心率减缓、血压下降、昏迷。诊断为局麻药中毒。

病例讨论

常用制剂和用法

盐酸丁卡因 注射剂:50mg/5ml。表面麻醉:0.25%～1%溶液,喷雾或涂抹;传导麻醉:0.2%溶液,极量:一次100mg;腰麻:10～15mg与脑脊液混合后注入;硬膜外麻醉:0.15%～0.3%溶液,与盐酸利多卡因合用时最高浓度为0.3%。

盐酸利多卡因 注射剂:200mg/10ml、400mg/20ml。表面麻醉:2%～4%溶液,一次不超过100mg;浸润麻醉:0.25%～0.5%溶液,每小时用量不超过400mg;传导麻醉:1%～2%溶液,每次用量不超过400mg;硬膜外麻醉:1%～2%溶液,每次用量不超过500mg。

盐酸布比卡因 注射剂:12.5mg/5ml、25mg/5ml、37.5mg/5ml。浸润麻醉用0.25%溶液;传导麻醉用0.25%～0.5%溶液;硬膜外麻醉用0.5%～0.75%溶液;腰麻用0.25%溶液。常用量:一次1～3mg/kg。极量:一次200mg;一日400mg。

盐酸左布比卡因 注射剂:50mg/10ml、25mg/5ml、37.5mg/5ml。传导麻醉或浸润麻醉,一次最大剂量150mg;硬膜外麻醉用0.5%～0.75%溶液。

罗哌卡因 注射剂:常用浓度为0.5%～1%。浸润麻醉用0.5%溶液。总量100～200mg。

异氟烷 每瓶100ml、250ml。吸入给药,用量按需而定。

地氟烷 每瓶240ml。吸入给药,用量按需而定。

七氟烷 每瓶250ml。吸入给药,用量按需而定。

丙泊酚　注射剂：100mg/10ml、200mg/20ml、500mg/50ml。诱导麻醉：40mg/10s。维持麻醉：静脉滴注。

依托咪酯　注射剂：20mg/10ml。全麻诱导：0.3mg/kg，静注，30～60 秒内注完。

（孙宏丽）

扫一扫，测一测

思考题

1. 局部麻醉时为什么常在局麻药液中加入少量肾上腺素？哪些部位的手术不可以加入肾上腺素？为什么？

2. 什么手术需要控制性降压，常用什么药物？

第十一章　镇静催眠药和抗惊厥药

11章课件

学习目标

1. 掌握:苯二氮䓬类药物的作用、临床应用、主要不良反应和注意事项。
2. 熟悉:巴比妥类药物的临床应用和主要不良反应。
3. 了解:其他镇静催眠药的作用特点及临床应用。
4. 具备根据适应证合理选择镇静催眠药和抗惊厥药及正确处置不良反应的能力。
5. 能区别不同种类镇静催眠药的作用特点。能与病人及家属进行沟通,开展用药咨询服务,能正确指导病人合理用药。

第一节　镇静催眠药

镇静催眠药(sedative-hypnotics)是一类能选择性抑制中枢神经系统,产生镇静和维持近似生理睡眠的药物。镇静催眠药对中枢神经系统的抑制作用具有明显的剂量依赖性,小剂量能产生缓和激动、消除躁动、恢复安静情绪的镇静作用;较大剂量时能产生诱导入睡、促进和维持近似生理睡眠的催眠作用。镇静催眠药根据化学结构的不同可分为苯二氮䓬类、巴比妥类和其他类。

知识拓展

生理睡眠

根据脑电图特点和睡眠中眼球运动的情况,可将生理睡眠分为非快动眼睡眠(non-rapid eye movement sleep,NREMS)和快动眼睡眠(rapid eye movement sleep,REMS)两个时相,睡眠时两个时相交替出现4~5次。目前认为,NREMS与保证肌肉组织的休整和保证体力活动有关,同时夜惊和夜游症常发生在这个时相;REMS与神经系统发育、维持正常脑功能和精神活动有关,且梦境多发生在这个时相。某些镇静催眠药可缩短REMS,长期应用后突然停药可致该时相反跳性延长,出现多梦和焦虑现象。

理想的催眠药应具备:能够快速诱导睡眠,服药后30分钟内即可入睡;不引起睡眠结构紊乱;对精神运动无影响;无记忆损害;没有宿醉现象;没有依赖性;无呼吸抑制;与其他药物无相互作用。

一、苯二氮䓬类

苯二氮䓬(benzodiazepines,BZ)类药物多属于1,4-苯并二氮䓬的衍生物。根据半衰期长短可分为三类:①长效类:地西泮(diazepam,安定)、氟西泮(flurazepam,氟安定)、夸西泮(quazepam,氟硫安定)、

笔记

氯氮䓬(chlordiazepoxide,利眠宁);②中效类:阿普唑仑(alprazolam,佳静安定)、硝西泮(nitrazepam,硝基安定)、艾司唑仑(estazolam,舒乐安定)、劳拉西泮(lorazepam,氯羟安定)、氯硝西泮(clonazepam,氯硝安定);③短效类:三唑仑(triazolam,甲基三唑氯安定)、奥沙西泮(oxazepam,去甲羟基安定)等。

地西泮为苯二氮䓬类的代表药,广泛用于临床。其不同的衍生物之间抗焦虑、镇静催眠、抗惊厥作用各有侧重(表 11-1)。

表 11-1 常用苯二氮䓬类药物的作用比较

药物	达峰时间(h)	$t_{1/2}$(h)	作用特点
长效类			
地西泮	1~2	20~80	抗焦虑、镇静催眠、抗惊厥、抗癫痫
氟西泮	1~2	40~100	催眠作用强而持久
夸西泮	2	30~100	同地西泮
氯氮䓬	2~4	15~40	同地西泮,但较弱
中效类			
阿普唑仑	1~2	12~15	同地西泮,抗焦虑作用比地西泮强 10 倍
硝西泮	2	21~25	催眠、抗癫痫作用强
艾司唑仑	2	10~24	同硝西泮,镇静催眠作用比硝西泮强 2~4 倍
劳拉西泮	2	10~20	作用为地西泮的 5~10 倍,抗焦虑作用较强
氯硝西泮	1	24~48	抗惊厥、抗癫痫作用较强
短效类			
三唑仑	1	2~3	催眠作用强而短
奥沙西泮	2~4	10~20	同地西泮,但较弱,抗焦虑及抗惊厥作用较强

1101 图片:$GABA_A$受体-氯离子-苯二氮䓬受体复合物模式图

1102 图片:$GABA_A$受体氯离子通道复合体模式图

苯二氮䓬类药物脂溶性高,口服吸收迅速而完全,肌内注射吸收慢而不规则,一般采用口服或静脉给药。本类药物达峰浓度时间和半衰期有所不同(表 11-1)。地西泮吸收入血后 95% 以上与血浆蛋白结合,可迅速分布到脑组织,然后再分布于肌肉、脂肪等组织中,亦可通过胎盘屏障和进入乳汁。主要在肝代谢为多种活性代谢产物(如去甲西泮、奥沙西泮等),最终与葡萄糖醛酸结合经肾排出,也可自乳汁排出。连续使用应注意药物及代谢产物在体内的蓄积。

【作用机制】 此类药物对中枢神经系统具有较高的选择性,其作用机制主要是通过与中枢神经系统特定部位的 BZ 受体结合,从而增强 γ-氨基丁酸(GABA)的中枢抑制作用。

$GABA_A$受体是脑中主要的 GABA 受体亚型,是一个大分子复合体,它是一种配体门控性 Cl^-通道。在 Cl^-通道周围含有 5 个结合位点,即 GABA、BZ、巴比妥类、印防己毒素和神经甾体。BZ 类药物与此大分子复合物上的 BZ 结合位点结合,可以诱导受体发生构象改变,促进 GABA 与 $GABA_A$受体的结合,使 Cl^-通道开放的频率增加,使更多的 Cl^-内流入神经细胞而产生超极化,从而增强 GABA 的抑制效应。

【作用和临床应用】

1. 抗焦虑 苯二氮䓬类在小于镇静剂量时即可显著改善病人的紧张、忧虑、恐惧、烦躁不安及失眠等焦虑症状,从而缓解由焦虑所引起的心悸、出汗、震颤等生理功能的改变。这与其选择性作用于边缘系统有关,是临床上治疗各种原因引起的焦虑症的首选药。对持续性焦虑症宜选用长效类药物,对间断性焦虑症则宜选用中、短效类药物。

2. 镇静催眠　随着剂量增大，出现镇静及催眠作用。能明显缩短入睡诱导时间、减少夜间觉醒次数、延长睡眠持续时间。其特点是：①治疗指数高，对呼吸影响小，大剂量也不会引起麻醉，安全范围大；②对 REMS 影响小，连续应用停药后反跳现象轻，但能缩短 NREMS，减少夜惊或夜游症的发生；③对肝药酶无诱导作用，联合用药相互干扰小；④依赖性、戒断症状较轻。目前镇静催眠已基本取代了巴比妥类药物，主要用于各种情绪紧张引起的失眠，但对躯体病理刺激引起的失眠作用较差。

3. 抗惊厥及抗癫痫　苯二氮䓬类药物抗惊厥作用较强，在较小剂量即可明显对抗戊四氮等药物引起的惊厥，其中地西泮和三唑仑的作用最强。临床上可用于辅助治疗破伤风、子痫、小儿高热及药物中毒等引起的惊厥。

地西泮可抑制癫痫病灶异常放电的扩散，具有抗癫痫作用。静脉注射地西泮是治疗癫痫持续状态的首选药，对其他类型的癫痫发作则以硝西泮和氯硝西泮的疗效较好（见第十二章抗癫痫药）。

1103

图片：猫去大脑僵直示意图

4. 中枢性肌肉松弛　地西泮有较强的中枢性肌肉松弛作用，但不影响正常活动。单用本类药物达不到外科手术所要求的肌松状态，即使增大剂量，也不会达到麻醉。临床上主要用于治疗脑血管意外、脊髓损伤等中枢神经病变所引起的肌肉僵直，也可缓解腰肌劳损等局部病变引起的肌肉痉挛。

5. 其他　较大剂量可引起暂时性记忆缺失。临床用于麻醉前给药、心脏电击复律或内镜检查前给药，可缓解病人对手术的恐惧情绪、减少麻醉药用量，并使病人对手术中的不良刺激在术后不复记忆。

【不良反应和注意事项】 苯二氮䓬类药物毒性小，安全范围大，一般不良反应与药物对中枢神经系统的抑制有关。

1. 中枢神经系统反应　表现为头晕、嗜睡、乏力及记忆力下降等，长效类尤易发生，大剂量可导致共济失调。服药期间应避免从事驾驶车辆、高空作业和操作机器等工作。

2. 耐受性和依赖性　长期服用可产生耐受性和依赖性，尤其是与乙醇合用时容易发生，突然停药可出现反跳和戒断症状（失眠、焦虑、激动、震颤等），故不宜长期应用。与巴比妥类相比，本类药物的戒断症状发生较迟、较轻。

3. 呼吸及循环抑制　静脉注射速度过快时对呼吸和心血管有抑制作用，同时应用其他中枢抑制药和乙醇等可显著增强毒性。过量急性中毒可致昏迷及呼吸、循环抑制。一旦出现急性中毒，除加速药物排出、阻止吸收及对症治疗外，还可应用选择性苯二氮䓬受体阻断药氟马西尼（flumazenil，安易醒）解救。

4. 其他　偶见过敏反应，表现为皮疹、白细胞减少等；长期用药有致畸性，妊娠早期禁用；可通过胎盘屏障和随乳汁分泌，临产前应用大量地西泮，可使新生儿肌张力降低、体温下降及呼吸轻度抑制，产前和哺乳期慎用。

案例导学

病人，女，53 岁。近 1 个月来由于入睡困难，伴夜间觉醒次数明显增多和早醒而就诊，体检未发现其他异常，临床诊断为失眠症。给予苯二氮䓬类药物地西泮，病人服药后入睡加快，且夜间觉醒次数减少。但晨起后病人仍有头晕、嗜睡、乏力及淡漠等表现。后将地西泮更换为艾司唑仑，晨起后病人的头晕、嗜睡、乏力等表现明显减轻。

问题：

1. 失眠的治疗为何首选苯二氮䓬类药物？
2. 晨起后病人仍有头晕、嗜睡、乏力及淡漠等表现，这是什么原因引起的？
3. 如果服用大量苯二氮䓬类药物中毒后应如何解救？

二、巴比妥类

巴比妥类（barbiturates）是巴比妥酸的衍生物，为传统的镇静催眠药。根据作用时间的长短，可分为长效、中效、短效和超短效（表 11-2）。现临床应用药物主要有苯巴比妥（phenobarbital，鲁米那）。

表 11-2　巴比妥类药物的作用比较

药物	起效时间(h)	作用时间(h)	$t_{1/2}$(h)	主要用途
长效类				
苯巴比妥	0.5～1	6～8	80～120	镇静催眠、抗惊厥、抗癫痫
中效类				
异戊巴比妥	0.25～0.5	3～6	10～40	镇静催眠、抗惊厥
短效类				
司可巴比妥	0.25	2～3	15～40	催眠、抗惊厥
超短效类				
硫喷妥钠	静注立即	0.25	8～10	静脉麻醉

巴比妥类口服或注射均易吸收，并迅速分布于全身。苯巴比妥脂溶性低，静脉注射需30分钟才显效，代谢物及原形经肾排出，因排出缓慢，故维持时间较长。尿液pH影响巴比妥类的排出，中毒时可用碳酸氢钠碱化尿液，以促进其排出。

苯巴比妥有强大的抗惊厥作用，临床可用于小儿高热、破伤风、子痫、脑炎及中枢兴奋药中毒引起的惊厥；苯巴比妥亦有抗癫痫作用（见第十二章抗癫痫药）；小剂量巴比妥类药物还有镇静作用，可用于麻醉前给药。

服用巴比妥类药物后，次晨可出现头晕、困倦、精神不振及精细运动不协调等症状；长期反复应用可产生耐受性和依赖性；大剂量误服或静脉注射过量、过速，可引起急性中毒，表现为深度昏迷、呼吸抑制、血压下降、体温降低和反射消失，呼吸衰竭是致死的主要原因。抢救措施为维持呼吸和循环功能；同时采用催吐、洗胃和导泻等方法排出药物；碱化血液和尿液，促使巴比妥类药物由神经组织向血液转移，并减少药物在肾小管的重吸收，加速药物从肾排出；少数人可出现皮疹、血管神经性水肿，偶见过敏性皮炎和剥脱性皮炎等严重反应。

三、其他镇静催眠药

水合氯醛

水合氯醛（chloral hydrate）口服易吸收，治疗量催眠作用强而可靠，15分钟起效，作用维持6～8小时。不缩短REMS时相，无宿醉后遗效应，大剂量有抗惊厥作用。可用于治疗顽固性失眠，以及子痫、破伤风、小儿高热等引起的惊厥。水合氯醛对胃刺激性强，可引起恶心、呕吐、胃炎等，须稀释后口服或灌肠。久服可产生耐受性、依赖性。胃炎、溃疡病和严重心、肝、肾疾病病人禁用。

丁螺环酮

丁螺环酮（buspirone）是一种新的非苯二氮䓬类药，为选择性5-HT_{1A}受体的部分激动药，通过激动突触前膜的5-HT_{1A}受体，反馈性抑制5-HT的释放，发挥抗焦虑作用。抗焦虑作用与地西泮相似，但无显著镇静催眠、肌肉松弛和抗惊厥作用。主要用于焦虑性激动、内心不安和紧张等急慢性焦虑状态。不良反应较轻，药物依赖性和成瘾性小，且与苯二氮䓬类之间无交叉耐受性。

唑吡坦

唑吡坦（zolpidem）是新型非苯二氮䓬类镇静催眠药，能选择性激动$GABA_A$受体上的BZ_1受体，促进GABA介导产生的中枢抑制作用。有类似苯二氮䓬类的镇静催眠作用，但抗焦虑、肌肉松弛和抗惊厥作用很弱。唑吡坦可缩短入睡时间、减少觉醒次数、改善睡眠质量，不影响REMS，后遗效应、耐受性、依赖性和成瘾性均较轻。临床主要用于偶发性失眠和暂时性失眠的病人。中毒时可用氟马西尼解救。儿童、孕妇禁用。

佐匹克隆

佐匹克隆（zopiclone，唑比酮）是第三代镇静催眠药物，化学结构为非苯二氮䓬类，但具有类似的抗焦虑、镇静、催眠、抗惊厥和肌肉松弛作用。与其他镇静催眠药相比,具有起效快,维持时间长,对 REMS 影响小等特点。能减少梦境,提高睡眠质量,后遗效应轻。主要用于各种原因引起的失眠症。不良反应可见困倦、口苦、口干、肌无力、头痛等;长期服药后突然停药可出现戒断症状。

扎 来 普 隆

扎来普隆(zaleplon)是新型非苯二氮䓬类药,具有抗焦虑、镇静催眠、抗惊厥和肌肉松弛作用。能缩短入睡时间,具有半衰期短、后遗效应轻等特点。临床上主要用于入睡困难的失眠症的短期治疗。常见不良反应有头痛、嗜睡、眩晕。耐药性、依赖性和成瘾性等副作用小。

知识拓展

"按需用药"的治疗原则

世界卫生组织和国内外许多专家非常重视失眠的诊断和治疗,提出了"按需治疗"和"小剂量间断"使用催眠药物的治疗原则。对于需要长期药物治疗的慢性失眠病人从安全性角度考虑,提倡间断性用药,但相关研究甚少且推荐剂量各异,目前尚无成熟的间断治疗模式,可推荐进行"按需用药"。"按需用药"的原则是根据病人白天的工作情况和夜间的睡眠需求,考虑使用短半衰期镇静催眠类药物,强调镇静催眠药物可在症状出现的晚上使用,待症状稳定后不推荐每天晚上用(推荐间断性或非连续性使用)。有临床证据的能"按需使用"镇静催眠药物的具体策略是:①预期入睡困难时,于上床前 15 分钟服用;②根据夜间睡眠的需求,于上床 30 分钟后仍不能入睡时,或比通常起床时间早 5 小时醒来,无法再次入睡时服用;③根据白天活动的需求,即当第 2 天白天有重要工作或事情时服用。

处方分析

病人,女,42 岁,因工作压力大,近 1 年来经常心烦意乱,坐卧不宁,头晕,胸闷,心慌,手抖。诊断为焦虑症。医生处方如下,请分析合理否?

Rp:地西泮 2. 5mg×50

用法:一日 10mg,睡前口服

第二节 抗 惊 厥 药

惊厥是由疾病或药物等多种原因引起的中枢神经系统过度兴奋,导致全身骨骼肌不自主地强直性收缩。多见于高热、子痫、破伤风、癫痫强直-阵挛性发作和中枢兴奋药中毒等。常用抗惊厥药有苯二氮䓬类、巴比妥类和水合氯醛等药物。此外,硫酸镁(magnesium sulfate)注射给药具有抗惊厥作用(见第二十六章作用于消化系统的药物)。

本章小结

镇静催眠药分为苯二氮䓬类、巴比妥类和其他类。

苯二氮䓬类药物的作用和临床应用为:①抗焦虑,是治疗焦虑症的首选药;②镇静催眠,主要用于各种情绪紧张引起的失眠;③抗惊厥及抗癫痫,可用于辅助治疗破伤风、子痫、小儿高热及药物中毒等引起的惊厥。静脉注射地西泮是治疗癫痫持续状态的首选药;④中枢性肌肉松弛,用于治疗脑血管意外、脊髓损伤等所引起的肌肉僵直,也可缓解腰肌劳损等引起的肌肉痉挛;⑤其他,用于麻醉前给药、心脏电击复律或内镜检查前给药。

笔记

苯巴比妥有强大的抗惊厥作用，临床可用于小儿高热、破伤风、子痫、脑炎及中枢兴奋药中毒引起的惊厥；苯巴比妥亦有抗癫痫作用；小剂量巴比妥类药物还有镇静作用，可用于麻醉前给药。

常用抗惊厥药有苯二氮䓬类、巴比妥类、水合氯醛和硫酸镁（注射给药）。

病例讨论

病例讨论

病人，女，36 岁。因工作压力大，近 1 年来经常出现晚上难以入睡的症状，每天只能睡 2 ~ 3 小时，白天感觉头痛、头晕、浑身无力、精神不振。诊断为失眠症。医生给予艾司唑仑口服治疗，疗效较好，睡眠明显改善，2 周后自行停药，停药后变得焦虑、烦躁，入睡困难更加严重。

常用制剂和用法

地西泮　片剂：2.5mg、5mg。抗焦虑、镇静：一次 2.5 ~ 5mg，一日 3 次。催眠：一次 5 ~ 10mg，睡前服。注射剂：10mg/2ml。癫痫持续状态：一次 5 ~ 20mg，缓慢静注，再发作时可反复应用。

氟西泮　胶囊剂：15mg、30mg。催眠：一次 15 ~ 30mg，睡前服。

夸西泮　片剂：7.5mg、15mg。催眠：一次 15mg，睡前服。老年或体弱者减半。

氯氮䓬　片剂：5mg、10mg。抗焦虑、镇静：一次 5 ~ 10mg，一日 3 次。催眠：一次 10 ~ 20mg，睡前服。

阿普唑仑　片剂：0.4mg。抗焦虑：开始一次 0.4mg，一日 3 次，用量按需递增。最大量一日 4mg。镇静、催眠：一次 0.4 ~ 0.8mg，睡前服。老年和体弱病人开始用小量，一次 0.2mg，一日 3 次，逐渐递增至最大耐受量。抗恐惧：一次 0.4mg，一日 3 次，需要时逐渐增加剂量，最大量一日 10mg。

硝西泮　片剂：5mg、10mg。催眠：一次 5 ~ 10mg，睡前服。抗癫痫：一次 5 ~ 10mg，一日 3 次。

奥沙西泮　片剂：10mg、15mg；胶囊剂：10mg、15mg、30mg。一次 15 ~ 30mg，一日 2 ~ 3 次。

劳拉西泮　片剂：0.5mg、1mg、2mg。抗焦虑：一次 1 ~ 2mg，一日 2 ~ 3 次。注射剂：2mg/2ml、4mg/4ml。癫痫持续状态：1 ~ 4mg 肌内或静脉注射。

艾司唑仑　片剂：1mg、2mg。催眠：一次 1 ~ 2mg，睡前服。抗癫痫：一次 2 ~ 4mg，一日 6 ~ 12mg。麻醉前给药：一次 2 ~ 4mg，手术前 1 小时服。注射剂：2mg/1ml。一次 2mg，肌注。

三唑仑　片剂：0.25mg。催眠：一次 0.25 ~ 0.5mg，睡前服。

苯巴比妥　片剂：15mg、30mg、100mg。成人镇静：一次 15 ~ 30mg，一日 2 ~ 3 次。抗惊厥：一次 90 ~ 180mg，睡前服，或一次 30 ~ 60mg，一日 3 次；极量：一次 250mg，一日 500mg。小儿用药应个体化。镇静：一次 2mg/kg 或 60mg/m^2，一日 2 ~ 3 次。抗惊厥：一次 3 ~ 5mg/kg。注射剂：100mg/1ml、200mg/2ml。成人抗惊厥与癫痫持续状态：一次 100 ~ 200mg，必要时可 4 ~ 6 小时重复 1 次，肌注。麻醉前给药：术前 0.5 ~ 1 小时 100 ~ 200mg，肌注。儿童抗惊厥：一次 3 ~ 5mg/kg，肌注。

水合氯醛　溶液剂：10%。催眠：一次 5 ~ 10ml，睡前服。抗惊厥：一次 10 ~ 20ml，稀释 1 ~ 2 倍后灌肠。极量：一次 2000mg，一日 4000mg。

丁螺环酮　片剂：5mg。抗焦虑：一次 5 ~ 10mg，一日 3 次。

唑吡坦　片剂：10mg。催眠：一次 5 ~ 10mg，睡前服。老年人，开始一次 5mg。

佐匹克隆　片剂：3.75mg、7.5mg。催眠：一次 7.5mg，睡前服。老年人，开始一次 3.75mg。

扎来普隆　片剂：5mg、10mg；胶囊剂：5mg、10mg。催眠：应个体化给药，一次 10mg，睡前服。体重较轻者，一次 5mg，睡前服。极量：一次 20mg。

（孙宏丽）

扫一扫，测一测

笔记

思考题

1. 苯二氮䓬类药物的作用和临床应用有哪些？
2. 治疗失眠，苯二氮䓬类药物为什么已逐渐取代了巴比妥类药物？

第十二章 抗癫痫药

学习目标

1. 掌握:苯妥英钠的作用、临床应用、不良反应和药物相互作用。
2. 熟悉:其他抗癫痫药物的作用特点、临床应用及主要不良反应。
3. 了解:癫痫发作的类型。
4. 具备根据适应证合理选择抗癫痫药和正确处置不良反应的能力;能区别不同抗癫痫药的作用特点。
5. 能与病人及家属进行沟通,开展用药咨询服务,并能正确指导病人合理用药。

癫痫(epilepsy)是由脑组织局部病灶神经元异常高频放电,并向周围扩散,导致大脑功能短暂失调的综合征。主要特征为慢性、突发性、反复性和短暂性的运动、感觉、意识或精神障碍,发作时多伴有异常的脑电图(electroencephalogram,EEG)。按病因可分为原发性和继发性癫痫两种。前者与遗传等因素有一定关系,后者因脑部外伤、肿瘤、感染、发育异常、脑血管疾病或某种代谢异常引起。根据临床症状和脑电图的不同,又可将癫痫分为部分(局限)性发作和全身性发作(表 12-1)。

表 12-1 癫痫发作的类型及治疗药物

主要发作类型	临床发作特征	临床常用药物
部分(局限)性发作		
1. 单纯部分性发作(单纯局限性发作)	一侧肢体或某肌群痉挛、抽搐或特定部位感觉异常,无意识障碍。持续 20~60 秒	苯妥英钠、卡马西平、苯巴比妥等
2. 复杂部分性发作(精神运动性发作)	以精神症状为主,出现无意识的运动,如摇头、唇抽动等。持续 0.5~2 分钟	卡马西平、苯妥英钠、丙戊酸钠、扑米酮等
全身性发作		
1. 强直-阵挛性发作(大发作)	突然意识丧失,倒地,全身强直-阵挛性抽搐、面色青紫、口吐白沫,持续数分钟	苯妥英钠、卡马西平、苯巴比妥、丙戊酸钠等
2. 失神性发作(小发作)	多见于儿童,表现为短暂而突发的意识丧失、知觉丧失、动作和语言中断,不倒地,无抽搐,一般持续 5~30 秒后迅速恢复	氯硝西泮、丙戊酸钠、拉莫三嗪等

笔记

续表

主要发作类型	临床发作特征	临床常用药物
3. 肌阵挛性发作	依年龄可分为婴儿、儿童和青春期肌阵挛，表现为部分肌群短暂休克样抽动（约1秒）	糖皮质激素、丙戊酸钠、氯硝西泮等
4. 癫痫持续状态	通常指大发作持续状态，大发作连续出现，病人反复抽搐，持续昏迷	地西泮、劳拉西泮、苯妥英钠、苯巴比妥等

目前防治癫痫发作的主要方法是长期服用抗癫痫药物。药物作用方式有两种：①直接抑制病灶神经元的高频放电；②作用于病灶周围正常脑组织，防止病灶异常放电的扩散。其机制可能与增强脑内 GABA 功能、促进 Cl^- 内流、降低神经细胞膜兴奋性有关；或与阻滞 Na^+、K^+、Ca^{2+} 等离子通道有关。

1201 图片：癫痫发病机制

知识拓展

新药研发常用的癫痫动物模型

癫痫的发病机制目前仍然不是很清楚，癫痫的治疗仍以药物为主，虽然大量的抗癫痫药物被开发，但癫痫的治疗并没有取得实质性进展。癫痫发病机制的探讨和抗癫痫药物的研制，需要借助实验动物模型来进行。常用的癫痫动物模型主要有：

1. 急性癫痫模型　包括最大电休克模型（MES）和戊四氮癫痫模型（PTZ）。MES 常用于模拟人类的癫痫大发作；PTZ 能够模拟人类的肌阵挛性发作。

2. 慢性癫痫模型　包括点燃模型、持续性癫痫模型和自发性癫痫模型。点燃模型模拟的是人类复杂部分性发作及其继发的全身性发作。在点燃模型基础上进行改进，如持续给予动物丘脑、海马高强度电刺激，或者腹腔内反复注射致痫剂量的毛果芸香碱和红藻氨酸可引起癫痫持续状态的发生。

3. 遗传性癫痫模型　Tremor 大鼠（TRM）是由 Wistar 大鼠敲除 tm 基因获得的遗传性癫痫大鼠，出生 8 周后出现癫痫小发作，是研究癫痫小发作的模型。

苯妥英钠

苯妥英钠（phenytoin sodium，大仑丁），口服吸收缓慢且不规则，连续服药 6~10 日，才能达到有效血药浓度。因其钠盐呈强碱性（pH 10.4），刺激性大，故不宜肌内注射，可缓慢静脉注射。血浆蛋白结合率为 85%~90%，易通过血脑屏障，静脉注射几分钟内血浆和脑中药物浓度达到平衡。主要经肝药酶代谢失活，由肾排出，消除速率与血药浓度密切相关，血药浓度低于 10μg/ml，按一级动力学消除，$t_{1/2}$ 约 20 小时，高于此浓度，则按零级动力学消除，$t_{1/2}$ 可延长至 60 小时。由于羟化代谢能力受遗传影响，故其血药浓度个体差异较大，且不同厂家制剂的生物利用度亦有差别，临床用药应注意剂量的个体化。

1202 动画：苯妥英钠结构-3D

【作用和临床应用】 苯妥英钠对癫痫病灶的异常放电没有抑制作用，但可阻止异常放电向周围正常脑组织的扩散。其作用机制为：①抑制突触传递的强直后增强（posttetanic potentiation，PTP）；②具有膜稳定作用，可阻断电压依赖性 Na^+ 通道、Ca^{2+} 通道，抑制 Na^+ 和 Ca^{2+} 内流，降低细胞膜的兴奋性，但对哺乳动物丘脑神经元的 T 型 Ca^{2+} 通道无阻断作用，可能是其对失神性发作无效的原因；抑制钙调素激酶的活性。苯妥英钠的膜稳定作用也是其治疗三叉神经痛等中枢疼痛综合征和抗心律失常的药理作用基础。

1. 抗癫痫　对癫痫大发作、单纯部分性发作疗效最佳，具有疗效高、无催眠作用等优点；其次是癫痫持续状态和精神运动性发作；对小发作和肌阵挛性发作无效，有时甚至使小发作加重。临床上是治疗癫痫大发作和部分性发作的首选药。

2. 抗神经痛　苯妥英钠对三叉神经痛疗效好，对舌咽神经痛也有一定疗效。

3. 抗心律失常　对室性心律失常，特别是强心苷中毒所致室性心律失常的疗效较好。

笔记

【不良反应和注意事项】

1. 局部刺激　本药为强碱性，局部刺激性较大，口服可致恶心、呕吐、食欲缺乏、上腹疼痛等，宜饭后服用。静脉注射可致静脉炎。

2. 神经系统反应　用药过量或增量过快所致，当血药浓度达20μg/ml左右时即可出现毒性反应，表现为小脑及内耳迷路系统的反应，如眼球震颤、眩晕、共济失调、复视等，眼球震颤出现最早；当血药浓度大于40μg/ml则出现精神错乱；大于50μg/ml可致昏睡、昏迷等。幼儿病人因复视及共济失调等反应难以察觉，应避免使用本药。

3. 牙龈增生　长期服用可引起牙龈增生，由胶原组织增生所致，多见于儿童和青少年。注意口腔卫生、经常按摩牙龈可防止或减轻，一般停药3～6个月后可恢复。

4. 血液系统反应　长期应用可导致叶酸缺乏，产生巨幼红细胞性贫血。可用甲酰四氢叶酸治疗。

5. 骨骼系统反应　由于本药诱导肝药酶，使维生素D代谢加速，长期应用可致低钙血症、软骨病及佝偻病等，必要时应用维生素D预防。

6. 过敏反应　表现为皮疹、粒细胞缺乏、血小板减少、再生障碍性贫血、肝损害等。

7. 其他　静脉注射过快可引起血压降低、心律失常及心脏抑制。妊娠初期服药偶致畸胎，孕妇禁用。偶见男性乳房增大、女性多毛症等。长期服用突然停药可使癫痫发作加剧，甚至诱发癫痫持续状态，因此在更换其他药物时，须交叉用药一段时间，再缓慢停药。

1203 图片：苯妥英钠思维导图

【药物相互作用】磺胺类、苯二氮䓬类、水杨酸类和口服抗凝血药等与苯妥英钠竞争血浆蛋白结合部位，使游离型苯妥英钠血药浓度增加。肝药酶抑制剂氯霉素、异烟肼、双香豆素等可提高苯妥英钠的血药浓度；而肝药酶诱导剂苯巴比妥、卡马西平等则可降低其血药浓度。苯妥英钠本身也为肝药酶诱导剂，能加速多种药物的代谢而降低药效，如皮质类固醇和避孕药等。

案例导学

病人，女，20岁。患癫痫病3年，每次发作均表现为突然一声尖叫，意识丧失，跌倒在地，四肢抽搐，牙关紧闭，口吐白沫。每次发作持续2～3分钟，之后进入昏睡状态。诊断：癫痫大发作（强直-阵挛性发作）。治疗方案为：苯妥英钠100mg，每天一次，口服，逐渐加量，达到每日200mg，癫痫发作得以控制。用药2个月后病人出现了牙龈增生现象。

问题：

1. 该治疗方案合理否？
2. 如何预防牙龈增生？长期应用苯妥英钠还应注意多补充什么？
3. 还有哪些药物可用于癫痫大发作的治疗？

卡马西平

1204 动画：卡马西平结构-3D

卡马西平（carbamazepine，酰胺咪嗪），口服吸收缓慢且不规则，2～4小时血药浓度达高峰。经肝代谢生成的环氧化物仍有抗癫痫活性，其强度近似卡马西平，进一步代谢后由肾排出。单次给药血浆$t_{1/2}$为30～36小时。本药有肝药酶诱导作用，加速自身代谢，故连续用药后血浆$t_{1/2}$可缩短为10～20小时。

【作用和临床应用】

1. 抗癫痫　本药是一种安全、有效的抗癫痫药。对精神运动性发作疗效较好，至少2/3病例的发作可得到控制和改善；对大发作和单纯部分性发作有效，为首选药之一；对癫痫并发的精神症状亦有效。

其抗癫痫机制与苯妥英钠相似，治疗浓度尚能降低神经细胞膜对Na^+和Ca^{2+}的通透性，从而降低细胞的兴奋性，延长不应期，抑制癫痫病灶异常放电及扩散；亦可能与增强GABA的突触传递功能有关。

笔记

2. 抗神经痛　用于治疗三叉神经痛和舌咽神经痛，疗效较苯妥英钠好。

3. 抗躁狂-抑郁症 对锂盐或抗精神病药或抗抑郁药无效的或不能耐受的躁狂抑郁症，可单用或与锂盐和其他抗抑郁药合用。

图片：卡马西平思维导图

【不良反应】 常见不良反应有眩晕、视物模糊、恶心、呕吐和共济失调等，也可有皮疹和心血管反应。一般多不严重，1 周左右逐渐消退。大剂量可致甲状腺功能低下、房室传导阻滞。少见而严重的不良反应有骨髓抑制，肝、肾损害等。

奥卡西平

奥卡西平（oxcarbazepine）是一种新型的抗癫痫药，是卡马西平的 10-酮基衍生物，作用与卡马西平相似。在临床上主要用于对卡马西平过敏者，可作为卡马西平的替代药物，主要用于精神运动性发作和大发作的治疗，单药治疗效果较好，对于难治性癫痫，需要联合应用其他抗癫痫药物进行治疗；还可用于不耐受卡马西平或用其治疗无效的三叉神经痛。常见不良反应有头晕、头痛、复视，过量后可出现共济失调等。

苯巴比妥

苯巴比妥（phenobarbital，鲁米那）是巴比妥类药，具有起效快、疗效好、毒性低和价廉等优点。本药既能抑制癫痫病灶的异常放电，又能抑制异常放电的扩散。对大发作及癫痫持续状态疗效较好；对精神运动性发作和单纯部分性发作也有一定疗效；对小发作疗效差。因其中枢抑制作用明显，均不作为首选药。临床常用于抗惊厥治疗。

扑米酮

扑米酮（primidone，扑痫酮）化学结构和作用与苯巴比妥相似，与苯巴比妥相比无特殊优点，且价格较贵，主要用于其他药物无效的病人。对大发作和单纯部分性发作疗效好，也可作为精神运动性发作的辅助药。常见不良反应有嗜睡、眩晕、复视、共济失调、眼球震颤等小脑综合征；偶见白细胞、血小板减少和巨幼红细胞性贫血等。

苯二氮䓬类

苯二氮䓬类具有抗癫痫作用，临床上常用的药物有地西泮（diazepam）、硝西泮（nitrazepam）和氯硝西泮（clonazepam）。

地西泮静脉注射是治疗癫痫持续状态的首选药，作用迅速、疗效好且安全。与劳拉西泮合用，可使作用持续时间更长。但剂量过大，静脉注射速度过快也可引起呼吸抑制。硝西泮主要用于小发作，对肌阵挛性发作和婴儿痉挛也有效。氯硝西泮抗癫痫谱较广，对小发作疗效好，对肌阵挛性发作、婴儿痉挛也有较好的疗效，静脉注射还可用于癫痫持续状态，与其他药合用对部分性发作和大发作也有一定疗效。

丙戊酸钠

丙戊酸钠（sodium valproate）是广谱抗癫痫药，可抑制癫痫病灶异常放电的扩散，对各种癫痫均有一定疗效。对大发作疗效不如苯妥英钠和苯巴比妥，但对后两药无效者，用本药仍有效；对不典型小发作的疗效不及氯硝西泮；对精神运动性发作的疗效近似卡马西平。临床上作为大发作合并小发作治疗的首选药，对其他药物无效的难治性癫痫也有效。不良反应主要有胃肠道反应，如恶心、呕吐及食欲缺乏等；少见中枢神经系统反应，如嗜睡、乏力、震颤、共济失调等，多与剂量过大有关；约 30% 的病人在服药几个月内出现无症状肝功能异常，偶见重症肝炎、急性胰腺炎，应定期检查肝功；少数病人有皮疹、脱发、血小板减少等；对胎儿有致畸作用。

氟桂利嗪

氟桂利嗪（flunarizine，西比灵）为选择性钙拮抗药，近年来发现它具有较强的抗惊厥作用，对多种动物癫痫模型均有不同程度的治疗作用。适用于各型癫痫，尤其对部分性发作、大发作疗效好。不良反应有嗜睡、乏力，长期用药有锥体外系症状等。

拉莫三嗪

拉莫三嗪(lamotrigine)的作用与阻断电压依赖性 Na^+通道,从而稳定神经细胞膜和抑制兴奋性氨基酸释放有关。单独使用可治疗全身性发作,可作为成人部分性发作的辅助用药,临床上多与其他抗癫痫药合用治疗一些难治性癫痫。不良反应有头晕、困倦、头痛、共济失调、皮疹等。

托吡酯

托吡酯(topiramate)为广谱抗癫痫药,对各类癫痫发作均有效。其中对大发作及部分性发作疗效好,可作为辅助药物治疗难治性癫痫。常见的不良反应有共济失调、注意力受损、意识模糊、头晕、疲劳、感觉异常、嗜睡和思维异常等。

加巴喷丁

加巴喷丁(gabapentin)用于部分性发作的治疗,特别是其他药物无效的难治性癫痫。常见的不良反应有嗜睡、疲劳、眩晕、头痛、恶心、呕吐、失眠、共济失调及眼球震颤等。

左乙拉西坦

左乙拉西坦(levetiracetam)在临床上主要用于癫痫病人部分性发作的辅助治疗。常见的不良反应有嗜睡、神经质、情绪不稳、易激动、食欲减退、乏力和头痛等。

知识拓展

迷走神经刺激系统治疗癫痫

迷走神经刺激(vagus nerve stimulation,VNS)系统是一种可植入式微型脉冲发生器系统,用于治疗药物难治性癫痫发作。其组成包括脉冲发生器、电极、体外控制磁铁和医生程控仪。通过手术将电极线圈缠绕在左颈部的迷走神经上,利用医生程控仪调整刺激设备参数,使脉冲发生器发送电脉冲,经电极到达迷走神经,控制癫痫发作。利用体外控制磁铁可以产生额外刺激,中断即将发生的癫痫发作,或减轻发作程度。其作用原理尚无定论,推断传入的电刺激信号通过蓝斑、孤束核及其他相关结构,如杏仁核、海马、丘脑、岛叶皮质等,或通过增加抑制性神经递质和减少兴奋性神经递质释放,使癫痫发作的阈值升高,以减少或抑制引起癫痫的脑组织不规则高频放电,从而发挥抗癫痫作用。临床应用证明,约50%癫痫病人发作次数可以减少一半以上,约10%病人可以治愈。癫痫控制的效果可长期维持,并可能随着时间的延长而增加。该系统无明显毒副作用,病人依从性良好。

处方分析

病人,男,16岁。诊断为癫痫小发作(失神性发作),初次用药,医生处方如下,请分析合理否?

Rp:氯硝西泮片　0.5mg×20

　用法:一日2mg,分2次口服,并以此量维持治疗

　丙戊酸钠片0.2g×20

　用法:一日0.8g,分2次口服,并以此量维持治疗

本章小结

根据临床症状和脑电图的不同,可将癫痫分为部分(局限)性发作和全身性发作。抗癫痫药物的作用机制是抑制病灶神经元的高频放电,或作用于病灶周围正常脑组织,防止病灶异常放电的扩散。

笔记

苯妥英钠是治疗大发作和部分性发作的首选药，对小发作和肌阵挛性发作无效。亦可用于治疗三叉神经痛、舌咽神经痛及室性心律失常等；卡马西平对精神运动性发作疗效较好；还用于治疗三叉神经痛、舌咽神经痛和躁狂-抑郁症；奥卡西平主要用于精神运动性发作和大发作；苯巴比妥对大发作及癫痫持续状态疗效较好；扑米酮主要用于其他药物无效的病人；地西泮静脉注射是治疗癫痫持续状态的首选药；氯硝西泮和硝西泮主要用于小发作，对肌阵挛性发作和婴儿痉挛也有效；丙戊酸钠是广谱抗癫痫药，对各种癫痫均有一定疗效，是大发作合并小发作治疗的首选药。

病例讨论

病人，女，10 岁。2 年前被诊断为癫痫，一直连续服用抗癫痫药物，症状得到控制。数日前，因出游忘记带抗癫痫药，停药后第 6 天一早，病人突然出现意识丧失、跌倒在地、紧咬牙关、双眼上翻、四肢抖动、面色青紫和口吐白沫的症状。诊断为癫痫大发作。

1206

病例讨论

常用制剂和用法

苯妥英钠　片剂：50mg、100mg。抗癫痫：从小剂量开始逐渐增量，一次 50 ~ 100mg，一日 2 ~ 3 次。极量：一次 300mg，一日 500mg。三叉神经痛：一次 100 ~ 200mg，一日 2 ~ 3 次。注射剂：100mg、250mg。癫痫持续状态：一次 100 ~ 250mg，肌注；若病人未用过苯妥英钠，可用 150 ~ 250mg，加 5% 葡萄糖注射液 20 ~ 40ml，6 ~ 10 分钟缓慢静注。

卡马西平　片剂：100mg、200mg。胶囊剂：200mg。一次 200 ~ 400mg，一日 3 次。

奥卡西平　片剂：150mg、300mg、600mg。单独使用：成人：初始剂量一日 600mg（8 ~ 10mg/kg/d），一日 2 次。每隔 1 周增加一日的剂量，一次增加量不超过 600mg。维持量一日 600 ~ 2400mg。5 岁和 5 岁以上的儿童：初始剂量一日 8 ~ 10mg/kg，一日 2 次。每隔 1 周增加一日的剂量，一次增加量不超过 10mg/kg/d，最大量一日 46mg/kg。

扑米酮　片剂：250mg。开始一次 60mg，一日 3 次，渐增至一次 250mg，一日 3 次。一日总量不超过 1500mg。

氯硝西泮　片剂：0. 5mg、2mg。成人：初始剂量一次 0. 5mg，一日 3 次，每 3 日增加 0. 5 ~ 1mg。最大量一日 20mg。10 岁或体重 30kg 以下的儿童：初始剂量一日 0. 01 ~ 0. 03mg/kg，分 2 ~ 3 次服用，每 3 日增加 0. 25 ~ 0. 5mg。最大量一日 0. 1 ~ 0. 2mg/kg。注射液：1mg/1ml、2mg/2ml。癫痫持续状态：一次 1 ~ 4mg，30 秒缓慢静注，如持续状态仍未控制，每隔 20 分钟后可重复原剂量 1 ~ 2 次。成人最大量一日 20mg。

丙戊酸钠　片剂：100mg、200mg。一次 200 ~ 400mg，一日 2 ~ 3 次。小儿一日 20 ~ 30mg/kg，分 2 ~ 3 次服。

拉莫三嗪　片剂：25mg、100mg、150mg、200mg。单独使用：初始剂量 25mg，一日 1 次。两周后可酌情增加剂量，可增至 50mg，一日 1 次，最大增加量为 50 ~ 100mg，此后，每隔 1 ~ 2 周可增加剂量一次，直至达到最佳疗效，一般须经 6 ~ 8 周。通常有效维持量为 100 ~ 200mg/d，一次或分两次服用。

托吡酯　片剂：25mg、100mg。起始每晚口服 50mg，服用 1 周后，可每周增加剂量 25mg，直到症状控制为止。一般分两次服用，根据临床情况，也可每日服用 1 次。

加巴喷丁　片剂：300mg。胶囊剂：100mg。12 岁以上：第一天一次 300mg，一日 1 次；第二天一次 300mg，一日 2 次；第三天一次 300mg，一日 3 次，之后维持此剂量服用。3 ~ 12 岁儿童：初始剂量 10 ~ 15mg/kg/d，分 3 次服用。5 岁以上病人的有效剂量 25 ~ 35mg/kg/d，分 3 次服用。3 ~ 4 岁病人的有效剂量 40mg/kg/d，分 3 次服用。如有必要，剂量可增为 50mg/kg/d。

左乙拉西坦　片剂：250mg、500mg、1000mg。成人（>18 岁）和青少年（12 ~ 17 岁，体重≥50kg）：初始剂量一次 500mg，一日 2 次。一日剂量可增加至一次 1500mg，一日 2 次。4 ~ 11 岁的儿童和青少年

笔记

(12～17 岁,体重≤50kg):初始剂量一次 10mg/kg,一日 2 次。剂量可以增加至一次 30mg/kg,一日 2 次。

(孙宏丽)

扫一扫,测一测

思考题

1. 苯妥英钠的不良反应有哪些?如何防治?
2. 各类癫痫发作首选何种药物治疗?

第十三章　治疗中枢神经系统退行性疾病药

13章课件

学习目标

1. 掌握：左旋多巴的作用特点、临床应用及不良反应。
2. 熟悉：左旋多巴增效药和苯海索的作用特点、临床应用。
3. 了解：抗帕金森病药物分类；其他抗帕金森病药的作用特点；治疗阿尔茨海默病药物分类及作用特点。
4. 具有根据适应证合理选择抗帕金森病和治疗阿尔茨海默病药物、防止不良反应的能力。
5. 能与病人及家属进行沟通，开展用药咨询服务和健康教育服务，并能正确指导病人合理用药。

中枢神经系统退行性疾病是指一组由慢性进行性的中枢神经组织退行性变性而产生的疾病的总称。主要包括帕金森病（Parkinson disease，PD）、阿尔茨海默病（Alzheimer disease，AD）、亨廷顿病（Huntington disease，HD）、肌萎缩侧索硬化症（amyotrophic lateral sclerosis，ALS）等。虽然本组疾病的病因和发病机制尚不清楚，但神经细胞发生退行性病理学改变是其共同的特征，在众多有关假说中，兴奋毒性、细胞凋亡和氧化应激等假说受到广泛重视。

流行病学调查结果显示，PD 和 AD 主要发生于中老年人。随着社会发展和人口老龄化的出现，该类疾病已成为继肿瘤和心血管疾病之后，严重影响人类健康的第 3 位因素。本章重点介绍治疗 PD 和 AD 药物。

第一节　抗帕金森病药

帕金森病又称震颤麻痹，是由多种原因引起的慢性进行性锥体外系功能障碍的中枢神经组织退行性变性疾病。典型症状为静止性震颤、肌肉强直、运动迟缓（困难）、共济失调等。若由脑动脉硬化、脑炎后遗症及化学药物（抗精神病药、氰化物、一氧化碳、锰）中毒等病因所致，出现类似帕金森病的症状，则称为帕金森综合征（Parkinsonism）。

1301

图片：抗帕金森病药作用机制

PD 主要病变在锥体外系黑质-纹状体神经通路。已知黑质中多巴胺能神经元发出上行性纤维到纹状体（尾核及壳核），与纹状体神经元形成突触，释放多巴胺（DA）递质，最终对脊髓前角运动神经元起抑制作用（抑制性递质）；纹状体内有乙酰胆碱能神经元释放乙酰胆碱递质（ACh），对脊髓前角运动神经元起兴奋作用（兴奋性递质）。正常时两种递质相互拮抗，处于平衡状态，共同作用于脊髓前角运动神经元，参与运动功能调节。PD 是由于黑质中多巴胺神经元变性，数目减少，多巴胺能神经功能低下而胆碱能神经功能相对亢进，从而产生肌张力增高等一系列临床症状。

笔记

抗帕金森病药可分为中枢拟多巴胺类药和中枢抗胆碱药两类。通过增强中枢多巴胺能神经功能或降低中枢胆碱能神经功能控制或缓解症状，改变病人的预后，减少并发症，提高生活质量和延长寿命，但不能根治。

知识拓展

中枢多巴胺神经通路

中枢神经系统的多巴胺能神经通路主要有4条：①中脑-边缘系统通路。②中脑-皮质通路。这两条通路主要调控人类的精神活动，与人的精神、情绪及行为活动有关，前者主要调控情绪反应，后者则主要参与认知、思想、感觉、理解和推理能力的调控。目前认为Ⅰ型精神分裂症主要与这两条系统功能亢进有关。③结节-漏斗通路，与内分泌活动、体温调节等有关。④黑质-纹状体通路，与锥体外系的运动功能有关，该通路所含的DA含量占全脑的70%以上，是锥体外系运动功能的高级中枢，各种原因减弱该通路的DA功能均可导致帕金森病。反之，该通路功能亢进，则出现多动症。

一、拟多巴胺类药

本类药物按其作用机制可分为4类：①多巴胺前体药（左旋多巴）。②左旋多巴增效药（外周脱羧酶抑制药卡比多巴、单胺氧化酶B（MAO-B）抑制药司来吉兰、儿茶酚氧位甲基转移酶（COMT）抑制药硝替卡朋）。③促进多巴胺神经递释放质药（金刚烷胺）。④多巴胺受体激动药（溴隐亭等）。

（一）多巴胺前体药

左 旋 多 巴

左旋多巴（levodopa，L-Dopa）为DA的前体。口服吸收迅速，但绝大部分（95%以上）在肝和胃肠黏膜被外周多巴脱羧酶脱羧，转变成DA，后者不易透过血脑屏障，在外周引起不良反应；仅有少量（约1%）L-Dopa进入中枢神经系统，在脑内脱羧转变为DA，发挥中枢作用，因此显效较慢。若同时服用外周脱羧酶抑制药，可使进入中枢的L-Dopa增多，提高疗效，减轻外周不良反应。其代谢产物经肾排出。

【作用和临床应用】 L-Dopa进入中枢，在中枢脱羧酶作用下转变为DA，补充纹状体中的DA，使DA和ACh两种递质重新达到平衡，改善帕金森症状。无论年龄、性别和病程长短，均可获得疗效。临床上用于治疗原发性PD及非药源性震颤麻痹综合征，其特点为：①显效慢，服药2～3周开始起效，1～6个月或以上才获得最大的疗效，但作用持久，且随用药时间延长而疗效增强，疗程超过3个月，50%的病人获得较好疗效，疗程1年以上，疗效达75%。②改善肌肉强直、运动困难效果较改善肌肉震颤效果好。③对轻症及年轻病人疗效较重症及老年病人为好。④对吩噻嗪类抗精神失常药物所引起的帕金森综合征无效，因该类药物能阻断中枢DA受体。

L-Dopa也可用于肝性脑病，其机制是L-Dopa在中枢神经能转化为DA、NA等兴奋性神经递质而对抗伪递质，促使病人苏醒。

【不良反应和注意事项】 与L-Dopa转变成多巴胺有关。

1. 胃肠反应　约80%病人治疗初期有恶心、呕吐、食欲减退等，与DA刺激延髓催吐化学感受区有关，服用潘立酮可消除之。偶见溃疡、出血或穿孔。

2. 心血管反应　约30%病人治疗初期出现轻度直立性低血压，严格控制药量可避免。老年病人亦可引起心律失常，与DA对β受体激动作用有关，冠心病病人禁用。

3. 神经系统反应

（1）运动过多症（不自主异常运动）：为长期用药所引起的不随意运动，多见于面部肌群抽动，如张口、伸舌、咬牙，称口舌颊三联征，皱眉和头颈扭动等。也可累及肢体或躯体肌群引起摇摆运动，偶见喘息样呼吸，表明已达最大耐受量。

（2）症状波动及“开-关现象”（on-off phenomenon）：服药3～5年，有40%～80%病人出现症状快速波动，重者出现“开-关现象”，即病人突然多动或活动正常（开），而后又出现全身性或肌肉强直性运动不能（关），两种现象可交替出现，严重妨碍病人正常活动。用药疗程长，发生率高，适当减少用量可

笔记

减轻此不良反应。

4. 精神障碍　可见失眠、焦虑、噩梦、躁狂、幻觉、妄想或抑郁等，需减量或停药，精神病病人慎用。此反应可能与DA作用于边缘系统有关，应用中脑-边缘系统DA受体选择性阻断药氯氮平可对抗该不良反应。

【药物相互作用】①维生素B_6为多巴脱羧酶的辅基，可增强外周脱羧酶活性，产生外周副作用。②抗精神病药能阻断中枢多巴胺受体，故能拮抗左旋多巴的中枢作用。③利血平能耗竭中枢多巴胺，甚至引起帕金森综合征，使左旋多巴作用失效。④非选择性MAO抑制剂能抑制DA在外周的代谢，因而可增强DA的外周副作用，也能使NA堆积，引起血压升高，甚至发生高血压危象。

（二）左旋多巴增效剂

卡比多巴

卡比多巴（carbidopa，α-甲基多巴肼）是较强的L-芳香氨基酸脱羧酶抑制药，不易透过血脑屏障，故仅能抑制外周多巴脱羧酶的活性，使L-Dopa在外周组织中脱羧减少，DA生成受阻，进入脑中的L-Dopa增多。与L-Dopa合用不仅能使循环中L-Dopa含量增高，而且也可减轻外周副作用，故为L-Dopa的主要辅助药。卡比多巴单独应用基本无作用，临床上将卡比多巴与L-Dopa以1∶4或1∶10的剂量比例配伍，制成复方制剂称心宁美（sinemet），现有心宁美控释剂。

苄丝肼

苄丝肼（benserazide）作用与卡比多巴相似，它与L-Dopa按1∶4剂量比例制成复方制剂美多巴（madopar）。

案例导学

病人，男，70岁。病人于2年前右手无明显诱因出现不自主抖动，安静休息时较为明显，运动时减轻，症状渐进性加重。于入院前半个月出现面部表情少，伴左侧肢体活动不灵、僵硬。入院查体：意识清醒，高级活动反应慢，面部表情少，四肢呈齿轮样肌张力增高，右手静止性震颤，紧张时加剧，手部精细活动困难，动作迟缓，行走时出现慌张步态。小写征明显。头MRI未见异常。诊断：帕金森病。医嘱给予口服美多巴125mg，每日2次，饭后服用。

问题：

1. 美多巴是由哪两种药物组成的复方制剂？配伍道理如何？
2. 若长期单独应用其中之一药物会出现哪些不良反应？
3. 美多巴可减少组合药物中哪些外周副作用？

司来吉兰

司来吉兰（selegiline）是选择性较高的中枢神经系统单胺氧化酶B（MAO-B）抑制药，在脑内抑制纹状体中的DA代谢，使纹状体中DA增多，是治疗PD的辅助药，与L-Dopa合用可减少后者剂量和副作用，使L-Dopa的“开-关现象”消失。近来发现司来吉兰作为神经保护剂，能优先抑制黑质-纹状体中的超氧阴离子（O_2^-）和羟自由基（·OH）的形成，延迟神经元变性和PD的发展。

硝替卡朋和托卡朋

硝替卡朋（nitticapone）和托卡朋（tolcapone）为新型儿茶酚氧位甲基转移酶（COMT）抑制药。其中，硝替卡朋只抑制外周COMT，增加L-Dopa生物利用度，使纹状体中L-Dopa和DA增加来发挥抗帕金森病作用。托卡朋则能延长L-Dopa半衰期，稳定血药浓度，使更多的L-Dopa进入脑组织，同时也能抑制中枢COMT，减少DA降解，可明显改善病情，尤其适用于伴有症状波动的病人。托卡朋的主要不良反应为肝损伤，甚至引起暴发性肝衰竭，仅用于其他抗PD药无效的病人，且要严密监测肝功能。

（三）促多巴胺释放药

金刚烷胺

金刚烷胺（amantadine）特点为见效快、维持时间短，用药数日即可获得最大效应，6～8周后逐渐减弱，而L-Dopa起效慢，维持时间长，所以两者合用有协同作用。作用机制主要是促进纹状体中残存的多巴胺能神经元释放DA递质、抑制DA的再摄取，使突触间隙中DA递质增高；还有较弱的中枢抗胆碱作用。对PD的肌肉强直、震颤和运动障碍的缓解作用较强，优于抗胆碱药，但不及左旋多巴。长期用药可见下肢出现网状青斑，还可引起精神不安、失眠和运动失调等。

也可用于甲型流感病毒的预防和早期治疗。

（四）多巴胺受体激动药

溴隐亭

溴隐亭（bromocriptine）口服吸收迅速，血药浓度个体差异大（5倍之多），故剂量应个体化。小剂量激动结节-漏斗通路DA受体，抑制催乳素和生长激素的释放，用于产后回乳、催乳素分泌过高引起的闭经及溢乳，也可治疗垂体瘤伴有的肢端肥大症；大剂量可激动黑质-纹状体通路的AD受体，主要用于治疗PD，与L-Dopa合用治疗PD疗效较好。对外周DA受体作用弱。

不良反应较多，可见食欲减退、恶心、呕吐、便秘等消化系统症状，直立性低血压、心律失常等心血管系统反应，长期用药可出现无痛性手指血管痉挛等。

利舒脲

利舒脲（lisuride，利修来得）为新型DA受体激动药，选择性激动D_2类受体，D_1类受体弱拮抗剂，激动作用比溴隐亭强1000倍。其优点是能改善运动功能障碍，减轻L-Dopa所致的“开-关现象”和不自主异常运动。

普拉克索（pramipexole）

为非麦角碱类D_2受体激动剂，能高度选择性地刺激多巴胺受体，从而改善病人症状，用于帕金森病的早期治疗，单独（无左旋多巴）或与左旋多巴联用。耐受性较溴隐亭好。

二、中枢抗胆碱药

通过阻断中枢胆碱受体、减弱纹状体中乙酰胆碱的作用治疗PD。传统胆碱受体阻断药阿托品、东莨菪碱抗帕金森病有效，但因外周抗胆碱副作用大，一般不用，常用中枢性胆碱受体阻断药，如苯海索等。

苯海索、丙环定和苯扎托品

苯海索（trihexyphenidyl，安坦）外周抗胆碱作用弱，为阿托品的1/10～1/3，对中枢胆碱受体有明显阻断作用，能阻断纹状体胆碱受体而使增高的肌张力降低，临床主要用于不能耐受或禁用左旋多巴的病人。疗效不及左旋多巴，与之合用可提高疗效。其特点为：①对肌震颤疗效好，对流涎、多汗及情感抑郁也可使之好转，但对肌肉强直、运动困难效果差。②对抗精神病药等DA受体拮抗剂引起的帕金森综合征有效。

不良反应与阿托品相似但较轻，闭角型青光眼、前列腺增生者慎用。中枢神经系统副作用有精神错乱、谵妄及幻觉等，使其应用受到了一定的限制。久用突然停药，可使病情恶化。

丙环定（procyclidine，开马君）作用、临床应用及不良反应与苯海索相似。

苯扎托品（benzatropine，苄托品）具有抗胆碱作用，同时还有抗组胺、局部麻醉和大脑皮质抑制作用。临床应用和不良反应同苯海索，老年病人对其敏感，用药时要谨慎，3岁以下小儿不能用本药。

知识拓展

脑深部刺激系统（脑起搏器）治疗帕金森病

脑深部电刺激(deep brain stimulation,DBS)技术是一种对大脑进行可逆性调控的手段。DBS系统包括电极、脉冲发生器和导线等,与心脏起搏器类似,所以又被称为“脑起搏器”。

我国自主研制的脑起搏器已通过欧盟 CE 安全认证,其由体内植入部分和体外部分组成。体内部分由延长导线和脉冲发生器组成,体外部分有病人控制器、医用程控仪、体外充电器、测试刺激器等。其通过手术将电极植入大脑的特定脑区,利用体外部分设置适合病人个体的调控参数,使脉冲发生器发送特定频率的电脉冲,经延长导线到达电极,释放到脑内相应核团,抑制异常的神经信号。其作用原理是通过刺激诱导的神经输出模式的规则化,阻止基底节-丘脑-皮层网络的病理性活动,从而激活了易化正常活动的代偿机制,最终达到改善帕金森等运动障碍疾病的症状,使病人恢复正常活动能力的效果。用于帕金森病、特发性震颤、肌张力障碍等疾病的治疗。DBS 控制帕金森病症状的疗效已在世界范围内得到普遍证实,开辟了帕金森病治疗的新领域。

三、抗帕金森病药物治疗原则

1. 给药应从小剂量开始,逐渐递增,在获得最佳疗效后将剂量减少 15% ~20% 为宜,长期以此剂量作为维持剂量。

2. 早期、轻症病例一般以一种药物治疗为宜。

3. 长期用药会产生疗效减低或症状波动现象。疗效减低时可加用其他抗帕金森病药物,症状波动可调整用药次数和剂量或联合用药。

4. 长期用药突然停药会导致症状急剧加重,应逐渐减量或加用其他抗帕金森病药替代。

处方分析

病人,女,80 岁。因双上肢震颤伴动作迟缓,运动困难半年有余就诊。诊断:帕金森病。医生处方如下,请分析合理否?

Rp:

左旋多巴　0.25g×84

用法:1g,一日 3 次,口服

维生素 B_6　10mg×42

用法:20mg,一日 3 次,口服

第二节　治疗阿尔茨海默病药

老年性痴呆症分为原发性痴呆症、血管性痴呆症和两者的混合型,前者被称为阿尔茨海默病(AD)。AD 是一种与年龄高度相关的、以进行性认知障碍和记忆力损害为主的中枢神经系统退行性疾病,表现为记忆力、判断力、抽象思维等一般智力的丧失,但视力、运动能力等则不受影响。其病因与遗传、神经递质功能障碍、氧化应急等有关。AD 约占老年性痴呆症病人总数的 70%,其发病率在 65 岁以上人群为 5%,我国 65 岁以上老人的患病率约为 4%。随着人类寿命的延长和社会人口老龄化问题的日益突出,AD 病人数量和比例将持续增高。

AD 迄今尚无十分有效的治疗方法,因脑内多个区域胆碱能神经明显减少,ACh 下降的程度与痴呆的严重程度有关,所以药物治疗策略均围绕增强中枢胆碱能神经功能,主要有胆碱酯酶抑制药和 M 受体激动药等。

笔记

一、胆碱酯酶抑制药

他　克　林

他克林(tacrine)属第一代可逆性 AChE 抑制药,对 AD 的治疗作用是多方面共同作用的结果。它通过抑制血浆和组织中的 AChE 而增加 ACh 的含量;可直接激动 M、N 胆碱受体和促进 ACh 释放;还可促进脑组织对葡萄糖的利用。最常见的不良反应为肝毒性,现已很少用。

多 奈 哌 齐

多奈哌齐(donepezil)为第二代可逆性 AChE 抑制药。与他克林相比:①多奈哌齐对中枢 AChE 有更高的选择性,能改善轻度至中度 AD 病人的认知能力和临床综合功能。②具有剂量小、毒性低和价格相对较低的优点,病人耐受性较好。临床用于轻中度 AD 病人,不良反应常见有流感样胸痛、牙痛;高血压、血管扩张、低血压、心房颤动等心血管反应;有大小便失禁、胃肠道出血、腹痛等;亦可出现谵妄、震颤和感觉异常等。

加 兰 他 敏

加兰他敏(galantamine)属于第二代 AChE 抑制药。疗效与他克林相当,肝毒性小。本药可能成为 AD 治疗的首选药。主要不良反应为用药早期的恶心、呕吐及腹泻等胃肠反应。

本药也可用于重症肌无力、进行性肌营养不良、脊髓灰质炎后遗症、儿童脑型麻痹等神经系统疾患所致感觉或运动障碍、多发性神经炎等。

利凡斯的明

利凡斯的明(rivastigmine,卡巴拉汀)是第二代 AChE 抑制药。对中枢的 AChE 的抑制作用明显强于对外周的作用,能选择性地抑制大脑皮质、海马中的 AChE 活性。适用于轻、中度 AD 病人,可改善病人的记忆和认知功能,改善日常生活能力,减轻精神症状,对伴有心、肝、肾疾病的 AD 病人具有独特的疗效。不良反应轻,常有恶心、呕吐、眩晕等。

石 杉 碱 甲

石杉碱甲(huperzine A)是我国学者从植物千层塔中分离得到的一种强效、可逆性 AChE 抑制药。易透过血脑屏障。有较强的拟胆碱活性,能易化神经肌肉接头递质传递;能改善 AD 病人的记忆障碍和认知功能。用于老年性记忆功能减退及老年痴呆病人。不良反应有胃肠道反应和头晕、多汗等。

美 曲 膦 酯

美曲膦酯(metrifonate,敌百虫)原用作杀虫剂,直到 20 世纪 80 年代才被适用于治疗 AD,是目前用于 AD 治疗的唯一以无活性前药形式存在的 AChE 抑制药。本药能改善 AD 病人的行为和认知功能,亦能改善病人的幻觉、抑郁或焦虑等症状。用于轻、中度 AD。不良反应少而轻,偶有腹泻、下肢痉挛、鼻炎等症状。

二、M 受体激动药

占 诺 美 林

占诺美林(xanomeline)是 M_1 受体选择性激动药,为目前选择性最高的 M_1 受体激动剂之一。口服易吸收,大剂量可明显改善 AD 病人的认知功能和行为能力,但易引起胃肠道和心血管方面的不良反应。新研制的透皮吸收贴剂可避免消化道不良反应。

三、其他类

随着对 AD 研究的进一步深入,治疗 AD 的药物不断出现,除了拟胆碱药物之外,还有:①N-甲基-

D-天冬氨酸(NMDA)受体拮抗药:美金刚。②单胺氧化酶 B 抑制药:司来吉兰。③非甾体类抗炎药:布洛芬、阿司匹林等。④抗氧化剂:维生素 E、褪黑素等。⑤激素及调节激素药:雌激素、雷洛昔芬等。⑥神经生长因子和神经代谢激活药:茴拉西坦、吡硫醇及脑活素等。

美 金 刚

美金刚(memantine)是一个用于治疗中、重度 AD 的药物。其机制可能与干扰谷氨酸兴奋毒性反应、抗氧化应激有关,是第一个用于治疗晚期 AD 的 NMDA 受体非竞争性拮抗药,能显著改善轻中度血管性痴呆病人的认知能力,对中重度 AD 病人能改善其动作能力、认知障碍和社会行为,与 AChE 抑制药合用效果更好。用药后轻微眩晕、不安、头重、口干等。

茴 拉 西 坦

茴拉西坦(aniracetam)是新一代脑代谢增强药。对 AD 病人记忆和认知功能有明显改善作用,亦能改善行为障碍等症状。

本章小结

帕金森病(PD)和阿尔茨海默病(AD)为中枢神经系统退行性疾病,病因和发病机制尚不清楚。PD 的药物治疗主要以刺激多巴胺能神经和恢复胆碱/多巴胺能平衡为主。拟多巴胺药中左旋多巴通过补充脑内多巴胺的不足,发挥治疗作用。卡比多巴能抑制外周多巴脱羧酶的活性,减少左旋多巴在外周转化为多巴胺,提高左旋多巴的疗效和减少不良反应,左旋多巴和卡比多巴两药合用为治疗 PD 的常规药物。抗胆碱药苯海索通过阻断中枢胆碱受体,发挥作用,适应于 PD 轻症病人。AD 的治疗策略是增强中枢胆碱能神经功能,主要有胆碱酯酶抑制药他克林、多奈哌齐、加兰他敏等以及 M 受体激动药占诺美林。

病例讨论

病人,男,78 岁,教师。因“四肢不自主抖动伴行动迟缓 1 年”入院。病人 1 年前出现双手不自主抖动,静止时明显,持物、活动时减轻,情绪激动或紧张时加重,入睡后消失。随之右下肢及左侧肢体也出现抖动,并渐进性出现行动迟缓,走路启动困难,慌张步态。辅助检查:颅脑 CT 示脑萎缩、脑白质脱髓鞘改变。当地医院诊断为帕金森病,予多巴丝肼片(美多巴)口服治疗。因药师未交代用药剂量,病人首次即以 2 片/次,每日 3 次用药,晚上病人在热水淋浴时突然发生晕厥,脸色苍白,口唇发紫。请问为什么会发生上述现象?应如何避免?(药物说明书提示首次以 0.25 ~0.5 片/次,一日三次)。

1302 病例讨论

常用制剂和用法

左旋多巴　片剂:50mg、100mg、250mg。开始一日 0.25 ~0.5g。以后每隔 2 ~4 日递增 0.125 ~0.5g。

盐酸苄丝肼　与左旋多巴混合制成胶囊制剂称美多巴。开始时苄丝肼 25mg、左旋多巴 100mg,一日 3 次。一日剂量不超过本药 250mg、左旋多巴 1000mg。

盐酸司来吉兰　片剂:5mg。开始每日清晨口服 5mg。需要时增加至一日 2 次,上午及中午各 5mg。

托卡朋　片剂:100mg、200mg。一次 100mg,一日 3 次。首次与左旋多巴同服,其后分别于 6 小时和 12 小时后服第 2 次、第 3 次,同时左旋多巴剂量需视病情调整。

盐酸金刚烷胺　胶囊(片)剂:100mg。一次 100mg,早晚各服一次。

甲磺酸溴隐亭　片剂:2.5mg。从小剂量开始,开始一次 0.625mg(1/4 片),以后每 2～4 周增加 2.5mg,一日剂量 20mg 为宜。

盐酸苯海索　片剂:2mg;胶囊剂:5mg。开始一日 1～2mg,以后递增,一日最多不超过 20mg。

他克林　片剂:10mg。一次 10mg,一日 3 次,最高量一日 160mg,宜每周检查肝功能。

多奈哌齐　片剂:5mg。一次 10mg 或一日 30mg,3～6 个月为一个疗程。

利凡斯的明　胶囊剂:1.5mg、3mg、4.5mg。起始剂量一次 1.5mg,一日 2 次,2 周后增加剂量,最高量一日 12mg。

美金刚　片剂:10mg。第一周一日 5mg,第二周一日 10mg,第三周一日 15mg,第四周开始以后一日 20mg。

茴拉西坦　胶囊剂:0.1g。一次 0.2g,一日 3 次;70 岁以上老人,一次 0.1g,一日 3 次。1～2 个月为一个疗程。

（林益平）

1303

扫一扫,测一测

思考题

1. 试述左旋多巴抗帕金森病作用机制及与卡比多巴合用的临床意义。
2. 为什么左旋多巴不宜与维生素 B_6 合用?
3. 抗阿尔茨海默病药物分几类? 各有何代表药?

笔记

第十四章　抗精神失常药

14章课件

学习目标

1. 掌握:氯丙嗪、氯氮平的作用、临床应用、主要不良反应及禁忌证。
2. 熟悉:利培酮、碳酸锂、氟西汀的作用特点和临床应用。
3. 了解:其他同类药的作用特点和临床应用。
4. 具有根据病人不同症状正确选择药物和给药方式,防止不良反应的能力。
5. 能与病人及家属进行沟通,开展用药咨询服务和健康教育,并能指导病人合理用药。

精神失常是由多种原因所致精神活动障碍的一类疾病,包括精神分裂症、躁狂症、抑郁症和焦虑症等。治疗这些疾病的药物统称为抗精神失常药,根据临床应用又可分为抗精神病药、抗躁狂抑郁症药及抗焦虑药。

第一节　抗精神病药

精神分裂症是以思维、情感、行为不协调,精神活动与现实脱离为主要特征的一类常见精神病。根据临床症状将精神分裂症分为Ⅰ型和Ⅱ型。Ⅰ型以幻觉和妄想等阳性症状为主,Ⅱ型以情感淡漠、主动性缺乏等阴性症状为主。抗精神病药也称神经安定药,主要用于治疗精神分裂症,对其他精神病的躁狂症状也有作用。这类药物大多是强效多巴胺受体拮抗剂,在发挥治疗作用的同时,大多数药物可引起情绪冷漠、精神运动迟缓和运动障碍等不良反应。本节药物主要对Ⅰ型有良好治疗效果,对Ⅱ型疗效差甚至无效。

一、吩噻嗪类

氯　丙　嗪

【体内过程】 氯丙嗪(chlorpromazine,冬眠灵)口服吸收慢而不规则,2~4小时达血药浓度高峰。个体差异较大,受食物及药物(如抗胆碱药)的影响。肌内注射吸收迅速,药物进入血液后,与血浆蛋白的结合率为90%以上,分布于全身,易透过血脑屏障,脑中浓度可达血中浓度10倍,并可通过胎盘屏障进入胎儿体内。因脂溶性较高的药物易蓄积于脂肪内,故排泄缓慢,$t_{1/2}$为6~9小时。药物主要经肝代谢、经肾排泄。

【作用】 氯丙嗪阻断脑内多巴胺受体(D_2)产生抗精神病作用,此外还可阻断α受体和M受体。

1. 对中枢神经系统的作用

(1) 抗精神病作用:氯丙嗪对中枢神经系统有较强的抑制作用。正常人服用治疗剂量的氯丙嗪

笔记

后，出现镇静、活动减少、感情淡漠、注意力下降、对周围事物不感兴趣，在安静环境中易诱导入睡，但易被唤醒，醒后神志清醒，加大剂量也不出现麻醉。精神病病人用药后，可使兴奋躁狂症状得到有效控制。大剂量持续用药（6周～6个月），可使病人的幻觉、妄想、精神运动性兴奋逐渐消失，情绪安定，理智恢复，生活自理。氯丙嗪的抗精神病作用无耐受性。

氯丙嗪抗精神病作用机制是阻断了中脑-边缘系统通路和中脑-皮质通路的多巴胺 D_2受体。

（2）镇吐作用：氯丙嗪具有较强的镇吐作用。小剂量氯丙嗪通过阻断延髓第四脑室底部的催吐化学感受区（chemoreceptor trigger zone，CTZ）的 D_2受体，对抗多巴胺受体激动剂如阿扑吗啡所致的呕吐；大剂量则直接抑制呕吐中枢。氯丙嗪对因前庭受刺激引起的呕吐无效。

（3）对体温调节的作用：药物能抑制下丘脑体温调节中枢，使其调节功能失灵，故使机体温度随外界温度变化而改变。在物理降温措施的配合下，氯丙嗪可使机体温度降至正常或以下水平。但在高温环境下，氯丙嗪又可使体温高于正常水平。

（4）加强中枢抑制药的作用：氯丙嗪对中枢神经系统有较强的抑制作用，与麻醉药、镇静催眠药、镇痛药以及乙醇等中枢抑制药合用时，应适当减少后几类药物的用量，以免加重对中枢神经系统功能的抑制。

2. 对自主神经的作用　氯丙嗪能阻断肾上腺素 α 受体，翻转肾上腺素的升压作用，同时抑制血管运动中枢，故能扩张血管、降低血压。因易产生耐受性，不宜用于高血压的治疗。也能阻断 M 胆碱受体，但无治疗意义，多与其不良反应有关。

3. 对内分泌系统的影响　通过对结节-漏斗通路中 D_2受体的阻断作用，氯丙嗪可促进催乳素的分泌（因减少下丘脑催乳素抑制因子的释放），抑制促性腺激素、糖皮质激素及生长激素的分泌。

【临床应用】

1. 精神分裂症　氯丙嗪对急、慢性精神分裂症均有效。主要用于Ⅰ型精神分裂症，以急性期效果尤佳。能显著缓解或消除病人的兴奋、躁狂、攻击行为以及幻觉、妄想症状，有效改善异常的思维、情感和行为，使之理智恢复，生活自理。但不能根治，需长期甚至终身用药。也可用于治疗躁狂症及其他伴有兴奋、紧张、躁动、幻觉和妄想的精神病病人。

2. 呕吐和顽固性呃逆　氯丙嗪可用于多种原因（药物或疾病）引起的呕吐，对顽固性呃逆也有显著疗效，但对前庭受刺激所致的呕吐（如晕动病）无效。

3. 低温麻醉与人工冬眠　在物理降温配合下，氯丙嗪可用于低温麻醉；与镇痛药哌替啶、抗组胺药异丙嗪组成冬眠合剂Ⅰ号，具有抗肾上腺素、抗组胺、抗胆碱及抑制中枢神经系统等作用，应用后可使病人呈深睡状态，体温、基础代谢及组织耗氧量均明显降低，称为“人工冬眠疗法”。此时机体对外界病理性刺激的反应性降低，而对缺氧、缺能的耐受力提高，有利于帮助机体度过危险期，为其他有效措施的采用赢得时间。常用于严重创伤和感染、中毒性高热、惊厥、妊娠毒血症及甲状腺危象等，呼吸衰竭者慎用。

处方分析

病人，女，20岁。患精神分裂症急性发作，医生处方如下，请分析是否合理？

Rp：

氯丙嗪注射液　50mg×1

用法：50mg，静脉注射

盐酸异丙嗪注射液　50mg×1

用法：50mg，静脉注射，缓慢滴注

【不良反应和注意事项】

1. 一般不良反应　包括嗜睡、无力、淡漠；口干、无汗、便秘、视物模糊、眼压升高等；鼻塞、血压下降、直立性低血压以及反射性心率过快等。注射液刺激性较强，故应深部肌内注射。静脉注射可引起血栓性静脉炎，应以0.9%氯化钠溶液或葡萄糖溶液稀释后缓慢注射。为防止直立性低血压发生，注射给药后应卧床休息2小时左右，方可缓慢起立。

2. 锥体外系反应　是长期大量应用氯丙嗪后出现的严重不良反应，常见有以下三种表现：①帕金森综合征：出现肌张力增高、面容呆板（即面具脸）、肌肉震颤、动作迟缓、流涎等，发生率约为30%。②静坐不能：以中年病人多见，出现坐立不安、反复徘徊。③急性肌张力障碍：多出现在用药后5天以内，由于舌、面、颈及背部肌肉痉挛，病人出现强迫性张口、伸舌、斜颈、呼吸运动障碍以及吞咽困难等。上述表现是因药物阻断了黑质-纹状体通路的D_2受体，与多巴胺的功能减弱及乙酰胆碱的功能增强有关。减少用药量或停药后症状可减轻甚至消失，必要时加用中枢抗胆碱药（苯海索等）。

此外，约有1/5的病人出现一种叫做迟发性运动障碍的不良反应。表现为不自主有节奏的刻板运动，出现口舌颊三联症（如吸吮、舔舌、咀嚼等）及广泛性舞蹈样手足徐动症。及早停药可减轻或恢复，应用中枢抗胆碱药反而加重，抗多巴胺药可减轻此症状。

3. 精神异常　表现为兴奋、躁动、恐惧、妄想、意识障碍或抑郁、焦虑等，应注意与原有疾病鉴别。一旦发生，应立即减量、停药或换用其他药物。

4. 过敏反应　皮疹、光敏性皮炎较常见，少数病人可出现肝损害、黄疸、粒细胞减少、溶血性贫血甚至再生障碍性贫血。

5. 内分泌系统反应　可出现男性乳房发育，女性乳房肿大、泌乳、月经不调、闭经等。

6. 急性中毒　一次过量应用氯丙嗪后可致急性中毒，出现昏睡、血压下降、心动过速、心肌损害、心电图异常（P-R间期或Q-T间期延长，T波低平或倒置），应立即进行对症治疗。可用去甲肾上腺素升压，但禁用肾上腺素。

【禁忌证】 青光眼、乳腺增生、乳腺癌、昏迷、严重肝功能障碍及有癫痫、惊厥病史者禁用；冠心病病人慎用。

案例导学

病人，男，23岁。平素性格内向，不爱与人交往。3个月前逐渐出现异常，表现为失眠，常自言自语，说话颠三倒四，有攻击行为，多疑，经常认为有人在食物中投毒要害他，妄想，声称自己要造航天飞机去宇宙挖金子等。由家人强迫就诊。诊断：偏执型精神分裂症。住院后医嘱选择氯丙嗪治疗，一日300mg，半月后氯丙嗪增加至一日400mg。两天后病人突然出现四肢肌张力增高，双眼上翻，张口、伸舌、斜颈，右侧锥体征（±），紧张不安。

问题：1. 病人服用氯丙嗪后出现了什么不良反应？

2. 如何处理？

3. 应用氯丙嗪治疗时应注意什么？

奋乃静、氟奋乃静和三氟拉嗪

奋乃静（perphenazine）、氟奋乃静（fluphenazine）和三氟拉嗪（trifluoperazine）的共同特点是抗精神病作用强，镇静作用较弱，锥体外系反应明显。其中，奋乃静对幻觉妄想、思维障碍、淡漠木僵及焦虑激动等症状疗效较好，因镇静作用较弱，对血压的影响小，适用于器质性精神病、老年性精神障碍及儿童攻击性行为障碍；还可用于各种原因所致的呕吐或顽固性呃逆。氟奋乃静、三氟拉嗪对中枢有兴奋和激活作用，故对有行为退缩、情感淡漠症状的病人疗效较好，也适用于慢性精神分裂症及偏执型精神分裂症病人。

硫利达嗪

硫利达嗪（thioridazine，甲硫达嗪）作用类似氯丙嗪，但锥体外系反应为本类药中较轻者，故应用较广泛，其他作用较弱。常用于老年病人，也可用于儿童多动症和行为障碍。

二、硫杂蒽类

氯 普 噻 吨

氯普噻吨(chlorprothixene,泰尔登)是本类药的代表药物,与氯丙嗪比较,具有以下特点:镇静作用强,调整情绪、控制焦虑抑郁的作用较强,而抗幻觉妄想的作用较弱。常用于伴有焦虑、抑郁症状的精神分裂症、焦虑性神经官能症及更年期抑郁症。不良反应为锥体外系反应,但较氯丙嗪轻。

氟 哌 噻 吨

氟哌噻吨(flupentixol,三氟噻吨)抗精神病作用与氯丙嗪相似,还可抑制神经末梢对 NA 和 5-HT 的再摄取,故有抗抑郁作用。适用于伴有情感淡漠、幻觉、焦虑及抑郁的急、慢性精神分裂症病人。因有特殊的激动作用,故禁用于躁狂症病人。锥体外系反应较常见,偶有猝死现象。

三、丁酰苯类

氟 哌 啶 醇

氟哌啶醇(haloperidol,氟哌丁苯)作用和应用与吩噻嗪类相似,但化学结构与氯丙嗪完全不同,却能选择性阻断 D_2样受体,具有很强的抗精神病作用。氟哌啶醇不仅可显著控制各种精神运动兴奋的作用,同时对慢性症状有较好疗效。锥体外系反应发生率高达80%,且程度较重。因对心血管和肝脏的影响较轻,临床仍保留其应用价值。

因本药可从乳汁中排出,哺乳期妇女禁用。剂量宜从小量开始(尤其老年病人),根据反应逐渐增加,直到适宜个体的最佳剂量。

氟 哌 利 多

氟哌利多(droperidol,氟哌啶)作用同氟哌啶醇,由于其在体内代谢快,故作用更快、更强、更短。临床常作为一种强安定药,与镇痛药芬太尼合用,使病人处于一种特殊的麻醉状态,即痛觉消失、精神恍惚、活动减少、对周围环境淡漠,被称为“神经阻滞镇痛术”。用于小手术(如清创)、内镜检查、造影等,也可用于麻醉前给药、呕吐以及控制精神病人的攻击行为等。

四、其他类

以氯丙嗪为代表的第一代抗精神病药存在锥体外系反应大,对精神病阴性症状效果差等缺点。20 世纪 60 年代相继开发了以氯氮平、利培酮等为代表的第二代抗精神病药,对五羟色胺($5\text{-}HT_{2A}$)受体和多巴胺(D_2)受体有双重作用,具有作用谱广、疗效好、安全性好等优点,能提高病人的生活质量。

氯 氮 平

氯氮平(clozapine,氯扎平)属苯二氮䓬类,为第二代抗精神病药,为广谱神经安定剂。疗效与氯丙嗪相当,但作用更迅速,多在1周内见效。能较快控制病人的兴奋躁动、焦虑不安及幻觉妄想症状。常用于其他抗精神病药物无效或锥体外系反应明显的精神分裂症病人。也用于氯丙嗪等药物引起的迟发性运动障碍,用药后可使症状明显改善,原有精神病得到控制。

本药几乎无锥体外系反应,但可引起粒细胞减少甚至缺乏。用药期间应作血常规检查。

奥 氮 平

奥氮平(olanzapine)是第二代神经安定药,用于各型精神分裂症,能与多巴胺受体、5-HT 受体和胆碱能受体结合产生拮抗作用。拮抗 D_2受体与治疗精神分裂症的阳性症状有关;拮抗 $5\text{-}HT_{2A}$受体与治

笔记

疗精神分裂症的阴性症状有关。不会发生粒性白细胞缺乏症，无迟发性障碍和严重的精神抑制症状产生。不良反应有嗜睡和体重增加等。

喹 硫 平

喹硫平（quetiapine）是第二代抗精神病药物，用于各型精神分裂症，不仅对精神分裂症阳性症状有效，对阴性症状也有一定效果。也可以减轻与精神分裂症有关的情感症状如抑郁、焦虑及认知缺陷症状。不良反应有困倦、头晕、便秘、体位性低血压、口干以及肝酶异常。

利 培 酮

利培酮（risperidone，利司培酮）为第二代抗精神病药，对 5-HT 受体和 D_2 亚型受体均有阻断作用。利培酮对Ⅰ型精神分裂症如幻觉、妄想、思维障碍等和Ⅱ型精神分裂症均有效，常用于治疗首发急性或慢性病人。不同于其他药物的是该药对精神分裂症病人的认知功能障碍和继发性抑郁也有治疗作用。因利培酮有效剂量小、用药方便、见效快、锥体外系反应轻且抗胆碱样作用和镇静作用弱，易被病人接受，自 20 世纪 90 年代推广应用于临床以来，已成为治疗精神分裂症的一线药物。

舒 必 利

舒必利（sulpiride，硫苯酰胺）能选择性阻断中脑-边缘系统通路的 D_2 受体，有一定的抗抑郁作用。常用于紧张性精神分裂症，可改善病人与周围的接触，减轻幻觉和妄想；对情绪低落、抑郁等症状的病人可使情绪活跃；也可用于长期应用其他药治疗无效的精神分裂症病人；对顽固性恶心呕吐有效。锥体外系反应较轻。

五 氟 利 多

五氟利多（penfluridol）因能缓慢从贮存的脂肪组织中释放入血，故给药一次作用可维持 1 周，是常用的口服长效抗精神分裂症药。抗精神病作用较强，也有镇吐作用，但镇静作用较弱。适用于急、慢性精神分裂症，尤其是慢性病人的维持和巩固治疗，对幻觉、妄想、退缩症状均有较好疗效。锥体外系反应较常见。

常用抗精神病药作用特点比较，见表 14-1。

表 14-1 常用抗精神病药作用特点比较

药物	抗精神病剂量（mg/d）	不良反应		
		镇静作用	锥体外系反应	降压作用
氯丙嗪	25～300	+++	++	+++（肌注） ++（口服）
氟奋乃静	2～20	+	+++	++
三氟拉嗪	5～20	+	+++	+
奋乃静	8～32	++	+++	+
硫利达嗪	150～300	+++	+	+++
氟哌啶醇	10～80	+	+++	++
氯氮平	12.5～300	++		+++
利培酮	1～8	+	+	++

注：+++强；++次强；+弱。

知识拓展

两代抗精神病药的局限性

目前,《国家基本药物临床应用指南》把抗精神病药分为第一代和第二代抗精神病药。第一代抗精神病药主要有氯丙嗪、奋乃静、氟哌啶醇、舒必利、氟奋乃静、五氟利多等,第二代抗精神病药主要有氯氮平、利培酮、奥氮平、阿立哌唑等。

第一代抗精神病药物的局限性:①不能改善认知功能,如药物不能改善执行功能、工作记忆、语言与视觉运动、精细运动功能,虽然能改善注意力的某些指标,药物的抗胆碱作用可能会使记忆恶化。②对阴性症状作用微小。③约有30%的病人阳性症状不能有效缓解。④因发生锥体外系和迟发性运动障碍的比例高,常导致病人用药的依从性不佳。⑤药物对病人工作能力的改善作用较小。过度镇静也影响工作能力和生活质量。

第二代抗精神病药的局限性:可出现以下不良反应,①发生锥体外系症状比第一代少而轻,发生与剂量密切相关;②高泌乳素血症;③心电图Q-T间期延长;④体重增加及糖脂代谢异常等。

第二节　抗躁狂药和抗抑郁药

躁狂抑郁症又称情感性精神障碍,分躁狂和抑郁两种症状,可单独一种症状反复发作,也可两种症状交替出现。其发病机制与脑内单胺类神经递质改变有关,脑内5-HT含量降低,是两者发病的共同基础。在此基础上,如去甲肾上腺素功能亢进,则表现为躁狂症,反之则为抑郁症。抗躁狂抑郁药通过调节脑内5-HT、NA及DA能神经递质的含量与受体功能,发挥治疗作用。

一、抗躁狂药

躁狂症主要表现为情绪高涨、联想丰富、烦躁不安、活动过度、思维和语言难以自制。氯丙嗪、氟哌啶醇及某些抗癫痫药具有抗躁狂作用,但碳酸锂是典型的抗躁狂药物。

碳　酸　锂

碳酸锂(lithium carbonate)口服吸收快,但透过血脑屏障进入脑组织较慢,故显效慢,连续用药2~3周方可充分显效。主要经肾排泄,因与钠离子竞争性重吸收,钠盐摄入量多时可使血浆锂离子浓度降低。

【作用和临床应用】 治疗量对躁狂症和精神分裂症的躁狂症状有显著疗效,使言语、行为恢复正常,尤其对急性躁狂和轻度躁狂效果明显。主要用于躁狂症,但有时对抑郁也有效,故有情绪稳定药之称。

【不良反应和注意事项】 锂盐安全范围窄,血药浓度超过2mmol/L即可中毒。随着血药浓度的增加,轻者出现头晕、口干、恶心、呕吐、腹痛、腹泻、多尿,严重者可出现精神紊乱、视物不清、意识模糊、反射亢进、肌肉震颤、癫痫发作等脑病综合征,甚至昏迷、休克、急性肾衰竭与死亡。故有条件的医院应开展血药浓度监测,发现血锂浓度过高时立即减量或停药,并适当补充0.9%氯化钠注射液以促进锂盐的排泄。

二、抗抑郁药

抑郁症病人临床表现为情绪低落、寡言少语、思维缓慢、动作迟钝、自责感强、有自杀倾向或行为等。常用药物有以下几类。

(一)三环类抗抑郁药

丙　米　嗪

笔记

丙米嗪(imipramine,米帕明)口服吸收良好,2~8小时血药浓度达峰值,药物吸收后在体内分布广泛，尤以脑、肝、肾及心脏分布较多，血浆 $t_{1/2}$ 为 10～20 小时。肝代谢，经肾排出。

【作用和临床应用】

1. 对中枢神经系统的作用　丙米嗪可阻断 NA 及 5-HT 在神经末梢的再摄取，使突触间隙中两种递质的浓度增高，促进突触传递功能，发挥抗抑郁作用。

丙米嗪对内源性及更年期抑郁症疗效较好，对反应性抑郁症次之，对精神病的抑郁症状效果较差。还可用于强迫症的治疗。对伴有焦虑的抑郁症效果明显，也可用于恐惧症。

抑郁症病人连续用药后出现精神振奋、情绪提高、思维得到改善、注意力集中。本药作用缓慢，需连续服药 2～3 周才会出现显著疗效。

2. 对自主神经系统的作用　治疗量的丙米嗪有明显阻断 M 胆碱受体的作用，病人出现阿托品样反应，与其副作用有关。

3. 对心血管系统的作用　治疗量的丙米嗪通过阻断支配心肌组织的神经突触间隙 NA 的再摄取，使心肌中 NA 的含量增高，从而引起心动过速、甚至心律失常，心电图表现为 T 波倒置或低平。此外，本药对心肌尚有奎尼丁样作用。

1401

动画：抗抑郁药物作用机制

【不良反应和注意事项】

1. 一般不良反应　如口干、视物模糊、眼压升高、便秘及尿潴留等，系药物阻断 M 受体所致。

2. 中枢神经反应　包括乏力、震颤、反射亢进、共济失调、精神紊乱、癫痫样发作等。

3. 心脏毒性　过量应用可致心动过速、直立性低血压、心律失常、心电图异常等。

4. 过敏反应　极少数病人用药后可出现皮疹、粒细胞减少及黄疸，故长期服药应定期复查血常规和肝功能。

心血管病病人、5 岁以下小儿慎用。肝及肾功能不全、前列腺肥大、青光眼、孕妇、甲状腺功能亢进者禁用。

阿米替林

阿米替林（amitriptyline，依拉维）是临床上常用的三环类抗抑郁药，其作用及临床应用与丙米嗪极为相似，与后者相比，阿米替林对 5-HT 再摄取的抑制作用明显强于对 NA 再摄取的作用；镇静作用和抗胆碱作用较强。鉴于阿米替林有较强的镇静催眠作用，主张每天口服一次，从 25mg 开始逐渐增加剂量，甚至用到 150mg，睡前口服。其不良反应与丙米嗪相似但更严重，偶有加重糖尿病症状的报道，禁忌证与丙米嗪相同。

案例导学

病人，女性，29 岁。平素性格开朗。两个月前因家务与丈夫生气吵架后，失眠，感觉全身疲乏，情绪低落，精力明显减退，少言寡语，思维缓慢，1 个月前病情加重，自恐患上了“癌症”，悲观厌世，多次企图自杀，均被阻止。就诊。诊断：抑郁症。服用阿米替林治疗，一次 25mg，一日 3 次。病人服用 2 周后，增加到一日 200mg，出现口干、视物模糊、排尿困难、便秘、心动过速、震颤。

问题：1. 病人为什么会出现口干、视物模糊、排尿困难、便秘、心动过速？

2. 应如何处理？

3. 应用阿米替林期间应注意什么？

（二）NA 再摄取抑制药

马普替林

马普替林（maprotiline）为选择性 NA 再摄取抑制剂，对 5-HT 的再摄取无影响。药物的镇静作用和对血压的影响与丙米嗪类似，但抗胆碱作用较弱。口服吸收缓慢但较完全，$t_{1/2}$ 为 27～50 小时，故用药 2～3 周后才充分发挥疗效。可用于各型抑郁症病人，尤其适用于老年抑郁症病人。常见不良反应有口干、便秘、眩晕、恶心及视物模糊等，少数病人可出现心动过速、直立性低血压、焦虑、震颤、躁狂、癫

笔记

痫发作症状、过敏反应及中性粒细胞减少等。

（三）5-HT 再摄取抑制药

选择性5-羟色胺再摄取抑制剂（SSRIs）是20世纪80年代开发并试用于临床的一类新型抗抑郁药物，现正逐渐取代三环类抗抑郁药，成为治疗抑郁症的首选药物。目前常用的SSRIs类药物分别是：氟西汀（fluoxetine）、帕罗西汀（paroxetine）、舍曲林（sertraline）、氟伏沙明（fluvoxamine）及西酞普兰（citalopram）。

选择性5-羟色胺再摄取抑制剂治疗抑郁症，副作用少而轻，很少引起镇静作用，对心脏没有毒性作用，心血管和抗胆碱副作用轻微，安全性较高，也不损伤精神运动功能。前列腺肥大和青光眼病人可用。本类药物兼具有抗抑郁和抗焦虑的双重作用，还包括强迫症、惊恐症和贪食症等。

氟　西　汀

氟西汀（fluoxetine，氟苯氧丙胺）是一种强效选择性5-HT再摄取抑制剂，对抑郁症的疗效与三环类抗抑郁药相当，还具有抗焦虑作用。常用于各型抑郁症、焦虑症、强迫症及神经性贪食症。

本药安全范围较大，不良反应轻，但会升高年轻病人的自杀率。偶可发生恶心、呕吐、头痛、失眠、易激动、乏力、震颤及惊厥等。肝功能不全者服药后半衰期延长，应注意调整给药间隔。孕妇、哺乳期妇女、同时服用单胺氧化酶抑制剂病人及对本药过敏者禁用。

舍　曲　林

舍曲林（sertraline，左洛复）属于SSRIs中对多巴胺再摄取抑制作用最强。适合缺少快乐感的人和情感缺失者。一般7天可以见效果。对女性抑郁症治疗效果较为男性好。对性功能影响较小。

米氮平（mirtazapine）为作用于中枢突触前α_2受体拮抗药，增强肾上腺素能的神经传导。通过与5-HT_2、5-HT_3受体相互作用起调节5-HT的功能，用于治疗各种抑郁症。对快感缺乏、精神运动性抑郁、睡眠欠佳（早醒）以及体重减轻均有疗效。

不良反应有食欲增加、体重增加、嗜睡等。

帕　罗　西　汀

帕罗西汀（paroxetine，塞洛特）为选择性中枢神经5-HT再摄取抑制剂，可使突触间隙5-HT递质浓度增高，发挥治疗抑郁症的作用。对其他递质作用较弱，对自主神经系统和心血管系统的影响较小。用于各种类型的抑郁症。

常见不良反应为口干、便秘、视物模糊、恶心、头痛、震颤等。

（四）其他抗抑郁药

曲　唑　酮

曲唑酮（trazodone，苯哌丙吡唑酮）抗抑郁作用可能与抑制5-HT的再摄取有关，但目前还不清楚。能阻断中枢α_1受体，对M受体无影响。可用于各型抑郁症，有明显镇静作用，适用于夜间给药。不良反应较小，用药较安全。

第三节　抗焦虑药

焦虑症是一种以情绪焦虑为主的神经官能症，主要表现是反复发作性惊恐或持续性精神紧张，常伴有自主神经功能紊乱。其症状包括紧张、忧虑、恐惧、心悸、头痛、失眠、多梦、消化不良等，临床将其分为广泛性焦虑障碍和惊恐障碍两种类型。常用的抗焦虑药除苯二氮䓬类、巴比妥类、三环类抗抑郁药等外，尚有新型抗焦虑药丁螺环酮。

丁　螺　环　酮

笔记

丁螺环酮（buspirone，布斯哌隆）为5-HT_{1A}受体部分激动剂。能与5-HT_{1A}受体结合，同时还可增加蓝斑区去甲肾上腺素细胞的放电，故产生抗焦虑作用；本药也能降低5-HT受体的敏感性，而具有抗抑郁作用。无明显镇静、抗惊厥及肌肉松弛作用，反复使用也无躯体依赖性。可用于各型焦虑症。常见不良反应有头晕、头痛、恶心、烦躁、失眠等。

本章小结

抗精神失常药按用途可分为抗精神病药、抗躁狂药和抗抑郁药、抗焦虑药。抗精神病药常用药物有氯丙嗪、氟哌啶醇等。第一代抗精神病药如氯丙嗪通过阻断了中脑-边缘系统通路和中脑-皮质通路的多巴胺 D_2受体发挥抗精神病作用，因阻断黑质-纹状体通路的 D_2受体而出现锥体外系症状，这是氯丙嗪长期抗精神病过程中严重的不良反应。氯丙嗪对Ⅰ型精神分裂症和躁狂症的躁狂状态有显著疗效，此外还有安定、催眠、镇吐、降温等作用。第二代抗精神病药氯氮平、利培酮等目前在抗精神分裂症中应用较多。碳酸锂为常用抗躁狂药。抗抑郁药的常用药是三环类药物丙米嗪、NA 摄取抑制药马普替林和5-HT再摄取抑制药氟西汀等，丁螺环酮为新型抗焦虑药。

常用制剂和用法

氯丙嗪　片剂：5mg、12.5mg、25mg、50mg。注射剂：10mg/1ml、25mg/1ml、50mg/1ml。一次12.5～50mg，一日3次。一次25～50mg，肌内注射。治疗精神病宜从小剂量开始，轻症一般一日300mg，中度一日450～500mg，重症一日600～800mg，症状好转后逐渐减至维持量（一日50～100mg）以巩固疗效。拒服药者一次可用50～100mg，加于25%葡萄糖注射液20ml内，缓慢静脉注射。

奋乃静　片剂：2mg、4mg。一次2～4mg，一日3次。注射剂：5mg/1ml、5mg/2ml。一次5～10mg肌内注射。治疗精神病：轻症一日20～30mg，重症一日40～60mg，分两次肌内注射。

氟奋乃静　片剂：2mg、5mg。一次2～10mg，一日2～20mg。

三氟拉嗪　片剂：1mg、5mg。一次5～10mg，一日10～30mg。

硫利哒嗪　片剂：10mg、25mg、50mg、100mg、200mg。一次50～100mg，一日200～600mg。

氯普噻吨　片剂：12.5mg、25mg、50mg。注射剂：30mg/1ml。一次25～50mg，一日3次。一次30mg，肌内注射。

氟哌噻吨　片剂：0.5mg、3mg、5mg。初始一次5mg，一日1次，根据病情逐渐增量，可用至一日40mg。维持量一次5～20mg，一日1次。注射剂：20mg/1ml。起始剂量10mg，注射1次，深部肌注，1周后酌增，治疗剂量20～40mg，每两周注射1次。

氟哌啶醇　片剂：2mg、4mg。注射剂：5mg/1ml。一次2～10mg，一日3次。一次5～10mg，肌内注射。

氟哌利多　注射剂：5mg/2ml。精神安定镇痛术：氟哌利多5mg、芬太尼0.1mg、加入25%葡萄糖注射液20ml内，2～3分钟内缓慢静脉注射。麻醉前给药：术前30分钟一次2.5～5mg，肌内注射。

五氟利多　片剂：5mg、20mg。一次10～40mg，一周1次。以后根据病情可递增至一周80～120mg。

奥氮平　片剂：5mg、10mg。一日10～20mg，维持量一日10mg。

舒必利　片剂：100mg。注射剂：50mg/2ml、100mg/2ml。精神分裂症：开始一日300～600mg，徐缓渐增至一日400～800mg。

氯氮平　片剂：25mg、50mg。开始一次25～50mg，一日1～2次，如耐受性好，在两周内徐缓渐增至一日300～450mg。

利培酮　片剂：1mg、2mg、3mg、4mg。一次0.5～3mg，一日1～6mg。

碳酸锂　片剂：0.25g。由小剂量开始，一日0.5g，递增至一日0.9～1.8g，分3～4次服。

丙米嗪　片剂：12.5mg、25mg。一次25～75mg，一日3次。

阿米替林　片剂：25mg。一次25mg，一日3～4次，渐增至一日150～300mg。

马普替林　片剂：10mg、25mg。开始一日25～75mg，分3次服，两周后可根据病情一日增加25mg，达有效治疗量一日约150mg。

氟西汀　胶囊剂:20mg。起始剂量20mg,一日1次,早晨饭后服用。渐增至有效治疗量一日20～40mg。维持量20mg一日1次,或2～3日1次。

曲唑酮　片剂:50mg。开始一日50～100mg,常用量一日100～150mg,最大量不超过一日400mg。

丁螺环酮　片剂:5mg、10mg。开始剂量一次5mg,一日3次。根据病情每2～3天增加5mg。

（林益平）

1402

病例讨论

1403

扫一扫,测一测

思考题

1. 氯丙嗪为何可用于人工冬眠？人工冬眠的主要适应证有哪些？
2. 试述氯丙嗪引起锥体外系反应的主要机制、临床表现及处理方法。
3. 常用的抗抑郁药有哪几类？列出其代表药。

笔记

第十五章　镇痛药

学习目标

1. 掌握:吗啡、哌替啶的作用、临床应用、不良反应及禁忌证。
2. 熟悉:其他镇痛药的作用特点。
3. 了解:吗啡的作用机制。
4. 具有根据适应证合理选择镇痛作用药物、防止不良反应的能力。
5. 能与病人及家属进行沟通,开展用药咨询服务,并能正确指导病人合理用药。

镇痛药(analgesics)是一类通过激动中枢神经系统特定部位的阿片受体而产生镇痛作用,同时又能缓解因疼痛引起的不愉快情绪的药物。因其镇痛与激动阿片受体有关,且反复用药易成瘾,故又称阿片类镇痛药或成瘾性镇痛药、麻醉性镇痛药,属麻醉药品管理范畴,应按照国家颁布的《麻醉药品和精神药品管理条例》严格控制使用。

疼痛是机体保护性反应之一,也是临床许多疾病的常见症状。剧痛不仅使病人感到痛苦,而且还可引起生理功能紊乱,甚至休克而危及生命。此外,疼痛还常伴有恐惧、紧张、焦虑等精神和情绪上的变化。因此,适当应用镇痛药缓解剧痛,改善不良情绪并预防休克是必要的。但疼痛的性质与部位常是医生诊断疾病的重要依据,所以在疾病未明确诊断之前,应慎用镇痛药,以免掩盖病情,影响诊治。此外,反复使用易产生依赖性,故即使有用药指征,亦应尽量减少用药次数和剂量。

目前,临床上应用的镇痛药可分为3类:①阿片生物碱镇痛药;②人工合成镇痛药;③其他类镇痛药。

第一节　阿片生物碱类药

阿片(opium)为罂粟科植物罂粟未成熟蒴果浆汁的干燥物,含有20多种生物碱。按化学结构可分为菲类和异喹啉类,前者以吗啡、可待因为代表,具有镇痛、镇咳作用;后者以罂粟碱为代表,对血管、支气管、胃肠道、胆管等平滑肌有松弛作用。

吗　啡

吗啡(morphine)是阿片生物碱中的主要镇痛成分。口服易吸收,但首关消除明显,生物利用度低(约30%),皮下、肌注吸收较好。与血浆蛋白结合率约30%,游离型可迅速分布于全身组织,少量通过血脑屏障进入中枢发挥作用。主要在肝代谢,经肾排泄,少量经胆汁、乳汁排泄,亦可通过胎盘屏障进入胎儿体内。新生儿血脑屏障发育不完全,吗啡易进入中枢,抑制胎儿和新生儿呼吸。一次给药,镇痛作用持续4~6小时。

【作用】 吗啡是强阿片类镇痛药的代表药，能激动阿片受体，对中枢神经系统、心血管系统及内脏平滑肌产生广泛的作用。

1. 中枢神经系统

（1）镇痛、镇静、欣快感：吗啡镇痛作用的特点是：①选择性强，用药后缓解或消除痛觉，而对其他感觉（如触觉、听觉、视觉等）、运动、意识等无影响。②镇痛作用强大，对各种疼痛均有效。③对持续性钝痛的效力强于间断性锐痛及内脏绞痛。吗啡不仅能镇痛，还有明显的镇静作用，能消除由疼痛所引起的焦虑、紧张、恐惧等情绪反应，提高病人对疼痛的耐受力；在安静环境时，易诱导病人入睡，但易被唤醒。吗啡还可产生欣快感，表现为满足感和飘然欲仙等，容易促成药物滥用或成瘾。

（2）抑制呼吸：治疗量吗啡可抑制呼吸，使呼吸频率变慢，肺通气量和潮气量降低，作用较持久。对呼吸抑制的程度与使用吗啡的剂量平行，剂量增加，对呼吸中枢的抑制程度加深，剂量过大可致死亡。呼吸抑制是吗啡中毒致死的主要原因。

（3）镇咳：吗啡可直接抑制咳嗽中枢，产生强大镇咳作用。但因其易产生依赖性，临床常用依赖性较小的可待因取代之。

（4）其他：吗啡可兴奋中脑盖前核及动眼神经核，使瞳孔缩小，中毒时可出现针尖样瞳孔。兴奋延髓催吐化学感受区（CTZ）阿片受体，引起恶心、呕吐。可抑制下丘脑释放促性腺激素释放激素（GnRH）和促肾上腺皮质激素释放激素（CRF），从而降低血浆黄体生成素（LH）、卵泡刺激素（FSH）、促肾上腺皮质激素（ACTH）的浓度。

2. 心血管系统 吗啡对人的卧位血压、心率和心脏节律无明显影响，但当病人由仰卧位转为直立时可发生直立性低血压，其与作用于延髓孤束核阿片受体和促进组胺释放共同作用，使血管扩张有关。吗啡抑制呼吸引起的 CO_2 潴留，继发性地扩张脑血管，导致颅内压升高。此外，吗啡能产生缺血性预适应效应对心肌缺血性损伤发挥保护作用，减小梗死面积，减少心肌细胞死亡。

3. 平滑肌

（1）胃肠平滑肌：吗啡兴奋胃肠道平滑肌和括约肌，使张力增加，蠕动抑制，胃肠内容物通过延缓，加之消化液分泌减少及中枢抑制致使便意迟钝，因而引起便秘。

（2）胆道平滑肌：治疗量吗啡可引起胆道平滑肌和奥狄括约肌收缩，胆囊内压升高，引起上腹部不适，甚至诱发胆绞痛。

（3）其他：吗啡可兴奋输尿管平滑肌，治疗量吗啡还能提高膀胱括约肌张力，引起尿潴留。大剂量对支气管平滑肌也有收缩作用，加重哮喘。还可对抗缩宫素兴奋子宫的作用，使产程延长。

4. 免疫系统 吗啡对免疫系统有抑制作用，包括抑制淋巴细胞增殖，减少细胞因子的分泌，减弱自然杀伤细胞的细胞毒作用。还可抑制人类免疫缺陷病毒（human immunodeficiency virus，HIV）蛋白

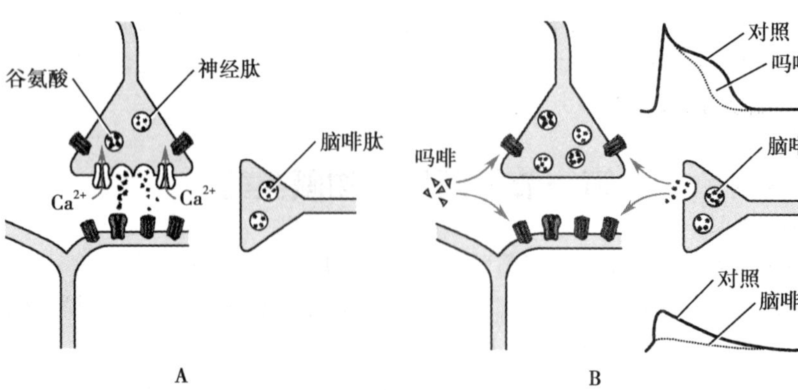

图 15-1 吗啡镇痛作用机制示意图

A. 脊髓背角痛觉传入。谷氨酸和神经肽是伤害性感觉传入末梢释放的主要神经递质，突触前、后膜均接受含脑啡肽的中间神经元调控，后者受中枢下行抑制通路控制。B. 内源性脑啡肽或外源性吗啡作用于突触前、后膜的阿片受体，导致 Ca^{2+} 内流减少，K^+ 外流增加，使突触前膜神经递质释放减少，突触后膜超极化，从而抑制痛觉传入。右上角插图：阿片类缩短突触前末梢动作电位时程（APD）；右下角插图：阿片类减弱兴奋性突触后电位（EPSP）

诱导的免疫反应，这可能是吗啡吸食者易感 HIV 病毒的主要原因。

【作用机制】 研究发现，在中枢神经系统中存在由内阿片肽（如脑啡肽，内啡肽等）和阿片受体等共同组成的抗痛系统。疼痛刺激使感觉神经末梢释放的谷氨酸、P 物质（SP）等兴奋性的递质与相应的受体结合，将痛觉冲动传入中枢。现已证明，在脊髓感觉神经末梢突触前、后膜上存在阿片受体，内阿片肽由特定的神经元释放后，激动阿片受体，抑制腺苷酸环化酶、促进 K^+ 外流、减少 Ca^{2+} 内流，使突触前膜递质（谷氨酸、SP）释放减少、突触后膜超极化，从而减弱或阻滞痛觉信号的传递，产生镇痛作用（图 15-1）。

知识拓展

中枢神经系统的阿片受体亚型

目前已发现中枢神经系统的阿片受体可分为 4 种亚型：即 μ、k、σ 和 δ。不同受体亚型激动后效应不同，如 μ 型受体被激动时可出现镇痛、呼吸抑制、欣快和成瘾等，主要位于脊髓胶质区、脑室及导水管周围灰质和丘脑内侧；κ 受体与镇痛、镇静和缩瞳等有关，位于中脑盖前核；δ 受体与情绪反应有关，位于边缘系统和蓝斑核；而 σ 受体被激动时可出现烦躁不安、焦虑、幻觉、血管运动中枢兴奋和呼吸兴奋。镇痛药之所以各具特点，与其对不同亚型阿片受体的亲和力及内在活性不同有关。

【临床应用】

1. 急性锐痛　吗啡对各种疼痛都有效，因有成瘾性，主要用于其他镇痛药无效的急性锐痛，如严重创伤、战伤、烧伤、癌症等引起的剧痛。对心绞痛和心肌梗死引起的剧痛，血压正常时可应用吗啡，除能缓解病人疼痛和消除恐惧、焦虑不安等情绪外，其扩张血管作用可减轻心脏负担，降低心肌耗氧量，有利于治疗。内脏绞痛（如胆绞痛和肾绞痛）则必须与阿托品或山莨菪碱合用。

2. 心源性哮喘　急性左心衰竭突发肺水肿所致的呼吸困难称为心源性哮喘。治疗时除采用吸氧、注射强心苷、氨茶碱外，静脉注射吗啡效果显著。其机制是：①扩张外周血管，减轻心脏前、后负荷；②镇静作用，有利于消除病人的紧张不安情绪，减少耗氧量；③抑制呼吸，降低呼吸中枢对 CO_2 敏感性，缓解急促浅表呼吸。

3. 腹泻　可用于非细菌性、消耗性腹泻以减轻症状。常用阿片酊或复方樟脑酊。

案例导学

病人，女，58 岁。风湿性心脏病 8 年，应用强心苷和利尿药维持治疗，昨夜突然呼吸困难，胸痛、心悸。查体：端坐呼吸，呼吸浅快，咳大量泡沫样痰，粉红色，心率 120 次/分，肺部湿啰音，诊断为急性左心衰竭。医嘱：坐位、下肢下垂，高流量鼻导管给氧、吗啡 5mg 静脉注射（缓慢）等。

问题：1. 该病人为什么用吗啡？为什么强调要缓慢静脉注射？

2. 吗啡的适应证有哪些？

3. 吗啡有哪些禁忌证？应用吗啡时需注意什么？

【不良反应和注意事项】

1. 副作用　治疗量吗啡有时可引起眩晕、嗜睡、恶心、呕吐、便秘、排尿困难、呼吸抑制、胆绞痛等，也可见直立性低血压和颅内压增高。

2. 耐受性和依赖性　连续反复应用可产生耐受性和依赖性。前者表现为吗啡使用剂量逐渐增大和用药时间缩短；后者停药后产生戒断症状，表现为烦躁不安、失眠、出汗、流泪、流涕、打呵欠、呕吐、腹泻、虚脱和意识丧失等。出现依赖性者为获得欣快感，减轻戒断症状带来的痛苦，常不择手段不顾一切寻觅和使用吗啡，由此导致的药物滥用给社会带来极大的危害，故应严格控制使用。

笔记

知识拓展

毒品及其危害

毒品是指鸦片、海洛因、甲基苯丙胺（"冰毒"）、吗啡、大麻、可卡因以及国家规定管制的其他能够使人形成瘾癖的麻醉药品和精神药品。联合国麻醉药品委员会将毒品分为六大类：①吗啡型药物，包括鸦片、吗啡、可卡因、海洛因和罂粟植物等；②可卡因和可卡叶；③大麻；④安非他明等人工合成兴奋剂；⑤安眠镇静剂，包括巴比妥药物和安眠酮；⑥精神药物，即苯二氮䓬。吸毒成瘾，是指吸毒人员因反复使用毒品而导致的慢性复发性脑病，表现为不顾不良后果、强迫性寻求及使用毒品的行为，同时伴有不同程度的个人健康及社会功能损害。毒品的危害包括：

1. 对身心的危害　①吸毒对身体的毒性作用：嗜睡、感觉迟钝、运动失调、幻觉、妄想、定向障碍等。②戒断反应；③精神障碍：吸毒所致最突出的精神障碍是幻觉和思维障碍。④感染性疾病：静脉注射毒品给滥用者带来感染性合并症，最常见的有乙型肝炎、艾滋病及化脓性感染。

2. 对社会的危害：①危害家庭：吸毒者在自我毁灭的同时，也破坏自己的家庭；②对社会生产力的巨大破坏；③毒品活动扰乱社会治安：诱发各种违法犯罪活动，扰乱社会治安。

1501

微课：吗啡的镇痛作用及成瘾机制

3. 急性中毒　用量过大可致急性中毒，表现为昏迷、呼吸深度抑制、针尖样瞳孔三大特征，常伴有体温下降、发绀、血压降低甚至休克。中毒致死的主要原因是呼吸麻痹。抢救需适量吸氧、人工呼吸、注射纳洛酮等。

【禁忌证】 颅脑外伤致颅内高压、肺源性心脏病、支气管哮喘、不明原因的疼痛、肝功能严重减退者、分娩止痛和哺乳期妇女止痛。

可　待　因

可待因（codeine，甲基吗啡）在阿片中含量较低（约 0.5%），口服易吸收，在肝脏中代谢，约 15% 的可待因脱甲基后转变为吗啡，使其活性增强。具有镇痛、镇咳和依赖性较低的特点，临床主要用于中等程度疼痛和剧烈干咳。与解热镇痛药合用有协同作用，如氨酚待因片。其作用特点和临床应用见第二十七章作用于呼吸系统的药物。

第二节　人工合成镇痛药

吗啡镇痛作用虽然很强，但是较强的药物依赖性和呼吸抑制作用限制了其临床应用，所以人工合成了许多依赖性较轻的吗啡代用品。此类药物化学结构虽与吗啡不同，但能激动或部分激动阿片受体，产生与吗啡相似的作用。

一、阿片受体激动药

哌　替　啶

哌替啶（pethidine，度冷丁）是临床常用的吗啡代用品。口服生物利用度低，故一般注射给药。皮下或肌内注射吸收快，10 分钟即显效。可通过血脑屏障或胎盘屏障。主要在肝代谢为哌替啶酸及去甲哌替啶，后者有中枢兴奋作用，中毒时发生惊厥可能与此有关。主要由肾排泄，$t_{1/2}$ 为 3 小时。

【作用】 哌替啶主要激动 μ 受体而发挥作用。

1. 中枢神经系统　与吗啡相似。其特点：①镇痛、镇静作用持续时间较吗啡短，仅 2～4 小时，镇痛强度为吗啡的 1/10～1/8，镇静、欣快作用较吗啡弱。②有抑制呼吸和引起恶心、呕吐作用。③无明显镇咳、缩瞳作用。④药物依赖性较吗啡轻，发生较慢。

2. 心血管系统　治疗量可致直立性低血压及颅内压增高，原因与吗啡相似。

3. 内脏平滑肌　对胃肠平滑肌、胆道、泌尿道、支气管平滑肌作用均较吗啡弱，持续时间短，故不引起便秘，无止泻作用。不影响缩宫素对子宫的兴奋作用，不延长产程。

笔记

【临床应用】

1. 镇痛　作用虽比吗啡弱，但成瘾性较吗啡轻，产生也较慢，现已取代吗啡用于各种剧痛，如创伤、术后、晚期癌症等。缓解内脏剧烈绞痛（胆绞痛、肾绞痛）需与阿托品合用。鉴于新生儿对哌替啶抑制呼吸作用非常敏感，故临产前2～4小时内不宜使用。

2. 心源性哮喘　可替代吗啡。其机制与吗啡相同。

3. 麻醉前给药及人工冬眠　利用其镇静作用可消除病人术前紧张、恐惧情绪，减少麻醉药用量。与异丙嗪、氯丙嗪等组成冬眠合剂用于人工冬眠。

【不良反应】

1. 副作用　治疗量可引起眩晕、恶心、呕吐、口干、心悸、直立性低血压甚至发生晕厥等。

2. 耐受性及依赖性　虽较吗啡轻，但久用仍可产生，故需控制使用。

3. 急性中毒　过量中毒时可发生昏迷、呼吸明显抑制、瞳孔散大、震颤、肌肉痉挛、反射亢进、谵妄甚至惊厥。纳洛酮能解除其呼吸抑制，但不能消除中枢兴奋症状，可配合使用抗惊厥药。禁忌证同吗啡。

处方分析

病人，女，50岁。突然出现右上腹部痛，疼痛难忍，呻吟不止，面色苍白伴大汗，疼痛向右肩或右上背部放射，诊断为胆绞痛。医生处方如下，请分析合理否？

Rp：

吗啡注射液　10mg×1

用法：10mg，肌内注射

硫酸阿托品注射液　0.5mg×1

用法：0.5mg，肌内注射

芬太尼及其同系物

芬太尼（fentanyl）属强效麻醉性镇痛药，为μ受体激动剂。其镇痛强度为吗啡的100倍，起效快，但持续时间短，肌内注射后约7分钟起效，维持1～2小时。主要用于各种疼痛及外科、妇科等手术疼痛；作为麻醉的辅助用药，可减少全麻药的用量；与氟哌利多配伍制成“神经安定镇痛合剂”，用于大面积烧伤换药及小手术。现有芬太尼透皮吸收贴膜剂用于止痛，贴一次疗效可维持5日。

不良反应比吗啡小，可见眩晕、恶心、呕吐等，药物依赖性较弱，仍应警惕。禁用于支气管哮喘、脑部肿瘤、颅脑外伤或脑部肿瘤引起的昏迷病人以及2岁以下的小儿。

舒芬太尼（sufentanil）、阿芬太尼（alfentanil）和瑞芬太尼（aemifentanil）均为芬太尼的类似物。舒芬太尼为全麻药的辅助镇痛药，阿芬太尼适用于心脏冠状动脉血管旁路术的麻醉，瑞芬太尼用于麻醉诱导和全麻中维持镇痛，但本药不能单独用于全麻诱导。

美 沙 酮

美沙酮（methadone，美散痛）为μ受体激动剂，其镇痛作用与吗啡相似或略强，起效慢，服用后30分钟左右起效，持续时间长。镇静、抑制呼吸、缩瞳、引起便秘等作用较吗啡弱，其优点是口服与注射效果相似，耐受性和依赖性发生较慢，戒断症状较轻。适用于创伤、癌症、手术后所致的剧痛，也用于阿片、吗啡及海洛因成瘾的脱毒治疗。

因有呼吸抑制作用，故孕妇及分娩期、呼吸中枢功能不全及幼儿禁用。

曲 马 多

曲马多（tramadol）口服、注射均易吸收，且镇痛功效相同。口服后20～30分钟起效，作用维持4～8小时。本药除具有较弱的μ受体激动作用，可抑制神经元对NA的再摄取，并增加神经元外5-HT的浓度，影响痛觉传递而产生镇痛作用。镇痛强度为吗啡的1/10～1/8，镇咳强度为可待因的1/2，无明显呼吸抑制及致平滑肌痉挛作用，不产生便秘，也不影响心血管功能。

临床用于中至重度急慢性疼痛、术后痛、创伤痛、癌性痛、心脏病突发性痛等。药物依赖性小，但长期用药亦可产生药物依赖性，并且有成瘾性报道。

布 桂 嗪

布桂嗪（bucinnazine，强痛定）镇痛强度约为吗啡的1/3。一般皮下注射10分钟后起效，作用持续3～6小时。本药有安定、镇咳作用，但呼吸抑制和胃肠道作用较轻。临床多用于偏头痛、三叉神经痛、炎性痛、外伤疼痛、关节痛、痛经、癌症等疼痛。但对内脏绞痛效果较差，偶有恶心或头晕、困倦等不良反应，有一定的药物依赖性。

二、阿片受体部分激动药

本类药物单独使用或小剂量应用时可激动某些阿片受体，当与阿片受体激动药合用或增大剂量时又可阻断阿片受体，故又称阿片受体激动-拮抗药。

喷 他 佐 辛

喷他佐辛（pentazocine，镇痛新）为阿片受体部分激动药，主要激动κ受体，拮抗μ受体。口服、注射均易吸收，口服后1小时发挥作用，持续5小时以上。肌内注射15分钟后血药浓度达高峰，主要在肝代谢，经肾排泄。

【作用和临床应用】 其镇痛和呼吸抑制作用均比吗啡弱，分别为吗啡的1/3和1/2，呼吸抑制程度不随剂量增加而加重，故相对较安全。镇静、兴奋胃肠平滑肌作用亦较吗啡弱。对心血管系统的作用不同于吗啡，大剂量使心率加快、血压升高，此作用可能与其能提高血浆中儿茶酚胺含量有关。因有弱的μ受体拮抗作用，故药物依赖性小，属非麻醉药品管理范畴。临床用于各种慢性钝痛。

【不良反应】 有眩晕、恶心、呕吐、出汗等，大剂量可引起呼吸抑制、血压升高及心动过速等。

丁 丙 诺 啡

丁丙诺啡（buprenorphine，布诺啡）是一阿片受体部分激动药。以激动μ受体和κ受体为主，对δ受体有拮抗作用，镇痛作用是吗啡的30倍。起效慢，维持时间长，为6～8小时。药物依赖性近似吗啡，对呼吸有抑制作用。主要用于各种术后痛、癌性痛及心肌梗死等镇痛，亦可作戒瘾的维持治疗。常见不良反应有头晕、嗜睡、恶心、呕吐等。

知识拓展

新 型 毒 品

新型毒品是相对鸦片、海洛因等传统毒品而言，主要指人工合成的致幻剂、兴奋剂类毒品，是由国际禁毒公约和我国法律法规所规定管制的、直接作用于人的中枢神经系统，使人兴奋或抑制，连续使用能使人产生依赖性的精神药品（毒品）。目前在我国流行滥用的摇头丸等新型毒品多发生在娱乐场所，所以又被称为“俱乐部毒品”。包括①中枢兴奋剂：指甲基苯丙胺（俗称冰毒）在内的苯丙胺类兴奋剂；②致幻剂：包括麦角乙二胺（LSD）、麦司卡林和分离性麻醉剂；③兼具兴奋和致幻作用：二亚甲基双氧安非他明（摇头丸）；④中枢抑制剂，包括三唑仑、氟硝安定和γ-羟丁酸等。

第三节 其他镇痛药

本类药物的作用机制与阿片受体无关，镇痛作用较弱，不抑制呼吸，无药物依赖性，故称为非依赖性镇痛药，属非麻醉药品管理范畴。

四氢巴马汀和罗通定

四氢巴马汀(tetrahydropalmatine,延胡索乙素)为从罂粟科植物延胡索中提取的生物碱,具有镇痛、镇静、催眠及安定作用。镇痛作用比哌替啶弱,但强于解热镇痛药,口服10~30分钟后出现镇痛作用,持续2~5小时。镇痛机制未明,但已知与阿片受体及减少前列腺素合成、释放无关。临床适用于胃肠、肝胆系统疾病所致的钝痛,对外伤等剧痛效果差。亦用于头痛、分娩止痛及痛经。因有镇静、催眠作用,临床可治疗失眠症,尤其适用于因疼痛所致失眠的病人。久用无耐受性和依赖性。常见不良反应有眩晕、恶心、呕吐。大剂量可抑制呼吸中枢,少数人可见锥体外系症状。

罗通定(rotundine,颅通定)为防己科植物华千金藤中提取的主要生物碱左旋四氢帕马汀,现已可人工合成。镇痛、镇静、催眠作用均强于四氢帕马汀,其临床应用及不良反应同四氢帕马汀。

知识拓展

镇 痛 泵

镇痛泵是由麻醉医师依据病人止痛抑制需要,选择相应的规格后,预设适当的用药剂量,对病人输注止痛药物,让病人自我管理解除或缓解疼痛使用的一次性医疗器械,又叫止痛泵。镇痛药包括非甾体类镇痛药(布洛芬、双氯氟酸钠等)和阿片类镇痛药(吗啡、芬太尼等),主要用于手术后镇痛、无痛分娩、慢性疼痛治疗、恶性肿瘤镇痛等,以及其他需要持续输注微量药液的治疗。借助病人自控装置,令病人可自行控制使用追加药液的输注剂量,达到个性化用药的目的,减轻病人疼痛感觉。镇痛泵也有一定的副作用,但因人而异,表现有恶心、呕吐、尿潴留、皮肤瘙痒、低血压、呼吸抑制等。不同病人应用时的临床表现不尽相同,尤其在应用自控装置时,病人可自行控制使用,不良反应得到了有效控制。

【附】阿片受体拮抗药

纳 洛 酮

纳洛酮(naloxone)为阿片受体阻断药,对各型阿片受体亚型均有竞争性阻断作用。口服易吸收,首关消除明显,故常注射给药。小剂量(0.4~0.8mg)注射能迅速翻转吗啡的效应,1~2分钟即可解除吗啡中毒所致的呼吸抑制。对吗啡产生依赖性者,本药可迅速诱发戒断症状(催瘾)。临床主要用于:①阿片类药物急性中毒,解救呼吸抑制和改善中枢症状,使昏迷病人意识清醒;②阿片类药物成瘾者的鉴别诊断;③用于急性酒精中毒、休克、脑卒中、脑外伤以及脊髓损伤的救治。

纳 曲 酮

纳曲酮(naltrexone)结构和作用与纳洛酮相似,但生物利用度较高,作用持续时间长达24小时。临床应用同纳洛酮。

本章小结

常用镇痛药有吗啡、哌替啶、芬太尼、喷他佐辛等,它们均与阿片受体结合而产生镇痛作用,但各药的作用强度不同。主要用于缓解或消除各种原因所致的剧痛。由于吗啡容易成瘾,而且对呼吸的抑制作用大,故常以哌替啶代替吗啡使用。芬太尼与吗啡比较,虽等效剂量小,但效能并不高于吗啡,且作用时间短,故常与其他药合用。喷他佐辛是阿片受体部分激动剂,镇痛作用相当于哌替啶,且成瘾性小,已列为非麻醉药品,用于各种慢性钝痛。四氢巴马汀尤适用于因疼痛所致失眠的病人。

笔记

病例讨论

病人，男，24岁，车工。因工伤事故进行剖腹探查及肠切除吻合术，手术顺利。术前皮下注射吗啡10mg，术后又连续注射哌替啶5日，每日100～200mg。主任查房时发现镇痛药已应用6日，指示不可再用，并令拆线后尽快出院。出院后病人仍有用药要求，当地医院又给病人注射哌替啶，以上症状全部消失。此后，病人为了能得到1支哌替啶，经常于每晚12时以后，出现于当地几个医院急诊室，从已很疲劳的医生那里骗取打镇痛针，如此办法常能得逞。

讨论要点

1. 本例哌替啶成瘾有哪些表现？其形成机制是怎样的？
2. 本病使用哌替啶有何不当？
3. 何谓麻醉药品？我国目前使用的麻醉药品有哪些？

1502

病例讨论

常用制剂和用法

盐酸吗啡　片剂：5mg、10mg。一次5～15mg。注射剂：5mg/0.5ml、10mg/1ml。一次10mg，皮下注射。极量：口服一次30mg，一日100mg；皮下注射一次20mg，一日60mg。盐酸吗啡缓释片：10mg、30mg。必须整片吞服，不可截开或嚼碎。成人每隔12小时按时服用一次，用量应根据疼痛的严重程度、年龄及服用镇痛药史决定用药剂量，个体间可存在较大差异。最初应用本品者，宜从每12小时服用10mg或20mg开始，根据镇痛效果调整剂量，以及随时增加剂量，达到缓解疼痛的目的。

磷酸可待因　片剂：15mg。一次15～30mg，一日3次。极量：一次0.1g，一日0.25g。

盐酸哌替啶　片剂：25mg、50mg。一次50～100mg，一日200～400mg。极量：一次150mg，一日600mg。注射剂：50mg/1ml、100mg/2ml。一次25～100mg，一日100～400mg，皮下注射或肌内注射。极量：一次150mg，一日600mg，两次用药间隔不宜少于4小时。

枸橼酸芬太尼　注射剂：0.1mg/2ml、0.5mg/10ml。一次0.05～0.1mg，皮下或肌内注射。

盐酸美沙酮　片剂：2.5mg、7.5mg、10mg。一次5～10mg，一日2～3次。注射剂：5mg/1ml、7.5mg/2ml。一次5～10mg，肌内注射。

盐酸曲马多　胶囊剂：50mg。一次50mg，一日3次。注射剂：50mg/2ml、100mg/2ml。一次50mg，一日50～200mg，肌内、皮下注射或缓慢静脉滴注。

布桂嗪　片剂：30mg、60mg。一次60mg，一日3～4次。注射剂：50mg/1ml、100mg/2ml，一次50mg，皮下注射。

乳酸喷他佐辛　注射剂：30mg/1ml。一次30mg，皮下或肌内注射。

丁丙诺啡　注射剂：0.15mg/1ml、0.3mg/1ml、0.6mg/2ml。一次0.15～0.3mg，一日3～4次，肌内注射或缓慢静脉注射。

盐酸四氢巴马汀　片剂：50mg。镇痛：一次100～150mg，一日2～4次。痛经：一次50mg。催眠：一次100～200mg。注射剂：60mg/2ml、100mg/2ml。一次60～100mg，皮下注射。

罗通定　片剂：30mg、60mg。镇痛：一次60～120mg，一日1～4次。催眠：于睡前服30～90mg。注射剂：60mg/2ml。一次60～90mg，肌内注射。

盐酸纳洛酮　注射剂：0.4mg/1ml。一次0.4～0.8mg，肌内或静脉注射。极量：一日40mg。

纳曲酮　片剂：50mg。用于戒毒：开始口服25mg，观察1小时，如无戒断症状，再服25mg。次日起一次50mg，一日1次，连续服用至少6个月。治疗酒精成瘾：一日50mg，连续服2周。

（林益平）

笔记

扫一扫，测一测

思考题

1. 吗啡治疗心源性哮喘的机制是什么？为什么又禁用于支气管哮喘？
2. 何谓药物依赖性？药物依赖性可分哪几种？各有何特征？
3. 比较吗啡、哌替啶及罗通定的镇痛作用特点及应用。

笔记

第十六章 解热镇痛抗炎药

16章课件

学习目标

1. 掌握：常用解热镇痛抗炎药作用、临床应用及常见不良反应；阿司匹林的作用、临床应用、不良反应及药物相互作用。

2. 熟悉：对乙酰氨基酚、吲哚美辛、双氯酚酸、布洛芬的作用、临床应用及不良反应。

3. 了解：其他药物的作用特点、临床应用及不良反应。

4. 具备合理选择解热镇痛药及正确处置不良反应的能力；会分析解热镇痛抗炎药复方制剂配伍用药的合理性。

5. 能利用所学知识进行医患沟通，开展用药咨询服务，并能正确指导病人合理用药。

第一节 概　述

解热镇痛抗炎药（antipyretic-analgesic and anti-inflammatory drugs）是一类具有解热、镇痛，大多数还具有抗炎、抗风湿作用的药物。由于化学结构及抗炎机制与甾体类抗炎药糖皮质激素不同，故又称为非甾体类抗炎药（non-steroidal anti-inflammatory drugs，NSAIDS）。本类药物在化学结构上虽属不同类别，但作用机制相同，通过抑制体内前列腺素（prostaglandin，PG）的合成而发挥作用。

一、作用及其作用机制

1. 解热作用　人的正常体温保持在相对恒定水平（37℃左右），是由下丘脑体温调节中枢通过对产热、散热两个过程的精细调节来维持的。发热是由于病原体及其毒素（部分是由于组织损伤、变态反应、恶性肿瘤等）刺激中性粒细胞释放内热源，内热源作用于下丘脑体温调节中枢，使该处的 PG 合成与释放增加，尤其是 PGE_2 对体温调节中枢作用最强，使体温调定点升高（37℃以上），机体产热增加，散热减少，使体温升高。解热镇痛抗炎药通过抑制下丘脑体温调节中枢前列腺素合成酶，使 PG 合成减少，通过增加散热而使体温降至正常。

1601

图片：解热镇痛药的解热机制

本类药物只能降低发热病人的体温，而对正常体温无影响，不能使发热者的体温降至正常以下，这与氯丙嗪对体温的影响有所不同。

发热是机体的一种防御反应，而不同热型又是诊断疾病的重要依据。因此，应先明确诊断后降温。但高热或持续低热待查可引起中枢神经系统功能紊乱，出现头痛、失眠、谵妄，甚至引起惊厥和昏迷，严重者可危及生命，此时适当应用本类药物以缓解症状。对幼儿、年老体弱病人应严格掌握剂量，以免用量过大，出汗过多，体温骤降引起虚脱。另外，解热镇痛抗炎药只是对症治疗，必须同时注意对因治疗。

笔记

2. 镇痛作用　组织损伤或炎症时，局部能产生和释放某些致痛、致炎的活性物质（如缓激肽、组胺、5-HT、PG 等）。缓激肽等刺激末梢痛觉感受器，引起疼痛；PG 除本身有致痛作用外，其还可使痛觉感受器对缓激肽等的致痛作用敏感性提高。

本类药物通过抑制外周组织及炎症部位 PG 的合成和释放，对慢性钝痛有较好的镇痛效果。目前认为镇痛作用部位主要在外周。

解热镇痛抗炎药的镇痛强度弱于吗啡类镇痛药，对慢性钝痛如头痛、牙痛、神经痛、肌肉痛、关节痛及月经痛等有良好的镇痛作用，对轻度癌性疼痛也有较好的镇痛作用，是世界卫生组织（WHO）推荐的“癌症三阶梯止痛法”治疗轻度疼痛的主要药物。但对各种锐痛疗效差，对内脏平滑肌绞痛无效。不抑制呼吸，临床应用较广。

3. 抗炎抗风湿的作用　炎症是机体对外界伤害性刺激产生保护性病理反应的一种复杂的过程。目前认为，PG 是参与炎症反应的主要活性物质，能使血管扩张，通透性增加，引起局部组织充血、水肿和疼痛，同时还能增强其他致痛、致炎物质（如缓激肽、5-HT、白三烯等）的作用。解热镇痛药能抑制炎症反应时局部 PG 的合成和释放，发挥抗炎抗风湿作用。

本类药物除苯胺类外，大多数都具有抗炎抗风湿作用，能有效缓解风湿、类风湿性炎症的渗出，减轻炎症引起的红、肿、热、痛等症状。但无病因治疗作用，也不能完全阻止炎症的发展及并发症的发生。

现已知前列腺素合成酶（COX）可分为 COX-1 和 COX-2 两型，前者是机体生理状态下固有的，存在于胃、血管及肾等大多数正常组织，具有重要的生理学意义，如由 COX-1 催化产生的 PGE_2、血栓素 A_2（TXA_2）和血栓环素（PGI_2）具有保护胃肠、调节血小板聚集和外周血管阻力的功能等；COX-2 是经诱导而产生的，只存在于受损组织，具有病理学意义，如由 COX-2 催化产生的 PGE_2 和 PGI_2 具有致炎、致痛作用等（图 16-1）。对 COX-1 的抑制构成了 $NSAID_S$ 不良反应的毒理学基础，而对 COX-2 的抑制被认为是此类药物治疗作用的基础，抑制 COX-2 是治疗炎症的新途径。

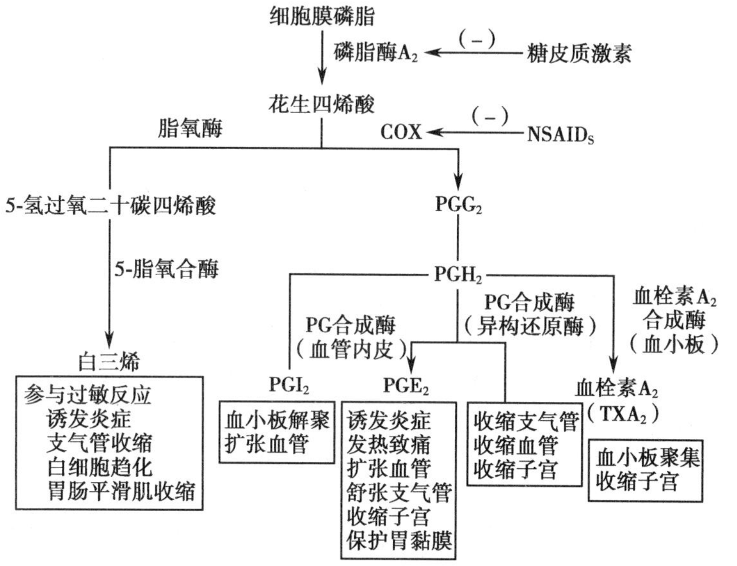

图 16-1　膜磷脂生成物质的生物活性及解热镇痛抗炎药的作用部位示意图

图片：自膜磷脂生成的各种物质的作用及解热镇痛抗炎药的作用部位示意图

二、不良反应

1. 胃肠道反应　是最常见的不良反应，可见上腹部疼痛、恶心、呕吐、气胀及腹部痉挛等，严重者还伴有消化性溃疡及胃肠道出血，与抑制 COX-1 有关。

2. 过敏反应　是第二大常见的不良反应，包括皮疹、荨麻疹、瘙痒、光敏、剥脱性皮炎等皮肤损害，有时可发生一些非常罕见的、严重的、甚至致命的不良反应。以舒林酸、萘普生、甲氯芬酸、吡罗昔康多见。

3. 肾损害　可见低钠血症、高钾血症、水肿、氮质血症、肾乳头坏死、少尿、慢性肾炎、肾病综合征、肾衰竭等。流行病学统计显示，长期大剂量服用对乙酰氨基酚可增加患肾病的概率，特别是在肾功能低下者，可出现肾绞痛或急、慢性肾衰竭，而小剂量服用未见肾损害。

4. 心血管反应　长期大量应用可能引起心血管系统不良反应，其中包括血压升高、心悸、心律不齐等。几乎所有的解热镇痛抗炎药均有潜在的心血管风险，如不注意减少剂量或停药，则有可能发生心血管系统并发症。

5. 其他　尚可见肝损害、粒细胞缺乏症、再生障碍性贫血等反应及头痛、头晕、耳鸣、耳聋等中枢神经系统反应等。

1603 图片：解热镇痛抗炎药对 COX-1 和 COX-2 选择性影响其不良反应

1604 图片：阿司匹林历史回顾

第二节　常用解热镇痛抗炎药

根据解热镇痛抗炎药对 COX 选择性的不同，分为非选择性 COX 抑制药和选择性 COX-2 抑制药。另外，解热镇痛抗炎药在临床也常用复方制剂。

一、非选择性环氧酶抑制药

非选择性环氧酶抑制药既可抑制 COX-2，产生解热、镇痛、抗炎作用，又能抑制 COX-1，引起胃肠道等不良反应。按其化学结构不同又分为水杨酸类（阿司匹林）、苯胺类（对乙酰氨基酚）、吡唑酮类（保泰松、非普拉宗）及其他有机酸类（吲哚美辛、布洛芬、舒林酸、吡罗昔康等）等。

阿　司　匹　林

【体内过程】 阿司匹林（aspirin，乙酰水杨酸）口服后在胃和小肠上部吸收，约 1～2 小时血药浓度达高峰，在吸收过程中与吸收后能被胃肠黏膜、肝脏和红细胞中的酯酶迅速水解成水杨酸，并以水杨酸盐的形式分布到全身组织和细胞间液，并可进入关节腔、脑脊液及乳汁中，亦可通过胎盘进入胎儿体内。主要经肝代谢，由肾排泄，尿液 pH 可影响其排泄速度，尿液呈碱性时，解离增多，重吸收减少，排出量增加可达 85%；尿液呈酸性时则相反，排出仅 5% 左右。因此，碱化尿液可用于阿司匹林中毒时的解救。

【作用和临床应用】

1. 解热镇痛抗炎抗风湿　常用于感冒发热及头痛、牙痛、神经痛、月经痛、肌肉痛等慢性钝痛。应用较大剂量（3～5g/d）可使急性风湿热的病人于 1～2 天内关节肿胀缓解，发热减轻，心率减慢和血沉降低，全身症状好转。因疗效快而确实，可作为急性风湿热的鉴别诊断。对类风湿关节炎也能迅速控制症状，目前仍为治疗风湿和类风湿关节炎的常用药。

2. 抗血栓形成　血栓素 A_2（TXA_2）是血小板聚集的诱导剂，而 PGI_2 则抑制血小板聚集，是 TXA_2 的生理对抗剂。小剂量阿司匹林选择性抑制血小板膜上的 COX-1，阻碍了 TXA_2 生成，抑制血小板聚集和对抗血栓形成（图 16-1）；较大剂量抑制血管内膜 COX-1，使 PGI_2 合成减少，促进凝血及血栓形成，但作用短暂。临床常用小剂量阿司匹林（50～100mg/d）防治血栓形成，用于防治缺血性心脏病、脑缺血病、血管成形术及旁路移植术后的血栓形成。

1605 图片：阿司匹林对环氧化酶的抑制

3. 其他作用　大剂量阿司匹林能抑制尿酸自肾小管的重吸收，促进尿酸的排泄，可用于治疗痛风。

知识拓展

百年阿司匹林长盛不衰

阿司匹林是历史悠久的解热镇痛抗炎药，它诞生于 1899 年 3 月 6 日，是由霍夫曼所在的拜耳公司向柏林皇家机构申报了这一发明专利。早在 1853 年夏尔弗雷德里克热拉尔就用水杨酸与醋酐合成了乙酰水杨酸，但没能引起人们的重视；1898 年德国化学家霍夫曼又进行了合成，并为他父亲治疗风湿性关节炎，疗效极好；1899 年由德莱塞介绍到临床，并取名为阿司匹林（aspirin）。到目前为止，阿司匹林已应用近 120 年，至今它仍是世界上应用最广泛的解热镇痛抗炎药，也是作为比较和评价其他解热镇痛抗炎药物的标准制剂。霍夫曼和当时的拜耳公司肯定没有料想到，阿司匹林因疗效肯定、价格低廉而应用百余年，仍长盛不衰。

【不良反应和注意事项】 短期小剂量应用时，不良反应较轻，长期大剂量应用可产生较多、较严重的不良反应。

1. 胃肠反应 最为常见，口服引起上腹部不适、恶心、呕吐等，较大剂量可诱发胃溃疡及不易察觉的无症状胃出血等。其原因可能是：①药物直接刺激胃黏膜及延髓催吐化学感受区；②与抑制 PG 的合成有关（内源性 PG 有保护胃黏膜作用）。餐后服药、同服抗酸药或用肠溶片，可减轻或避免胃肠反应。饮酒前后不可服本药，因可损伤胃黏膜屏障而致出血。

2. 凝血障碍 一般剂量可抑制血小板聚集而延长出血时间。大剂量（5g/日以上）或长期服用，还可抑制凝血酶原的形成，引起凝血障碍，加重出血倾向，可用维生素 K 防治。术前一周应停用阿司匹林，以防出血。

3. 过敏反应 少数病人可出现荨麻疹、皮疹、血管神经性水肿和过敏性休克。某些哮喘病人服用阿司匹林后可诱发支气管哮喘，被称为“阿司匹林哮喘”，严重者可引起死亡。用肾上腺素治疗效果不佳，用糖皮质激素雾化吸入有效。

4. 水杨酸反应 大剂量（>5g/d）服用时可出现头晕、头痛、恶心、呕吐、耳鸣、视、听力减退等中毒反应，称水杨酸反应，严重者可出现谵妄、过度呼吸、酸碱平衡失调、精神错乱、昏迷，甚至危及生命，应立即停药，静脉滴注碳酸氢钠溶液以碱化尿液，促进排泄。

5. 瑞夷综合征（Reye syndrome） 病毒感染（如流感、水痘、麻疹等）伴发热的儿童或青少年应用阿司匹林退热时，偶可引起严重肝功能损害、急性脑水肿的危险。虽少见，但严重者可致死。其表现为短暂发热、惊厥、频繁呕吐、颅内压增高、昏迷及严重肝功能异常等。

消化性溃疡、支气管哮喘、严重肝损害、低凝血酶原血症、维生素 K 缺乏、血小板减少、血友病、儿童患病毒感染禁用。

【药物相互作用】 阿司匹林通过竞争与血浆蛋白结合提高游离血药浓度，引起药物相互作用。与香豆素类口服抗凝药合用易引起出血；与磺酰脲类降血糖药合用易引起低血糖反应；与糖皮质激素合用易诱发溃疡和胃肠出血。还可竞争性抑制呋塞米、青霉素、甲氨蝶呤从肾小管主动分泌，增加各自血药浓度。

案例导学

病人，女，58 岁。病人 8 年前无明显诱因出现低热、乏力、全身不适，起病缓慢，2 月后出现膝关节、髋关节肿胀和疼痛，时轻时重，反复发作，逐渐影响正常生活和工作。近 2 个月关节肿胀和疼痛症状加重，晨起关节僵硬，需要家人帮助照料日常生活。体检：体温 37.5℃，脉搏 100 次/分，血压 130/80mmHg。双侧腕关节、掌指关节、膝关节肿胀、压痛（+），活动受限，双侧肘鹰嘴突附近触及大小不一结节，质硬，无压痛。实验室检查：血沉 120mm/h，类风湿因子（+），免疫复合物和抗体均升高。X 线检查：双侧髋关节出现虫蚀样改变，双侧膝关节间隙狭窄。诊断为：风湿性关节炎。医嘱给予阿司匹林一次 1g，每日 3 次，饭后服。病人服用 5 天后症状减轻。

问题：1. 该病人为什么会出现上腹部不适、胃痛、恶心、呕吐、食欲减退等症状？

2. 此时应如何处理？

3. 应用阿司匹林期间应注意什么？

对乙酰氨基酚

对乙酰氨基酚（acetaminophen，扑热息痛）口服吸收快而完全，30～60 分钟血药浓度达高峰。半衰期 2～4 小时，大部分（95%）在肝中与葡萄糖醛酸或硫酸结合而失活，5% 经羟化转化为对肝脏有毒性的代谢物，均从尿中排出。

【作用和临床应用】 该药抑制中枢 PG 合成的作用强度与阿司匹林相似，但抑制外周 PG 合成的作用弱，所以其解热作用强而持久，镇痛作用弱，几乎无抗炎、抗风湿作用。主要用于发热、头痛、肌肉痛、关节痛、神经痛等慢性钝痛，尤其适用于对阿司匹林不能耐受或过敏的病人。

【不良反应和注意事项】 该药为非处方药，常用剂量安全可靠，偶见药热、皮疹等过敏反应；大剂量或长期使用可致肾损害，如肾乳头坏死和慢性间质性肾炎。过量可致急性中毒性肝坏死。

非普拉宗

非普拉宗（feprazone）为保泰松的衍生物，抗炎、镇痛作用强，临床用于治疗风湿性、类风湿关节炎，疗效优于阿司匹林、保泰松、布洛芬等，对坐骨神经痛、肩周炎等有较好疗效。不良反应较保泰松少，主要表现为食欲减退、恶心、呕吐、头痛、面部水肿等。

吲哚美辛

【作用和临床应用】 吲哚美辛（indomethacin，消炎痛）口服易吸收，是最强的 COX 抑制剂之一，具有强大的抗炎、镇痛和解热作用。其抗炎、镇痛作用明显强于阿司匹林，对炎性疼痛有明显的镇痛作用。因不良反应多，仅用于：①对其他药物不能耐受或疗效差的急性风湿、类风湿关节炎、强直性脊柱炎、骨关节炎、滑囊炎及腱鞘炎等；②癌性发热及其他不易控制的发热；③急性痛风性关节炎。

【不良反应和注意事项】 不良反应发生率高且严重，故不作为首选药。常见不良反应有：

1. 胃肠反应　恶心、呕吐、腹痛、腹泻、诱发或加重消化道溃疡、出血，偶见胃肠穿孔，还可引起急性胰腺炎。
2. 中枢神经系统反应　头痛、眩晕，偶见精神失常等。
3. 造血系统反应　可引起粒细胞减少、血小板减少和再生障碍性贫血。
4. 过敏反应　常见皮疹、支气管哮喘，与阿司匹林有交叉过敏反应。

支气管哮喘、精神失常、活动性胃和十二指肠溃疡、癫痫、从事危险及精细工作人员、孕妇及儿童禁用。

舒林酸

舒林酸（sulindac）作用及临床应用类似吲哚美辛，作用强度不及吲哚美辛的一半，但强于阿司匹林，其特点为作用持续时间长，不良反应少。

布洛芬

布洛芬（ibuprofen，异丁苯丙酸）口服易吸收，血浆 $t_{1/2}$ 为 2 小时。本药可缓慢进入滑膜腔，并在此保持较高浓度。主要经肝代谢，代谢物自肾排出。布洛芬具有较强的抗炎、解热及镇痛作用，其效力与阿司匹林相似，但不良反应较少。由于分布的特点，主要用于风湿及类风湿关节炎的治疗，也可用于发热及慢性钝痛的治疗。胃肠反应较轻，但长期服用仍应注意胃肠溃疡和出血。偶见视力模糊及中毒性弱视，出现后应立即停药。

同类药物还有萘普生（naproxen）和酮洛芬（ketoprofen），其作用及临床应用与布洛芬相似，但 $t_{1/2}$ 分别为 12～15 小时和 2 小时。

二、选择性环氧酶-2 抑制药

由于非选择性 COX 抑制药不良反应多，近年来选择性 COX-2 抑制药相继问世。常用药物有尼美舒利、塞来昔布等。

塞来昔布

塞来昔布（celecoxib，西乐葆）是全球第一个选择性 COX-2 抑制药，口服吸收快而完全，具有解热、镇痛和抗炎作用，但不抑制血小板聚集。临床用于急、慢性骨关节炎、风湿性关节炎和类风湿关

笔记

节炎的治疗。其胃肠道不良反应较非选择性 COX 抑制药发生率低，但研究表明，长期使用心血管疾病发生的危险性增高。18 岁以下的病人和哺乳期妇女不宜使用。禁用于对阿司匹林和磺胺药过敏的病人。

尼美舒利

尼美舒利（nimesulide，美舒宁）是一新型非甾体抗炎药，具有抗炎、解热、镇痛作用，能选择性抑制 COX-2，而且能抑制炎症过程中的所有介质，因而抗炎作用强，副作用较少。主要用于风湿性关节炎、类风湿关节炎、骨关节炎、腰腿痛、牙痛、痛经的治疗。偶见轻微而短暂的胃肠反应。但有严重肝损害，国家食品药品监督管理局 2011 年 5 月 20 日下发《关于加强尼美舒利口服制剂使用管理的通知》，要求“尼美舒利”口服制剂禁用于 12 岁以下儿童。

三、解热镇痛抗炎药的复方制剂

为了增强解热镇痛效果，减少不良反应，常将解热镇痛药配伍制成复方制剂。常以巴比妥类、咖啡因、对乙酰氨基酚、伪麻黄碱、右美沙芬、咖啡因、抗组胺药、金刚烷胺等组成复方制剂。其中对乙酰氨基酚具有解热镇痛作用；伪麻黄碱可使上呼吸道血管收缩，减轻充血水肿，缓解感冒症状；右美沙芬为中枢镇咳药，可缓解干咳症状；咖啡因能收缩脑血管，有助于缓解头痛；抗组胺药氯苯那敏、苯海拉明有抗过敏、镇静作用；金刚烷胺具有抗病毒作用。由于不同复方制剂所含成分不同，应根据临床症状选用。

复方制剂中所含的阿司匹林、布洛芬、氯苯那敏、苯海拉明、右美沙芬、金刚烷胺等对胎儿可能产生不良影响，所以孕妇及哺乳期妇女用药时应注意。

近年来据临床观察，某些复方制剂并不优于单方，而且本类药物大多具有胃肠道不良反应，配伍用药后，可使胃肠道反应增加。且在某些复方制剂中含有非那西丁和氨基比林，久用后前者可产生严重肾损害（致肾乳头坏死，甚至引起肾盂癌）和依赖性，后者能引起粒细胞减少，而且均为已淘汰的药物，不能单独使用，所以，某些解热镇痛药的复方制剂需慎用（常用的解热镇痛药复方制剂见表 16-1）。

表 16-1　常用解热镇痛药复方制剂（毫克/片）

药物	氯苯那敏	阿司匹林	对乙酰氨基酚	咖啡因	非那西丁	右美沙芬	伪麻黄	苯丙醇胺	苯海拉明	氨基比林
酚麻美敏	2		325			15	30			
酚氨加敏	2		126	30						100
去痛片			126	50						150
感冒灵	3		250	30						
扑尔感冒片	2	220		32.4	160					
复方对乙酰氨基酚片		0.2268	0.136	33.4						

四、癌性疼痛的三级止痛阶梯疗法

我国推荐开展癌症病人三级止痛阶梯治疗。三级止痛阶梯疗法的重点是：①“按时”给药（3～6 小时），不要在疼痛时才给药；②“按量”给药（止痛剂量直至病人疼痛消失）；③“按阶梯”给药，即“癌症病人三级止痛阶梯治疗方案”。其具体内容是：根据癌症病人疼痛程度分为轻、中及重度疼痛。轻度疼痛可选用解热镇痛抗炎药（如阿司匹林、扑热息痛等）；中度疼痛选用弱效阿片类药物（如氨酚待因、可待因等）；重度疼痛选用强效阿片类药物（如吗啡、哌替啶等）。如一种药物无效，不能换用同一阶梯镇痛药，而应选镇痛作用更强的药物。必要时可加用辅助药物，如解痉药。对癌症病人给予充分的止痛治疗，提高病人的生活质量。

处方分析

病人，女，55 岁，患高血压、心肌缺血、腰腿痛，医生处方如下，请分析合理否？

处方：酒石酸美托洛尔片　25mg×6

用法：25mg　口服　一日 3 次

阿司匹林片　100mg×6

用法：100mg　口服　一日 1 次

布洛芬缓释胶囊　300mg×6

用法：300mg　口服　一日 2 次

【附】影响尿酸代谢药

我国临床检验血液尿酸正常参考值，男性为 210～420μmol/L，女性更年期以前为 150～360μmol/L，更年期后接近男性，血液中 98% 的尿酸以钠盐的形式存在。

高尿酸血症（hyperuricemia）是嘌呤代谢紊乱或尿酸排泄障碍引起的血液中尿酸增高，临床分为原发性和继发性两类。原发性高尿酸血症主要是因为尿酸排泄减少及尿酸生成增多所致，尿酸排泄减少主要表现为肾小球对尿酸滤过减少，肾小管尿酸分泌减少及重吸收增多，致尿酸增高，与多基因遗传缺陷有关。在嘌呤代谢过程中，磷酸核糖焦磷酸合成酶、磷酸核糖焦磷酸酰基转移酶活性增高、次黄嘌呤-鸟嘌呤磷酸核糖转移酶部分缺失或黄嘌呤氧化酶活性增高等，导致尿酸生成增多，前三种酶的缺陷为 X-伴性连锁遗传所致。原发性高尿酸血症常伴有肥胖、糖尿病、动脉粥样硬化、冠心病和高血压等。继发性高尿酸血症主要是由于肾脏疾病、骨髓增生性疾病或者长期服用某些药物等导致尿酸排泄减少，使血尿酸增高。

高尿酸血症长期得不到控制，约有 5%～15% 发展为痛风，表现为急慢性痛风性关节炎、痛风性肾病、尿酸性肾石病、痛风石等。

影响尿酸代谢的药物分为抑制尿酸生成和促进尿酸排泄的药物两类。此外，秋水仙碱等可减轻痛风发作时的炎症反应，缓解疼痛，本章一并介绍。

知识拓展

高尿酸血症与痛风

在欧美国家，高尿酸血症患病率约为 2%～18%，痛风患病率约为 0.13%～1.4%，其中美国大约有 610 万成年人患有痛风。2004 年山东沿海地区流行病学调查显示，高尿酸血症患病率为 23.14%，2008 年流行病学调查显示，我国东部地区痛风的患病率为 1.14%。近年来，我国高尿酸血症和痛风的患病率日益升高。此病的发病率与年龄、遗传、性别等因素有关，女性更年期之前，男女患病率比例为（3～4）：1，女性更年期之后，男女比例接近。人体中尿酸约 80% 来源于内源性嘌呤代谢，约 20% 来源于富含嘌呤和核酸蛋白的食物，因此，尽管高嘌呤饮食（特别是肉类和海鲜）、饮酒、软饮料等与痛风的发生有关，但在高尿酸血症发生的整体机制中，内源性嘌呤代谢紊乱更为重要。大量研究发现，在高尿酸血症病人中，最终只有 5%～15% 的发展为痛风，其余大多为无症状的高尿酸血症，还有少部分病人在急性痛风关节炎发作期，其血尿酸浓度在正常范围。这说明痛风的发病原因较复杂，也提示高尿酸血症和痛风是两个应该加以区别的概念。

一、抑制尿酸生成的药物

别　嘌　醇

笔记

别嘌醇（allopurinol，别嘌呤醇）为次黄嘌呤的异构体，是目前唯一能抑制尿酸合成的药物。口服易吸收,0.5~1 小时达血浆峰浓度,$t_{1/2}$为 2~3 小时,经肝代谢,约 70% 代谢为有活性的氧嘌呤醇,$t_{1/2}$为 12~30 小时,口服 24 小时后血尿酸浓度开始下降,2~4 周时下降最明显。主要以代谢物和少量原形经肾排泄。

【作用和临床应用】 别嘌醇可抑制黄嘌呤氧化酶,使次黄嘌呤及黄嘌呤不能转化为尿酸,使尿酸合成减少,小剂量时对酶为竞争性抑制剂,大剂量时则为非竞争性抑制剂。代谢产物氧嘌呤醇也是酶的非竞争性抑制剂,且在组织中停留时间较长,使血中尿酸浓度降低,并可使痛风病人组织中的尿酸结晶重新溶解,减少尿酸在骨、关节及肾脏的沉着,使痛风症状得以缓解。

临床主要用于治疗高尿酸血症及慢性原发性或继发性痛风,痛风性肾病。

【不良反应】

1. 个别病人可出现皮疹、腹痛腹泻、低热,暂时性转氨酶升高。停药或者给予相应的治疗可恢复。

2. 可引起过敏性肝坏死、肝肉芽肿形成伴胆囊炎、胆管周围炎、剥脱性皮炎等,常见于用药 3~4 周。也可致血液系统异常和骨髓抑制。用药期间要注意观察,以便及时处理。

3. 服药期间应多饮水,并使尿液呈中性或碱性,以利于尿酸排泄。肾功能不全者可致药物体内蓄积。肝功能不全者、老年人慎用。

【药物相互作用】 别嘌醇可致硫唑嘌呤、6-巯基嘌呤代谢减慢,同用时应减少后二者的用量。与氯化钙、维生素 C、磷酸钾钠同用时,可增加肾脏黄嘌呤结石的形成。与环磷酰胺同用时可致骨髓抑制作用增强。与氨苄西林同用时可增加皮疹的发生率。

二、促进尿酸排泄的药物

丙 磺 舒

丙磺舒(probenecid)口服吸收迅速而完全,2~4 小时达血浆峰值,大部分通过肾近曲小管主动分泌排泄,因脂溶性大,易被重吸收,半衰期随用药剂量不同而改变,口服 0.5g 为 3~8 小时,口服 2g 为 6~12 小时,部分在肝内代谢为羧基化代谢物及羟基化合物,后两者也具有促进尿酸排泄的药理活性。

【作用和临床应用】 丙磺舒通过竞争性抑制肾小管对尿酸的重吸收,而增加尿酸的排泄,降低血中尿酸浓度,缓解和防止尿酸盐结晶的形成,减轻对关节的损伤;也可促进易形成的尿酸盐的溶解。主要用于慢性痛风的治疗,因无抗炎和镇痛作用,不适合急性痛风的治疗。

【不良反应】

1. 少数病人可见恶心、呕吐等胃肠反应,皮疹发热,偶见白细胞减少,肾病综合征、骨髓抑制及肝坏死等。

2. 用药初期,由于尿酸盐从关节移出,可使痛风发作加重,为防止尿酸盐在泌尿道沉积形成结石,用药期间多饮水,每天不低于 2500ml,并加服碳酸氢钠,以促进尿酸排泄。

3. 对磺胺药过敏、肾功能不全、消化道溃疡、痛风发作急性期、2 岁以下儿童等禁用。

【药物相互作用】 不宜与别嘌醇、阿司匹林、吲哚美辛、萘普生、氢氯噻嗪、布美他尼、青霉素、头孢霉素、甲氨蝶呤、口服降糖药等同服,因丙磺舒可抑制以上药物的肾小管排泄,作用增强或毒性增加。

苯 溴 马 隆

苯溴马隆(benzbromarone,苯溴香豆素)口服易吸收,服药 24 小时血中尿酸浓度为服药前的 66.5%,在肝内去溴离子后,从胆汁排出。为强力促尿酸排泄药,抑制肾小管对尿酸的重吸收,从而促进尿酸排泄。适用于反复发作的痛风性关节炎伴高尿酸血症的治疗。

可见胃肠反应、肾绞痛及激发急性关节炎发作。偶见粒细胞减少。服药期间宜多饮水,每日 2000ml 或碱化尿液。服药期间如有急性痛风性关节炎发作,可加服非甾体抗炎药物。

三、缓解痛风炎症的药物

秋 水 仙 碱

秋水仙碱(colchicine,秋水仙素)口服易吸收,0.5~2 小时血液浓度达峰值,在肝内代谢,经胆汁及肾排泄。

【作用和临床应用】 本品与中性白细胞微管蛋白的亚单位结合，改变细胞膜功能，从而抑制白细胞的趋化、黏附和吞噬作用；抑制磷脂酶 A_2，减少单核细胞和中性粒细胞释放前列腺素和白三烯；抑制局部细胞产生白细胞介素-6 等，从而达到缓解关节局部的红肿热痛等炎症反应。

主要用于痛风性关节炎的急性发作，预防复发性痛风性关节炎的急性发作。急性痛风口服后 12～24 小时起效，90% 的病人用药后 24～48 小时疼痛消失。

【不良反应】 与剂量大小有明显相关性，口服较静脉注射安全性高，应尽量避免长期口服用药或静脉用药。

1. 胃肠道反应 发生率可达 80%，表现为腹痛腹泻、食欲不振、呕吐，严重者可致电解质紊乱及脱水等。长期服用可致严重的胃肠出血、吸收不良综合征。

2. 神经系统反应 可致肌肉、周围神经病变，表现为麻木、刺痛、肌无力，血清肌磷酸激酶增高等。

3. 其他 可见血小板减少、中性粒细胞减少、再生障碍性贫血等，血尿、少尿、皮疹、发热脱发，甚至抽搐、意识障碍等，多见于静脉给药及老年人。发生严重不良反应时，需立即停药，并给予相应的治疗。

骨髓增生低下、肾功能不全者、妊娠期妇女及 2 岁以下小儿禁用。老年人慎用。

本章小结

解热镇痛药具有解热、镇痛、抗炎抗风湿三大基本作用。作用机制均是通过抑制 COX，使 PG 合成减少而产生的。常用的解热镇痛药阿司匹林、对乙酰氨基酚、吲哚美辛、布洛芬等，除乙酰氨基酚无抗炎抗风湿作用外，均具有解热、镇痛、抗炎抗风湿作用。主要用于发热、慢性钝痛、风湿和类风湿关节炎的治疗。不良反应以胃肠反应多见，也可出现皮肤反应、肾损害、心血管反应及其他不良反应。

病例讨论

1606

病例讨论

病人，女，70 岁。因上腹痛、头晕一月余入院。该病人 2 月前因风湿性关节炎服用阿司匹林，服用后关节症状好转，但出现上腹痛、头晕现象。查体：Bp 90/60mmHg，R 20 次/分，神志清，精神差，面色苍白，血常规示小细胞低色素性贫血，诊断为缺铁性贫血。

常用制剂和用法

阿司匹林 片剂：0.05g、0.1g、0.3g、0.5g。解热镇痛：一次 0.3～0.5g，一日 3 次，饭后服。抗风湿：一日 3～5g，分 4 次服，症状控制后逐渐减量。抗血小板凝集，一日 50～100mg，口服。

对乙酰氨基酚 片剂：0.1g、0.3g、0.5g。一次 0.5g，一日 3 次。注射剂：0.075g/1ml、0.25g/2ml。一次 0.15～0.25g，肌注。栓剂：0.15g、0.3g、0.6g。一次 0.3～0.6g，一日 1～2 次，直肠给药。

吲哚美辛 肠溶片剂或胶囊剂：25mg。一次 25mg，一日 2～3 次，餐中服，以后每周可递增 25mg，至每天总量为 100～150mg。

舒林酸 片剂：150mg、200mg。一次 150～200mg，一日 2 次。一日最大剂量 400mg。

布洛芬 片剂：0.1g、0.2g。一次 0.2～0.4g，一日 3 次，餐中服。

萘普生 片剂或胶囊剂：0.125g、0.25g。一次 0.25g，一日 2 次。

酮洛芬 肠溶胶囊：25mg、50mg。一次 50mg，一日 3～4 次。

双氯芬酸 肠溶片剂：25mg。一次 25mg，一日 3 次。注射剂：75mg/2ml。一次 75mg，一日 1 次，深部肌注。

笔记

非普拉宗 片剂：100mg。一次 200mg，一日 2～3 次。维持量一日 100～200mg。

塞来昔布 胶囊:100mg。治疗骨关节炎:一日 200mg,分 2 次服或顿服;治疗类风湿关节炎,一次 100mg 或 200mg,一日 2 次。

尼美舒利 片剂:100mg。一次 100mg,一日 2 次。

非布司他 片剂:40mg、50mg、100mg。一次剂量 40mg 或 80mg,一日 1 次。

别嘌醇 片剂:0.1g。第 1 周一日 0.1g;第 2 周一日 0.2g;第 3 周以后,一日 0.3g,分 2～3 次服。

秋水仙碱 片剂:0.5mg。一次 0.5mg,每隔 1～2 小时服一次,总量不超过一日 4mg。

苯溴马隆 片剂:50mg。一次 50mg,一日 1 次。

丙磺舒 片剂:0.25g。治疗痛风:开始一次 0.25g,一日 2 次,1 周后增至一次 0.5g,一日 2～3 次。

(徐 红)

1607

扫一扫,测一测

思考题

1. 简述阿司匹林、对乙酰氨基酚、吲哚美辛作用、临床应用及不良反应。
2. 比较解热镇痛抗炎药与镇痛药镇痛作用的异同点。
3. 简述抗痛风药的作用及临床应用。

笔记

第十七章 中枢兴奋药与促大脑功能恢复药

学习目标

1. 熟悉：咖啡因、尼可刹米、洛贝林的作用、临床应用及不良反应。
2. 了解：其他中枢兴奋药和促大脑功能恢复药的作用和临床应用。
3. 具备根据适应证合理选择中枢兴奋药、促大脑功能恢复药及正确处置不良反应的能力。
4. 能利用所学知识进行医患沟通，开展用药咨询服务，并能正确指导病人合理用药。

第一节 中枢兴奋药

中枢兴奋药(central stimulants)是一类选择性兴奋中枢神经系统、提高其功能活动的药物。此类药物随剂量的增加，其作用强度和范围也随之增大，用量过大可引起中枢神经系统广泛兴奋，甚至导致惊厥。根据其作用部位和功能不同分为两类：①大脑皮质兴奋药；②呼吸中枢兴奋药。

一、大脑皮质兴奋药

咖 啡 因

咖啡因(caffeine)是从茶叶和咖啡豆中提取的生物碱，现可人工合成。

【作用和临床应用】

1. 中枢神经系统　咖啡因对中枢神经系统的作用强度和范围与剂量有关：①小剂量(50～200mg)可选择性兴奋大脑皮质，使人精神振奋，疲劳减轻，睡意消失，提高工作效率。②较大剂量(250～500mg)可直接兴奋延髓呼吸中枢和血管运动中枢，使呼吸加深加快、血压升高，在呼吸中枢受抑制时作用更显著。临床用于解救严重传染病及中枢抑制药过量所致的呼吸抑制和循环衰竭。③中毒量则可引起中枢神经系统广泛兴奋，导致惊厥。

2. 心血管系统　咖啡因兴奋心脏，松弛外周血管，但对脑血管有收缩作用，减少脑血管搏动的幅度，缓解头痛症状。常与阿司匹林或对乙酰氨基酚配伍，治疗一般性头痛。与麦角胺配伍，治疗偏头痛。

3. 其他　舒张胆道和支气管平滑肌，利尿及促进胃酸、胃蛋白酶分泌。

【不良反应和注意事项】 治疗量不良反应较少。较大剂量可引起激动、不安、失眠、头痛、心悸；过量中毒引起中枢神经系统广泛兴奋，可致惊厥。婴幼儿高热时应避免使用含本药的复方制剂退热。久用产生耐受性及依赖性。消化性溃疡病人禁用。

哌 甲 酯

哌甲酯(methylphenidate,利他林)为苯丙胺类药物。治疗量可兴奋大脑皮质和皮质下中枢,作用温和,能改善精神活动,振奋精神,解除轻度中枢神经抑制,消除疲劳。较大剂量能兴奋呼吸中枢,过量可致惊厥。用于巴比妥类及其他中枢抑制药中毒,也用于轻度抑郁症、痴呆、小儿遗尿症及儿童多动综合征。

治疗量不良反应少,大剂量可引起血压升高、眩晕、头痛甚至惊厥。久用可致耐受性和依赖性,小儿长期应用影响其生长发育。癫痫、高血压病人及6岁以下小儿禁用。

二、呼吸中枢兴奋药

尼 可 刹 米

【作用和临床应用】 尼可刹米(nikethamide,可拉明)治疗量可直接兴奋延髓呼吸中枢,也可刺激颈动脉体和主动脉体化学感受器,反射性地兴奋呼吸中枢,并能提高呼吸中枢对二氧化碳的敏感性,使呼吸加深加快。作用温和,维持时间短,一次用药仅维持5~10分钟。临床用于各种原因所致的中枢性呼吸抑制,其中对吗啡中毒引起的呼吸抑制效果较好,对吸入性麻醉药中毒次之,对巴比妥类中毒引起的呼吸抑制效果较差。

【不良反应和注意事项】 治疗量不良反应少,安全范围较大。大剂量可引起血压升高、心动过速、出汗、呕吐、肌肉震颤等。中毒时可出现惊厥。

洛 贝 林

洛贝林(lobeline,山梗菜碱)通过刺激颈动脉体和主动脉体的化学感受器,反射性地兴奋呼吸中枢。作用快、弱、短暂,仅维持数分钟,但安全范围大,不易引起惊厥。临床常用于新生儿窒息、小儿感染性疾病所致的呼吸衰竭、一氧化碳中毒引起的窒息及其他中枢抑制药引起呼吸衰竭的急救。

有恶心、呕吐、头痛等不良反应。大剂量可兴奋迷走神经中枢而致心动过缓、传导阻滞。中毒量可兴奋交感神经节及肾上腺髓质而致心动过速,也可引起惊厥。

案例导学

病人,男,52岁。因意识障碍1小时住院。病人于入院1小时前因癌症剧痛应用吗啡过量,随即出现意识障碍。查体:体温36℃,脉搏68次/分,呼吸8次/分,血压112/78mmHg。昏睡状,皮肤发绀,诊断为吗啡中毒。给予尼可刹米2.5g快速静脉注射。静脉注射尼可刹米过程中病人出现血压升高、出汗及肌肉强直。

问题:1. 该病人在快速静脉注射尼可刹米时为什么出现血压升高、出汗及肌肉强直?

2. 此时应如何处理?

3. 应用尼可刹米有哪些注意事项?

二 甲 弗 林

二甲弗林(dimefline,回苏灵)可直接兴奋呼吸中枢,对呼吸中枢作用比尼可刹米强,起效快,维持时间短。能显著改善呼吸,使呼吸加深加快。临床用于治疗各种原因引起的中枢性呼吸抑制,对肺性脑病有较好的促苏醒作用。

可有恶心、呕吐、皮肤烧灼感等不良反应。安全范围小,过量易致惊厥,小儿尤易发生。静脉给药需用葡萄糖稀释后缓慢注射。孕妇禁用。

笔记

多沙普仑

多沙普仑(doxapram)作用机制和维持时间与尼可刹米相似,并可增加心输出量。作用强,起效快,安全范围大。临床用于治疗麻醉药或中枢抑制药引起的呼吸抑制。可引起头痛、无力、恶心、呕吐、血压升高、心律失常等不良反应。过量可致惊厥。

第二节　促大脑功能恢复药

胞磷胆碱

胞磷胆碱(citicoline,胞二磷胆碱)能增加脑损伤部位对氧的摄入和利用,促进卵磷脂的合成而改善细胞代谢,增加脑组织血流量,可促进脑组织功能的恢复和促进苏醒。主要用于急性脑外伤和脑手术后的意识障碍、脑梗死急性期的意识障碍等。

吡拉西坦

吡拉西坦(piracetam,脑复康)为γ-氨基丁酸的衍生物,能直接作用于大脑皮质,具有激活、保护、修复脑细胞的作用。能促进大脑对氨基酸和磷脂的吸收、蛋白质的合成,提高大脑对葡萄糖的利用,促进 ATP 的合成。因此能提高记忆力,保护缺氧脑组织。临床用于脑动脉硬化、阿尔茨海默病、脑外伤后遗症及一氧化碳中毒所致的思维障碍、智力低下等。有口干、食欲减退、呕吐等不良反应。

处方分析

病人,男,36 岁。口服大量地西泮引起急性中毒,有中枢性呼吸抑制,如下处方是否合理?

处方:尼可刹米注射液　0.25g×6

用法:0.25g,静脉注射,每小时 1 次(必要时)

洛贝林注射液　3mg×6

用法:3mg,静脉注射,每小时 1 次(必要时)

以上两药交替使用

吡硫醇

吡硫醇(pyritinol,脑复新)为脑代谢改善药,促进脑细胞对葡萄糖的摄取和能量代谢,增加脑血流量,改进氨基酸代谢,增强记忆力,改善学习和认知功能。用于脑震荡、脑外伤后遗症、脑炎后遗症等引起的记忆力减退、注意力不集中等,也可用于脑动脉硬化、老年痴呆。偶有皮疹、恶心等不良反应。肝功能不全、糖尿病及妊娠妇女、哺乳期妇女慎用。

本章小结

中枢兴奋药是一类选择性兴奋中枢神经系统的药物,主要用于治疗药物中毒或危重疾病所致的呼吸抑制或呼吸衰竭。剂量过大可导致中枢神经系统的广泛兴奋,甚至引起惊厥。中枢兴奋药分为大脑皮质兴奋药和呼吸中枢兴奋药,大脑皮质兴奋药有咖啡因、哌甲酯等。呼吸中枢兴奋药主要有尼可刹米、洛贝林、二甲弗林等。促大脑功能恢复药对受损的大脑功能有恢复作用,主要用于脑损伤所致的意识障碍。主要药物有胞磷胆碱、吡拉西坦等。

笔记

病例讨论

病人，男，28岁，在某工厂打工下班后，因天冷生煤炉取暖，门窗紧闭，同宿舍工友晚上下班后叫其没有反应，闻到室内有煤气味，随即呼叫120救护车送进医院，病人意识轻度模糊，面色苍白，口唇樱红色，脉搏增快，瞳孔对光反射迟钝。诊断为一氧化碳中毒。

1701

病例讨论

常用制剂和用法

安钠咖(苯甲酸钠咖啡因)　注射剂:0.25mg/1ml、0.5g/2ml。一次0.25～0.5g，皮下注射或肌内注射。极量:一次0.75g，一日3g。

盐酸哌甲酯　片剂:10mg。一次10mg，一日2～3次。6岁以下小儿开始一次5mg，一日5～10mg，以后视病情每隔1周一日增加5～10mg，一日剂量不超过60mg。注射剂:20mg/1ml。一次10～20mg，一日1～3次，皮下注射、肌内注射或静脉注射。

尼可刹米　注射剂:0.25g/1ml、0.375g/1.5ml、0.5g/2ml。一次0.25～0.5g，必要时每1～2小时重复一次，或与其他中枢兴奋药交替使用，皮下注射、肌内注射或静脉注射。极量:一次1.25g。

二甲弗林　片剂:8mg。一次8～16mg，一日2～3次。注射剂:8mg/2ml。一次8mg，肌内注射或静脉注射。用0.9%氯化钠溶液或5%葡萄糖溶液稀释后静脉滴注，一次8～16mg。重症一次可静脉滴注16～32mg。

盐酸洛贝林　注射剂:3mg/1ml、10mg/1ml。一次3～10mg，小儿一次1～3mg，皮下或肌内注射。极量:一次20mg，一日50mg。必要时可缓慢静脉滴注，一次3mg，小儿一次0.3～3mg，间隔30分钟可重复一次。极量:一次6mg，一日20mg，静脉注射。抢救新生儿窒息可用3mg脐静脉注射。

胞磷胆碱　注射剂:200mg/2ml、250mg/2ml、500mg/2ml。一次200～300mg，静脉滴注；一次250mg，一日1～2次，肌内注射。

吡拉西坦　片剂:400mg。胶囊剂:200mg。一次800～1600mg，小儿减半，一日3次。注射剂:1g/5ml。一次1g，一日2～3次，肌内注射。或一次4g，一日1次，静脉注射。一日4～8g，一日1次，用5%葡萄糖溶液或0.9%氯化钠溶液稀释至250ml，静脉滴注，老年人及小儿减半。

吡硫醇 片剂:100mg、200mg。糖浆剂含10mg/ml。注射剂每支100mg、200mg。口服成人一次100mg～200mg，一日3次。小儿一次50mg～100mg，一日3次。静脉滴注200mg～400mg，一日1次。

(徐　红)

1702

扫一扫，测一测

思考题

1. 简述尼可刹米与洛贝林的作用机制和临床应用的异同点。
2. 简述胞磷胆碱与吡拉西坦的作用机制和临床应用的异同点。

笔记

第十八章 利尿药与脱水药

学习目标

1. 掌握:呋塞米、氢氯噻嗪的作用、临床应用、不良反应及注意事项。

2. 熟悉:甘露醇、螺内酯、氨苯蝶啶的作用和临床应用。

3. 了解:其他利尿药、脱水药的作用特点及临床应用与作用机制。

4. 具备根据适应证合理选择利尿药与脱水药及正确处置不良反应的能力;会分析利尿药与其他药物配伍应用的合理性。

5. 能利用所学知识与病人及家属进行沟通,开展用药咨询服务,并能正确指导病人合理应用利尿药。

第一节 利 尿 药

利尿药(diuretics)是一类选择性作用于肾脏,增加电解质和水的排出,使尿量增多的药物。临床用于治疗各种原因引起的水肿,也用于其他非水肿性疾病,如高血压、尿崩症、肾结石、高钙血症等。

知识拓展

水 肿

水肿是指血管外的组织间隙中有过多的体液积聚。水肿可分为全身性水肿和局部性水肿。全身性水肿时液体在体内组织间隙呈弥漫性分布,当液体量相当多时出现压陷性水肿。全身性水肿可分为心源性水肿、肝源性水肿、肾源性水肿、营养缺乏性水肿、妊娠性水肿、内分泌性水肿、特发性水肿等。局部性水肿可分为淋巴性水肿、静脉阻塞性水肿、炎症性水肿、变态反应性水肿、血管神经性水肿等。水肿液一般即是组织间液,根据水肿液含蛋白质的量的不同,可将水肿液分为渗出液(相对密度>1.018)及漏出液(相对密度<1.015)。

一、利尿药的分类

常用利尿药根据其作用部位、化学结构和作用机制,可分为以下4类。

1. 主要作用于肾髓袢升支髓质部的利尿药(袢利尿药) 也称高效能利尿药,如呋塞米、依他尼酸、布美他尼等(图18-1)。

2. 主要作用于肾髓袢升支皮质部的利尿药(噻嗪类及类噻嗪类利尿药) 也称中效能利尿药。临床最常用的为氢氯噻嗪,此外还有环戊噻嗪、苄氟噻嗪等。氯噻酮、美托拉宗在化学结构上与噻嗪类

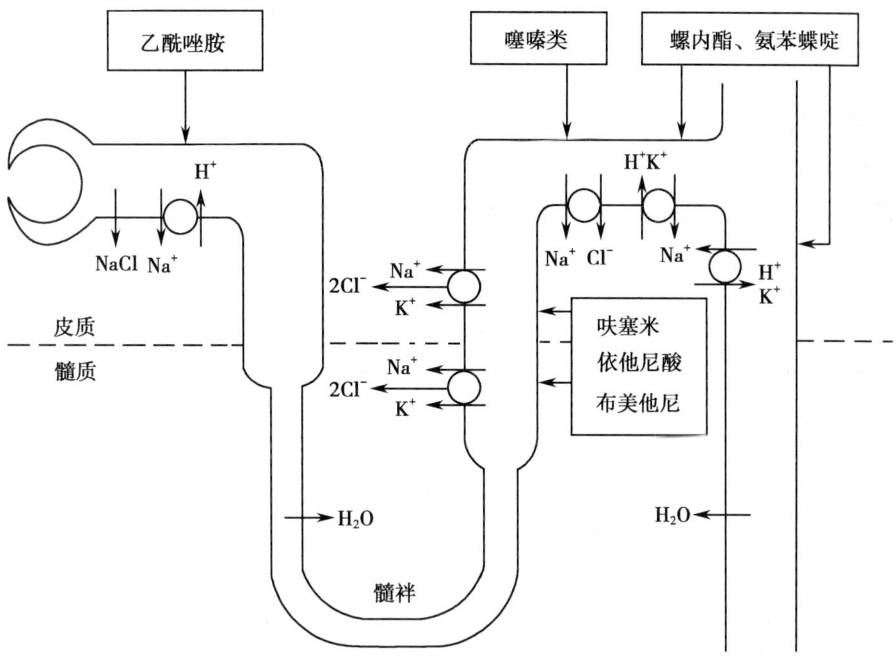

图 18-1　肾小管各段功能和利尿药作用部位

不同，但作用相似，所以也归于此类。

3. 主要作用于远曲小管的利尿药（留钾利尿药）　也称低效能利尿药。如螺内酯、氨苯蝶啶等。

4. 主要作用于近曲小管的利尿药（碳酸酐酶抑制药）　利尿作用弱，目前主要用于治疗青光眼，以降低眼压。代表药为乙酰唑胺。

二、利尿药作用的生理学基础

尿液的生成包括肾小球滤过、肾小管和集合管的重吸收与分泌。利尿药通过作用于肾单位的不同部位而产生利尿作用。

1801 动画：近曲小管重吸收及碳酸酐酶的作用

（一）肾小球的滤过

血液除蛋白质和血细胞外，其他成分均可经肾小球滤过形成原尿，正常成人每日原尿量可达180L，而每日排出的终尿仅为1～2L，说明99%的原尿在肾小管及集合管被重吸收。氨茶碱、多巴胺等虽能增加肾小球滤过率，但利尿作用很弱，因为肾脏存在球-管平衡的调节机制。目前常用的利尿药主要通过影响肾小管与集合管对水、电解质的重吸收而发挥利尿作用。

（二）肾小管的重吸收与分泌

1. 近曲小管　原尿中60%～65%的Na^+被重吸收，主要通过近曲小管顶质（管腔）膜Na^+-H^+交换子所触发。肾小管细胞内H^+来自H_2O与CO_2生成的H_2CO_3（$H_2CO_3 \longleftrightarrow H^+ + HCO_3^-$），这一反应需要细胞内碳酸酐酶的催化。乙酰唑胺抑制碳酸酐酶的活性，减少H^+的产生，减少Na^+-H^+交换，减少Na^+重吸收而利尿，因其利尿作用弱，现很少作为利尿药使用。

1802 图片：髓袢升支粗段的离子转运

2. 髓袢升支粗段髓质和皮质部　原尿中20%～30%的Na^+在此段被重吸收，NaCl的主动重吸收依赖于管腔膜上的Na^+-K^+-$2Cl^-$共转运子。此段几乎不伴有水的重吸收，因而其在尿液的稀释和浓缩机制中具有重要意义。呋塞米等利尿药选择性抑制Na^+-K^+-$2Cl^-$共转运子，减少髓袢升支粗段NaCl重吸收，一方面降低肾的稀释功能，另一方面由于髓质高渗无法维持而降低肾的浓缩功能，产生强大的利尿作用。

1803 动画：肾脏生理和利尿药的作用部位

3. 远曲小管　原尿中约10%的Na^+在此段被重吸收，此段NaCl重吸收依赖于Na^+-Cl^-共转运子，与升支粗段一样，远曲小管对水的通透性差，NaCl的重吸收进一步稀释了小管液。噻嗪类等利尿药选择性抑制Na^+-Cl^-共转运子，减少NaCl的重吸收，使原尿中NaCl浓度升高，影响尿的稀释功能。

4. 集合管　重吸收原尿中约5%的Na^+，重吸收方式为Na^+-K^+交换与Na^+-H^+交换，Na^+-H^+交换受

1804

碳酸酐酶活性的影响，Na^+-K^+交换受醛固酮调节。螺内酯、氨苯蝶啶等利尿药，通过拮抗醛固酮或阻滞 Na^+通道，产生留钾排钠的利尿作用。

图片：肾小管转运系统及利尿药的作用部位

三、常用利尿药

（一）高效能利尿药

袢利尿药的化学结构各不相同，但作用相似，利尿作用迅速、强大。

呋 塞 米

呋塞米（furosemide，速尿）口服易吸收，20～30 分钟起效，血药浓度约 2 小时达高峰，持续 6～8 小时；静脉注射 2～10 分钟起效，血药浓度约 1 小时达高峰，持续 4～6 小时。血浆蛋白结合率高达 91%～99%，大部分以原形经近曲小管分泌。

【作用】

1. 利尿作用　本药作用于髓袢升支粗段的皮质部和髓质部，与管腔膜上 Na^+-K^+-$2Cl^-$共转运子结合并抑制其功能，减少 NaCl 重吸收，降低肾脏对尿液的稀释和浓缩功能，排出大量近似于等渗的尿液。尿中 Na^+、K^+、Cl^-、Mg^{2+}、Ca^{2+}和水的排出都增加。

2. 扩张血管　静脉注射呋塞米可以扩张肾血管，降低肾血管阻力，增加肾血流量，改善肾皮质的血液供应，还可以扩张肺部容量血管，减少回心血量，使左心室的负荷减轻。

【临床应用】

1. 治疗严重水肿　可用于心、肝、肾性水肿。主要用于其他利尿药无效的严重水肿病人。

2. 抢救急性肺水肿和脑水肿　静脉注射可作为急性肺水肿的首选药，由于利尿和扩张血管作用，降低血容量和外周阻力，减少回心血量，减轻左心负担，迅速缓解肺水肿症状；对于脑水肿病人，由于强大利尿作用，使血液浓缩，血浆渗透压增高，有助于消除脑水肿，降低颅内压，常与脱水药合用以提高疗效。

3. 防治急、慢性肾衰竭　在急性肾衰竭早期，静脉注射呋塞米有较好的防治作用，这是因为强大的利尿作用可使阻塞的肾小管得到冲洗，防止肾小管萎缩、坏死；同时能扩张肾血管，降低肾血管阻力，增加肾小球滤过率，使尿量增多。大剂量呋塞米也用于治疗其他药无效的慢性肾衰竭，可使尿量增加，水肿减轻。

4. 加速某些毒物排泄　对急性药物中毒病人，呋塞米配合静脉输液，可加速药物随尿排出。常用于经肾排泄的长效巴比妥类、水杨酸类、碘化物等药物中毒的抢救。

5. 其他　口服或静脉注射均可降低血压，但一般不作降压药使用，仅用于伴有肺水肿或肾衰竭的高血压及高血压危象时的辅助治疗；也可用于高钾血症和高钙血症的治疗。

【不良反应和注意事项】

1. 水、电解质紊乱　常因过度利尿引起。表现为低血容量、低血钾、低血钠、低氯性碱血症。其中低钾血症最多见，应注意及时补充钾盐或与留钾利尿药合用。长期应用还可引起低镁血症，应注意及时纠正。

2. 耳毒性　大剂量快速静脉给药，可引起眩晕、耳鸣、听力减退或暂时性耳聋，肾功能不全者尤易发生。故静脉注射宜缓慢，并避免与其他损害听神经的药物合用。

3. 胃肠反应　常见恶心、呕吐、腹痛、腹泻，甚至胃肠出血、溃疡等，宜餐后服用。

4. 其他　抑制尿酸排泄，可导致高尿酸血症而诱发痛风；少数病人可引起粒细胞减少、血小板减少；也可发生过敏反应，表现为皮疹、嗜酸粒细胞增多、间质性肾炎等；久用尚可引起高血糖、高血脂等。糖尿病、高脂血症、冠心病病人及早孕妇女慎用。

【药物相互作用】 应避免与氨基糖苷类、头孢菌素类、两性霉素 B 等合用，以免增加耳毒性和肾毒性。与强心苷、糖皮质激素合用时应注意补钾。

布 美 他 尼

布美他尼（bumetanide）与呋塞米均为磺胺类利尿药，具有速效、高效、短效和低毒的特点，利尿强度为呋塞米的 40～60 倍。用于各种顽固性水肿及急性肺水肿等；对急、慢性肾衰竭尤为适宜；对呋塞米无效的病例仍有效。不良反应与呋塞米相似但较轻。

依他尼酸

依他尼酸（ethacrynic acid）利尿作用、临床应用与呋塞米相似。由于水、电解质紊乱，耳、肾毒性等不良反应较重，临床少用。但对磺胺类利尿药过敏者，可选用本药。

（二）中效能利尿药

中效能利尿药包括噻嗪类药物和氯噻酮。噻嗪类药物有氢氯噻嗪（hydrochlorothiazide）、氢氟噻嗪（hydroflumethiazide）、环戊噻嗪（cyclopenthiazide）、苄氟噻嗪（bendroflumethiazide）等，其作用相似，利尿效能基本相同，其中以氢氯噻嗪最常用。氯噻酮（chlortalidone）作用及机制、利尿效能等均与噻嗪类相似。

【体内过程】 噻嗪类药物口服后 1 小时起效，2 小时血药浓度达高峰，维持 6～12 小时。药物分布以肾脏最多，肝脏次之，易通过胎盘屏障。多数药物以原形经肾小管分泌。氯噻酮因其吸收和排泄缓慢，作用较噻嗪类药物持久。

【作用和临床应用】

1. 利尿作用　噻嗪类利尿药可抑制肾远曲小管近端 Na^+-Cl^- 共转运子，抑制 NaCl 的重吸收。因远曲小管 Na^+ 排出增多，促进 K^+-Na^+ 的交换，故 K^+ 的排出也增加。用于各种原因引起的水肿。对轻、中度心源性水肿疗效较好，是治疗充血性心力衰竭的常用药物之一；对肾性水肿的疗效与肾功能受损程度有关，肾功能损害轻者，效果较好，反之则差；肝性水肿在应用时要注意防止低血钾诱发的肝性昏迷。

2. 降压作用　是治疗高血压的基础药之一，常与其他降压药物联合应用（见第十九章抗高血压药）。

3. 抗利尿作用　明显减少尿崩症病人的尿量和口渴症状，作用机制可能与其利尿作用导致排 Na^+，血浆渗透压降低，减轻口渴感有关。用于肾性尿崩症及加压素无效的垂体性尿崩症，也可用于高尿钙伴肾结石病人，以抑制高尿钙引起的肾结石的形成。

【不良反应和注意事项】

1. 水、电解质紊乱　长期大剂量应用，可引起低血钾、低血钠、低氯性碱血症等，其中低钾血症最为常见，应注意补钾或与留钾利尿药合用。

2. 高尿酸血症　其原因与高效能利尿药相同，有痛风史者可诱发或加剧痛风症状，宜与促尿酸排泄的药物氨苯蝶啶合用。

3. 对代谢的影响　长期应用可致高血糖、高血脂。大剂量应用噻嗪类利尿药可使糖尿病病人及糖耐量异常的病人血糖升高，可诱发或加重糖尿病，可能因其抑制了胰岛素的分泌和减少组织利用葡萄糖有关；长期应用使血中三酰甘油、胆固醇及低密度脂蛋白升高；长期应用偶致高血钙。

高脂血症病人、糖尿病病人慎用。

（三）低效能利尿药

螺内酯

螺内酯（spironolactone，安体舒通）利尿作用弱、缓慢、持久，口服吸收不完全，服药后 1 日开始起效，2～3 日达高峰，停药后作用仍可维持 2～3 日。作为醛固酮的竞争性拮抗剂，与醛固酮在远曲小管和集合管部位竞争醛固酮受体，干扰醛固酮的留钠排钾作用，呈现排钠留钾作用，使 Na^+、Cl^- 和水的排出增加而利尿。

单用效果较差，常与噻嗪类排钾利尿药合用，治疗伴有醛固酮水平增高的顽固性水肿，对肝硬化腹水、肾病综合征水肿病人有效；也用于充血性心力衰竭，不仅可以消除水肿，而且可以改善心力衰竭的症状。

长期应用可导致高血钾，尤其在肾功能不全时易发生，肾功能不全及血钾偏高者禁用；还可引起性激素样反应，表现为女性多毛、月经紊乱，男性乳房发育、性功能障碍等，停药后可消失；少数病人可

笔记

引起头痛、困倦、精神紊乱等。

氨苯蝶啶

氨苯蝶啶(triamterene)口服吸收迅速，生物利用度约50%。口服后1～2小时起效，4～6小时血药浓度达高峰，作用维持12～16小时。药物主要经肝脏代谢，代谢物仍具有活性。代谢物或原形药主要经肾脏排泄，尿中可出现淡蓝色荧光。

氨苯蝶啶的利尿作用不受体内醛固酮水平的影响，其作用机制为直接阻滞远曲小管、集合管管腔 Na^+通道，减少 Na^+重吸收，使管腔内负电位降低，减少 K^+向管腔分泌，产生排钠利尿和留钾作用。

本药常与中效能或高效能利尿药合用，治疗各类顽固性水肿或腹水，也可用于氢氯噻嗪或螺内酯无效的病人。因能促进尿酸排泄，尤其适用于痛风病人的利尿。大剂量长期服用可致高钾血症，故肾功能不全或有高钾血症倾向者禁用；肝硬化病人服用本药可引起巨幼红细胞性贫血，可能与其抑制二氢叶酸还原酶有关；偶见头晕、嗜睡、皮疹及轻度胃肠反应。

阿米洛利

阿米洛利(amiloride，氨氯吡咪)的化学结构与氨苯蝶啶不同，其作用却与氨苯蝶啶相同。排钠留钾作用强度为氨苯蝶啶的5倍，利尿作用可持续22～24小时，其作用机制、临床应用及不良反应等均与氨苯蝶啶相似。

（四）碳酸酐酶抑制药

乙酰唑胺

乙酰唑胺(acetazolamide)抑制碳酸酐酶，使肾近曲小管 H^+产生减少，Na^+-H^+交换减少，产生弱的利尿作用；本药还可抑制睫状体上皮细胞内碳酸酐酶的活性，减少房水的产生，使眼压降低。临床多选用滴眼剂用于多种类型的青光眼。全身用药治疗水肿时，常见的不良反应有四肢及面部麻木感、嗜睡，长期应用可引起代谢性酸中毒、尿结石；具有磺胺类似结构，对磺胺类过敏者禁用。

第二节　脱　水　药

脱水药(dehydrant agents)又称渗透性利尿药(osmotic diuretics)，是一类静脉给药后能迅速提高血浆渗透压，使组织内水分向血浆转移而使组织脱水的药物，同时可提高肾小管腔液渗透压，产生渗透性利尿作用。主要用于治疗脑水肿，以降低颅内压。

本类药物一般具有如下特点：①静脉给药后，不易通过毛细血管进入组织细胞；②易经肾小球滤过，而不易被肾小管重吸收；③在体内代谢较少，大部分以原形从肾排泄。

甘　露　醇

甘露醇(mannitol)口服不吸收，临床用20%的高渗溶液静脉注射或静脉滴注。2～3小时作用达高峰，维持6～8小时。约20%在肝脏转变为糖原，大部分以原形经肾排出。

【作用】

1. 脱水作用　静脉给药后，不易从毛细血管渗入组织，迅速提高血浆渗透压，使组织间液及细胞内的水分向血浆转移，产生组织脱水作用，可迅速降低颅内压和眼压。

2. 利尿作用　其作用机制可能是：①静脉给药后，因增加血容量而使肾小球滤过率增加，经肾小球滤过后几乎不被肾小管重吸收，使肾小管液中的渗透压增高，减少肾小管和集合管对水的重吸收；②扩张肾血管，增加肾髓质血流量，从而产生渗透性利尿作用。

【临床应用】

1. 治疗脑水肿　甘露醇是临床降低颅内压安全有效的首选药。用于治疗颅内肿瘤、颅脑损伤、脑组织炎症及缺氧等引起的脑水肿，若合用地塞米松效果更佳。

2. 预防急性肾衰竭 急性肾衰竭早期，应用甘露醇可防止肾小管萎缩和坏死，如急性肾衰竭已经形成，则应停止使用，否则有发生急性左侧心力衰竭、急性肺水肿的危险。

3. 治疗青光眼 可用于青光眼的治疗及术前准备。

4. 其他 用于大面积烧伤引起的水肿及促进体内毒物的排出等。

【不良反应】 静脉注射过快，可致一过性头痛、眩晕、畏寒、视物模糊、心悸等，可能是由于组织脱水过快，血容量迅速增加，血压升高所致。静脉注射时药液外漏，可致局部组织肿痛，甚至坏死。充血性心力衰竭、活动性颅内出血病人禁用。

案例导学

病人，女，23 岁。风湿性心脏瓣膜病 10 余年，每当劳累或感冒时出现心慌、气短，休息后可缓解。近来，自觉症状较以前明显，一般活动即可诱发。入院前 2 天因受凉而感冒，呼吸困难、频繁咳嗽，咳粉红色泡沫痰，伴大汗和口唇发绀。体格检查显示：病人二尖瓣面容，神志清楚，呼吸急促，双肺底闻及湿啰音。医生诊断为风湿性心脏瓣膜病伴急性肺水肿。

问题：

1. 该病人应选用何种利尿药治疗？为什么？
2. 该病人能否用甘露醇脱水利尿，为什么？

山 梨 醇

山梨醇（sorbitol）是甘露醇的同分异构体，临床常用 25% 的高渗溶液，其作用、临床应用与甘露醇相似。静脉给药后部分在肝脏转化为果糖，而失去渗透性脱水作用，故作用较弱。但因其溶解度较大，价格便宜，不良反应较少，临床常作为甘露醇的代用品。

高渗葡萄糖

葡萄糖（glucose）作为脱水药常用其 50% 高渗溶液。静脉注射后可产生脱水和渗透性利尿作用，用于治疗脑水肿和急性肺水肿。因葡萄糖可从血管内弥散到组织中，且易被代谢，故作用较弱而不持久。单独用于脑水肿治疗时，由于葡萄糖可进入脑组织内，同时带入水分而使颅内压回升，甚至超过用药前水平，造成反跳现象，故一般应与甘露醇交替使用，以巩固疗效。

本章小结

利尿药通过抑制肾小管和集合管的重吸收与分泌功能，增加电解质和水的排出，产生排钠利尿，消除水肿作用。利尿药分为 4 类：①高效能药：如呋塞米等，主要作用于髓袢升支粗段，利尿作用强大；主要用于各型严重水肿和急性肺水肿等治疗；可引起水盐代谢紊乱及耳毒性。②中效能利尿药：如氢氯噻嗪等，主要作用于远曲小管近端，利尿作用温和持久；适用于各型轻、中度水肿，对心源性水肿效果较好，还可治疗高血压和尿崩症；长期使用可致低钾血症。③低效能利尿药：如螺内酯和氨苯蝶啶，主要作用于远曲小管末端和集合管，利尿作用弱；久用可致高钾血症；常与排钾利尿药合用治疗顽固性水肿。④碳酸酐酶抑制药：如乙酰唑胺，利尿作用很弱，可抑制睫状体上皮细胞内碳酸酐酶的活性，减少房水的产生，可用于多种类型的青光眼。

常用脱水药有甘露醇和山梨醇，具有使组织脱水和渗透性利尿作用，主要用于脑水肿、急性肾功能不全和青光眼的治疗。

笔记

病例讨论

1805 病例讨论

病人,女,72岁。因头痛半年、视物不清2周入院。半年前无明显诱因出现阵发性头痛,以左颞顶部为重,并进行性加重,时有夜间痛醒。1周来头痛后出现喷射性呕吐,吐后头痛减轻,并有视物模糊。体格检查:神志清楚,双侧瞳孔等大等圆,对光反射正常。胸腹四肢无阳性体征。眼底检查:视乳头水肿。初步诊断为颅内压增高症。

常用制剂和用法

呋塞米 片剂:20mg。一次20mg,一日2次。为避免发生电解质紊乱,应从小量开始,间歇给药,服药1～3日,停药2～4日。注射剂:20mg/2ml。一次20mg,肌注或稀释后缓慢静注,每日或隔日一次。

布美他尼 片剂:1mg、5mg。一日1～5mg。

依他尼酸 片剂:25mg。一次25mg,一日1～3次。

氢氯噻嗪 片剂:25mg。一次25～50mg,一日2次。针对不同的疾病,用药次数可以有所变动。

氯噻酮 片剂:50mg、100mg。一次100mg,一日1次或隔日1次。

螺内酯 胶囊:20mg。一次20mg,一日3～4次。

氨苯蝶啶 片剂:50mg。一次25～50mg,一日2～3次。

乙酰唑胺 片剂:0.25g。治疗青光眼和脑水肿,一次0.25g,一日2～3次。滴眼剂,一次1～2滴。

甘露醇 注射剂:20g/100ml、50mg/250ml。1～2g/kg,静脉注射,必要时4～6小时重复使用一次。

山梨醇 注射剂:25g/100ml、62.5g/250ml。静滴一次25g～50g。儿童以1g～2g/kg,在20～30分钟内输入,为消除脑水肿,每隔6～12小时重复用药一次。

葡萄糖 注射剂:50%溶液20ml/支。静注,一次40～60ml。

(徐 红)

1806

扫一扫,测一测

思考题

1. 试述噻嗪类利尿药的作用、临床应用和不良反应。
2. 急性脑水肿和青光眼应首选什么药物治疗?用药时注意事项有哪些?

笔记

第十九章 抗高血压药

学习目标

1. 掌握：利尿药、β受体阻断药、钙通道阻滞药、血管紧张素转化酶抑制药及血管紧张素Ⅱ受体阻断药的作用机制、作用特点、临床应用及不良反应。

2. 熟悉：中枢性降压药、α_1受体阻断药、血管扩张药的降压特点、作用机制和临床应用。

3. 了解：去甲肾上腺素能神经末梢阻滞药和神经节阻断药的应用。

4. 具备根据适应证合理选择抗高血压药及正确处理不良反应的能力；能区别不同种类抗高血压药的作用；会分析抗高血压药常用配伍用药的合理性。

5. 能利用所学知识进行医患沟通，开展抗高血压药的用药咨询服务，并能正确指导病人合理用药。

高血压是以动脉血压持续增高为主的临床综合征，是最常见的心血管疾病，可引起严重的心、脑、肾并发症，是脑卒中、冠心病的主要危险因素。1999 年世界卫生组织/国际高血压联盟(WHO/ISH)规定：18 岁以上成人未用抗高血压药物，收缩压持续≥140mmHg 或舒张压持续≥90mmHg，即可诊断为高血压。

知识拓展

高血压分级

类别	收缩压(mmHg)	舒张压(mmHg)
高血压	≥140	≥90
Ⅰ级(轻度)	140～159	90～99
Ⅱ级(中度)	160～179	100～109
Ⅲ级(重度)	≥180	≥110
单纯收缩期高血压	≥140	<90

注：当收缩压和舒张压分属于不同级别时，以较高的级别作为标准。

另：2017 年 11 月 14 日，美国心脏协会等组织公布了美国新版高血压指南，将诊断标准拓宽为收缩压持续≥130mmHg 或舒张压持续≥80mmHg。

高血压分为原发性高血压(占 90%～95%)与继发性高血压两类。原发性高血压的发病机制尚未完全阐明，主要与中枢神经系统、交感神经系统、肾素-血管紧张素-醛固酮系统、血管内皮松弛因子-收缩因子系统、血管舒缓肽-激肽-前列腺素系统等的血压调节功能失调有关。原发性高血压的主要治疗目的是：长期稳定控制血压在目标水平，减轻靶器官损害，降低高血压并发症的发生率和病死率，提高病人生活质量。继发性高血压（又称症状性高血压）血压升高是某些疾病（如肾动脉狭窄、肾实质病变、嗜铬细胞瘤等）的临床症状之一。继发性高血压的治疗原则是去除病因，减少并发症。

第一节　抗高血压药分类

抗高血压药根据其作用部位和作用机制，可将抗高血压药分为以下几类。

1. 利尿药　氢氯噻嗪、吲达帕胺、呋塞米等。

2. 交感神经抑制药

（1）中枢性降压药：可乐定、甲基多巴、莫索尼定等。

（2）肾上腺素受体阻断药：①β受体阻断药，如普萘洛尔、美托洛尔、比索洛尔、阿替洛尔等；②α受体阻断药，如哌唑嗪、特拉唑嗪等；③α、β受体阻断药，如拉贝洛尔。

（3）去甲肾上腺素能神经末梢阻滞药：利血平、胍乙啶等。

（4）神经节阻滞药：美加明等。

3. 钙通道阻滞药（CCB）　硝苯地平、尼群地平、氨氯地平、非洛地平等。

4. 肾素-血管紧张素系统（RAS）抑制药

（1）血管紧张素转化酶抑制药（ACEI）：卡托普利、依那普利等。

（2）血管紧张素Ⅱ受体阻断药（ARB）：氯沙坦、缬沙坦、厄贝沙坦等。

5. 血管扩张药

（1）血管平滑肌舒张药：肼屈嗪、硝普钠等。

（2）钾通道开放药：吡那地尔等。

1901 视频：抗高血压药的分类及代表药

第二节　常用抗高血压药

目前国际公认的一线抗高血压药共有五类，包括利尿药、β受体阻断药、钙通道阻滞药（CCB）、血管紧张素转化酶抑制药（ACEI）和血管紧张素Ⅱ受体阻断药（ARB）。

一、利尿药

氢氯噻嗪

氢氯噻嗪（hydrochlorothiazide，双氢克尿噻）为中效能利尿药。

【作用】 本药通过排钠利尿，产生温和而持久的降压作用，多数病人在用药后 2～4 周显效。降压作用机制：①用药初期因排钠利尿、减少有效血容量而致血压降低。②长期用药则因持续排钠使血管平滑肌细胞内 Na^+减少，Na^+-Ca^{2+}交换减少，使细胞内 Ca^{2+}含量降低，导致血管平滑肌舒张而降压。

【临床应用】 单用可治疗Ⅰ级高血压，可与β受体阻断药、血管紧张素转化酶抑制药、钙通道阻滞药、血管扩张药等抗高血压药合用治疗Ⅱ、Ⅲ级高血压。如老年高血压、难治性高血压、心力衰竭合并高血压、盐敏感性高血压等。合用时应注意减少用药剂量，以免不良反应增多。

【不良反应和注意事项】 见第十八章利尿药与脱水药

1902 视频：噻嗪类利尿药降压机制

知识拓展

盐敏感性高血压

盐敏感高血压是指机体存在有尿钠排泄障碍时，高盐负荷下形成的高血压。调查发现，正常人群和高血压病人的盐敏感检出率分别为 15%～42% 和 28%～74%。当盐摄入量<2.93g/d 时，高血压的发生率<1%；当盐摄入量在 2.93～8.76g/d 时，高血压发生率随盐摄入量增加而显著性升高，最高可达 25%。

笔记

盐敏感性高血压判断标准：在急性盐负荷试验中，当盐负荷末期平均动脉压较试验前升高≥5mmHg，或者低钠饮食后平均动脉压下降≥10mmHg，考虑为盐敏感性高血压。根据机体对盐负荷反应，可将高血压分为盐敏感性、盐不敏感性及中间型，其中盐敏感性高血压又可分为调节型和非调节型盐敏感性高血压。调节型盐敏感性高血压，是钠-容量依赖性高血压，利尿剂和钙拮抗药为首选药物。非调节型盐敏感性高血压，是钠-容量非依赖性高血压，其肾素活性水平正常或者增高，常首选血管紧张素转换酶抑制剂（ACEI）和血管紧张素Ⅱ受体阻滞剂（ARB）。而利尿药对盐不敏感性高血压往往无效。

吲 达 帕 胺

吲达帕胺（indapamide）为磺胺类利尿剂，为新型强效、长效降压药。

【作用】 具有利尿作用和钙通道阻滞作用。利尿作用强于氢氯噻嗪，主要通过阻滞钙通道可减少 Ca^{2+} 内流，促进血管内皮源性松弛因子（EDRF）的产生而致血压明显下降，还能抗心肌肥厚。作用强而持久，每日仅用药1次，肾功能受损时大部分从胆汁排出，无蓄积作用。

【临床应用】 可用于伴有高脂血症的病人。单独应用于Ⅰ、Ⅱ级高血压疗效显著，也可与其他降压药合用以增强疗效。

【不良反应和注意事项】 可有口干、恶心、眩晕、头痛、失眠等。长期用药仅有轻度的血钾降低和尿酸增高，对血糖、血脂代谢无明显影响。可致性功能减退。

孕妇慎用，对磺胺过敏者、严重肝、肾功能不全和肝性脑病病人禁用。

其他利尿药物如袢利尿药呋塞米、布美他尼等，可用于伴有肾功能不全的高血压病人。

二、β 受体阻断药

普 萘 洛 尔

普萘洛尔（propranolol，心得安）首关消除显著，生物利用度25%，半衰期约4小时，但降压可持续1～2天。

【作用】 普萘洛尔为非选择性β受体阻断药，通过阻断 β_1、β_2 受体，产生缓慢、温和、持久的降压作用。作用机制如下：①减少心输出量：阻断心肌 β_1 受体，抑制心肌收缩力并减慢心率，使心输出量减少而降压；②减少肾素分泌：阻断肾脏的 β_1 受体，抑制肾小球旁细胞分泌及释放肾素；③降低外周交感神经活性：阻断去甲肾上腺素能神经突触前膜的 β_2 受体，抑制其正反馈作用，减少去甲肾上腺素的释放；④中枢降压作用：阻断下丘脑、延髓等部位的β受体，抑制兴奋性神经元，使外周交感神经张力降低而降压。

【临床应用】 用于治疗Ⅰ、Ⅱ级高血压，对心输出量高及肾素活性偏高的高血压病人疗效较好，特别是对高血压合并心绞痛、偏头痛、焦虑症及某些心律失常（如心房纤颤、室性期前收缩）的病人更为适用。适用于交感神经张力较高的青年型高血压，对有心输出量、肾素水平偏高或伴有心绞痛、快速型心律失常、甲亢、脑血管病变的高血压病人更为适宜。

因口服剂量的个体差异较大，用药应从小剂量开始，逐渐增至治疗量。长期用药时不可突然停药，以防因β受体上调，导致血压剧烈回升、出现心绞痛、心律失常甚至心肌梗死的严重后果。

【不良反应】 见第九章抗肾上腺素药。

美 托 洛 尔

美托洛尔（metoprolol，倍他乐克）为选择性 β_1 受体阻断药，对 β_2 受体影响小。

【体内过程】 口服吸收迅速完全，但生物利用度仅为40%～75%，餐后给药的血药浓度是空腹的一倍。血浆蛋白结合率约12%，可透过血脑屏障和胎盘，也可从乳汁分泌。

【作用】 美托洛尔阻断 β_1 受体的作用与普萘洛尔相似，对 β_1 受体的选择性稍弱于阿替洛尔。无内在拟交感活性，无膜稳定作用。对心脏作用（如减慢心率、抑制心收缩力、降低自律性和延缓房室传导时间等）与普萘洛尔、阿替洛尔相似。对血管和支气管平滑肌收缩作用较普萘洛尔弱，对呼吸道的影响较小，但强于阿替洛尔。能降低血浆肾素活性。

【临床应用】适用于伴快速性心律失常、心绞痛、心肌梗死、肥厚型心肌病、主动脉夹层、交感神经活性增高的高血压病人。对伴有阻塞性呼吸系统疾病的病人较安全。在有经验的医师指导下还可用于心力衰竭的治疗。

【不良反应和注意事项】

1. 心血管系统　心率减慢、传导阻滞、血压降低、心力衰竭加重、外周血管痉挛导致的四肢冰冷或脉搏不能触及、雷诺征。

2. 中枢神经系统　出现疲乏、眩晕、抑郁、头痛、多梦、失眠等。

3. 消化系统　恶心、胃痛、腹泻，多不严重。

禁用于低血压、显著心动过缓（心率<45/分钟）、心源性休克、重度或急性心力衰竭、末梢循环灌注不良、Ⅱ度或Ⅲ度房室传导阻滞、病态窦房结综合征、严重的周围血管疾病。

阿替洛尔

阿替洛尔（atenolol，氨酰心安）作用与美托洛尔相同，降压作用持续时间较长，每日口服 1 次即可。

比索洛尔

比索洛尔（bisoprolol）是选择性 β_1受体阻断药。对 β_1受体的选择性是阿替洛尔的 4 倍，无内在拟交感活性，作用时间长（24 小时以上）。连续服无耐受现象，对呼吸系统副作用极小。

拉贝洛尔

拉贝洛尔（labetalol）兼有 β_1、β_2受体及 α_1受体阻断作用，对 β_1、β_2受体作用强度相似，对 α_1受体作用较弱。

主要用于Ⅱ、Ⅲ级高血压及高血压急症。老年高血压病人使用安全。高血压危象时可静脉给药。少数病人用药后可出现乏力、眩晕、上腹部不适等症状，大剂量可致直立性低血压。

三、钙通道阻滞药

钙通道阻滞药，是一类选择性阻滞钙通道，抑制细胞外 Ca^{2+}内流，降低细胞内 Ca^{2+}浓度的药物。又称钙拮抗剂。具有心脏抑制（负性肌力、负性频率、负性传导）、松弛血管平滑肌（主要扩张动脉尤其是冠状动脉，对静脉影响小）、松弛其他平滑肌（如支气管）及抗动脉粥样硬化等作用。

常用钙通道阻滞药有 3 类：苯烷胺类（如维拉帕米）、二氢吡啶类（如硝苯地平、尼群地平、氨氯地平、尼莫地平）和苯并噻氮䓬类（如地尔硫䓬）。钙通道阻滞药能有效降低收缩压和舒张压，降压作用温和，还可逆转高血压所致左心室肥厚，长期服用较少产生耐受性，对脂质、糖、尿酸及电解质代谢无明显影响。本类药物中二氢吡啶类扩血管作用较强，最为常用。

硝苯地平

硝苯地平（nifedipine，硝苯吡啶、心痛定）属第一代二氢吡啶类钙通道阻滞药。

【作用】具有明显的降压作用，降压时可反射性加快心率，增高血浆肾素活性，合用 β 受体阻断药可对抗。短效制剂口服 30 分钟起效，作用持续 4～6 小时，长期应用不良反应增多。现主张使用硝苯地平缓释片剂，一次用药能维持有效血药浓度达 12 小时，既可以减轻因迅速降压造成的反射性交感神经张力增加，又可以通过缓慢释药，使血药浓度谷/峰比值提高，减少血压波动性，保护重要靶器官。

【临床应用】适用于Ⅰ、Ⅱ、Ⅲ级高血压，与利尿药、β 受体阻断药、血管紧张素转化酶抑制药等合用可增强疗效，也适用伴心绞痛、肾脏疾病、糖尿病、哮喘、高脂血症及恶性高血压病人。

【不良反应和注意事项】可有头痛、头晕、心悸、踝部水肿等，偶可致低血压。

禁用于肥厚型心肌病、主动脉瓣狭窄病人。

尼群地平

尼群地平（nitrendipine）为第二代钙通道阻滞药。作用与硝苯地平相似，但扩血管作用较硝苯地平强，降压作用温和而持久，口服后30分钟收缩压开始下降，60分钟后舒张压开始下降，降压作用持续6至8小时，每日口服1～2次。对冠状动脉有较强的选择作用，能降低心肌耗氧量，对缺血性心肌细胞具有保护作用。适于各型高血压。常见的不良反应有头痛、眩晕、水肿、乏力等。

氨氯地平

氨氯地平(amlodipine)属第三代钙通道阻滞药，为长效钙通道阻滞药。口服1～2周起效，6～8周作用达高峰，一次用药降压作用可维持24小时。

【作用】 对血管平滑肌有较高选择性，负性肌力作用小，长期使用不引起心率加快或血浆儿茶酚胺显著改变。降压作用较硝苯地平缓和，持续时间较硝苯地平显著延长。对中度高血压者的疗效比轻度高血压好。降低舒张压的作用老年人与年轻人相似，降低收缩压的作用老年人更强。不影响窦房结功能和房室传导。可使肾血管阻力降低、肾小球滤过率和肾血流增加，但滤过分数或尿蛋白不变。

【临床应用】 单用和联合用药治疗高血压和心绞痛，与利尿药、β受体阻断药或血管紧张素转化酶抑制药合用可提高疗效。

【不良反应】 大多数不良反应轻，有良好的耐受性，最常见的有头痛和水肿。

四、血管紧张素转化酶抑制药

肾素-血管紧张素-醛固酮系统(RAAS)是人体重要的体液调节系统，既存在于循环系统中，也存在于心血管组织中，在生理状态下对维持电解质和体液平衡、调节血压等方面起着重要作用。在血管紧张素转化酶(ACE)的作用下，血管紧张素Ⅰ(AngⅠ)转变为血管紧张素Ⅱ(AngⅡ)；AngⅡ具有广泛的心血管作用，组织中的AngⅡ是一种细胞生长因子，可引起心室重构(左心室肥厚)和血管重构(管壁增厚)，参与高血压、缺血性心脏病及慢性心功能不全等心血管疾病的病理生理过程，加重病情发展。此外，在人的心脏与血管组织中的糜酶旁路也可将AngⅠ转化为AngⅡ。

血管紧张素转化酶抑制药(ACEI)能抑制ACE的活性，减少AngⅡ的生成，使血管扩张、缓解或逆转心血管重构，发挥降压作用(图19-1)，尤其是防止和逆转心肌肥大和血管壁增生，对保护靶器官具有重要意义。本类药物有轻度K^+潴留作用，高血钾病人应慎重。

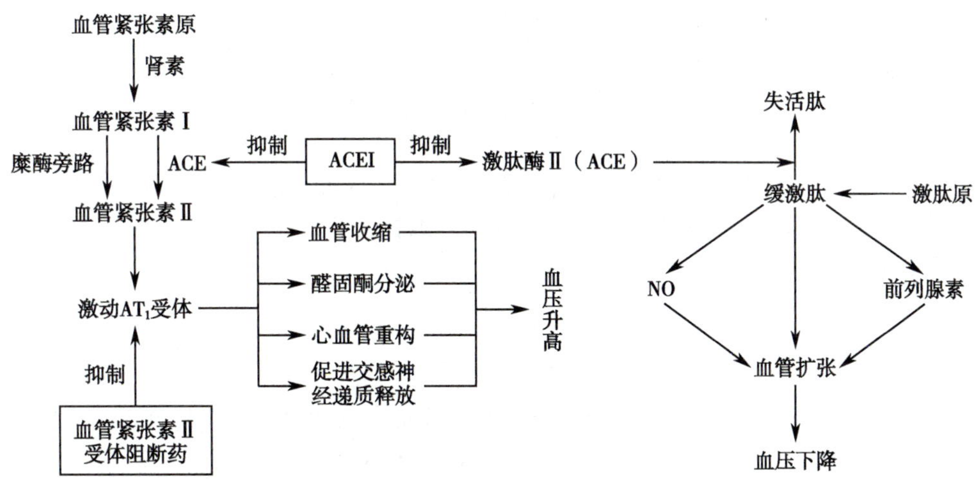

图19-1　血管紧张素转化酶抑制药和血管紧张素受体阻断药的作用机制示意图

卡托普利

卡托普利(captopril，巯甲丙脯酸)是第一个口服有效并批准使用的血管紧张素转化酶抑制剂。

【体内过程】 口服易吸收，生物利用度约为75%，宜在餐前1小时服用，以免食物影响其吸收。口服后15分钟起效，血药浓度1小时达高峰，维持4～6小时。血浆蛋白结合率为30%，$t_{1/2}$约为2小时，部分在肝代谢，约40%以原形经肾排出。

【作用】本药具有轻至中等强度的降压作用，降压时不伴有反射性心率加快，不发生直立性低血压；可使肾血管阻力降低，肾血流增加；可增强机体对胰岛素的敏感性；对脂质代谢无影响；不易产生耐受性；还可防止和逆转心肌肥大和血管壁增厚。

作用机制（图19-1）：①抑制ACE，减少AngⅠ转化为AngⅡ，使血管扩张；缓解或逆转心血管重构；减少醛固酮分泌；抑制交感神经递质释放；②抑制激肽酶Ⅱ（即ACE），使缓激肽降解减少，发挥其扩张血管作用。

【临床应用】

1. 高血压　对各级高血压均有效，特别适用于合并左室肥厚、急性心肌梗死、心力衰竭、糖尿病及胰岛素抵抗、慢性肾脏病、蛋白尿或微量蛋白尿的高血压病人。

2. 充血性心力衰竭

【不良反应】

1. 刺激性干咳　是被迫停药的主要原因，发生率为5%～20%，用药半年以上发生率较高，与缓激肽及前列腺素等对呼吸道黏膜的刺激有关。

2. 首剂现象　首剂低血压发生率约2%，与开始用药剂量过大有关，应从小剂量开始用药。

3. 中性粒细胞减少　与剂量有关，肾功能不全病人发生率较高。

4. 青霉胺样反应　与药物中含巯基（—SH）有关，可发生皮疹、瘙痒、味觉异常或缺失。

5. 血管性水肿　与缓激肽及其代谢产物有关，一旦发生应停药。

双侧肾动脉狭窄及孕妇禁用。

依那普利

依那普利（enalapril）为不含巯基的强效血管紧张素转化酶抑制药，系前体药物，在肝内迅速水解成活性产物依那普利拉。与食物同服不影响生物利用度，可餐前、餐中或餐后服用。肾脏排泄，严重肾功能不全可出现药物蓄积。

【作用】降压机制与卡托普利相似，但抑制ACE的作用比卡托普利强10倍。降压作用强而持久，服药6～8小时后出现最大降压作用，每日给药1次。

【临床应用】

1. 各级原发性高血压和肾性高血压。

2. 各级心力衰竭　可以提高生存率，延缓心力衰竭的进展。

【不良反应】不良反应与卡托普利相似，但无典型的青霉胺样反应，咳嗽明显，合并心衰时易出现低血压。

其他同类药物还有赖诺普利（lisinopril）、贝那普利（benazepril）、福辛普利（fosinopril）、喹那普利（quinapril）、雷米普利（ramipril）、培哚普利（perindopril）、西拉普利（cilazapril）等，共同特点是长效，每天服用1次即可。

案例导学

病人，男，51岁。发现高血压5年，最高血压180/120mmHg，就诊时正在服用复方降压片2片，一天三次；血压忽高忽低，在150～160/90～100mmHg范围；心脏超声示左心室肥厚，空腹血糖6.3mmol/L，尿常规蛋白（+），吸烟20年，20支/日。诊断：高血压Ⅲ级，给予：阿司匹林100mg，缬沙坦80mg，氢氯噻嗪12.5mg，硝苯地平缓释片10mg均一天一次。

问题：该治疗方案合理否？为什么？

五、血管紧张素Ⅱ受体阻断药

血管紧张素Ⅱ受体有两种亚型，即AT_1和AT_2。AT_1受体主要位于血管平滑肌、心肌、肾、肝、肺、脑及肾上腺等；AT_2受体广泛分布于胎儿组织，出生后其表达迅速衰减，其功能尚未完全阐明。

氯沙坦

【作用和临床应用】 氯沙坦(losartan,洛沙坦)为强效选择性 AT_1受体阻断药,可竞争性拮抗 AngⅡ与 AT_1受体结合,使血管扩张,血压下降,心脏负荷减轻,抑制醛固酮分泌,并可阻止或逆转心血管重构作用,改善心功能。还可增加肾血流量和肾小球滤过率,增加水、钠及尿酸排泄,具有肾脏保护作用。

适用于各型高血压,尤其适用于不能耐受 ACEI 的病人。

【不良反应】 不良反应较少,不易引起咳嗽和血管神经性水肿,这与本药不影响缓激肽降解有关。孕妇、哺乳期妇女及肾动脉狭窄禁用。避免与补钾药或留钾利尿药合用。

缬沙坦

缬沙坦(valsartan)口服吸收迅速,4～6 小时后达峰值。作用维持 24 小时。

【作用】 作用与氯沙坦相似,对 AT_1受体的亲和力比对 AT_2受体强 24 000 倍。降压作用明显,不影响心率,突然停药不会出现血压反跳。长期使用可逆转左室肥厚和血管壁增厚。不能促进缓激肽生成,故不易引起咳嗽。

【临床应用】 主要用于Ⅰ、Ⅱ级高血压的治疗,尤其对 ACE 抑制剂不耐受的病人。

【不良反应】 不良反应少,可有头痛、眩晕、恶心、腹痛、乏力等。对本品过敏者、妊娠期及哺乳期妇女禁用。用药期间慎用留钾利尿药和补钾药。

坎地沙坦

坎地沙坦(candesartan)对 AT_1受体具有强效、长效、选择性高等特点。$t_{1/2}$为 3～11 小时。可用于原发性高血压的治疗,长期应用能逆转左室肥厚,对肾脏有保护作用。不良反应较少,禁忌证同其他 AT_1受体阻断药。

知识拓展

H 型高血压与依叶片

近年来,H 型高血压备受关注。临床对伴有血浆同型半胱氨酸(homocysteine,Hcy)升高的原发性高血压称为 H 型高血压。统计显示,中国高血压人群 75% 病人属于 H 型高血压。大量研究表明,单纯控制血压不能有效地降低脑卒中发生的风险,高 Hcy 和低叶酸现象是脑卒中最重要的危险因素,高 Hcy 与脑卒中的风险成正相关。从代谢方面分析,高 Hcy 可形成同型半胱氨酸巯基内酯,后者可与低密度脂蛋白形成复合体,沉积于动脉硬化斑块之上,以促进血栓形成;同时巯基内酯化合物还可引起血小板聚集和血栓素的形成;Hcy 也可氧化形成超氧化物和过氧化氢,从而导致血管内皮细胞损伤和低密度脂蛋白的氧化,从而加速动脉粥样硬化的发生和发展。引起 Hcy 升高的主要原因是饮食结构和遗传因素,如食物中叶酸、维生素 B_6、B_{12}摄入不足;遗传因素导致的甲基四氢叶酸转甲基酶和胱硫醚合成酶活性降低,也可引起 Hcy 升高。《中国高血压合理用药指南(2017 年第 2 版)》推荐使用复方制剂依叶片(每片含马来酸依那普利 10mg、叶酸 0.8mg)治疗 H 型高血压,显示出既可降低血压又可降低脑卒中发病率的双重作用,现已作为一线抗高血压药物的复方制剂及脑卒中的一级预防用药,在临床广泛应用。

第三节　其他抗高血压药

一、中枢性降压药

可乐定

可乐定(clonidine,可乐宁)口服吸收良好,生物利用度为 75%。

【作用】 可乐定降压作用中等偏强,并可抑制胃肠分泌及运动,对中枢神经系统有明显抑制作用。降压机制与激动延髓嘴端腹外侧区 I_1 咪唑啉受体等有关。

【临床应用】 常联合用药治疗其他降压药无效的Ⅱ、Ⅲ级高血压，特别适用于伴消化性溃疡病的高血压病人。还可用于阿片类镇痛药成瘾者的脱瘾。

【不良反应】 口干、嗜睡、眩晕、便秘等，久用可见水钠潴留，还可出现抑郁、血管性水肿、腮腺肿痛等。

不宜用于高空作业或驾驶机动车的人员。

甲基多巴

甲基多巴（methyldopa）作用与可乐定相似，不影响肾血流量及肾小球滤过率。适用于Ⅱ级高血压，特别是伴有肾功能不全的高血压病人，也可用于妊娠期高血压。不良反应有嗜睡、口干、便秘，有时可出现肝损害和黄疸，肝功能不全病人禁用。

莫索尼定

莫索尼定（moxonidine）为第二代中枢性降压药，作用与可乐定相似，对咪唑啉 I_1 受体的选择性较可乐定高，对 α_2 受体作用较弱。降压作用弱于可乐定，能逆转心肌肥厚。主要用于治疗Ⅰ、Ⅱ级高血压，每日给药 1 次即可。不良反应少。

二、血管扩张药

（一）血管平滑肌松弛药

本类药物能直接松弛血管平滑肌，降低外周阻力而降压。但可通过压力感受器反射性地加快心率，增加心输出量，促进肾素分泌，引起水钠潴留，从而部分地对抗其降压作用。合用利尿药和 β 受体阻断药可予以抵消。

硝普钠

硝普钠（sodium nitroprusside，亚硝基铁氰化钠）水溶液性质不稳定，光照下加速分解，静脉滴注时应避光，溶液应新鲜配制。口服不吸收，静脉给药 1～2 分钟起效，停药后 5 分钟血压回升。在体内可产生 CN^-，并在肝脏转化为 SCN^-。

【作用】 为快速、强效、短效血管扩张药，能直接松弛小动脉和小静脉，降低心脏前、后负荷，迅速降低血压。作用机制为：硝普钠在血管平滑肌内可释放出一氧化氮（NO），激活血管平滑肌细胞内的鸟苷酸环化酶，使 cGMP 升高，导致血管平滑肌松弛，从而产生明显的降压作用。

【临床应用】 首选治疗高血压急症，应用时要加强监护并控制给药速度。也可用于高血压合并心力衰竭及嗜铬细胞瘤引起的血压升高。还可用于外科手术的控制性降压。

【不良反应】 血压降低过快可出现头痛、恶心、出汗、心悸，严重时可引起冠状动脉或脑血管灌注量减少。代谢产物氰化物（中间代谢物）和硫氰酸盐（最终代谢产物）具有毒性，可导致甲状腺功能低下（因硫氰酸盐可抑制甲状腺对碘的摄取和结合）。用药时须监测血浆氰化物浓度。

肼屈嗪

肼屈嗪（hydralazine，肼苯哒嗪）口服易吸收，给药后 1 小时作用达高峰，可维持 6 小时。降压作用快而强，能直接松弛小动脉，降低外周阻力而降压。适用于Ⅱ级高血压，很少单独应用，多与利尿药等制成复方制剂使用。

不良反应有头痛、心悸、胃肠功能紊乱等，长期用药可引起全身性红斑狼疮样综合征，与药物剂量及药物在体内乙酰化代谢的速度有关。反射性的交感神经兴奋可引起心率加快、肾素分泌增多及水钠潴留，有可能诱发心绞痛或使心力衰竭病人病情加重，冠心病、心绞痛病人禁用。

（二）钾通道开放药

钾通道开放药是一类新型的血管扩张药，可促进血管平滑肌细胞 K^+ 通道开放，K^+ 外流增加，导致细胞膜超极化，使细胞膜上电压依赖性钙通道难以激活，Ca^{2+} 内流减少，同时又因 Na^+-Ca^{2+} 交换增加，使 Ca^{2+} 外流增多，导致细胞内 Ca^{2+} 量减少，血管平滑肌松弛，血管扩张，血压下降。

笔记

吡那地尔

吡那地尔(pinacidil)扩张血管作用明显,降压作用强于哌唑嗪,口服易吸收,给药后1～3小时作用达高峰,可维持6小时,主要在肝代谢,代谢物仍具有降压活性。主要用于Ⅰ、Ⅱ级高血压,与利尿药、β受体阻断药合用可提高疗效并能减轻水肿、心悸等不良反应。

水肿发生率较高,可达25%～50%。还可有头痛、嗜睡、乏力、心悸、直立性低血压、面部潮红、鼻黏膜充血及多毛症等不良反应。

同类药还有米诺地尔(minoxidil,长压定)、尼可地尔(nicorandil)等。

二氮嗪

二氮嗪(diazoxide,氯甲苯噻嗪)为强效、速效降压药,主要以静脉注射治疗高血压急症,但不良反应较多,常被硝普钠取代。

三、α受体阻断药

哌唑嗪

哌唑嗪(prazosin)口服吸收良好,主要在肝脏代谢。

【作用与临床应用】 本药可选择性阻断血管平滑肌上的α_1受体,降低外周阻力而降压。降压时不加快心率、不影响肾血流量。可松弛尿道括约肌,改善前列腺肥大病人的排尿困难。还可降低血浆三酰甘油、总胆固醇、低密度脂蛋白和极低密度脂蛋白,增加高密度脂蛋白,对缓解冠状动脉病变有利。

【临床应用】 适用于Ⅰ、Ⅱ级高血压,尤其适用于高血压合并高血脂或前列腺肥大的病人。还可用于充血性心力衰竭。

【不良反应】 主要的不良反应为首剂现象,即首次服药后出现直立性低血压,服用数次后可消失。

特拉唑嗪

特拉唑嗪(terazosin)作用与哌唑嗪相似,但稍弱。特点是$t_{1/2}$较长,每日给药1次即可。不良反应较哌唑嗪少。

乌拉地尔

乌拉地尔(urapidil)为尿嘧啶类α_1受体阻断药,可扩张小动脉、小静脉,降低外周阻力,同时也降低肾血管阻力,增加肾血流量,长期应用无耐受性。不良反应少。

四、去甲肾上腺素能神经末梢阻滞药

本类药物主要通过影响儿茶酚胺的摄取、贮存或释放产生降压作用,如利血平(reserpine,利舍平)及胍乙啶(guanethidine)。利血平因作用较弱、不良反应较多,目前很少单独应用,常与利尿药等制成复方制剂用于Ⅰ、Ⅱ级高血压。

胍乙啶降压作用强而持久,但可引起直立性低血压,减少心、脑、肾血流量,仅用于舒张压较高的重度高血压。

第四节　抗高血压药的合理应用

高血压的治疗旨在最大限度地降低心血管病致死、致残的危险性,避免并发症的发生,延长寿命,提高生活质量。药物治疗时应注意以下几个方面做到合理用药。

(一)药物治疗与生活方式干预相结合

生活方式干预在高血压的防控中至关重要,它是药物治疗的基础,但随着病情的发展,大多数人必需使用药物治疗。轻度高血压病人若经过数月的生活方式干预后血压仍≥140/90mmHg,应启动药物治疗。80 岁或 80 岁以上的老年人病人，血压超过 150/90mmHg 时方启动药物治疗。

（二）目标血压

普通高血压病人的目标血压是低于 140/90mmHg，年轻人、伴糖尿病、肾病、心力衰竭的高血压病人应低于 130/80mmHg，老年人高血压病人的收缩压应低于 150mmHg，高龄伴糖尿病或慢性肾病病人血压应低于 140/90mmHg。

（三）用药时应注意

①从小剂量开始，单用或合用药物时均应从小剂量开始，逐渐增加剂量；②避免频繁换药；③24 小时平稳降压，常选用长效制剂，根据每天血压水平波动有两个高峰时间，即上午 6～10 时、下午 4～8 时，通常在高峰前半小时服药，部分病人可能凌晨血压升高，就需要在睡前加服药一次，但应谨慎；④长期服药，防止停药后血压出现“反跳现象”。

（四）联合用药

单一药物治疗无法控制血压，增加药物剂量会引起不良反应加重，而联合应用不同类别的降压药可以协同降压，并减轻不良反应。

为了方便用药常制成复方制剂，传统复方降压药主要有氢氯噻嗪、利血平、肼屈嗪等成分，不推荐作为常用降压药，但基层仍广泛使用。现代复方降压制剂主要由 RAS 抑制药+利尿剂、ACEI+叶酸片（依叶片）、RAS 抑制药+CCB、β 受体阻断药+CCB 及 β 受体阻断药+利尿剂等组成。这些联合用药方案可提高降压疗效，并相互抵消部分不良反应。

（五）高血压伴合并症用药

高血压可导致脑卒中。在脑卒中一级预防，优先推荐钙拮抗剂、依叶片，次选 ARB；二级预防，优先推荐利尿剂、ACEI，尤其是二者的联合应用。

高血压合并射血分数降低的心力衰竭，联合使用 ACEI/ARB、β 受体阻断药或醛固酮受体拮抗剂是改善预后的基本治疗方案，但不可同时使用 ACEI+ARB+醛固酮受体拮抗剂。

高血压合并肥胖、糖尿病、家族性血脂异常、高尿酸血症、高同型半胱氨酸血症等，主要选用肾素血管紧张素醛固酮系统（RAAS）抑制剂，单用血压不能达标，可联合钙拮抗剂。

高血压合并阻塞性睡眠呼吸暂停综合征，推荐使用 ACEI、ARB、钙拮抗剂类降压药物。不宜选择 β 受体阻断药、可乐定及利尿药。

盐敏感性高血压，利尿剂、钙拮抗剂可作为首选药物，因高盐膳食可激活局部组织肾素血管紧张素醛固酮系统，也可联合应用血管紧张素转换酶抑制剂（ACEI）或血管紧张素受体拮抗剂（ARB）。

高血压合并糖、脂代谢异常及蛋白尿的病人常优先选用 ARB/ACEI；合并动脉粥样硬化优先选择钙拮抗剂；伴心率快及冠心病优先选用 β 受体阻断药等；α 受体阻断药和中枢神经类降压药物可作为难治性高血压的合并用药。

（六）特殊人群用药

儿童高血压通常首选 ACEI 或 ARB。妊娠期高血压推荐甲基多巴、肼屈嗪和拉贝洛尔，禁用 ACEI、ARB 及肾素抑制剂。老年人高血压首选二氢吡啶类钙拮抗剂和利尿剂，尤其是单纯收缩期高血压病人；应慎用易发生体位性低血压的药物（如 α 受体阻断药）；同时也要注意控制好老年血压晨峰现象；老年人忌用影响认知能力的药物，如可乐定等。

处方分析

病人，男，60 岁，患中度高血压，医生处方如下，请分析合理否？

RP.

卡托普利　50mg×30

用法：50mg，饭前口服，一日 3 次

氢氯噻嗪片　25mg×30

用法：25mg，口服，一日 2 次

笔记

本章小结

抗高血压药物种类繁多，其中一线降压药物有利尿降压药、β 受体阻断药、钙通道阻滞药、血管紧张素转化酶抑制药和血管紧张素Ⅱ受体阻断药，一线降压药物疗效好，不良反应少，可单用治疗轻度高血压，也可联合应用治疗各期高血压，临床应用广泛。其他降压药主要作为一线降压药物的补充，一般不可单用，只能联合应用治疗某些Ⅱ、Ⅲ级高血压或高血压急症。

长期合理应用降压药，保持血压稳定，减少波动性，对防治病人心、肾、脑、血管等靶器官的损害，降低致残率和病死率，在提高病人的生存质量及延长病人寿命方面具有非常重要的临床意义。小剂量多药联合用药或者选用复方制剂，比单一大剂量用药不良反应少，降压疗效更好。

病例讨论

病人，女，72 岁，高血压和高脂血症 10 年，有吸烟史。餐后 2 小时血糖 9.2mmol/L（正常值≤7.8mmol/L），24 小时尿蛋白定量 186mg（正常值小于 150mg），颈动脉超声提示右侧颈总动脉粥样硬化斑块形成。长期服用倍他乐克 25mg，每日 2 次及氢氯噻嗪 25mg 每日 2 次，血压在 150～170/80～90mmHg 之间波动。诊断为Ⅱ级高血压，并发有颈动脉粥样硬化、糖尿病及肾功能不全。

1903

病例讨论

常用制剂和用法

氢氯噻嗪　片剂：25mg。一次 12.5～25mg，一日 1～2 次。

吲达帕胺　片剂：2.5mg。一次 2.5mg，一日 1 次。

硝苯地平　片剂：10mg。一次 5～10mg，一日 3 次。

尼群地平　片剂：10mg、20mg。一次 10～20mg，一日 1～2 次，维持量一日 10～20mg。

氨氯地平　片剂：5mg。一次 5～10mg，一日 1 次。

盐酸普萘洛尔　片剂：10mg。一次 10～20mg，一日 3～4 次，以后每周增加剂量 10～20mg，直至达到满意疗效，每日用量以不超过 300mg 为宜。

阿替洛尔　片剂：25mg、50mg、100mg。一次 50～100mg，一日 1 次。

美托洛尔　片剂：50mg、100mg。一日 50～100mg，分 2～3 次服，可逐渐加量，必要时可增至一日 200mg。维持量为一日 50～200mg。缓释剂可每日给药一次，一次 50～100mg。

拉贝洛尔　片剂：0.1g、0.2g。开始时，一次 0.1g，一日 2～3 次。如疗效不佳，可增至一次 0.2g，一日 3～4 次；一般对轻、中、重度高血压的剂量分别为一日 0.3～0.8g、0.6～1.2g、1.2～2.4g。

卡托普利　片剂：25mg、50mg、100mg。开始时一次 25mg，一日 3 次，饭前服，逐步增至一次 50mg，一日 3 次。最大剂量：一日 450mg。

马来酸依那普利　片剂：2.5mg、5mg。开始一次 2.5～5mg，一日 1 次。渐增至一日 10～40mg，分 1～2 次服。

氯沙坦　片剂：25mg、50mg。一次 25mg，一日 2 次。

缬沙坦　胶囊剂：80mg。一次 80 mg，一日一次。未能充分控制血压的病人，日剂量可增至 160mg 或加用利尿剂。

盐酸可乐定　片剂：0.075mg、0.15mg。一次 0.075～0.15mg，一日 3 次，根据病情可适当逐渐增加剂量。

盐酸哌唑嗪　胶囊剂：1mg、2mg、5mg。片剂：0.5mg、1mg、2mg。首次 0.5mg，然后一次 1mg，一日 3 次。一般每隔 2～3 日增加 1mg，维持量为每日 4～20mg。

盐酸肼屈嗪　片剂：10mg、25mg、50mg。开始时，一次 10～25mg，一日 3 次。以后按需要增至一次 50mg，一日 3 次。每日最大剂量不能超过 200mg。

硝普钠　注射剂：50mg。一次 50～100mg，临用时以 5% 葡萄糖注射液 2～3ml 溶解后再用同一溶液500ml稀释，缓慢静脉滴注（容器避光），速度每分钟不超过3μg/kg。配制时间超过4小时的溶液不宜使用。

硫酸胍乙啶　片剂：10mg、25mg。开始时，一次5～10mg，一日1～2次，以后每周递增10mg，血压控制后改为维持量，每日20～80mg。

（王志敏）

扫一扫，测一测

思考题

1. 分别说出一线抗高血压的代表药及其作用机制。

2. 氢氯噻嗪和卡托普利能否合用治疗高血压？试从药物的作用机制、不良反应方面进行阐述。

笔记

第二十章 抗心律失常药

学习目标

1. 掌握：抗心律失常药的分类、常用抗心律失常药的作用、临床应用、不良反应、禁忌证及快速型心律失常的选药原则。

2. 熟悉：抗心律失常药的基本电生理作用。

3. 了解：心律失常的形成机制。

4. 具备根据适应证合理选择抗心律失常药及正确处理不良反应的能力；能区别不同种类抗心律失常药的作用；会分析抗心律失常药配伍用药的合理性。

5. 能利用所学所知进行医患沟通，开展抗心律失常药的用药咨询服务，并能正确指导病人合理用药。

第一节 心律失常的电生理学基础

心律失常是由于心脏冲动形成异常或冲动传导异常而导致的心动节律和速率异常，引起心脏泵血功能障碍。心律失常可分为缓慢型心律失常和快速型心律失常。缓慢型心律失常包括窦性心动过缓、房室传导阻滞等，应用阿托品及异丙肾上腺素治疗；快速型心律失常包括房性期前收缩、房性心动过速、阵发性室上性心动过速、心房扑动、心房纤颤以及室性期前收缩、室性心动过速和心室纤颤等。本章介绍的抗心律失常药物主要用于治疗快速型心律失常。

一、心肌动作电位

心肌细胞的动作电位可分为5个时相，0相为除极期，复极过程包括1、2、3、4相，1相为快速复极初期；2相为缓慢复极期，也称为平台期；3相为快速复极末期；4相为静息期（图20-1）。

二、心律失常发生的电生理学基础

心律失常可由冲动形成异常及（或）冲动传导异常所引起。

1. 冲动形成异常

（1）自律性增高：自律性主要取决于自律细胞4相自动除极的速度、舒张期最大电位水平及阈电位水平。4相自动除极速度加快，最大舒张电位水平上移或阈电位水平下移，均使从最大舒张期电位到达阈电位的时间缩短，自律性增高。反之，自律性降低（图20-2）。

（2）后除极与触发活动：后除极是指心肌细胞在动作电位后产生的提前除极。发生在2相或3相中的后除极称为早后除极，由 Ca^{2+} 内流增多所致。发生在4相中的后除极叫迟后除极，由细胞内 Ca^{2+} 超负荷诱发 Na^{+} 短暂内流所致。由后除极所触发的异常冲动称为触发活动。强心苷中毒、心肌缺

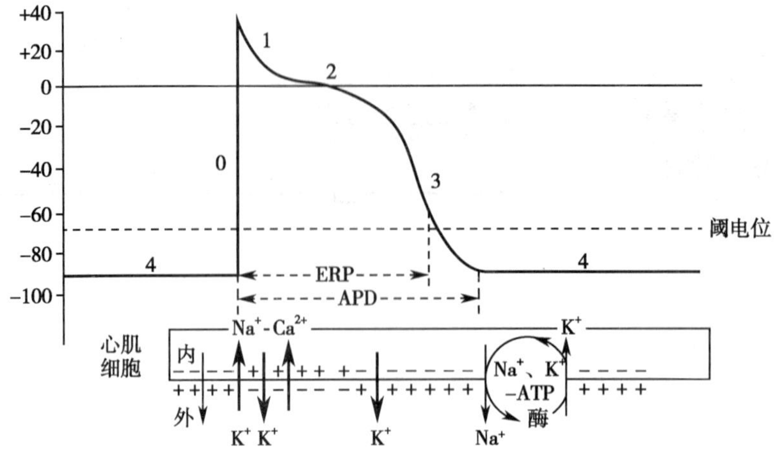

图 20-1 心肌细胞动作电位与离子转运示意图

ERP:有效不应期 APD:动作电位时程

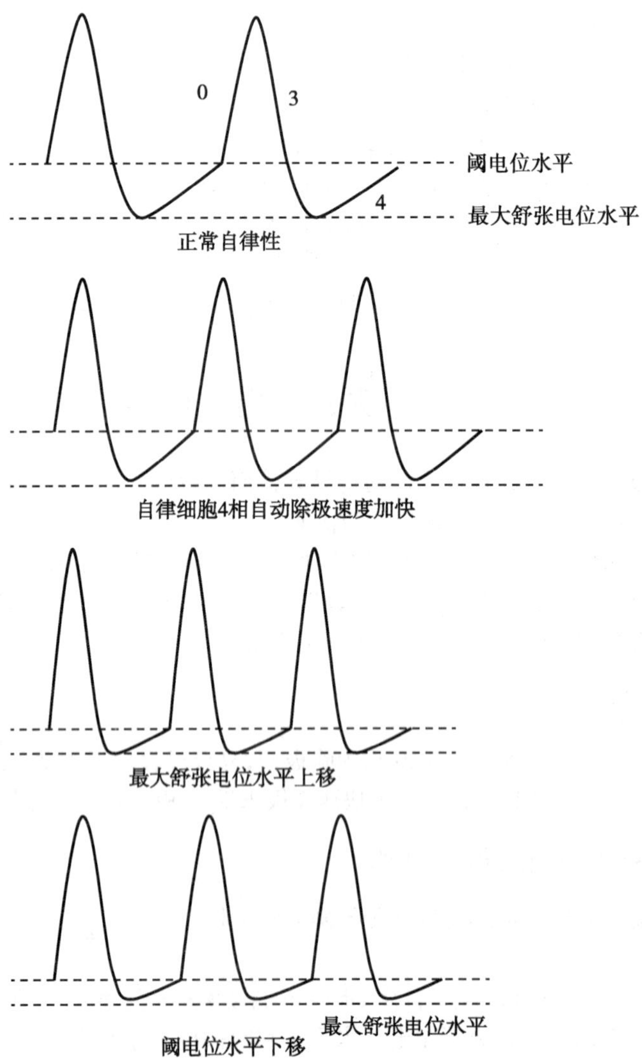

图 20-2 影响自律性的因素

非自律细胞,在心肌缺血缺氧、低血钾、强心苷中毒等情况下,使静息电位变小,达到阈电位的时间缩短,自律性增高

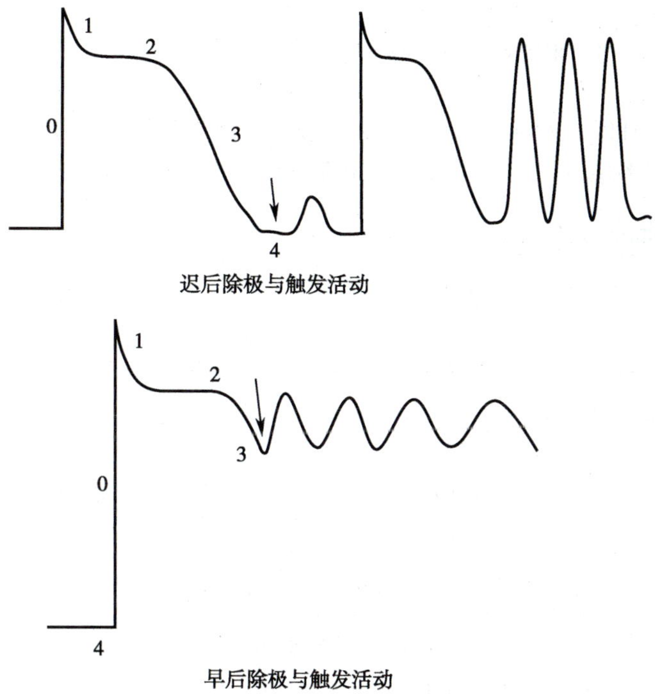

图 20-3　后除极与触发活动

视频：冲动传导异常

血等可诱发迟后除极（图 20-3）。

2. 冲动传导异常　正常情况下，冲动可沿浦肯野纤维的 A 支和 B 支传导，并同时到达心室肌，激发除极产生一次心跳，且冲动各自消失在对方的不应期中，不产生逆向传导。在病理情况下，若 B 支发生单向传导阻滞，冲动只能沿 A 支传导，激动心室肌后，可通过阻滞区逆 B 支传导，再折回至原心室肌，若此冲动落在原心室肌的有效不应期外，则形成折返激动。单次折返引起期前收缩，连续多次折返引起快速型心律失常。折返激动形成主要与单向传导阻滞有关（图 20-4）。

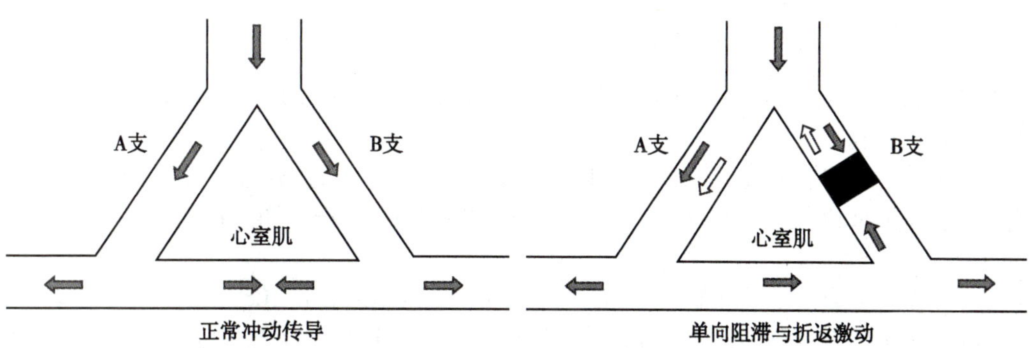

视频：折返激动

图 20-4　折返激动形成示意图

第二节　抗心律失常药的基本电生理作用及药物分类

一、抗心律失常药的基本电生理作用

1. 降低自律性　通过降低动作电位 4 相自动除极化速率（如 β 受体阻断药）、提高动作电位发生阈值（如钠通道或钙通道阻滞药）及延长 APD（如阻滞钾通道）等方式降低自律性。

2. 减少后除极与触发活动　钙通道阻滞药抑制细胞内钙超负荷而减少迟后除极；钠通道阻滞药可抑制迟后除极；动作电位时程过度延长可引起早后除极，缩短动作时程药能减少早后除极。

3. 消除折返

（1）改变传导性：钙通道阻滞药及β受体阻断药能减慢传导速度，可使单向阻滞变为双向阻滞而消除折返激动。

（2）改变ERP及APD：绝对延长ERP或相对延长ERP均可消除折返激动。阻滞钠通道和阻滞钾通道的药可延长快反应细胞的ERP，阻滞钙通道和阻滞钾通道的药可延长慢反应细胞的ERP。

二、抗心律失常药的分类

常用抗心律失常药分为4类（表20-1）。

表20-1 抗心律失常药物的分类

分类	药物作用	代表药物
Ⅰ类钠通道阻滞药		
$Ⅰ_A$类	适度阻滞钠通道，中度减慢传导、延长复极过程	奎尼丁
$Ⅰ_B$类	轻度阻滞钠通道，轻度减慢传导、促进K^+外流、缩短复极	利多卡因
$Ⅰ_C$类	重度阻滞钠通道，明显减慢传导	普罗帕酮
Ⅱ类β受体阻断药	阻断β受体，抑制交感神经兴奋，降低自律性、减慢传导	普萘洛尔
Ⅲ类延长动作电位时程药	阻滞钾通道，延长APD及ERP	胺碘酮
Ⅳ类钙通道阻滞药	阻滞钙通道，降低窦房结自律性、减慢房室传导	维拉帕米

第三节 常用抗心律失常药

一、Ⅰ类药——钠通道阻滞药

（一）$Ⅰ_A$类药物

奎尼丁

奎尼丁（quinidine）为茜草科植物金鸡纳树皮中所含的一种生物碱，是在抗疟治疗中发现的具有抗心律失常作用的药物。

【体内过程】 口服后吸收快而完全，生物利用度约70%～80%；血浆蛋白结合率约80%～90%，组织药物浓度是血液的10～20倍；$t_{1/2}$为5～7小时；经肝脏代谢，部分代谢产物具有药理活性，20%以原形随尿排出。

【作用】 低浓度奎尼丁可阻滞Na^+内流，高浓度可降低细胞膜对K^+、Ca^{2+}的通透性。表现为：

1. 降低自律性 能降低浦肯野纤维、心房肌、心室肌的自律性，对病态窦房结综合征能明显抑制窦房结，对正常窦房结影响很弱。

2. 减慢传导 因抑制Na^+内流，可使动作电位0相上升速率减慢，传导速度减慢，使单向阻滞变为双向阻滞而消除折返。

3. 延长不应期 抑制Na^+内流及K^+外流，使心肌细胞复极过程延缓，其中延长ERP较APD更为显著，有利于消除折返。

4. 抗胆碱作用及阻断α受体作用 抗胆碱作用可增加窦性频率，加快房室传导；阻断肾上腺素α受体可致血管扩张。

【临床应用】 为广谱抗心律失常药，主要适用于心房纤颤和心房扑动电转律前后减慢心室频率及维持窦性节律。也可用于转复室性心动过速及室上性心动过速为窦性节律。

【不良反应】 本品治疗指数低，约1/3病人可出现不良反应。

1. 胃肠道反应 常见，可有恶心、呕吐、腹痛、腹泻等。多发生于用药早期。

2. 金鸡纳反应　与剂量和疗程有关，表现为耳鸣、眩晕、视力模糊、头痛、腹泻、惊厥、昏迷、呼吸抑制等。

3. 心血管系统反应　较严重，表现为：①促心律失常作用，产生心脏停搏、传导阻滞、室性早搏、室性心动过速及室颤。偶可引起奎尼丁晕厥，表现为突然意识丧失、四肢抽搐、呼吸停止等，须立即进行人工呼吸、胸外按摩、电除颤及采用异丙肾上腺素、乳酸钠等救治。②血管扩张，血压下降。

4. 过敏反应　可有发热、血小板减少性紫癜、溶血性贫血、白细胞计数下降、荨麻疹以及呼吸困难、发绀等。

病态窦房结综合征、房室传导阻滞及Q-T间期延长、严重肝病、血小板减少症、强心苷中毒等病人禁用。

【药物相互作用】 与肝药酶诱导剂如苯巴比妥、苯妥英钠等合用可以加快奎尼丁的代谢；与抗凝药合用可减少奎尼丁与血浆蛋白结合；奎尼丁可增高地高辛血药浓度。维拉帕米、胺碘酮可使奎尼丁血药浓度增高。

知识拓展

金鸡勒生物碱

金鸡纳树属常绿灌木或小乔木。原产地为南美安第斯山脉，20世纪30年代我国广东、云南以及台湾地区开始引种。

金鸡纳树皮很早以前就被印第安人用于治疗疟疾，并在1639年得到广泛认可推广。1826年法国药师佩雷蒂尔和卡文顿从金鸡纳树皮中提取出奎宁和辛可宁。金鸡纳树皮及种子中约含26种生物碱，总称为金鸡勒生物碱。其中含量最多且药用价值最大的是奎宁，其次是辛可宁、辛可尼丁、奎尼丁等。这些生物碱多互为立体异构体，如奎宁和奎尼丁。

1914年温克巴哈医生偶然发现奎尼丁可治疗心房纤维颤动，并通过临床实验证实了其抗心律失常作用，因而使用至今。

金鸡勒碱属于原浆毒，能引起机体大部分器官发生细胞变性，服用过量中毒可出现金鸡纳反应。

普鲁卡因胺

普鲁卡因胺(procainamide)是局麻药普鲁卡因的衍生物，可口服，也可静脉给药，其代谢产物N-乙酰普鲁卡因胺具有抗心律失常作用。

【作用】 对心肌电生理作用与奎尼丁相似但较弱，抗胆碱作用弱于奎尼丁，无α受体阻断作用。

【临床应用】 适应证与奎尼丁相同，对房性、室性心律失常均有效。常静脉注射给药抢救危重病例。

【不良反应】 静注引起低血压、心室颤动、心脏停搏、传导减慢；口服可引起胃肠道反应；长期应用少数病人出现红斑狼疮样综合征。

病态窦房结综合征、房室传导阻滞者、红斑狼疮、地高辛中毒等禁用。

（二）I_B类药物

利多卡因

利多卡因(lidocaine)既是局部麻醉药，也是较常用的抗心律失常药，广泛用于治疗各种原因引起的室性心律失常。

【体内过程】 口服首关消除明显，常采用静脉给药。静注1~2分钟生效，作用维持10~20分钟，$t_{1/2}$约2小时，血浆蛋白结合率约70%，主要在肝内代谢，约10%以原形经肾排出。肝功能不全及心力衰竭者宜减量慎用。

【作用】

1. 降低自律性　抑制浦肯野纤维Na^+内流降低自律性；促进心肌细胞K^+外流，提高室颤阈值；对心房及窦房结作用很弱。

2. 相对延长 ERP，消除折返激动。

3. 对传导速度的影响　治疗浓度对传导系统无明显影响，但在细胞外高 K^+ 及心肌缺血区能明显减慢传导；高浓度可引起房室传导阻滞、抑制心肌收缩力，心输出量下降。

【临床应用】 首选用于急性心肌梗死后的室性心动过速；也可用于洋地黄类中毒、心脏外科手术及心导管引起的室性心律失常。在心肺复苏时，可用于改善电除颤的效果。本品对室上性心律失常通常无效。

【不良反应】 毒性较小，随着血药浓度的增大可出现。

1. 中枢神经系统症状　包括嗜睡、感觉异常、肌肉震颤、惊厥、昏迷及呼吸抑制等不良反应；眼球震颤是利多卡因毒性的早期信号。

2. 心血管系统症状　血药浓度过高，可引起心脏停搏、房室传导阻滞、心肌收缩力减弱和心输出量减少。

对本品过敏、Ⅱ或Ⅲ度房室传导阻滞、严重窦房结功能障碍者禁用。与奎尼丁、普鲁卡因胺、普萘洛尔等合用，毒性增大，甚至可致窦性停搏。

知识拓展

药物性狼疮

药物性狼疮是指与系统性红斑狼疮的临床和血清学特点相似，与连续用药相关，且停药后可缓解的一种综合征。目前认同的诊断标准：①既往无原发性系统性红斑狼疮病史；②有持续服用可能诱发药物性狼疮的药物史；③用药过程中出现典型狼疮的临床表现和血清学改变；④停药后临床症状可缓解，血清学异常也可好转甚至恢复正常；⑤再次服药可使疾病复发。自首例报道磺胺嘧啶诱发药物性狼疮后，至今发现有 90 多种药物可引起，如肼屈嗪、普鲁卡因胺、奎尼丁、异烟肼、卡马西平、米诺环素、左旋多巴等。

苯 妥 英 钠

苯妥英钠（phenytoin sodium，大仑丁）是一种抗癫痫药，1958 年以来应用于抗心律失常，特别是对强心苷中毒所致的快速型心律失常效果明显。

【作用】 与利多卡因相似，可降低浦肯野纤维自律性，缩短 APD，相对延长 ERP，有利于消除折返。在血 K^+ 低时，低浓度的药物可加快传导，高浓度的药物对传导影响不大；能与强心苷竞争 Na^+-K^+-ATP 酶，从而抑制强心苷中毒引起的迟后除极。

【临床应用】 主要用于室性心律失常，特别是强心苷中毒所引起的室性心律失常，对心肌梗死、心脏手术、心导管术引起的室性心律失常也有效。

低血压、窦性心动过缓及中重度房室传导阻滞病人慎用或禁用。

不良反应见第十二章抗癫痫药。

美　西　律

美西律（mexiletine，慢心律）化学结构、作用与利多卡因相似，口服有效，作用持续时间较长，可达 6 ~ 8 小时或以上。用于治疗各种室性心律失常，尤其是急性心肌梗死引起的室性心律失常。对利多卡因治疗无效的病人往往有效。

不良反应与剂量相关，早期有胃肠道反应，久用会出现神经症状，如共济失调、震颤等；大剂量或静脉给药可致低血压、心动过缓、传导阻滞等。

（三）I_C类药物

普 罗 帕 酮

笔记

普罗帕酮（propafenone，心律平）口服吸收完全，但首关消除明显，肝脏的代谢产物可阻滞钠通道。

【作用和临床应用】 通过明显阻滞 Na^+ 通道，降低浦肯野纤维自律性，明显减慢传导，延长 APD 和 ERP。并具有局部麻醉、弱的 β 受体阻断和钙通道阻滞作用。可轻、中度抑制心肌。主要用于室上性和室性心律失常。

【不良反应】 不良反应较轻，消化道反应常见恶心、呕吐、味觉改变，心血管系统可出现低血压、房室传导阻滞。

心电图 QRS 波加宽超过 20% 以上或 Q-T 间期明显延长者应减量或停药。应避免与奎尼丁、普萘洛尔、胺碘酮、维拉帕米合用，避免心脏抑制。心力衰竭、休克、Ⅱ或Ⅲ度房室传导阻滞及窦房结功能障碍者禁用。

案例导学

病人，男，43 岁。10 年前无明显诱因常出现心悸，每次发作持续数分钟至几小时不等，未系统诊治，再次发作 2 小时入院。查：BP 95/60mmHg，HR 168 次/分，律齐，未闻及病理性杂音。ECG：室上性心动过速。诊断：阵发性室上性心动过速。给予 5% 葡萄糖注射液 20ml+普罗帕酮 70mg 缓慢静脉推注。

问题：该病人的治疗是否合理？为什么？

氟　卡　尼

氟卡尼（flecainide，氟卡胺）口服吸收迅速，$t_{1/2}$ 13～16 小时，血浆蛋白结合率 40%，主要在肝代谢，经肾排出。具有高效、强效、广谱的特点，能明显阻滞 Na^+ 通道，抑制传导，降低心房和心室肌的自律性，同时可使心房、心室的 APD 明显延长并有一定的负性肌力作用，对心率的影响不明显。此外尚有局麻作用。

可用于室上性和室性心律失常，但致心律失常发生率也较高。不良反应有头痛、头晕、恶心、乏力、视物模糊等。

二、Ⅱ类药——β 受体阻断药

β 受体阻断药通过减慢心率、抑制细胞内钙超负荷、减少后除极等作用抗心律失常。常用药物有普萘洛尔、阿替洛尔、美托洛尔、艾司洛尔、吲哚洛尔、阿普洛尔等。

普　萘　洛　尔

普萘洛尔（propranolol，心得安）可降低窦房结、房室结、浦肯野纤维的自律性，减少儿茶酚胺所致的迟后除极，减慢传导，明显延长房室结的 ERP，在运动及情绪激动时作用明显。

主要用于室上性心律失常，对交感神经兴奋性过高、甲状腺功能亢进、嗜铬细胞瘤等引起的窦性心动过速可作为首选。对心房纤颤、心房扑动、阵发性室上性心动过速，可单用或与强心苷合用以控制心室率。还可减少心肌梗死病人心律失常发生，缩小其梗死范围并降低病死率。

阿替洛尔（atcnolol，氨酰心安）为选择性 β_1 受体阻断药，对血管及支气管的 β_2 受体影响较小，抗心律失常作用与普萘洛尔相似。

美托洛尔（metoprolol，美多心安）对 β_1 受体有选择性作用，较大剂量对血管及支气管平滑肌的 β_2 受体也有作用。

三、Ⅲ类药——延长动作电位时程药

这类药物能选择性地延长 APD，可使心房肌、房室结、浦肯野纤维及心室肌的 ERP 延长，有利于消除折返，发挥抗心律失常作用。

胺　碘　酮

胺碘酮（amiodarone，乙胺碘呋酮）原为抗心绞痛药，20 世纪 70 年代以来用于治疗心律失常，为广谱抗心律失常药。口服、静脉注射，生物利用度35% ~65%。分布于脂肪组织及含脂肪丰富的器官。肝脏代谢产物去乙基胺碘酮仍有生物活性，经胆汁排泄。

【作用】 胺碘酮对心脏多种离子通道均有抑制作用，能阻滞 K^+、Na^+ 和 Ca^{2+} 通道，还有 α、β 受体阻断作用和舒张血管平滑肌作用。

可降低窦房结和浦肯野纤维的自律性，减慢房室结和浦肯野纤维的传导速度，延长心房肌、心室肌及浦肯野纤维的 APD 和 ERP。能扩张冠状动脉，增加冠状动脉流量、降低心肌耗氧。

【临床应用】 胺碘酮是广谱抗心律失常药，口服适用于多种室上性和室性心律失常，对房性期前收缩、室性期前收缩、阵发性室上性心动过速、心房纤颤、心房扑动、室性心动过速及心室颤动均有效，可防止反复发作。静注适用于阵发性室上性心动过速、经利多卡因治疗无效的室性心动过速和急诊控制房颤、房扑的心室率。

【不良反应】

1. 心血管系统症状　较其他抗心律失常药少，表现为窦性心动过缓、房室传导阻滞、低血压及偶有 Q-T 间期延长伴扭转性室性心动过速。一旦出现应停药。
2. 甲状腺功能异常　因药物中含碘，可引起甲状腺功能亢进或低下。应监测血清 T_3、T_4。
3. 胃肠道反应　有便秘，少数人有恶心、呕吐、食欲下降。
4. 角膜褐色微粒沉着　与疗程及剂量有关。不影响视力，停药后可逐渐消失。
5. 肺部不良反应　多发生在长期大剂量用药。主要出现间质性肺炎或肺纤维化。长期用药必须监测肺功能。

房室传导阻滞、室内传导阻滞、窦性心动过缓、碘过敏、甲状腺功能异常、病态窦房结综合征等病人禁用。

索他洛尔

索他洛尔（sotalol）是非选择性 β 受体阻断药，并能阻滞 K^+ 通道。可降低自律性、减慢传导速度，延长心房肌、心室肌及浦肯野纤维的 APD 和 ERP。临床用于各种严重室性心律失常，也可治疗阵发性室上性心动过速及心房纤颤。

四、Ⅳ类药——钙通道阻滞药

钙通道阻滞药在心血管疾病治疗中应用广泛，主要通过阻滞 Ca^{2+} 进入细胞并防止胞质 Ca^{2+} 超负荷而发挥作用，这里重点介绍其抗心律失常作用。

维拉帕米

【作用】 维拉帕米（verapamil，异搏定、戊脉安）通过阻滞心肌细胞膜 Ca^{2+} 通道，抑制 Ca^{2+} 内流，可降低窦房结和房室结的自律性，减慢传导，延长 ERP，有利于消除经房室结折返所引起的室上性心动过速，也利于防止心房扑动、心房纤颤所引起的心室率过快。

【临床应用】 为治疗阵发性室上性心动过速的首选药，显效快。对心房纤颤和心房扑动可减慢心室率。对伴有冠心病及高血压的心律失常病人尤为适用。对室性心律失常疗效差。

【不良反应】 口服可引起头晕、头痛、面红、便秘、踝部水肿等。静脉注射可引起血压降低、心动过缓、加重心功能不全。病态窦房结综合征、低血压、心功能不全、Ⅱ ~ Ⅲ度房室传导阻滞及心源性休克病人禁用。

【药物相互作用】 与降压药合用须调整本药剂量，以免血压过低；与强心苷类药物合用会加重对房室传导的抑制作用；不宜与 β 受体阻断药、奎尼丁等合用，以免抑制窦房结、房室结，引起心动过缓、传导阻滞，甚至停搏。与地高辛合用，可使地高辛血药浓度升高，需调整后者剂量。

地尔硫䓬

地尔硫䓬（diltiazem）作用、临床应用与维拉帕米相似，可抑制窦房结及房室结功能，使房室结传导减慢、ERP 延长。可用于阵发性室上性心动过速。

处方分析

病人,女,60岁,阵发性室上性心动过速,医生处方如下,请分析合理否?

RP.

盐酸维拉帕米片　40mg×9

用法:40mg,口服,一日3次

盐酸普萘洛尔片　10mg×9

用法:10mg,口服,一日3次

第四节　抗心律失常药临床用药原则

抗心律失常药的治疗目的是:①恢复或维持窦性节律;②减少或取消异位节律;③控制心室率。一般治疗原则是:先单独用药,后联合用药;以最小剂量取得满意疗效;先考虑降低危险性,再考虑缓解症状;注意药物的副作用及致心律失常作用。合理应用抗心律失常药应注意以下几个方面:

(一)了解各种心律失常的促发因素并予以纠正

如体内电解质紊乱、心肌缺血缺氧、甲状腺功能亢进、强心苷中毒等均可诱发心律失常,应采取有效措施及时治疗。

(二)快速型心律失常的药物选用

根据心律失常的类型合理选药:

(1) 窦性心动过速:宜用β受体阻断药或维拉帕米。

(2) 房性期前收缩:频繁发生选用β受体阻断药、维拉帕米、胺碘酮。

(3) 心房纤颤或心房扑动:转律可选用奎尼丁、胺碘酮;控制心室率可用强心苷、β受体阻断药、维拉帕米。

(4) 阵发性室上性心动过速:选用维拉帕米、普萘洛尔、胺碘酮、普罗帕酮等。

(5) 室性期前收缩:急性心肌梗死所致者宜选用利多卡因,强心苷中毒所致者宜选苯妥英钠,其他情况可选普鲁卡因胺、胺碘酮、美西律等。

(6) 室性心动过速:选用利多卡因、普鲁卡因胺、胺碘酮。

(7) 心室颤动:选用利多卡因、胺碘酮、普鲁卡因胺。

(三)实施个体化治疗方案

不同个体对药物的敏感性可有一定差异,病人的身体状况如年龄、心功能状态、肝肾功能状态、体内电解质情况及用药情况等均可影响疗效,所以必须根据病人的具体情况制订用药方案,适时进行血药浓度和心电图监测。

(四)注意药物相互作用、不良反应及用药禁忌

既要防止药物之间相互作用影响疗效,又要避免严重不良反应的发生,同时要注意药物的致心律失常作用,在严重心功能不全、房室传导阻滞、血压过低等情况下应慎用药物。

本章小结

抗心律失常药主要通过降低自律性、减少后除极与触发活动、消除折返、延长或相对延长有效不应期等治疗心律失常。常用的抗心律失常药分为4类:钠通道阻滞药、β受体阻断药、延长动作电位时程药和钙通道阻滞药。临床应根据不同类型心律失常,选用合适的药物治疗。

对室上性和室性心律失常均有效的药物有:奎尼丁、普鲁卡因胺、普罗帕酮、胺碘酮等。主要用于室性心律失常的药物有利多卡因、苯妥英钠、美西律。电转律术时选用奎尼丁;主要用于室上性心律失常的药物有普萘洛尔、阿替洛尔、维拉帕米。

抗心律失常药应用不当也可导致心律失常发生;奎尼丁不良反应多可引起金鸡纳反应;普鲁卡因胺可以引起系统性红斑狼疮反应;普罗帕酮不良反应轻;胺碘酮可以引起肺纤维化、角膜沉积物和甲状腺功能紊乱。维拉帕米可引起面红、踝部水肿。

笔记

病例讨论

病人，女，62 岁。因情绪激动，同时喝了大量浓茶，一天前出现心慌、心跳，无心前区疼痛，休息后无明显缓解。HR 140 次/分，律齐，未闻及病理性杂音。ECG：窦性心动过速。经诊断为窦性心动过速。

常用制剂和用法

盐酸奎尼丁　片剂：0.2g。用于复律时，先服 0.1g，如无不良反应，第一日一次 0.2g，每 2 小时 1 次，连用 5～6 次；如无效而又无明显毒性，第 2 天改为一次 0.3g，2 小时 1 次，连用 5～6 次，如仍然无效，应停药改换其他药物。心律纠正后，改为一次 0.2g，一日 3 次。

盐酸普鲁卡因胺　片剂：0.25g。一次 0.25～0.5g，一日 1～2 次，心律纠正后减量。注射剂：0.2g/2ml、0.5g/5ml、1g/10ml。一次 0.25～0.5g，肌注；或一次 0.5～1g 用 5% 葡萄糖注射液 200ml 稀释后静脉滴注。

盐酸利多卡因　注射剂：0.1g/5ml、0.4g/20ml。先以 1～2mg/kg 静脉注射，继以 0.1% 溶液静脉滴注，每小时不超过 100mg。

苯妥英钠　片剂：50mg、100mg。一次 50～100mg，一日 2～3 次。极量：一次 300mg，一日 500mg。注射剂：0.25g/5ml。一次 0.125～0.25g，以注射用水 20～40ml 稀释后缓慢静注，一日总量不超过 0.5g。

美西律　片剂：50mg、100mg。一次 50～200mg，一日 3 次。注射剂：100mg/2ml。首剂 100～200mg，10～15 分钟缓慢静脉推注，然后以 1～1.5mg/min 的滴速静滴 3 小时，继以 0.5～1mg/min 静滴维持。

氟卡尼　片剂：100mg。一次 200mg，一日 2～3 次。

盐酸普罗帕酮　片剂：50mg、100mg、150mg。一次 100～200mg，一日 3～4 次，饭后口服，不得咬碎。维持量一次 150mg，一日 3 次。注射剂：17.5mg/5ml、35mg/10ml。一次 70mg，8 小时一次，缓慢静注或静脉滴注。一日总量不超过 350mg。

盐酸普萘洛尔　片剂：10mg。一次 10～30mg，一日 3～4 次。注射剂：5mg/5ml。每次 3～5mg，以 5% 葡萄糖注射液 100ml 稀释后静脉滴注。

阿替洛尔　片剂：12.5mg、25mg。开始一日 12.5～25mg，一次服用，2 周后按需要及耐受量增至 50～100mg。

酒石酸美托洛尔　片剂：50mg。开始一次 25～50mg，一日 2～3 次，以后按需要可增至一日 450mg，分 3 次服。注射液：5mg/5ml。首次 2.5mg，静脉注射，最大量 5mg，以 1～2mg/min 速度注入，根据需要及耐受程度 5 分钟重复一次，总量不超过 10～15mg。

胺碘酮　片剂：100mg，200mg。口服，一般 200mg，一日 3 次（最大剂量可达 1000～1500mg/d），有效后用维持量 100～400mg/d。注射剂：150mg/3ml，对快速心律失常并需要立即复律者，可静脉注射，也可 600～1000mg 溶于葡萄糖溶液中静脉滴注。

盐酸维拉帕米　片剂：40mg。一次 40～120mg，一日 3～4 次。注射剂：5mg/2ml。0.075～0.15mg/kg，稀释后静脉注射或滴注，症状控制后改片剂口服。

盐酸地尔硫䓬　片剂：30mg、60mg、90mg。一次 30mg，一日 3～4 次，不可嚼碎。注射剂：10mg、50mg。0.1～0.3mg/kg 静脉注射，15 分钟后可重复。

（王志敏）

2004

扫一扫，测一测

思考题

1. 简述快速型心律失常的药物选择。
2. 胺碘酮的不良反应有哪些？

笔记

第二十一章 治疗心力衰竭的药物

学习目标

1. 掌握:肾素-血管紧张素-醛固酮系统抑制药、利尿药、β 受体阻断药、强心苷类的作用、临床应用、不良反应及注意事项。

2. 熟悉:血管扩张药、非苷类正性肌力药的作用特点及临床应用。

3. 了解:强心苷类药物的相互作用及给药方法。

4. 具有根据适应证合理选择药物、防治不良反应的能力。

5. 能与病人及家属进行沟通,开展用药咨询服务,指导病人合理用药。

心力衰竭(heart failure,HF)是由各种心脏疾病导致心功能不全的一种临床综合征,主要表现为体力活动受限、呼吸困难、体液潴留等。绝大多数情况下是指心肌收缩力下降使心输出量不能满足机体代谢的需要,导致器官、组织血液灌流不足,同时出现体循环或肺循环淤血的表现。少数情况下心肌收缩力尚可维持正常心输出量,但由于异常增高的左心室充盈压,导致肺静脉回流受阻,肺循环淤血,称舒张性心力衰竭。心力衰竭时通常伴有体循环或肺循环的被动性充血,故又称充血性心力衰竭(congestive heart failure,CHF)。

动画:心力衰竭发病机制

治疗心功能不全的药物是一类减轻心脏前、后负荷或者增强心肌收缩力,增加心输出量的药物。根据其药物的作用和作用机制的不同(图 21-1),目前临床用于治疗 CHF 的药物分为 5 类。

1. 肾素-血管紧张素-醛固酮系统(RAAS)抑制药

(1) 血管紧张素转化酶(ACE)抑制药:卡托普利等。

(2) 血管紧张素Ⅱ受体(AT1)拮抗药:氯沙坦等。

(3) 醛固酮受体拮抗药:螺内酯等。

2. 利尿药　氢氯噻嗪、呋塞米等。

3. β 受体阻断药　美托洛尔、卡维地洛等。

4. 正性肌力作用药

(1) 强心苷类:地高辛、去乙酰毛花苷等。

(2) 非苷类正性肌力药:如多巴胺、多巴酚丁胺、米力农等。

动画:抗心力衰竭药物的作用机制

5. 血管扩张药　硝酸酯类(硝酸甘油等)、直接扩血管药(肼屈嗪、硝普钠等)、α_1 受体阻断药(哌唑嗪等)、钙通道阻滞药(氨氯地平和非洛地平等)。

笔记

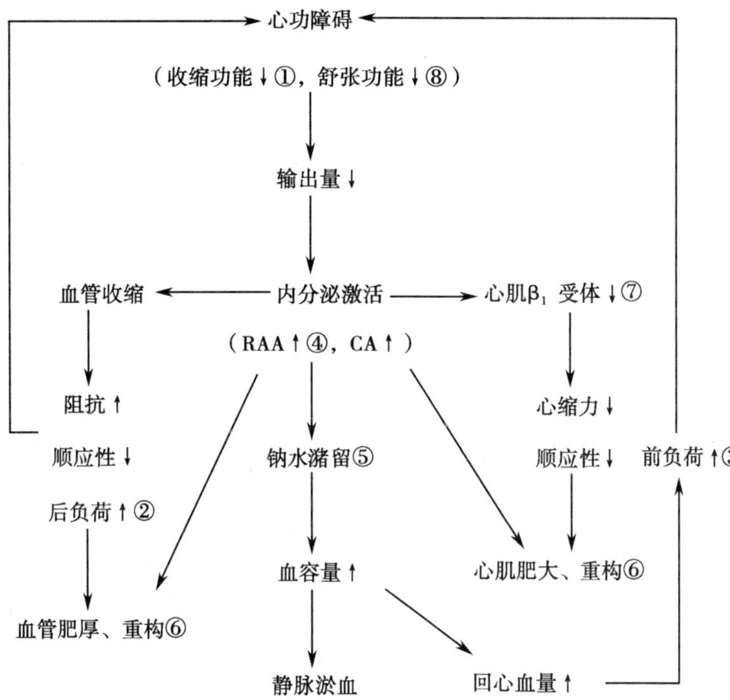

图21-1　慢性心功能不全的病理生理学变化及药物作用环节示意图

RAA：肾素-血管紧张素-醛固酮；CA：儿茶酚胺；①正性肌力药；②减轻后负荷药；③减轻前负荷药；④肾素-血管紧张素-醛固酮系统抑制药；⑤利尿药；⑥改善心血管病理变化的药物；⑦β 受体阻滞药；⑧改善舒张功能的药物

第一节　肾素-血管紧张素-醛固酮系统抑制药

血管紧张素转化酶抑制药（ACEI）和血管紧张素Ⅱ受体（AT_1）拮抗药是治疗心力衰竭最重要的药物之一。ACEI 能防止和逆转心室的重构，提高心脏及血管的顺应性，不仅能缓解心力衰竭的症状，提高生活质量，而且能够降低心力衰竭病人的病死率，改善预后。故这类药物为治疗心力衰竭的一线药物，广泛用于临床。

一、血管紧张素转化酶抑制药

临床常用的药物有卡托普利（captopril）、依那普利（enalapril）、贝那普利（benazepril）、雷米普利（ramipril）等。

【抗 CHF 作用】

1. 改善血流动力学　通过抑制血管紧张素（Ang）Ⅰ转化酶活性，减少血液及组织中的 AngⅡ，使全身阻力血管和容量血管舒张，心脏前后负荷降低，增加心输出量，从而缓解或消除 CHF 病人的症状。也可增加肾血流量，改善肾功能。

2. 抑制心肌及血管的重构　AngⅡ及醛固酮是促进心肌细胞增生，增加心输出量、胶原含量增加、心肌间质纤维化，导致心肌及血管重构的主要因素。心肌重构肥厚，表现为心肌细胞肥大、心肌纤维化、心脏泵血功能减退。小剂量的 ACEI 就能有效阻止或逆转 CHF 心室肥厚的发生，抑制纤维组织和肌层内冠状动脉壁的增厚，提高心肌和血管的顺应性，改善左心室功能，降低 CHF 病死率。

3. 降低外周血管阻力，降低心脏后负荷　ACEI 可抑制血管紧张素转化酶，使血液中的 AngⅡ生成减少，抑制缓激肽的降解，舒张小动脉，降低外周阻力，减轻心脏后负荷。

4. 抑制醛固酮分泌，减少钠水潴留，减少回心血量，减轻心脏前负荷。

【临床应用】 ACEI 已作为治疗 CHF 的一线药物广泛应用于临床，轻度病人可单独应用；中至重度病人可与利尿药、β 受体阻断药以及强心苷类药物合用。特别是对舒张性心力衰竭者，疗效明显优于强心苷类药物地高辛。

二、血管紧张素Ⅱ受体阻断药

AngⅡ受体阻断药可直接阻断AngⅡ与其受体的结合，拮抗AngⅡ的缩血管作用和促进心血管生长作用，短期内表现为血管舒张、外周阻力下降，长期应用可预防和逆转心血管的重构。治疗CHF疗效与ACEI相似，可改善心功能，降低CHF病人的病死率。因不影响缓激肽代谢，不良反应较少，无咳嗽、血管神经性水肿等不良反应。常用药物有氯沙坦（losartan，洛沙坦）、缬沙坦（valsartan）、厄贝沙坦（irbesartan）等。

三、醛固酮受体拮抗药

CHF时血中醛固酮的浓度可明显增高达20倍以上，大量的醛固酮除了保钠排钾外，尚有明显的促生长作用，特别是促进成纤维细胞的增殖，刺激蛋白质与胶原蛋白的合成，引起心房、心室、大血管的重构，加速心力衰竭恶化。还可阻止心肌摄取去甲肾上腺素，使去甲肾上腺素游离浓度增加而诱发冠状动脉痉挛和心律失常，增加心力衰竭时室性心律失常和猝死的可能性。

临床研究证明，在常规治疗的基础上加用对抗醛固酮的利尿药螺内酯可明显降低CHF病死率，防止左心室肥厚时心肌间质纤维化，改善血流动力学和临床症状。CHF时单用螺内酯仅发挥较弱的作用，但与ACEI合用则可同时降低AngⅡ及醛固酮水平，改善心脏功能，既能减少室性心律失常的发生，又能进一步降低病死率，效果更好。

第二节 利 尿 药

利尿药目前仍作为治疗心力衰竭的一线药物，广泛用于心力衰竭的治疗。

CHF时体内钠水潴留，使心脏前负荷加重，是加重心功能不全的重要因素。利尿药治疗CHF的机制为：①通过排钠利尿、减少血容量和回心血量，减轻心脏前负荷，改善心脏功能，增加心输出量。②通过排钠作用，降低血管壁中的Na^+，减少Na^+-Ca^{2+}交换，使细胞内Ca^{2+}浓度降低，对缩血管物质的敏感性下降，使血管平滑肌舒张，心脏后负荷降低，有利于改善心脏泵血功能，减轻CHF的症状。

轻度CHF可单用中效能利尿药噻嗪类；中度CHF可加用留钾利尿药；严重CHF或急性肺水肿，宜静脉注射高效能利尿药呋塞米。

第三节 β受体阻断药

β受体阻断药虽抑制心肌收缩力，但20世纪70年代发现长期应用本类药物可以改善CHF的症状，提高射血分数，改善病人的生活质量，降低病死率，目前已被推荐作为治疗慢性心力衰竭的常规用药。与ACEI合用还能增加疗效。常用药物有卡维地洛（carvedilol）、比索洛尔（bisoprolol）和美托洛尔（metoprolol）等。

【抗CHF作用】 β受体阻断药的抗CHF作用机制是：①阻断$β_1$受体，降低交感神经张力，拮抗儿茶酚胺对心脏的毒性作用，使心脏负荷减轻，心率减慢，心肌耗氧量降低；②抑制肾素-血管紧张素-醛固酮系统，使心室重构逆转，心脏前、后负荷降低，心功能得到改善；③长期应用可以上调心脏的$β_1$受体，提高$β_1$受体对内源性儿茶酚胺的敏感性，改善心肌收缩功能；④防止细胞内钙超负荷，减少氧自由基等对心肌细胞的损害。

【临床应用】 对扩张型心肌病及缺血性CHF，长期应用可阻止临床症状恶化，改善心功能、降低猝死及心律失常的发生率。初期应用β受体阻断药可使血压下降、心率减慢、充盈压上升、心输出量降低、心功能恶化，故应注意选择适应证，从小剂量开始并与强心苷合用，以消除负性肌力作用。

【注意事项】 应用本类药物应注意：①掌握适应证，以扩张型心肌病CHF疗效最佳。②平均奏效时间为3个月，故需较长时间用药。③治疗应从小剂量开始，逐渐增至治疗量。④应与其他抗CHF的药物合用，如利尿药、ACEI、地高辛等。⑤应加强随访和监测，根据病情及时调整用药剂量。⑥严重心功能不全、严重左心室功能减退、明显房室传导阻滞、低血压及支气管哮喘者慎用或禁用。

第四节　正性肌力作用药

一、强心苷类

强心苷是一类选择性作用于心脏、具有正性肌力作用的苷类化合物。可供使用的制剂有地高辛(digoxin)、洋地黄毒苷(digitoxin)、毛花苷C(cedilanid,西地兰)、毒毛花苷K(strophanth K,毒毛旋花子苷K)等,临床常用地高辛。

【作用】

1. 加强心肌收缩力(正性肌力作用)　强心苷能选择性地作用于心脏,显著加强衰竭心脏的收缩力,增加心输出量,缓解心力衰竭症状。其作用有以下特点:①使心肌收缩敏捷而有力,使收缩期缩短,舒张期相对延长,有利于衰竭心脏充分休息、增加静脉血回流及冠状动脉供血,从而有利于改善心脏泵血功能。②增加衰竭心脏的心输出量(对正常人的心输出量并不增加),改善体循环和肺循环。③减少衰竭心脏的心肌耗氧量(对正常人无此作用),提高心脏工作效率。这一点是强心苷治疗慢性心功能不全的重要依据,也是区别于儿茶酚胺类药物的重要特点。

【作用机制】　治疗量强心苷能选择性地与心肌细胞膜的强心苷受体即Na^+-K^+-ATP酶结合并抑制其活性,使Na^+-K^+交换受阻,导致细胞内Na^+量增多、K^+量减少。细胞内Na^+量增多后,可通过Na^+-Ca^{2+}交换,使Ca^{2+}内流增多,外流减少,心肌细胞兴奋-收缩偶联过程中可利用的Ca^{2+}量增加,心肌收缩力增强。中毒量的强心苷能重度抑制Na^+-K^+-ATP酶(活性降低60%～80%),使细胞内严重缺K^+,导致异位起搏细胞自律性增高,从而引起快速型心律失常。同时由于细胞内Ca^{2+}含量增加而导致钙超负荷,以诱发强心苷中毒。

2103

动画:心肌收缩和心肌舒张时Ca^{2+}转运及强心苷作用示意图

2. 减慢窦性频率(负性频率作用)　治疗量强心苷对正常心率影响较小,但对心功能不全伴心率加快者则明显减慢心率。用强心苷后,心肌收缩力加强,心输出量增多,作用于窦弓压力感受器,反射性地提高迷走神经活性,降低交感神经张力,抑制窦房结,使心率减慢。

3. 对心肌电生理特性的影响

(1) 自律性:①治疗量强心苷能加强迷走神经活性而降低窦房结自律性:通过增强迷走神经张力而促进K^+外流,使最大舒张电位下移,与阈电位距离加大,从而降低自律性。②提高浦肯野纤维自律性:中毒量直接抑制Na^+-K^+-ATP酶,使细胞内失K^+,最大舒张电位上移而提高自律性(发生快速型心律失常)。

(2) 传导性:治疗量的强心苷可增强迷走神经张力而阻滞房室结0相Ca^{2+}内流,使房室传导减慢。大剂量直接抑制房室传导,中毒量导致房室传导阻滞(发生缓慢型心律失常)。

(3) 有效不应期:①缩短心房、心室肌有效不应期:通过增强迷走神经张力而促进K^+外流,使复极加快,缩短有效不应期。②缩短浦肯野纤维有效不应期:通过直接抑制Na^+-K^+-ATP酶,使细胞内失K^+,最大舒张电位上移而缩短浦肯野纤维有效不应期。

4. 其他作用　①利尿作用:强心苷通过改善心功能、增加肾血流量和肾小球滤过功能产生利尿作用,还可通过直接抑制肾小管Na^+-K^+-ATP酶,减少肾小管对Na^+的重吸收,产生利尿作用。②对神经和内分泌功能的影响:强心苷可增强迷走神经张力,抑制交感神经和肾素血管紧张素系统的活性。但中毒量强心苷可作用于中枢延髓极后区,明显增高外周交感神经张力,可引起快速型心律失常。③对血管的作用:强心苷能够直接收缩外周血管,使外周阻力升高。心功能不全病人用药后,因交感神经活性降低,其作用超过了直接收缩血管的效应,所以血管阻力下降,心输出量增加,动脉压不变或略升。

【临床应用】

1. 心力衰竭　强心苷主要用于以收缩功能障碍为主引起的低排血量性心力衰竭,对伴有房颤及心室率快的心力衰竭疗效最好。对心瓣膜病、冠心病、高血压心脏病、先天性心脏病等导致的心力衰竭疗效较好。对肺源性心脏病、活动性心肌炎、缩窄性心包炎、主动脉瓣狭窄、严重二尖瓣狭窄等疾病所导致的心力衰竭疗效不佳。继发于严重贫血、糖尿病、甲状腺功能亢进或低下、维生素B_1缺乏症的心力衰竭,应积极治疗原发病,消除诱发因素。

2. 某些心律失常　强心苷常用于治疗心房纤颤、心房扑动及阵发性室上性心动过速。

【不良反应及防治】 强心苷治疗的安全范围较小，一般治疗量已接近中毒量的60%，又因病人对强心苷的需要量和耐受量个体差异较大，故易发生中毒，使用时应予充分注意。

1. 不良反应的临床表现

(1) 心脏毒性反应：为强心苷最严重的不良反应，可出现各种类型的心律失常：①最常见及最早出现的心律失常为室性期前收缩，约占心脏毒性发生率的1/3，也可出现二联律、三联律等，严重时可致室性心动过速，应立即抢救，否则可发展为心室纤颤；②可引起各种程度的房室传导阻滞；③强心苷可因抑制窦房结，降低其自律性而发生窦性心动过缓，心率降至60次/分以下应予停药。

(2) 胃肠道反应：强心苷中毒早期常出现厌食、恶心、呕吐、腹泻等，应注意与药物用量不足、心力衰竭未得到有效控制所引起的胃肠道反应相鉴别。剧烈呕吐可导致失钾而加重强心苷中毒，应注意补钾并减量或停药。

(3) 神经系统症状：有头痛、眩晕、失眠、疲倦、谵妄、惊厥、视色障碍(黄绿视症、视物模糊)等。

2. 强心苷中毒的防治

(1) 预防：①注意诱发强心苷中毒的各种因素，如用药剂量较大、肝肾功能不全、低血钾、低血镁、高血钙以及药物相互作用等。②严格掌握适应证，了解心力衰竭的性质、起因和药物使用情况，掌握强心苷类药物的作用特点和给药方法，积极纠正易患因素。③及时发现强心苷中毒的先兆症状，如室性期前收缩、心动过缓、胃肠道反应、视觉障碍等，必要时减量或停药。

(2) 治疗：首先停用强心苷，然后根据中毒症状的类型和严重程度采取相应措施。中毒轻者可口服钾盐，重者可静脉缓慢滴注钾盐；对快速型心律失常可用钾盐治疗；对重度快速型心律失常宜选用苯妥英钠。此外，也可选用利多卡因治疗强心苷引起的严重室性心动过速和心室纤颤。对强心苷中毒所引起的缓慢型心律失常如窦性心动过缓、房室传导阻滞，不宜补钾，可用M受体阻断药阿托品治疗。对危及生命的重度中毒者，使用地高辛抗体Fab片段作静脉注射有明显疗效。

【药物相互作用】 排钾利尿药可致低血钾，增加心脏对强心苷的敏感性，易致中毒反应。奎尼丁能使地高辛血药浓度增加1倍，胺碘酮、普罗帕酮、维拉帕米也可提高地高辛血药浓度，合用时应减少地高辛用量。苯妥英钠因能增加地高辛的代谢而降低地高辛的血药浓度。拟肾上腺素药可提高心肌自律性，使心肌对强心苷的敏感性增高，应予注意。

【给药方法】 主要有负荷量加维持量和无负荷量的维持量两种给药方式，现多采用后者，可明显减少毒性反应的发生率。

1. 负荷量加维持量疗法　即先给予全效量，而后改用维持量维持疗效。全效量也称“洋地黄化”量，指短时间内给予足量强心苷，以充分发挥疗效。分速给法和缓给法，速给法适用于病情较急且2周内未使用过强心苷者，于24小时内给足全效量；缓给法适用于慢性病例，于2~4日内给足全效量，继之每日给予一定剂量以维持疗效。

因药物剂量的个体差异较大，用药不慎易发生毒性反应，所以应做到剂量个体化并适时调整剂量。

2. 无负荷量的维持量疗法　即每天给予一定剂量，经4~5个$t_{1/2}$使药物达到稳态浓度而发挥治疗作用。这种给药方法简便易行，安全有效。适于轻、中度病人，对病情较重者，可联合应用强效利尿药及ACEI，能迅速缓解病情。

案例导学

病人，男，31岁。患风湿性心脏病二尖瓣狭窄合并关闭不全，出现心悸、气短、下肢水肿，近5日出现房颤。医生给予口服地高辛0.25mg、氢氯噻嗪25mg，1个月后病人感到恶心、呕吐。心电图示：窦性心律，心率68次/分，室性期前收缩二联律。

问题：

1. 出现以上症状的主要原因是什么？
2. 本病例中哪些因素会导致地高辛毒性？
3. 应选用何药进行治疗？

二、非苷类正性肌力药

非苷类正性肌力药包括β受体阻断药及磷酸二酯酶抑制药。因该类药物可能增加心力衰竭病人的病死率，故不宜作常规治疗用药。

多巴酚丁胺

多巴酚丁胺（dobutamine）能够选择性地激动心脏β_1受体，增强心肌收缩力，增加心输出量，对心率影响较小。对β_2和α受体只有微弱的激动作用，可轻度扩张血管，降低外周阻力，减轻心脏负荷，有助于纠正心力衰竭。静脉给药起效快，但作用短暂，适用于顽固性心力衰竭、心肌梗死后心力衰竭及急性左侧心力衰竭。

剂量过大，可致心率加快并诱发室性心律失常，长期应用可致心肌坏死，加重心力衰竭。偶有恶心、呕吐、头痛、胸痛、气短等反应。梗阻性肥厚型心肌病病人禁用。

氨力农和米力农

氨力农（amrinone）和米力农（milrinone）能选择性抑制磷酸二酯酶Ⅲ，阻止环磷酸腺苷（cAMP）降解，使心肌细胞内cAMP含量增加。cAMP可促使Ca^{2+}从肌浆网及钙池中游离出来，提高细胞内Ca^{2+}浓度，从而使心肌收缩力加强。临床短期用于其他药物治疗无效的急、慢性难治性心力衰竭。

可出现心律失常、低血压、过敏反应、胃肠道刺激症状、注射部位烧灼痛等不良反应。静脉注射时不宜用含葡萄糖或右旋糖酐的溶液配伍使用。

第五节　血管扩张药

血管扩张药可舒张小静脉（容量血管），减少静脉回心血量，降低心脏前负荷，有利于缓解CHF时肺淤血、肺水肿等症状；扩张小动脉（阻力血管），降低外周阻力，减轻心脏后负荷，使心输出量增加，有利于缓解组织缺血缺氧等症状。

硝酸甘油和硝酸异山梨酯

硝酸甘油（nitroglycerin）及同类药硝酸异山梨酯（isosorbide dinitrate）主要扩张小静脉，减少回心血量，降低心脏前负荷，可明显减轻肺淤血和呼吸困难等症状。还能选择性地扩张心外膜血管，增加冠状动脉流量，有利于改善心功能。适于伴有冠心病及肺淤血症状明显的病人。

肼屈嗪

肼屈嗪（hydralazine）主要扩张小动脉，降低外周血管阻力，减轻心脏后负荷，增加心输出量，同时可使肾血流量增加。因反射性地加快心率，并使肾素-血管紧张素系统活性增高，长期单独应用疗效不佳，且不良反应较多。主要用于肾功能不全或不能耐受ACEI的CHF病人。

硝普钠

硝普钠（sodium nitroprusside）对小动脉、小静脉均有明显的舒张作用，能降低心脏的前、后负荷，静脉给药能迅速改善心功能，故可迅速控制危急的CHF。适用于需迅速降低血压和肺楔压的急性肺水肿、高血压急症等危重病例。

哌唑嗪

哌唑嗪（prazosin）为选择性的α_1受体阻断药，可扩张小动脉和小静脉，降低心脏前、后负荷，增加心输出量，但容易产生耐受性，治疗CHF长期疗效不佳。

奈西立肽

奈西立肽（nesiritide）是利用基因工程技术生产的内源性脑利钠肽的人工合成品，具有扩张血管、利尿等作用，能快速降低心脏前负荷及后负荷，改善失代偿心力衰竭病人的气促和疲倦等症状。还具有抑制去甲肾上腺素、肾素的释放，对抗醛固酮等作用。主要用于治疗急性失代偿型 CHF 伴呼吸短促的病人。

氨氯地平和非洛地平

氨氯地平（amlodipine）和非洛地平（felodipine）是新一代二氢吡啶类钙通道阻滞药，其作用出现较慢，维持时间较长，舒张血管作用强，而负性肌力作用弱，且反射性激活神经内分泌系统作用较弱，降低左心室肥厚的作用与 ACEI 相当。可用于 CHF 的治疗。此外，氨氯地平尚具有抗动脉粥样硬化、抗肿瘤坏死因子-α 及白介素等作用，后者也参与其抗 CHF 的作用。长期应用可治疗左心室功能障碍伴有心绞痛、高血压的病人，也可降低非缺血者的病死率。钙通道阻滞药的最佳适应证是继发于冠心病、高血压及舒张功能障碍的 CHF，尤其是其他药物无效的病例。但对于 CHF 伴有房室传导阻滞、低血压、左心室功能低下伴后负荷低以及有严重收缩功能障碍的病人，不宜使用钙通道阻滞药。

本章小结

目前临床用于治疗 CHF 的药物主要有 ACEI、利尿药、β 受体阻断药、正性肌力药和血管扩张药。ACEI 是当前治疗心力衰竭最重要的药物之一。ACEI 能防止和逆转心室的重构，提高心脏及血管的顺应性，不仅能缓解心力衰竭的症状，提高生活质量，而且能够降低心力衰竭病人的病死率，改善预后。故此类药物作为心力衰竭治疗的一线药物广泛用于临床。

利尿药在心力衰竭的治疗中起着重要的作用，目前仍作为一线药物，广泛用于各种心力衰竭的治疗。

强心苷类药物已不再是治疗心力衰竭的必用或首选药物，最佳适应证是心力衰竭合并快速型心房颤动。

β 受体阻断药尽管可抑制心肌收缩力，但临床应用证明，长期应用本类药物可以改善 CHF 的症状，提高射血分数，改善病人的生活质量，降低病死率。目前已被推荐作为治疗慢性心力衰竭的常规用药。

血管扩张药可舒张小静脉（容量血管），减少静脉回心血量，降低心脏前负荷，有利于缓解 CHF 时肺淤血、肺水肿等症状；扩张小动脉（阻力血管），降低外周阻力，减轻心脏后负荷，使心输出量增加，有利于缓解组织缺血缺氧等症状。

病例讨论

病人，男，56 岁，因心慌气短、下肢水肿、尿少入院。经查体和辅助检查确诊为：风湿性心瓣膜病伴心房纤颤及慢性心功能不全。医生给予以下药物治疗：地高辛 0.25mg/次，3 次/日，连用 2 日，当总量达到 1.25mg 时，心率减慢，气短减轻，尿量增多，遂将剂量改为 0.25mg/次，1 次/日，治疗半月，心功能好转，但心房纤颤仍然存在。

2104

病例讨论

常用制剂和用法

卡托普利　片剂：12.5mg。开始一次 12.5mg，一日 2～3 次，以后逐渐增加剂量，最大剂量为一日 150mg。

依那普利　片剂：2.5mg。一次 2.5～10mg，一日 2 次，最大剂量为一日 40mg。

贝那普利　片剂：5mg、10mg、20mg。降压：开始剂量为一日一次 10mg，然后可根据病情渐增剂量至一日 40mg，一次或分 2 次服用。严重肾功能不全或心力衰竭病人或服用利尿药的病人，初始剂量为一日 5mg，充血性心力衰竭病人，一日剂量为 2.5～20mg。

笔记

洋地黄毒苷　片剂:0.1mg。一次0.05～0.2mg。全效量0.8～1.2mg,维持量一日0.05～0.1mg。

地高辛　片剂:0.25mg。一般首剂0.25～0.75mg,以后每隔6小时0.25～0.5mg直至洋地黄化,再改用维持量(每日0.25～0.5mg)。轻型慢性病例:一日0.5mg。

去乙酰毛花苷　注射剂:0.4mg/2ml。一次0.4～0.8mg,以25%或50%葡萄糖注射液稀释后缓慢静注。全效量1～1.2mg,于24小时内分次静注。

毒毛花苷K　注射剂:0.25mg/1ml。一次0.25mg,以25%葡萄糖注射液10～20ml稀释后缓慢静注。全效量0.25～0.5mg,于24小时内分次静注。

盐酸多巴酚丁胺　注射剂:250mg/5ml。一次250mg用5%葡萄糖注射液500ml稀释后,按每分钟2.5～10μg/kg的速度滴注。

米力农　片剂:2.5mg、5mg。一次2.5～7.5mg,一日4次。注射剂:10mg/10ml。一般开始10分钟以50μg/kg静注,然后以每分钟0.375～0.75μg/kg维持,每日最大剂量不超过1.13mg/kg。小儿每分钟2.5～1μg/kg。

奈西立肽　注射液:推荐剂量,弹丸式注射2μg/kg后,维持静滴0.01μg/kg,维持至少72小时。

（魏广和）

扫一扫,测一测

思考题

1. 应用强心苷期间为何要忌钙补钾?
2. 强心苷对不同病因所致的充血性心衰疗效如何?为什么?

第二十二章　抗心绞痛药

学习目标

1. 掌握：硝酸酯类药、β 受体阻断药和钙通道阻滞药的抗心绞痛的作用机制、作用特点、临床应用及不良反应；硝酸酯类与 β 受体阻断药联合用药的目的意义、特点及注意事项。

2. 熟悉：其他抗心绞痛药的作用特点及临床应用。

3. 了解：常用药物的给药方法。

4. 具有根据适应证合理选择抗心绞痛作用药物及处置不良反应的能力；会分析抗心绞痛药常用配伍用药的合理性。

5. 能与病人及家属进行沟通，开展用药咨询服务，能正确指导病人合理用药。

心绞痛（angina pectoris）是因冠状动脉供血不足引起的心肌急剧的、暂时的缺血缺氧综合征，其典型临床表现为阵发性胸骨后压榨性疼痛并向左上肢放射。心绞痛持续发作得不到及时缓解，则可能发展为急性心肌梗死。

知识拓展

心绞痛分型

根据世界卫生组织“缺血性心脏病的命名及诊断标准”，临床将心绞痛分为以下 3 种类型。①劳力性心绞痛：是由劳累、情绪波动或其他增加心肌耗氧量的因素所诱发，又可分为稳定型心绞痛、初发型心绞痛及恶化型心绞痛 3 类。②自发性心绞痛：心绞痛发作与心肌耗氧量无明显关系，多发生于安静状态，发作时症状重，疼痛持续时间长，且不易为硝酸甘油所缓解。包括卧位型心绞痛、变异型心绞痛、中间综合征以及梗死后心绞痛 4 类。③混合性心绞痛：其特点是在心肌耗氧量增加或无明显增加时都可能发生。

稳定型心绞痛是指劳力性心绞痛性质在 1～3 个月内并无改变，病程稳定 1 个月以上；不稳定型心绞痛是指介于稳定型心绞痛与急性心肌梗死和猝死之间的临床状态，是指除了稳定型心绞痛之外的缺血性胸痛，包括了初发型、恶化型劳累性心绞痛和各型自发性心绞痛在内，其病理基础是在原有病变上发生冠状动脉内膜下出血、粥样硬化斑块破裂、血小板或纤维蛋白凝集、冠状动脉痉挛等，有进展至心肌梗死的高度风险。

心绞痛症状发生的病理生理学基础是心肌组织耗氧与供氧之间的不平衡，致心肌暂时缺血缺氧。心肌的供氧主要与动、静脉的氧分压差和冠状动脉的血流量有关，通常情况下前者变化不大，因心肌细胞摄取血液氧含量可达 65%～75%，已接近极限。而后者又与冠状动脉的阻力、灌注压、侧支循环及心室舒张时间有关。其中，尤以冠状动脉阻力的影响最为重要，阻力越小，冠状动脉的供血、供氧量越多。心肌的耗氧与心室壁张力、心率和心肌收缩力有关，心室壁张力越大、心率越快、心肌收缩力越强，心肌耗氧量越大。由此可见，通过降低心肌耗氧量、扩张冠状动脉及其侧支、改善冠状动脉循环是目前抗心绞痛药的主要作用途径。

2201 图片：影响心肌耗氧量和供氧量的因素

第一节　常用抗心绞痛药

一、硝酸酯类药

硝酸甘油

硝酸甘油(nitroglycerin)临床用于心绞痛的治疗已有百余年的历史，由于其具有起效快、疗效肯定、使用方便和经济等特点，至今仍是防治心绞痛最常用的药物。口服给药首关消除达90%以上，故多采用舌下含化，1~3分钟显效，5分钟作用达高峰，作用维持20~30分钟。也可经皮肤给药或静脉滴注。主要经肝代谢，经肾排泄。

【作用】 硝酸甘油的基本作用是松弛平滑肌，以对血管平滑肌的松弛作用最明显。

1. 降低心肌耗氧量　硝酸甘油主要舒张外周静脉血管，而对动脉血管的舒张作用较弱。在动脉血管中对较粗大血管的作用强于对小动脉和微动脉的作用，尤其对冠状动脉、肺循环及处于收缩状态的内脏血管作用明显。小剂量的硝酸甘油通过舒张静脉血管，减少回心血量，减轻心脏前负荷，使左心室容积缩小，右心室压力下降，室壁张力下降，心肌耗氧量降低。稍大剂量的硝酸甘油也可舒张较大的动脉血管，使外周阻力降低，心脏后负荷减轻，左心室内压和心室壁张力降低，从而降低心肌耗氧量。

2. 增加缺血区血流量，改善左心室的顺应性　冠状动脉按功能可分为输送血管、阻力血管和侧支血管3类，冠状动脉粥样硬化病变主要发生在输送血管。由于供血区的缺血、缺氧，局部代谢产物堆积，使该区域的阻力血管处于高度扩张状态。应用硝酸甘油后，使输送血管和侧支血管舒张，迫使血液从非缺血区流向缺血区，以改善缺血区的血液供应。同时，由于用药后使心室舒张末期容积缩小、压力降低，促使血液容易从心外膜流向发生缺血的心内膜区域，从而进一步增加缺血区的血流量(图22-1)。此外，硝酸甘油还可改善左心室的顺应性。

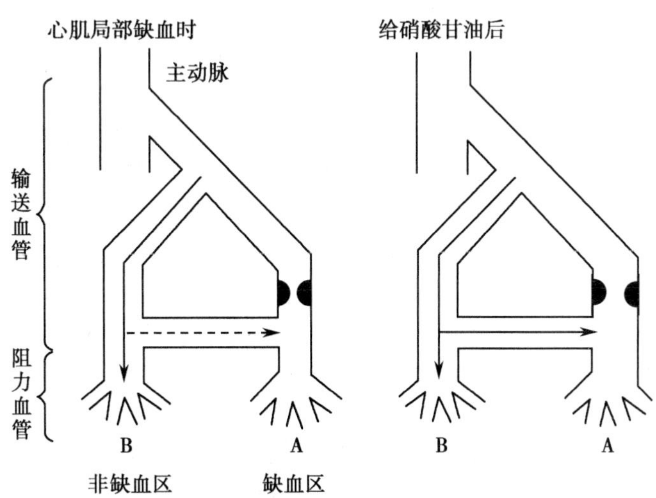

图22-1　硝酸甘油对冠状动脉的作用部位示意图

2202 动画：硝酸甘油对缺血区冠脉血流的影响

3. 保护缺血的心肌细胞　硝酸甘油通过释放一氧化氮(NO)，进一步促进前列环素(PGI_2)和降钙素基因相关肽(CGRP)等物质的生成与释放，对缺血的心肌细胞产生有效保护作用。

【作用机制】 硝酸甘油在平滑肌细胞内，经谷胱甘肽转移酶的催化释放出NO，NO可激活鸟苷酸环化酶(GC)，使细胞内环磷酸鸟苷(cGMP)含量增加，进一步激活cGMP依赖的蛋白激酶，减少细胞内

Ca^{2+}释放和细胞外Ca^{2+}内流，降低细胞内Ca^{2+}浓度，使肌球蛋白轻链发生去磷酸化，从而导致血管舒张。

【临床应用】

1. 心绞痛 对各类心绞痛，舌下含化硝酸甘油可预防发作并迅速控制症状，疗效确切可靠，常作为各型急性心绞痛病人的必备药和首选药。

2. 急性心肌梗死 常采用静脉给药，及早应用可通过抑制血小板聚集和黏附，缩小梗死范围，减轻心肌缺血损伤。

3. 急、慢性心功能不全 应用硝酸甘油后可降低心脏前、后负荷，辅助治疗急、慢性心功能不全。

【不良反应】

1. 副作用 血管扩张引起面部、颈部皮肤潮红，局部发热，血管搏动性头痛，眼压升高，反射性心率加快，严重者出现直立性低血压、晕厥等。

2. 高铁血红蛋白血症 剂量过大或持续用药时可发生，表现为呕吐、发绀等。

3. 耐受性 连续用药2~3周后可出现耐受性，须适当增加剂量才能维持原有疗效，但停药或换用其他药物1~2周后耐受性可消失。现多主张采用小剂量、间歇给药，以减少耐受性发生。

有颅脑损伤、颅内出血、严重肝肾功能障碍、心肌梗死伴有心动过速者慎用。严重低血压、青光眼、梗阻性心肌病以及对本类药物过敏者禁用。

硝酸异山梨酯和单硝酸异山梨酯

硝酸异山梨酯(isosorbide dinitrate，消心痛)和单硝酸异山梨酯(isosorbide mononitrate)作用及临床应用相似。其与硝酸甘油的作用和作用机制相似，特点是作用较弱、显效较慢而维持时间较长。舌下含化的生物利用度较硝酸甘油低(缓释片略高)，一次给药，硝酸异山梨酯2~5分钟起效，15分钟达最大效应，维持30~60分钟；单硝酸异山梨酯口服$t_{1/2}$约为5小时，作用持续时间8小时。两药均可用于心绞痛的预防和心肌梗死后心力衰竭的长期治疗。不良反应同硝酸甘油但较轻。

知识拓展

经皮冠状动脉介入治疗

经皮冠状动脉介入治疗(percutaneous coronary intervention，PCI)是指经心导管技术疏通狭窄甚至闭塞的冠状动脉管腔，从而改善心肌血流灌注的治疗方法。经皮冠状动脉球囊血管成形术(percutaneous coronary angioplasty，PTCA)和冠状动脉支架植入术是PCI的重要手段。

PTCA：采用股动脉途径或桡动脉途径，将指引导管送至待扩张的冠状动脉口，再将相应大小的球囊沿导引钢丝送到狭窄的节段，根据病变的特点用适当的压力和时间进行扩张，达到解除狭窄的目的。但单纯PTCA发生冠状动脉急性闭塞和再狭窄的发生率较高。再狭窄一般发生于术后6个月内，发生率在25%~50%，病人会再次出现心绞痛症状，多需再次血运重建。由于以上的局限性，目前已很少单独使用。

冠状动脉支架植入术：将以不锈钢或合金材料制成的网状带有间隙的支架置入冠状动脉内狭窄的阶段支撑血管壁，维持血流通畅，可减少PTCA后的血管弹性回缩，并封闭PTCA可能产生的夹层，大大减少了PTCA术中急性血管闭塞的发生。但由于支架置入部位内膜增生性改变，术后支架内再狭窄仍是主要的问题。早期应用的是裸金属支(bare metal stent，BMS)，术后6个月内再狭窄率为20%~30%。后在裸支架的金属表面增加了具有良好生物相容性的涂层和药物(主要包括雷帕霉素、紫杉醇等)，制作了药物洗脱支架(drug eluting stent，DES)，此种支架置入后，平滑肌的增生被抑制，使再狭窄进一步降低(10%以下)，目前DES被广泛应用于临床。

笔记

二、β 受体阻断药

β 受体阻断药可使心绞痛病人心绞痛发作次数减少，改善缺血性心电图，增加病人运动耐量，减少心肌耗氧量，改善缺血区代谢和缩小心肌梗死范围。现已作为一线防治心绞痛的药物，其中普萘洛尔（propranolol）、美托洛尔（metoprolol）和阿替洛尔（atenolol）在临床最为常用。

【抗心绞痛作用】

1. 降低心肌耗氧量　β 受体阻断药阻断心脏的 β_1 受体，使心肌收缩力减弱、心率减慢及血压降低，因而明显减少心肌耗氧量。但因抑制心肌收缩力使心室容积扩大、室壁张力增加、心室射血时间延长，导致心肌耗氧量增加，但总效应仍是心肌耗氧量降低。

2. 增加缺血区供血　β 受体阻断药阻断冠状动脉血管的 β_2 受体后，由于缺血区与非缺血区血管之间存在的张力差，导致血液从非缺血区流向缺血区；加之用药后心率减慢，心室舒张期相对延长，垂直于心室壁内外的血管受压减轻，有利于血液流向相对容易缺血的心室壁内侧，从而改善缺血区的血液供应。

3. 其他作用　β 受体阻断药可改善心肌缺血区对葡萄糖的摄取与利用，进而改善糖代谢，减少机体耗氧量；还可抑制脂肪分解酶活性，减少游离脂肪酸的生成；并能促进氧从血红蛋白上解离，增加包括心肌在内的全身组织的供氧。

【临床应用】适用于对硝酸酯类药不敏感或疗效差的稳定型心绞痛病人，用药后可明显减少发作次数，对伴有高血压及快速型心律失常者更尤佳；对近期有心肌梗死症状的病人，用本药后可降低发病率，缩小梗死范围，减少病死率。由于本药有收缩冠状动脉血管的作用，故不能单独用于变异型心绞痛。

β 受体阻断药与硝酸酯类合用于心绞痛的治疗，既可增强疗效，又能减轻各自单用时的副作用。两类药都能降低心肌耗氧量，合用后能取得协同作用；β 受体阻断药能对抗硝酸酯类引起的反射性心率加快、心肌收缩力增强；硝酸酯类则可缩小 β 受体阻断药所致的心室容积增大，进而缩短心室射血时间，降低心肌耗氧量。但两类药都可降低血压，合用时应适当减少剂量，避免因血压过低导致冠状动脉灌注压降低，反而不利于缓解心绞痛。

β 受体阻断药与硝酸酯类合用时，宜选用作用时间相近的药物，通常以普萘洛尔与硝酸异山梨酯合用。

三、钙通道阻滞药

钙通道阻滞药是临床用于预防和治疗心绞痛的常用药，特别是对变异型心绞痛疗效最佳。常用药物有硝苯地平（nifedipin，心痛定）、维拉帕米（verapamil，异搏定）、地尔硫䓬（diltiazem，硫氮䓬酮）、哌克昔林（perhexiline，双环己哌啶）和普尼拉明（prenylamine，心可定）等。

【抗心绞痛作用】

1. 降低心肌耗氧量　本类药通过阻滞细胞膜上钙通道，抑制 Ca^{2+} 内流，从而使心肌收缩力减弱、心率减慢，血管平滑肌松弛、血压下降、外周阻力减小，心脏前、后负荷降低，心肌耗氧量降低。

2. 扩张冠状动脉　本类药可扩张冠状动脉中的输送血管和小阻力血管，增加侧支循环，改善缺血区的血液供应，有利于缓解心绞痛。

3. 保护缺血心肌细胞　心肌缺血时，心肌细胞外大量的 Ca^{2+} 内流，致线粒体内 Ca^{2+} 超负荷，使线粒体结构破坏，失去氧化磷酸化能力，导致细胞坏死。钙通道阻滞药通过抑制 Ca^{2+} 内流，保护缺血的心肌细胞。

4. 抑制血小板聚集　本类药还可降低血小板内的 Ca^{2+} 浓度，抑制血小板聚集，从而防止血栓形成，以缓解心绞痛症状。

【临床应用】变异型心绞痛是本类药的最佳适应证，也可用于稳定型心绞痛，对伴有支气管哮喘及外周血管痉挛性疾病者效果好。慎用于急性心肌梗死。

硝苯地平对血管尤其是冠状动脉和外周小动脉的扩张作用明显，故对变异型心绞痛疗效好，伴高血压者尤佳，与 β 受体阻断药合用可增强疗效；维拉帕米常用于稳定型心绞痛，因扩张冠状动脉的作用较弱，故不宜单独用于变异型心绞痛；与 β 受体阻断药合用虽可取得协同作用，但因两者均可抑制心肌收缩力和传导系统，故应慎用于伴有心力衰竭及传导阻滞的病人；地尔硫䓬对各型心绞痛均可用，疗效介于硝酸甘油和维拉帕米之间，也有抑制心肌收缩力和传导的作用，所以慎用于心绞痛伴心力衰竭及传导阻滞者。

三种常用抗心绞痛药作用比较见表 22-1。

表 22-1　3 种常用抗心绞痛药作用比较

药物	外周阻力	心室容量	室壁张力	心率	收缩性	侧支循环	血压	心内膜下血供
硝酸甘油	↓	↓	↓	↑	↑	↑	↓	↑
普萘洛尔	↑	↑	↑	↓	↓	↑	↓	↑
硝苯地平	↓	±	↓	±	±	↑	↓	↑

案例导学

病人，男，42 岁。心前区疼痛 1 周，加重 1 天。1 周前，病人劳动后感觉心前区疼痛，每次持续 3～5 分钟，并向左臂内侧放射，休息可缓解，含服硝酸甘油后迅速缓解。今日疼痛加重，服药无效，遂入院就诊。既往有高血压病史 5 年。医生诊断为：稳定型心绞痛；高血压。

问题：

1. 该病人应选用哪些药物治疗？为什么？
2. 应如何指导病人用药？

第二节　其他抗心绞痛药

血管紧张素转化酶抑制剂

血管紧张素转化酶抑制剂（angiotensin converting enzyme inhibitors，ACEI）包括卡托普利（captopril）、赖诺普利（lisinopril）和雷米普利（ramipril）等。该类药物不仅用于高血压和心力衰竭的治疗，也可通过扩张动、静脉减低心脏前后负荷，从而减低心脏耗氧量，舒张冠状血管增加心肌供养，以及对抗自由基，减轻其对心肌细胞的损伤和组织血管紧张素Ⅱ所致的心脏和血管重构。

卡维地洛

卡维地洛（carvedilol）是去甲肾上腺素能受体阻断药，因其阻断 β_1、β_2 和 α 受体，又具有一定的抗氧化作用，故可用于心绞痛、心功能不全和高血压的治疗。

尼可地尔

尼可地尔（nicorandil）是 K^+ 通道激活剂，既可激活血管平滑肌细胞膜 K^+ 通道，促进 K^+ 外流，使细胞膜超极化，抑制 Ca^{2+} 内流；还有释放 NO，增加血管平滑肌内 cGMP 生成的作用，以上作用的结果是使血管平滑肌松弛，冠状动脉扩张，冠状动脉供血增加，减轻 Ca^{2+} 超载对缺血心肌细胞的损害。主要用于变异型心绞痛和慢性稳定型心绞痛，且不易产生耐受性。同类药还有吡那地尔（pinacidil）和克罗卡林（cromakalim）。

本章小结

心绞痛是冠心病的常见症状，任何引起心肌组织对氧的需求量增加或冠状动脉狭窄、痉挛致组织供血供氧减少的因素都可成为诱发心绞痛的诱因。抗心绞痛药物主要通过减少心肌耗氧量或增加心肌缺血区的供血供氧而发挥作用。常用的抗心绞痛药主要有硝酸酯类、β受体阻断药和钙通道阻滞药。

硝酸酯类能扩张容量血管和阻力血管，减轻心脏前后负荷，使心室壁张力降低，故可明显减少心肌耗氧量。此外，通过扩张冠状动脉和促进侧支循环的建立，增加缺血区供血。临床上主要用于中止或预防各种类型心绞痛发作。

β受体阻断药通过阻断心脏 β_1 受体，使心率减慢，心肌收缩力减弱，心肌耗氧量明显减少。舒张期延长，冠状动脉灌注时间延长，有利于血液从心外膜流向心内膜缺血区；也有利于血液通过侧支流向低阻力的缺血区，增加缺血区的供血供氧。主要用于稳定型和不稳定型的心绞痛，尤其适用于伴有高血压或心律失常的心绞痛病人。

钙通道阻滞药通过阻滞 Ca^{2+} 内流，可减慢心率，减弱心肌收缩力；并可扩张外周血管，降低心脏负荷，从而减少心肌耗氧量。同时因能扩张冠状动脉，解除血管痉挛，促进侧支循环，改善缺血区供血。可用于各种类型心绞痛。

病例讨论

病人，女，59 岁。主诉因间断胸痛 10 余年加重 5 天。病人于 10 余年前无明显诱因出现胸痛，为心前区闷痛，无放射、无汗出、无恶心、呕吐等，持续约 5 分钟可自行缓解，未予重视。此后 10 余年间上述症状间断发作，性质、部位同前。自述 1 年前曾于当地医院行冠脉造影示："弥漫性病变"，当地医院建议行冠脉搭桥术（具体不详），此后未正规治疗。近 5 天来因情绪激动，心前区闷痛症状发作频繁，每日 2～3 次，向两侧肩臂部、背部放射，含服硝酸甘油后持续 20 分钟至 2 小时不等，为求进一步治疗入院。

2203

病例讨论

常用制剂和用法

硝酸甘油　片剂：0.3mg、0.6mg。一次 0.3～0.6mg，舌下含服。喷雾剂：发作时喷于口腔黏膜或舌面 1～2 次。贴剂，一日 1 次，贴皮肤时间不超过 8 小时。

硝酸异山梨酯　片剂：5mg。一次 5～10mg，舌下含化。

单硝酸异山梨酯　片剂：20mg。一次 20mg，一日 2～3 次。

盐酸普萘洛尔　片剂：10mg。一次 10mg，一日 3 次。因个体差异大，应从小剂量开始，根据病情增减剂量，可增至一日 80～240mg。

硝苯地平　片剂：10mg。一次 10～20mg，一日 3 次。缓释片，一次 20mg，一日 1～2 次。

维拉帕米　片剂：20mg、80mg、120mg。开始一次 40～80mg，一日 3 次，达有效浓度后改维持量一次 40mg，一日 3 次；注射剂：5mg/2ml。一次 5～10mg，静注。于 10 分钟内注完，继以每分钟 5μg/kg 静滴。

盐酸地尔硫䓬　片剂：30mg、60mg。一次 30mg，一日 4 次，可逐渐增量至一日 240mg。

（魏广和）

2204

扫一扫，测一测

笔记

思考题

1. 试述硝酸酯类与普萘洛尔联合应用治疗心绞痛的临床意义及注意事项。
2. 常用的抗心绞痛药分哪几类，各举一例说明其作用和临床应用。

第二十三章 抗动脉粥样硬化药

23章课件

学习目标

1. 掌握：他汀类药物的调血脂作用特点、临床应用及主要不良反应。
2. 熟悉：其他药物的作用、临床应用及不良反应。
3. 了解：调血脂药的分类及作用机制。
4. 能根据高脂血症的不同类型，选择相应的调血脂药物。
5. 能与病人及家属进行沟通，开展用药咨询服务，并能正确指导病人合理用药。

动脉粥样硬化（atherosclerosis）是一种慢性炎症过程，发生在大动脉及中动脉，特别是冠状动脉、脑动脉和主动脉，是心、脑血管疾病的主要病理学基础。心、脑血管疾病的发生发展与动脉粥样硬化有关，防治动脉粥样硬化是防治心脑血管疾病的重要措施。根据作用机制不同，抗动脉粥样硬化药（antiatherosclerotic drug）主要分为调血脂药、抗氧化药、多不饱和脂肪酸类药、保护动脉内皮药等。

第一节 调血脂药

血脂是血浆中所含脂类的总称。与临床密切相关的血脂主要是胆固醇（cholesterol，CH）和甘油三酯（triglyceride，TG），其他还包括磷脂（phospholipid，PL）及游离脂肪酸（free fatty acid，FFA）等。其中CH又分为胆固醇酯（cholesterol ester，CE）和游离胆固醇（free cholesterol，FC）两类，两者之和称为总胆固醇（total cholesterol，TC）。

高脂血症指血浆总胆固醇或甘油三酯超过正常水平。它是导致动脉粥样硬化的重要致病因素，尤其是高胆固醇血症和高甘油三酯血症。调血脂药通过调整血浆脂质含量或脂蛋白的紊乱治疗高脂血症（表23-1）。

表23-1 原发性高脂血症类型及治疗药物

类型	升高的脂蛋白	CH	TG	动脉粥样硬化的危险度	治疗药物
Ⅰ	CM	+	+++	-	无
Ⅱa	LDL	++	-	高度	他汀类±树脂
Ⅱb	LDL+VLDL	++	++	高度	他汀类，贝特类，烟酸
Ⅲ	βVLDL	++	++	中度	贝特类
Ⅳ	VLDL	+	++	中度	贝特类（±鱼油）
Ⅴ	CM+VLDL	+	++	-	无（±鱼油）

笔记

血浆中胆固醇和甘油三酯均不溶于水，必须在血浆中与不同的载脂蛋白（apoprotein，apo）结合后以脂蛋白的形式转运。根据脂蛋白密度范围和电泳特性的不同，血浆脂蛋白可分为5类：①乳糜微粒（CM）；②极低密度脂蛋白（VLDL）；③低密度脂蛋白（LDL）；④中密度脂蛋白（IDL）；⑤高密度脂蛋白（HDL）。当血浆中VLDL、LDL、IDL的水平高出正常，胆固醇则易沉积在动脉血管壁，从而导致动脉粥样硬化。研究发现，HDL具有清除动脉壁的胆固醇和抗氧化作用，所以HDL水平低于正常也是导致动脉粥样硬化的重要因素。

知识拓展

高密度脂蛋白

高密度脂蛋白主要是由肝脏和小肠合成，由于体积小，可以穿透动脉内膜，将动脉粥样硬化斑块里的泡沫细胞转移至肝脏排出体外，并修复血管内膜破损，恢复血管内皮细胞功能，所以被称为“抗动脉硬化因子”，是冠心病的保护因子。

2301

图片：脂蛋白的分类及蛋白

一、降低TC和LDL的药物

他　汀　类

他汀类（statins）是治疗高胆固醇血症的新型药物。常用的有洛伐他汀（lovastatin）、辛伐他汀（simvastatin）、普伐他汀（pravastatin）、氟伐他汀（fluvastatin）和阿托伐他汀（atorvastatin）等。

【体内过程】 他汀类药物口服吸收较好，生物利用度高。部分品种需在肝脏活化后才能发挥作用，多数药物的原形药及活性代谢产物与血浆蛋白的结合率较高。药物主要在肝代谢，大部分经消化道排泄，少量由肾排出。

【作用】

1. 调血脂作用　他汀类药物主要通过抑制肝细胞合成胆固醇的限速酶——羟甲基戊二酰辅酶A（HMG-CoA）还原酶的活性，使CH合成受阻，血浆中CH浓度降低。也可通过负反馈调节使肝细胞表面LDL受体数量增加、活性增强，从而能与更多LDL结合，并将其转运至外周组织，以此降低血浆中LDL浓度。本类药物主要降低血中胆固醇含量，对三酰甘油的影响较小。用药后，可使TC、LDL降低18%～55%，TG降低7%～30%，可轻度升高HDL 5%～15%。其中，以洛伐他汀降低胆固醇和LDL作用最强，普伐他汀最弱。

2. 其他作用　本类药物还可抑制动脉平滑肌细胞增殖，延缓内膜增厚，改善血管内皮对扩血管物质的反应性；抑制血小板聚集，提高纤溶活性；减少动脉壁巨噬细胞及泡沫细胞的形成，稳定和缩小动脉粥样硬化斑块等，均有助于发挥抗动脉粥样硬化作用。

【临床应用】

1. 原发性高胆固醇血症　适用于高胆固醇为主的高脂血症，用药后可使TC、LDL及TG降低，HDL升高，是治疗Ⅱ、Ⅲ型高脂蛋白血症的首选药。与烟酸类药合用，可降低心血管病的病死率。

2. 继发性高胆固醇血症　可用于继发肾病综合征及2型糖尿病的高脂蛋白血症病人。用药后可使病人血浆中LDL、VLDL等有不同程度的降低。

2302

图片：他汀类减少内源性胆固醇合成的机制

3. 预防冠心病　本类药物通过降低血脂、增加HDL含量，能有效延缓冠状动脉硬化的速度，提高其消退率。

【不良反应】 常见胃肠道刺激症状如腹痛、腹泻、便秘、胃肠胀气等；部分病人出现头痛、皮肤潮红、视物模糊及味觉障碍。偶可出现无症状性血清氨基转移酶及肌酸激酶升高。可引起横纹肌溶解症，出现全身肌肉疼痛、乏力、发热、肌红蛋白尿等，严重者甚至可导致急性肾衰竭。

孕妇、活动性肝病（或血清氨基转移酶持续升高者）及对本类药物过敏者禁用。

笔记

知识拓展

横纹肌溶解症

他汀类药物最严重的不良反应是横纹肌溶解症，甚至导致肾衰竭，危及病人生命。横纹肌溶解症最常见的症状是局部或全身性的肌肉酸痛，有急性肌肉疼痛、肿胀、痉挛、水肿、乏力、跛行或急性肾衰竭等临床表现，且有使用引起肌溶解的药物史及其诱发因素，应怀疑为横纹肌溶解症。

因服用他汀类药物而并发的横纹肌溶解症，发生时间一般在用药后 36 小时 ~24 个月，大部分发生于 3 个月以后。而脱水、发热、酸中毒和饥饿所致肌肉能量贮存耗竭等，也是横纹肌溶解症的诱发因素。

老年人特别是体质虚弱、体型瘦小的老年女性，多系统疾病的老年病人，接受多种药物治疗的病人，糖尿病病人，慢性肾功能不全病人及长期饮酒者等，均为易发生横纹肌溶解症的人群。对这些易感人群，在用药前应建议病人去医院监测血清肌酸激酶值，如果超过正常范围可改用其他类调血脂药。

图片：脂转运和他汀类、考来烯酸和贝特类调血脂药物作用位点

胆汁酸结合树脂类药

胆汁酸结合树脂（bile acid binding resin）又称胆酸螯合剂，为阴离子交换树脂，不溶于水，也不易被消化酶分解。主要包括考来烯胺（colestyramine，消胆胺）和考来替泊（colestipol，降胆宁）。

【作用和临床应用】 考来烯胺和考来替泊进入肠道，与胆固醇降解后形成的胆汁酸螯合，阻滞其肝肠循环和反复利用，使 CH 大量消耗，从而使血浆中 TC、LDL 含量降低，但可使 HDL 升高。本类药对 TG 的影响小或轻度升高。适用于Ⅱa 型高脂蛋白血症，对Ⅱb 型高脂蛋白血症应与降 TG 和 VLDL 的药物合用。与他汀类药合用，可延缓动脉粥样硬化的发生和发展进程，减少冠心病的发生。还可用于因胆汁酸过多沉积于皮肤所致的瘙痒。

【不良反应和注意事项】 常见不良反应为食欲减退、消化不良、恶心、腹胀、便秘等。因妨碍噻嗪类、青霉素、普萘洛尔、香豆素类、强心苷类等药物的吸收，故应避免同时服用。长期应用还可引起脂溶性维生素及钙的缺乏，故应适当补充维生素 A、D、K 及钙。

二、降低 TG 及 VLDL 的药物

贝　特　类

贝特类（fibrates）又称苯氧酸类。临床最早应用的是氯贝丁酯（clofibrate，安妥明），后因不良反应较多，现已被同类药中的新型品种如吉非贝齐（gemfibrozil）、苯扎贝特（bezafibrate）、非诺贝特（fenofibrate）等替代。

【体内过程】 本类药物口服吸收完全，2 ~8 小时血药浓度达高峰，在血中与血浆蛋白结合，主要在肝内代谢，部分药物有肝肠循环，主要经肾排泄。

【作用】

1. 调血脂作用　用药后，可使血浆中 TG、VLDL、TC、LDL 降低，使 HDL 升高。其作用机制：①抑制乙酰辅酶 A 羧化酶，减少游离脂肪酸进入肝脏，使肝脏合成 TG 及 VLDL 减少；②增强脂蛋白脂肪酶（LPL）的活性，加速 CM、VLDL 的分解代谢；③增加 HDL 的合成，延缓其清除，加速 CH 的逆向转运；④促进 LDL、VLDL 的分解和清除。

2. 其他作用　本类药还有抑制血小板聚集、抗凝血、增加纤溶酶活性以及抗利尿作用。

【临床应用】 适用于治疗以 TG 或 VLDL 升高为主的高脂蛋白血症。也用于伴有 2 型糖尿病的高脂蛋白血症。

【不良反应和注意事项】 常见胃肠道反应，如恶心、食欲缺乏、腹痛腹泻；偶有肌痛、血清氨基转移酶及尿素氮增高。与他汀类合用时，可能增加肌病的发生率。宜从小剂量开始逐步加量，常采取早晨服贝特类，晚上服他汀类，避免血药浓度的显著升高。

肝胆疾病、肾功能不全病人及孕妇、小儿禁用。

笔记

烟 酸

烟酸(nicotinic acid,尼古丁酸)属水溶性维生素类,与烟酰胺统称为维生素 PP。

【作用】

1. 降低 TG、VLDL 及 LDL 水平 大剂量烟酸通过降低环磷酸腺苷含量,使脂肪酶的活性降低,脂肪酸细胞的脂解作用受抑制,脂肪组织中的 TG 不易分解出 FFA,使肝脏合成 TG 及 VLDL 的原料不足,故血中 TG 及 VLDL 水平下降。

2. 提高 HDL 水平 由于 TG 降低,使 HDL 分解代谢减少,故血中水平增高,有利于胆固醇的逆转运。

3. 抑制血栓素 A_2、前列环素(PGI_2)的生成。

4. 扩张周围血管的作用。

【临床应用】 烟酸为广谱调血脂药,常用于Ⅱ、Ⅲ、Ⅳ、Ⅴ型高脂血症病人。本药与胆汁酸结合树脂类药长期合用,可使动脉粥样硬化稳定甚至消退,显著降低心血管病的发病率和总病死率。还可用于心肌梗死的治疗。

【不良反应和注意事项】 常见皮肤潮红及瘙痒,可见于用药初期。合用阿司匹林,既可减轻此反应,又能延长本药的半衰期,防止其所致的尿酸增高。可见胃肠道反应,系药物刺激胃黏膜所致,餐时或餐后服药可减轻。

阿 昔 莫 司

阿昔莫司(acipimox,氧甲吡嗪)为烟酸的衍生物,作用与烟酸类似。能抑制 TG、LDL 及 VLDL 的合成,减少 HDL 的分解,使 HDL 在血中水平增高,作用较强且持久。临床应用及不良反应同烟酸。

案例导学

病人,男,59 岁,体胖。10 天前进行健康体检时被诊断为:高血脂蛋白血症(Ⅳ型)。医嘱给予洛伐他汀治疗,每日 1 次,每次 20mg,晚餐时服用。现已服药 4 周,病人去医院复查血脂,结果显示血脂仍高,医生嘱其调整饮食,增加了洛伐他汀的剂量至每次 40mg,每日 1 次。

问题:

1. 为什么要增加药物剂量?
2. 病人如何调整饮食?

第二节 抗 氧 化 药

普 罗 布 考

【作用】 氧自由基可损伤血管内皮,氧化型 LDL 是导致动脉粥样硬化的重要因素之一。普罗布考(probucol,丙丁酚)作为抗氧化剂,能掺入到脂蛋白颗粒中,阻止其被氧化,从而减少氧化型 LDL 的形成。用药后可使黄色瘤减轻或消退,动脉粥样硬化病变延缓。此外,还有抑制 HMG-CoA 还原酶的作用,使 CH 合成受阻,血中 CH 含量降低。

【临床应用】 主要用于高胆固醇血症,用药后可使血中 TC 下降 20% ~25%,低密度脂蛋白胆固醇(LDL-C)降低 5% ~15%。也可用于继发于肾病综合征或 2 型糖尿病伴高脂蛋白血症病人。

【不良反应和注意事项】 不良反应少而轻,常见胃肠反应,偶可引起嗜酸性粒细胞增多、血尿酸浓度增高等。少数病人用药期间心电图可出现 Q-T 间期延长。室性心律失常、心肌损伤病人、孕妇及小儿禁用。

第三节 多不饱和脂肪酸类

多不饱和脂肪酸(polyunsaturated fatty acid,PUFAs)又称多烯脂肪酸,常用的有 ω-3 型多烯脂肪酸

和 ω-6 型多烯脂肪酸两类。ω-3 型多烯脂肪酸包括二十碳五烯酸(eicosapentaenoic acid,EPA)和二十二碳六烯酸(docosahexaenoic acid,DHA)。ω-6 型多烯脂肪酸中常用的有亚油酸(linoleic acid,LA)、γ-亚麻酸(gamma-linolenic acid,LNA)及月见草油(evening primrose oil)。

ω-3 型多烯脂肪酸有调血脂作用,能明显降低血中 TG 及 VLDL-甘油三酯(VLDL-TG)的水平,升高 HDL-C;DHA 还能降低 TC 及 LDL-C。作用机制与抑制肝脏合成 TG、提高 LPL 活性、促进 VLDL 代谢有关。此外,本类药还有扩张血管、降低血压、抑制血小板聚集等作用。常用于高甘油三酯血症的辅助治疗,长期应用对预防心血管疾病的发生及猝死有益。与他汀类合用可治疗混合型高脂蛋白血症。

ω-6 型多烯脂肪酸的有效成分十八碳三烯酸,有较弱的降 TG 和抗血小板聚集作用,对防治冠心病及心肌梗死起辅助作用。

第四节　动脉内皮保护药

动脉内皮保护药主要为黏多糖和多糖类。

肝素(heparin)是酸性黏多糖的代表药物,来自牛或猪的小肠黏膜和肺。肝素除具有强大的抗凝血作用外,还有调血脂、抗血小板聚集、保护血管内皮等作用,故能有效防止血栓形成。但因其抗凝血作用较强,易发生出血,加之不能口服,故不能作为防治动脉粥样硬化的常规用药。

目前开发出一系列作用类似肝素,但抗凝血作用明显减弱、抗血栓形成作用相对增强、生物利用度显著提高、用药更加方便的低分子量肝素和类肝素。低分子量肝素制剂有伊诺肝素钠、达肝素钠、那曲肝素钙等。类肝素制剂有硫酸软骨素 A、硫酸乙酰肝素及硫酸皮肤素。上述药物能结合在血管内皮表面,保护血管内皮免于受损。同时还有抑制血管平滑肌细胞的增殖和迁移,抗血小板聚集、阻滞动脉粥样硬化斑块形成等作用,用于缺血性心、脑血管疾病的防治。

本章小结

动脉粥样硬化是心、脑血管疾病的主要病理学基础,防治动脉粥样硬化是防治心、脑血管疾病的重要措施。用于防治动脉硬化的药物有:调血脂药、抗氧化剂、多不饱和脂肪酸类、黏多糖和多糖类。

调血脂药是临床常用药,种类不同,作用不同,临床应用各有区别:①他汀类是治疗Ⅱ、Ⅲ型高脂蛋白血症的首选药;②胆汁酸结合树脂类药主要适用于Ⅱa 型高脂蛋白血症,对Ⅱb 型高脂蛋白血症应与降 TG 和 VLDL 的药物合用;③贝特类适用于治疗以 TG 或 VLDL 升高为主的高脂蛋白血症,常与他汀类合用于Ⅱb、Ⅲ、Ⅳ、Ⅴ型高脂蛋白血症,也用于伴有 2 型糖尿病的高脂蛋白血症;④烟酸及烟酸衍生物常用于Ⅱ、Ⅲ、Ⅳ、Ⅴ型高脂血症病人。

抗氧化剂普罗布考主要用于高胆固醇血症;多烯脂肪酸类与他汀类合用,可治疗混合型高脂蛋白血症;黏多糖和多糖类如肝素和类肝素也可用于缺血性心脑血管疾病的防治。

病例讨论

病人,男,55 岁,身高 170cm,体重 95kg。体检时血脂:TG 14.5mmol/L(正常值 0.56 ~ 1.7mmol/L)、TC 25.6 mmol/L(正常值 2.8 ~ 5.690mmol/L)、LDL-C 3.2mmol/L(正常值 0 ~ 4.14mmol/L)、HDL-C 0.78mmol/L(正常值 1.04 ~ 1.74mmol/L)。诊断:高脂蛋白血症。

2304

病例讨论

常用制剂和用法

洛伐他汀　片剂:10mg、20mg、40mg。开始剂量一日 10mg 或 20mg,晚餐时一次顿服,最大量可用至一日 40mg。

辛伐他汀　片剂:10mg、20mg。一次 10mg,一日 1 次。

普伐他汀　片剂:5mg、10mg。一日 10mg,分两次服。

氟伐他汀　胶囊剂:20mg、40mg。口服,一日 20mg,晚间服。

阿托伐他汀　片剂:10mg、20mg、40mg。开始剂量一日 10mg,4 周后可增加,最大可用到一日 80mg。

考来烯胺　粉剂:口服,一次 4~5g,一日 3 次。因有异味,可加用调味剂拌服。

考来替泊　粉剂:口服,一次 4~5g,一日 3 次,服法同上。

氯贝丁酯　胶囊剂:0.25g、0.5g。一次 0.25~0.5g,一日 3 次,饭后服。

吉非贝齐　片剂:600mg。口服,一次 600mg,一日 2 次,早晚餐前 30 分钟各一次。

苯扎贝特　糖衣片:200mg;缓释片 400mg。口服,一次 200mg,一日 3 次。

非诺贝特　片(胶囊)剂:100mg、200mg、300mg。口服,一次 100mg,一日 2~3 次。

烟酸　片剂:50mg、100mg。口服,一次 50~200mg,一日 3~4 次。注射液:20mg/2ml、50mg/2ml、100mg/2ml、50mg/5ml。静脉滴注,一次 50~200mg,溶于 5%~10% 葡萄糖溶液 100~200ml 中,一日 1 次。

阿昔莫司　胶囊剂:250mg。口服,一次 250mg,一日 2~3 次。

普罗布考　片剂:500mg。口服,一次 250~500mg,一日 2 次,早晚餐时服用。

多烯康胶囊　胶囊剂:300mg(含 EPA 和 DHA 甲酯或乙酯 210mg)、450mg(含 EPA 和 DHA 甲酯或乙酯 315mg)。一次 900~1800mg,一日 3 次。

亚油酸　胶丸:0.2g。一次 1~2 粒,一日 3 次。

月见草油　胶囊剂:300mg、350mg、500mg。口服,一次 1500~2000mg,一日 3 次。

硫酸软骨素 A　片剂:120mg、300mg。一次 600mg,一日 3 次;注射剂:40mg/1ml、80mg/2ml。肌内注射,一次 40mg,一日 2 次。

(孙婉玲)

扫一扫,测一测

思考题

1. 高脂血症有哪些类型?
2. 各型高脂血症如何选择药物治疗?

第二十四章 作用于血液与造血系统的药物

学习目标

1. 掌握：肝素、华法林的作用特点、临床应用和不良反应。
2. 熟悉：维生素 B_{12}、铁剂、叶酸、链激酶、尿激酶的作用、临床应用和不良反应。
3. 了解：抗血小板药、垂体后叶素、促白细胞生成药、血容量扩充药的作用和临床应用。
4. 具备根据适应证合理选择抗血栓药物及止血药物、防止不良反应的能力；能区别肝素、华法林和抗血小板药物作用的不同。
5. 能与病人及家属进行沟通，开展用药咨询服务，并能正确指导病人合理用药。

在生理状态下，人体的血液中存在着血液凝固与抗血液凝固、纤维蛋白溶解与抗纤维蛋白溶解两种对立统一的调节机制，使血管内的血液保持正常的流动状态。一旦平衡失调，就可能出现血栓性或出血性疾病（图 24-1）。

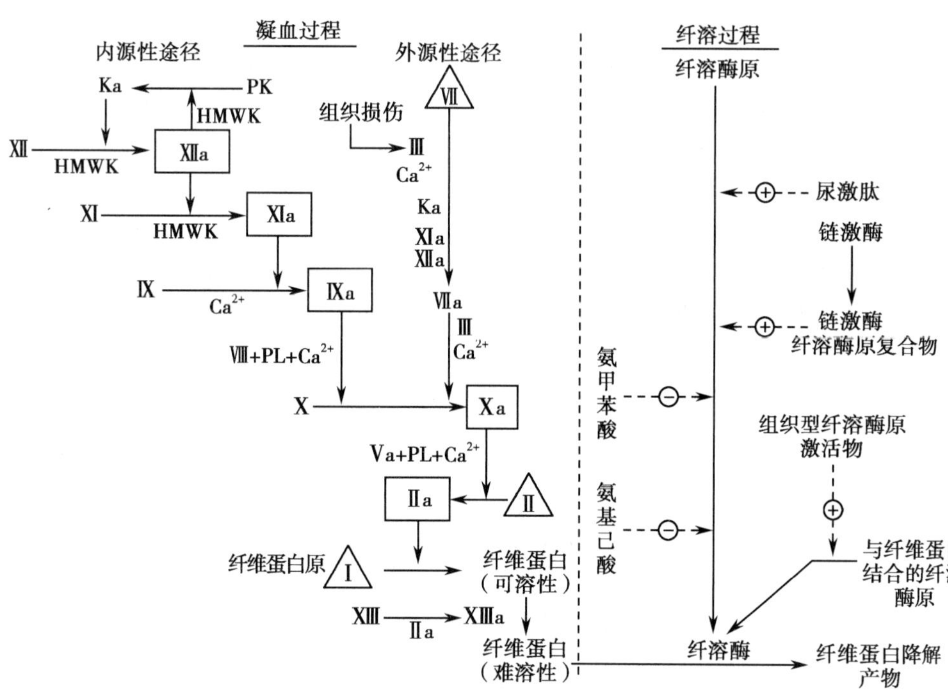

图 24-1 血液凝固和纤维蛋白溶解过程及药物作用示意图（原图）

△：需维生素参与合成 a：为各凝血因子的活化型 PK：前激肽释放酶 -⊕→：促进

□：与肝素作用有关的凝血因子 HMWK：高分子量激肽原 PL：磷脂 -⊖→：抑制

第一节　抗凝血药

抗凝血药(anticoagulants)是通过干扰凝血过程的某些环节、阻止血液凝固过程的药物,用于防治血栓栓塞性疾病。

一、凝血酶抑制药物

肝　素

【体内过程】 肝素(heparin)是黏多糖硫酸酯,药用肝素是从猪肠黏膜或牛肺脏中提取。因其带有大量负电荷,呈强酸性,为大分子化合物,不易通过生物膜,因此口服和直肠给药不吸收。肌内注射因其吸收速率不易预测,一般采用静脉给药。主要经肝代谢,肺气肿、肺栓塞病人半衰期缩短,肝、肾功能严重障碍者半衰期延长。

【作用和临床应用】

1. 抗凝血　肝素在体内、外均有迅速而强大的抗凝作用,这一作用主要是通过增强抗凝血酶Ⅲ(antithrombin Ⅲ,AT-Ⅲ)活性来完成的。AT-Ⅲ是一种生理性抗凝物质,能与血浆凝血酶(Ⅱa)及凝血因子Ⅸa、Ⅹa、Ⅺa、Ⅻa等含丝氨酸残基蛋白酶结合形成复合物,使上述凝血因子失活。肝素与AT-Ⅲ结合后,使AT-Ⅲ构型改变,加强其抗凝作用。在临床中,肝素预防和治疗血栓栓塞性疾病,防止血栓形成和扩大,如深静脉血栓、肺栓塞、脑梗死及急性心肌梗死等。在弥散性血管内凝血(DIC)中,早期应用肝素可防止微血栓形成,改善重要器官的供血,并避免凝血酶原、纤维蛋白原及其他凝血因子的耗竭,阻断DIC过程。肝素还可用于体外循环、心导管检查和血液透析等体外抗凝。

2. 降血脂　通过促进血管内皮细胞释放脂蛋白酯酶,水解血中乳糜微粒和低密度脂蛋白而发挥降血脂作用,停药后该作用立即消失,因此无重要临床意义。

【不良反应和注意事项】

1. 自发性出血　系肝素过量所致,表现为黏膜出血、关节腔积血和伤口出血等。轻度出血,停药即可;对出血严重者,应缓慢静脉注射肝素特异性解毒剂鱼精蛋白,1mg鱼精蛋白可中和100U肝素,每次剂量不宜超过50mg。

2. 短暂性血小板减少症　多数发生在用药后的7～10天,虽少见,但可致死。

3. 其他　偶见皮疹、哮喘、结膜炎和发热等过敏反应;长期应用(3～6个月)可引起骨质疏松和自发性骨折;孕妇应用可导致早产及死胎。

对肝素过敏、有出血倾向、血友病、血小板功能不全、紫癜、严重高血压、肝肾功能不全、溃疡病、颅内出血、先兆流产、产后、外伤及术后等禁用。

2401

图片:肝素抗凝作用的机制

【药物相互作用】 肝素为弱酸性药物,不能与弱碱性药物合用;与阿司匹林等非甾体类抗炎药、右旋糖酐、双嘧达莫合用,可增加出血危险;与肾上腺皮质激素类、依他尼酸合用,可致胃肠道出血;与胰岛素或磺脲类药物合用能导致低血糖;静脉同时给予肝素和硝酸甘油,可降低肝素活性;与血管紧张素Ⅰ转化酶抑制剂合用,可能引起高血钾。

低分子量肝素

低分子量肝素(low molecular weight heparin,LMWH)分子量比肝素小,但生物利用度高,半衰期较长。可选择性拮抗凝血因子Ⅹa的活性,而对凝血酶和其他凝血因子影响小,引起出血的危险性小,不易引起血小板减少。LMWH将逐渐取代普通肝素,用于深部静脉血栓形成和肺栓塞、急性心肌梗死、不稳定型心绞痛、血液透析及体外循环等。

常用制剂有依诺肝素(enoxaparin)、替地肝素(tedelparin)、弗希肝素(fraxiparin)、洛吉肝素(logiparin)和洛莫肝素(lomoparin)等。

磺 达 肝 素

磺达肝素(fondaparinux)是合成肝素衍生物,经抗凝血酶介导抑制凝血因子Ⅹa。与肝素和低分子

笔记

肝素相比，该药发生血小板减少的风险明显降低。

水　蛭　素

水蛭素(hirudin)是强效、特异的凝血酶抑制剂，可抑制凝血酶的活性，抑制凝血酶的蛋白水解功能，抑制纤维蛋白的生成，也抑制凝血酶诱导的血小板聚集和分泌，抑制血栓形成。用于预防术后血栓形成及不稳定型心绞痛，也用于急性心肌梗死后溶栓的辅助治疗及 DIC、血液透析、体外循环等。基因重组水蛭素(lepirudin)作用与水蛭素相同。

二、维生素 K 拮抗药

维生素 K 是凝血因子Ⅱ、Ⅶ、Ⅸ、Ⅹ活化必须的辅助因子，香豆素类药物具有拮抗维生素 K 的作用，所以能够发挥抗凝作用。香豆素类药物包括华法林、双香豆素、醋硝香豆素等，口服有效，又称口服抗凝血药。

华　法　林

华法林(warfarin)口服吸收快而完全，生物利用度接近 100%，吸收后 97% 与血浆蛋白结合，主要在肝代谢，经肾排出。

【作用和临床应用】 竞争性拮抗维生素 K，使依赖于维生素 K 的凝血因子Ⅱ、Ⅶ、Ⅸ、Ⅹ合成受阻，对于已合成的上述凝血因子无影响，所以需待体内已合成的凝血因子耗竭后才能发挥作用，故香豆素类口服至少需要 12 ~ 24 小时方可出现作用，1 ~ 3 天作用达高峰，停药后作用可维持 3 ~ 4 天。体外无抗凝作用。

用于防治血栓栓塞性疾病，如心房纤颤、心脏瓣膜病所致的血栓栓塞。还可用于预防术后静脉血栓形成，如关节固定术、人工置换心脏瓣膜等手术。但作用缓慢，剂量不易控制，故防治静脉血栓或肺栓塞一般先与肝素合用，经 1 ~ 3 天香豆素类发挥作用后再停用肝素。

【不良反应和注意事项】 过量易致自发性出血，常见鼻出血、牙龈出血、皮肤瘀斑及内脏出血，严重者可引起颅内出血。用药期间必须监测凝血酶原时间，应控制在 25 ~ 30 秒，并据此调整剂量。用量过大引起出血时，应立即停药并缓慢静脉注射维生素 K 或输注新鲜血浆。禁忌证同肝素。

【药物相互作用】 能使本类药物抗凝作用增强，并增加自发性出血发生率的药物相互作用：①广谱抗生素引起体内维生素 K 缺乏；②水合氯醛、甲苯磺丁脲、奎尼丁、羟布宗等血浆蛋白结合率高的药物；③阿司匹林等抗血小板药物；④丙米嗪、甲硝唑、西咪替丁等肝药酶抑制剂。使本类药物抗凝作用减弱的有肝药酶诱导剂，如苯巴比妥、苯妥英钠、利福平等。

2402

图片：香豆素类的抗凝机制

案例导学

病人，男，70 岁。病人因"血尿 3 天"就诊，既往有风湿性心脏病、房颤病史 20 余年，10 年前行"二尖瓣人工瓣膜置换术"，术后长期口服华法林。近 3 天出现全程肉眼血尿。查体：体温 37.5℃，脉搏 70 次/分，血压 120/80mmHg，神清语利，四肢皮肤散在数个瘀斑，双肺呼吸音清，心率 100 次/分，心律不齐，心音强弱不一。血常规：白细胞 5.0×10^{9}/L，红细胞 3.0×10^{12}/L，血红蛋白 110g/L，血小板 135×10^{9}/L。尿常规：BLD+，镜检可见大量红细胞。凝血检查：凝血酶原时间(PT)35 秒(正常对照 15 秒)，部分凝血活酶时间(APTT)33 秒(正常对照 35 秒)，纤维蛋白原 2.5g/L(正常范围 2 ~ 4g/L)；肝功能及肾功能正常。诊断为：①血尿原因待查；②风湿性心脏病；③房颤；④二尖瓣置换术后。

问题：

1. 该病人为什么会出现血尿症状？
2. 此时应如何处理？
3. 试分析该病人凝血机制异常的原因是什么？

笔记

第二节　抗血小板药

抗血小板药(antiplatelet drugs)是指能抑制血小板黏附、聚集和释放等功能,阻止血栓形成的药物,用于防治心、脑血管或外周血管血栓栓塞性疾病。

一、血小板代谢酶抑制药

阿司匹林

阿司匹林(aspirin)为花生四烯酸代谢过程中的环氧酶抑制剂,小剂量阿司匹林(75～100mg/d)可抑制血小板中环氧酶活性中心丝氨酸残基乙酰化,使血栓素 A_2(TXA_2)合成减少,抑制血小板的聚集,防止血栓形成。

临床用于慢性稳定型心绞痛、心肌梗死的一级和二级预防,脑梗死、脑卒中或短暂性脑缺血的二级预防。用于治疗心绞痛、心肌梗死、急性脑卒中等,也可使一过性脑缺血发作后病人脑卒中的发生率和病死率降低,对一过性脑缺血病人可减少其发病率。

双嘧达莫

双嘧达莫(dipyridamole,潘生丁)为磷酸二酯酶抑制剂,可抑制血小板聚集,使cAMP降解减少;激活血小板腺苷酸环化酶,使cAMP生成增多;促进血管内皮细胞PGI_2的生成及活性;轻度抑制血小板前列腺素合成酶,使TXA_2生成减少。治疗血栓栓塞性疾病和缺血性疾病,单独应用作用较弱,与阿司匹林合用疗效较好,与华法林合用可防止心脏瓣膜置换术后血栓的形成。不良反应有腹部不适、恶心等胃肠道反应,以及由于血管扩张引起血压下降、头痛、眩晕、潮红、晕厥等。

依前列醇

依前列醇(epoprostend,PGI_2)为人工合成的前列环素,可激活血小板腺苷酸环化酶而使cAMP浓度增高,并抑制多种诱导剂诱导的血小板聚集与释放,具有扩张血管、抗血栓形成作用。因其在生理pH内环境中不稳定,半衰期仅3～5分钟,且抑制血小板聚集的剂量能引起明显的低血压,故临床应用受到限制。主要用于体外循环以防止血小板减少、血栓性血小板减少性紫癜、微血栓形成导致的出血倾向。

同类药物依洛前列素(iloprost)在生理pH内环境中稳定,其作用比依前列醇强,临床用于防治急性心肌梗死和外周血管闭塞性疾病等。

二、血小板活化抑制药

噻氯匹定

噻氯匹定(ticlopidine)能选择性及特异性干扰ADP介导的血小板活化,抑制血小板聚集和黏附。作用机制是:①抑制ADP诱导的α-颗粒分泌,抑制血管壁损伤的黏附反应;②抑制ADP诱导的血小板膜GPⅡb/Ⅲa受体复合物与纤维蛋白原结合位点的暴露;③拮抗ATP对腺苷酸环化酶的抑制作用。故该药是血小板活化、黏附和α-颗粒分泌的抑制剂。

用于预防脑卒中、心肌梗死及外周动脉血栓栓塞性疾病的复发时,其疗效优于阿司匹林。常见不良反应有恶心、腹泻、中性粒细胞减少、骨髓抑制等。同类药物氯吡格雷(clopidogrel)的作用与噻氯匹定相似。

三、血小板膜糖蛋白Ⅱb/Ⅲa受体阻断药

血小板膜糖蛋白Ⅱb/Ⅲa受体阻断药是一类新的抗血小板聚集药。GPⅡb/Ⅲa受体是引起血小板聚集的黏附蛋白的特异性识别、结合位点,阻断GPⅡb/Ⅲa受体即可有效抑制各种诱导剂激发的血

笔记

小板聚集。阿昔单抗(abciximab)是较早的 GPⅡb/Ⅲa 受体单克隆抗体，抑制血小板聚集作用明显，对血栓形成、血管再闭塞有明显的治疗作用。相继开发的该类药物有拉米非班(lamifiban)、替罗非班(tirofiban)等。用于治疗急性心肌梗死、溶栓治疗、不稳定型心绞痛的疗效良好。

第三节　纤维蛋白溶解药

纤维蛋白溶解药(fibrinolytics)是一类使纤维蛋白溶酶原(纤溶酶原)转变为纤维蛋白溶酶(纤溶酶)，继之纤溶酶降解纤维蛋白而使血栓溶解的药物，也称溶栓药(thrombolytics)。

链　激　酶

链激酶(streptokinasc，SK)是从 β-溶血性链球菌培养液中提取的一种蛋白质。目前可应用基因工程技术制备重组链激酶(recombinant streptokinase，rSK)。

【作用和临床应用】 链激酶可与内源性纤溶酶原结合成复合物，促进纤溶酶原转变为纤溶酶，纤溶酶迅速水解血栓中的纤维蛋白，使血栓溶解(图 24-1)。冠状动脉注射可使阻塞冠状动脉再通，恢复血流灌注，用于急性心肌梗死早期治疗；静脉注射可治疗动静脉内新鲜血栓和栓塞，如深静脉栓塞、肺栓塞、眼底血管栓塞等。需早期用药，以血栓形成不超过 6 小时疗效最佳。但对形成时间较久并已机化的血栓难以发挥作用。

2403

图片：纤维蛋白溶解系统及纤维蛋白溶解药的作用机制

【不良反应和注意事项】 可引起自发性出血，表现为一处或多处的皮肤、黏膜出血，偶发颅内出血，可静脉注射抗纤维蛋白溶解药氨甲苯酸等解救；还可引起皮疹、畏寒、发热等过敏反应，甚至过敏性休克；静脉注射速度过快可致低血压。

对出血性疾病或有出血倾向者、新近创伤、消化道溃疡、伤口愈合中、严重高血压、产妇分娩前后禁用。

尿　激　酶

尿激酶(urokinase，UK)是从人尿中分离而得的一种蛋白水解酶，无抗原性。能直接激活纤溶酶原，使其成为纤溶酶而溶解纤维蛋白，对新鲜血栓效果好。临床应用和不良反应及禁忌证与链激酶相似，主要用于链激酶无效或过敏病人。

组织型纤溶酶原激活剂

组织型纤溶酶原激活剂(tissue plasminogen activator，t-PA)通过激活血栓中已与纤维蛋白结合的纤溶酶原，使其转变为纤溶酶而溶解血栓。对循环血液中纤溶系统几无影响，较少产生应用链激酶时常见的出血并发症，且对人无抗原性。临床用于治疗急性心肌梗死、脑栓塞和肺栓塞。同类药物还有阿替普酶(alteplase)、西替普酶(silteplase)、瑞替普酶(reteplase)等。

知识拓展

血栓栓塞性疾病

血栓栓塞性疾病主要包括动脉粥样硬化血栓形成、静脉血栓或栓塞及外周动脉栓塞。动脉粥样硬化血栓形成是在动脉壁粥样硬化基础上斑块破裂、胶原暴露激活血小板形成血栓。深静脉血栓形成的主要并发症和后果是肺栓塞，两者统称为静脉血栓栓塞。外周动脉栓塞最常见于房颤、急性心肌梗死、主动脉瘤等病人，可导致急性动脉缺血，如脑卒中、肠梗死、下肢缺血坏死等。临床常见的血栓栓塞性疾病有心肌梗死、脑梗死、脑栓塞、肺栓塞、深静脉血栓及周围血管栓塞等。目前特异的、靶向的抗栓剂尚少，合理应用抗凝血药、抗血小板药、溶栓药防治血栓形成，具有非常重要的临床意义。

第四节　促凝血药

促凝血药是指能加速血液凝固或降低毛细血管通透性，促使出血停止的药物，又称止血药。用于治疗出血性疾病。

一、促凝血因子生成药

维生素 K

维生素 K(vitamin K)为甲萘醌类物质。维生素 K_1 来自绿叶植物或谷物，维生素 K_2 来自肠道细菌合成，两者均为脂溶性。人工合成的有维生素 K_3 和 K_4，两者为水溶性。

【作用】 维生素 K 为肝脏合成凝血酶原(凝血因子Ⅱ)的必需物质，还参与凝血因子Ⅶ、Ⅸ、Ⅹ的生物合成，使这些凝血因子氨基末端谷氨酸羧基化，羧化的凝血因子可与 Ca^{2+} 结合，再与带有大量负电荷的血小板磷脂结合，使血液凝固。当维生素 K 缺乏时，上述凝血因子功能降低，凝血机制障碍，易发生出血。

【临床应用】

1. 治疗维生素 K 缺乏引起的出血　包括：①维生素 K 吸收障碍：如梗阻性黄疸、胆瘘及慢性腹泻等所致的出血；②维生素 K 合成障碍：如早产儿、新生儿及长期应用广谱抗生素等导致的出血。
2. 治疗凝血酶原过低导致的出血　如长期应用香豆素类、水杨酸类等药物。
3. 其他　维生素 K_1、K_3 肌内注射有解痉、止痛作用，可用于缓解胆绞痛。大剂量维生素 K_1 用于抗凝血类灭鼠药中毒的解救。

【不良反应】 维生素 K_3、K_4 刺激性强，口服易引起恶心、呕吐等胃肠道反应；较大剂量可致新生儿和早产儿溶血性贫血、高胆红素血症及黄疸；葡萄糖-6-磷酸脱氢酶(G-6-PD)缺乏者可诱发急性溶血性贫血；静脉注射维生素 K_1 速度过快，可引起面部潮红、呼吸困难、胸痛、虚脱等，一般以肌内注射为宜。

二、抗纤维蛋白溶解药

氨甲苯酸

氨甲苯酸(aminomethylbenzoic acid，PAMBA，对羧基苄胺)为抗纤维蛋白溶解药，低剂量时竞争性阻断纤溶酶原与纤维蛋白结合，防止纤溶酶原的激活。高剂量时能直接抑制纤溶酶的活性，从而抑制纤维蛋白溶解(图 24-1)。用于治疗纤维蛋白溶解亢进所致的出血，如肝、脾、肺、前列腺、甲状腺、肾上腺等外伤或手术时的异常出血；也可用于治疗链激酶和尿激酶过量引起的出血。无明显不良反应，过量可致血栓形成，并可诱发心肌梗死。对有血栓形成倾向或有血栓栓塞病史者禁用或慎用。

氨甲环酸(tranexamic acid，AMCHA，凝血酸)作用及临床应用同氨甲苯酸，但作用较强。

凝血酶

凝血酶(thrombin)是从猪、牛血中提取精制而成的无菌制剂。使血液中的纤维蛋白原转变为纤维蛋白，发挥止血作用，并促进上皮细胞有丝分裂，加速创伤愈合。适用于治疗结扎止血困难的小血管、毛细血管以及实质性脏器的出血，也用于口腔、泌尿道、消化道等部位的出血。

三、作用于血管的促凝血药

垂体后叶素

垂体后叶素(pituitrin)由加压素和缩宫素组成。加压素直接作用于血管平滑肌，使小动脉、小静脉及毛细血管收缩，血流速度减慢，在血管破损处形成血凝块，起到止血作用。用于肺咯血及门脉高压引起的上消化道出血。静脉注射过快，可出现面色苍白、血压升高、胸闷、心悸、过敏反应等。禁用于高血压、冠心病、心功能不全及肺源性心脏病病人。

四、增强血小板功能药

酚磺乙胺

酚磺乙胺（etamsylate）能增强毛细血管抵抗力，降低毛细血管通透性，减少血浆渗出；增强血小板黏附性和聚集性；促进血小板释放凝血活性物质，缩短凝血时间。作用迅速，维持时间长，毒性低。适用于防治各种手术前后出血过多、各种内脏出血和皮肤出血，也用于血小板减少性紫癜及过敏性紫癜。可有恶心、头痛、皮疹、暂时性低血压等，偶见静脉注射后过敏反应。

知识拓展

易栓症

易栓症（thrombophilia）是一类由于止血机制异常而容易发生血栓的临床病症，即"血栓形成倾向"。在美国，静脉血栓形成（venous thrombosis，VT）的年发病率为100～300/10万，血栓形成是最常见的死亡原因之一。每年发病人数超过200万人，还有数量相当的非致命性深静脉血栓形成（deep vein thrombosis，DVT）、脑血栓形成、短暂性脑缺血、冠状动脉血栓形成、视网膜血栓形成等。国内虽然没有可靠的发病率和病死率统计，但是随着诊断技术的不断提高，易栓症的发病率在逐年升高，心、脑血管血栓性疾病已经成为严重威胁人们生命的主要疾病之一。

近年来，临床医师越来越重视预防血栓性疾病，如高龄、大手术后、严重创伤、静脉炎后综合征、高血压、糖尿病、高脂血症、真性红细胞增多症、血小板增多症、高热、脱水等易形成血栓的状况，有时血栓形成导致的不良后果，明显大于局部出血的风险。因此，对于有易栓症倾向的病人在外伤及术后，应慎用止血药物，避免诱发血栓形成。易栓症的诊断和治疗涉及临床多学科，发病机制复杂，值得引起临床医师的高度重视。

第五节　抗贫血药

贫血指单位循环血液中的血红蛋白浓度、红细胞数量或血细胞比容低于正常。其中红细胞生成不足是常见的贫血原因。针对这类贫血的治疗原则包括补充造血原料和促进红细胞生成。

铁制剂

常用的口服铁制剂（oral iron）包括硫酸亚铁（ferrous sulfate）、富马酸亚铁（ferrous fumarate）、枸橼酸铁铵（ferric ammonium citrate）、葡聚糖铁（ferrodextran）、多糖铁复合物（iron polysaccharide complex）等。

【体内过程】 铁的吸收部位主要是在十二指肠和空肠上段，无机铁以Fe^{2+}形式吸收，Fe^{3+}很难吸收，凡能将Fe^{3+}还原变成Fe^{2+}的物质如胃酸、维生素C、食物中果糖、半胱氨酸等均可促进铁的吸收。胃酸缺乏、服用抗酸药、食物中高磷、高钙、鞣酸等使铁沉淀，影响铁吸收；四环素类药物可与铁络合，也不利于铁的吸收。Fe^{2+}吸收入血后即被氧化成Fe^{3+}，并与血浆中的转铁蛋白结合成血浆铁，转运到肝、脾、骨髓等组织，以铁蛋白形式贮存。铁通过肠黏膜细胞脱落及胆汁、尿液、汗液等排出体外。正常人每日失铁量约1mg，可由食物中补充。

【作用和临床应用】 铁是骨髓内幼红细胞发育过程合成血红素必不可少的物质。铁制剂用于各种原因引起的缺铁性贫血的治疗。

1. 慢性失血　月经过多、钩虫病、消化性溃疡、痔疮、子宫肌瘤等。
2. 铁需求增加或供给不足　营养不良、偏食、妊娠妇女、哺乳期妇女、儿童发育期等。
3. 铁的吸收障碍　萎缩性胃炎或慢性腹泻病人，特殊饮食习惯或服药者。

硫酸亚铁和富马酸亚铁吸收良好，胃肠刺激常见，铁利用率高；枸橼酸铁铵为三价铁，吸收差，但刺激性小、作用缓和、易溶于水，多制成糖浆剂应用；多糖铁复合物是铁和多糖合成的复合物，以完整的分子形式存在，在消化道中能以分子形式被吸收，吸收率不受胃酸减少、食物成分的影响，有极高的生物利用度。右旋糖酐铁或蔗糖铁供注射应用，毒性较大，仅限于少数严重缺铁性贫血而又不能口服铁剂的病人。

【不良反应】 口服可出现胃肠刺激症状，引起恶心、呕吐、腹泻、上腹部不适等，宜餐后服用；因为 Fe^{2+} 与肠腔中硫化氢结合生成了硫化铁，减弱了硫化氢对肠蠕动的刺激，可引起便秘；小儿误服 1g 以上铁剂可致急性中毒，急救措施以磷酸盐溶液或碳酸盐溶液洗胃，并用特殊解毒剂去铁胺(deferoxamine)注入胃内以结合残存的铁。

叶　酸

叶酸(folic acid)广泛存在于动、植物性食物中，绿色蔬菜中含量最多。动物细胞自身不能合成叶酸，人体所需叶酸只能从植物中摄取。叶酸不耐热，食物烹调后可损失 50% 以上。

【作用】 叶酸是机体细胞生长和分裂所必需的物质，食物中的叶酸或叶酸制剂进入体内被还原为具有活性的四氢叶酸，四氢叶酸是一碳单位的传递体，参与骨髓幼红细胞内 DNA 的合成。

【临床应用】

1. 营养性巨幼细胞贫血　如营养不良、婴儿期、妊娠期对叶酸需要量增加所致巨幼细胞贫血，与维生素 B_{12} 合用效果更好。

2. 药物性巨幼细胞贫血　如甲氨蝶呤、乙胺嘧啶、甲氧苄啶等所致巨幼细胞贫血。由于此类药物为二氢叶酸还原酶抑制剂，在体内不能使叶酸转变为四氢叶酸，故应用叶酸无效，需用亚叶酸钙(calcium leucovorin)治疗。

2404

图片：叶酸的作用示意图

3. 其他　用于恶性贫血的辅助治疗；孕期补充叶酸可预防神经管缺陷。

【不良反应】 ①偶见过敏反应。②胃肠道症状。③大量服用叶酸时，可引起黄色尿。

【药物相互作用】 ①大剂量叶酸可影响微量元素锌的吸收。②大剂量叶酸可降低苯妥英钠的抗癫痫作用。③甲氨蝶呤治疗肿瘤、白血病时，使用大剂量叶酸会影响甲氨蝶呤的疗效。

维生素 B_{12}

维生素 B_{12}(vitamin B_{12})为含钴的复合物，广泛存在于动物内脏、牛奶、蛋黄中。食物中的维生素 B_{12} 必须与胃黏膜壁细胞分泌的糖蛋白即“内因子”结合成复合物，才能免受胃液的消化而进入回肠吸收。胃黏膜萎缩所致“内因子”缺乏可影响维生素 B_{12} 吸收，引起“恶性贫血”，用维生素 B_{12} 治疗此类贫血时，必须采用注射给药。

【作用和临床应用】 维生素 B_{12} 参与体内核酸的合成，促进四氢叶酸类辅酶的循环利用。缺乏时，导致 DNA 合成障碍，影响红细胞成熟；同时参与三羧酸循环，保持有鞘神经纤维功能的完整性。维生素 B_{12} 用于治疗恶性贫血和巨幼细胞贫血，治疗恶性贫血时必须与叶酸合用，因为叶酸不能改善神经系统症状；另外用于神经系统疾病(如神经炎、神经萎缩等)、肝脏疾病、再生障碍性贫血的辅助治疗。

2405

图片：维生素 B_{12} 的作用机制

【不良反应】 一般无毒性，但少数病人可致过敏反应，甚至引起过敏性休克。

【药物相互作用】 ①叶酸协同治疗巨幼细胞贫血。②氯霉素抵消其造血反应。③氨基糖苷类抗生素，抗惊厥药，秋水仙碱能减少肠道对本药的吸收。④消胆胺、活性炭吸附本药，减少其吸收。⑤氯丙嗪、维生素 C、维生素 K、葡萄糖注射液与本药联用时会发生配伍变化，不能混合给药。

促红细胞生成素

促红细胞生成素(erythropoietin，EPO)是人体的一种糖蛋白，来源于肾近曲小管管周细胞，药用品是基因技术生产的重组人红细胞生成素(rhEPO)。促红素可与红系干细胞表面的受体结合，刺激红系干细胞生成，促使红系干细胞增殖、分化和成熟，使红细胞数增多，血红蛋白含量增加，并能增强红细胞膜抗氧化功能。用于慢性肾衰竭所致的贫血及再生障碍性贫血，还可用于肿瘤化

笔记

疗、艾滋病所致的贫血。本药可引起血压升高、血凝增强等不良反应，偶可诱发脑血管意外或癫痫发作。

处方分析

病人，女，40岁。诊断：缺铁性贫血，医生处方如下，请分析合理否？

Rp：硫酸亚铁　300mg×21

用法：300mg，一日3次，饭后服

维生素C　100mg×21

用法：100mg，一日3次，饭中服

叶酸　10mg×21

用法：10mg，一日3次，饭中服

第六节　促白细胞生成药

非格司亭

非格司亭（filgrastim）也称重组人粒细胞集落刺激因子（rhG-CSF）。天然品是由血管内皮细胞、单核细胞和成纤维细胞合成的糖蛋白，药用品是由DNA重组技术生产的。非格司亭可刺激粒细胞系造血，促进中性粒细胞的成熟，并促进成熟的粒细胞从骨髓释放入血，增强中性粒细胞的趋化及吞噬功能。用于各种原因引起的白细胞或粒细胞减少症，如肿瘤化疗、再生障碍性贫血、造血干细胞动员与移植、骨髓增生低下等。大剂量长期应用，可产生骨痛、肌痛、血清氨基转移酶升高等。

沙格司亭

沙格司亭（sargramostim）也称重组人粒细胞巨噬细胞集落刺激因子（rhGM-CSF）。天然的GM-CSF主要是T淋巴细胞在抗原或有丝分裂原的刺激下产生的，单核细胞、内皮细胞、成纤维细胞也可合成，主要作用是刺激粒细胞、巨噬细胞等白细胞的增殖、分化，还能增强中性粒细胞、单核细胞、巨噬细胞和巨核细胞的集落形成；对成熟中性粒细胞可增强其吞噬功能和细胞毒性作用。临床应用同G-CSF。不良反应较少，偶可引起皮疹、发热、腹泻、呼吸困难及皮下注射部位红斑等，一般停药后消失。首次静脉滴注可出现面部潮红、低血压、呼吸急促、呕吐等症状，应给予吸氧及输液处理。

第七节　血容量扩充药

大量失血或失血浆（如烧伤）可使血容量降低，严重者可导致低血容量性休克。迅速有效的扩充血容量是治疗低血容量性休克的基本疗法。血容量扩充药是能使血容量增加、维持血液胶体渗透压的药物。目前最常用的是右旋糖酐。

右旋糖酐

右旋糖酐（dextran）为葡萄糖的聚合物，依聚合的葡萄糖分子数目的不同，分为不同分子量产品。临床常用的有中分子右旋糖酐（右旋糖酐70，平均分子量为70kD）、低分子右旋糖酐（右旋糖酐40，平均分子量为40kD）和小分子右旋糖酐（右旋糖酐10，平均分子量为10kD）。

【作用】

1. 扩充血容量　右旋糖酐分子量较大，能提高血浆胶体渗透压，从而补充血容量，维持血压。作用强度与维持时间依其分子量大小而逐渐降低。

2. 抗血栓　低分子和小分子右旋糖酐可抑制血小板聚集，并可降低凝血因子Ⅱ的活性，防止血栓形成。

3. 改善微循环　低分子和小分子右旋糖酐可抑制红细胞的聚集，又因增加血容量使血液稀释，降低血液黏滞性，改善微循环，防止休克后期弥散性血管内凝血（DIC）。

4. 渗透性利尿　右旋糖酐从肾脏排泄时，使肾小管管腔内渗透压升高、水重吸收减少而利尿。

【临床应用】

1. 防治低血容量性休克　中分子右旋糖酐扩充血容量作用强，用于防治急性失血、创伤、烧伤等低血容量性休克的扩容。

2. 防止休克后期的弥散性血管内凝血　低分子、小分子右旋糖酐改善微循环作用较好，用于中毒性、外伤性、失血性休克，防止休克后期的 DIC。

3. 防治血栓栓塞性疾病　用于防治脑血栓形成、心绞痛、心肌梗死、血栓闭塞性脉管炎及视网膜动静脉血栓等。

【不良反应和注意事项】偶见过敏反应，表现为发热、寒战、呼吸困难，严重者可致过敏性休克；剂量过大或连续应用时少数病人可出现凝血障碍。血小板减少症、出血性疾病病人禁用，心功能不全、肺水肿、肾功能不全者慎用。

【药物相互作用】卡那霉素、庆大霉素和巴龙霉素可增加其肾毒性；与肝素有协同作用而增加出血可能。

本章小结

作用于血液系统的药物，对抗凝血药物、抗血小板药物和纤溶药物，应用过程中应注意观察病人有无出血表现和监测凝血指标，避免过量导致出血；止血药物应警惕易栓症病人有诱发血栓性疾病的风险，做到合理用药。抗贫血药、升白细胞药物要结合病人适应证，定期复查血常规并调整用药。

病例讨论

病例讨论

病人，男，45 岁。近 10 天出现头晕、乏力、心悸等症状，入院后检查血常规，结果如下：红细胞数 4.21×10^{12}/L、血红蛋白 90g/L、平均红细胞体积 62fL、平均红细胞血红蛋白含量 18.9Pg。诊断：缺铁性贫血。

常用制剂和用法

肝素钠　注射剂：1000U/2ml、5000U/2ml、12 500U/2ml。一次 5000～10 000U，用 5%～10% 葡萄糖注射液或 0.9% 氯化钠注射液稀释，静注或静滴。一日总量可达 25 000U。

低分子量肝素钠　伊诺肝素注射剂：2000U/0.2ml、4000U/0.4ml、6000U/0.6ml、10 000U/1.0ml。一次 150U/kg，一日 2 次，皮下注射。同时应根据凝血酶原时间调整剂量。

低分子肝素钙注射液　2050U/0.2ml、4100U/0.4ml、5000U/1.0ml、6510U/0.6ml. 一次 35～65U/kg，一日 1 次，皮下注射。同时应根据凝血酶原时间调整剂量。

鱼精蛋白　注射剂：50mg/5ml、100mg/10ml。静脉注射，用量与肝素使用量相当（1mg 可中和肝素 100U）。10 分钟内注入量不超过 50mg。

磺达肝素　注射液：2.5mg/0.5ml。2.5mg，皮下注射，一日一次。

华法林　片剂：2.5mg、3mg、5mg。首日 5～10mg，次日起一日 2～8mg 维持。同时应根据凝血酶原时间调整剂量。

双嘧达莫　片剂:25mg。一次 25 ~ 100mg,一日 3 次。

噻氯匹定　片剂:250mg。一次 250 ~ 500mg,一日 1 次,饭时服。

链激酶　粉针剂:10 万 U、50 万 U、150 万 U。初导剂量为 50 万 U 溶于 0.9% 氯化钠注射液或 5% 葡萄糖注射液 100ml 中静滴,30 分钟内滴完;维持剂量为 60 万 U 溶于 5% 葡萄糖注射液 250 ~ 500ml 中缓慢静滴,每 6 小时一次,疗程一般为 24 ~ 72 小时。用药前需做皮试。为防止过敏反应,可给予糖皮质激素。

尿激酶　注射剂:1 万 U、5 万 U、10 万 U、20 万 U、25 万 U、50 万 U、100 万 U、150 万 U。急性心肌梗死:一次 50 万 ~ 150 万 U,溶于 0.9% 氯化钠注射液或 5% 葡萄糖注射液 50 ~ 100ml 中静滴。

维生素 K_1　注射剂:10mg/1ml。一次 10mg,一日 2 ~ 3 次,肌注或静注。

维生素 K_3　注射剂:2mg/1ml、4mg/1ml。一次 4mg,一日 1 ~ 2 次,肌注。

维生素 K_4　片剂:2mg、4mg。一次 2 ~ 4mg,一日 3 次。

氨甲苯酸　注射剂:0.05g/5ml、0.1g/10ml。一次 0.1 ~ 0.3g,用 5% 葡萄糖注射液或 0.9% 氯化钠注射液 10 ~ 20ml 稀释后缓慢静注,一日不超过 0.6g。片剂:0.25g。一次 0.25 ~ 0.5g,一日 2 ~ 3 次,一日不超过 2g。

氨甲环酸　片剂或胶囊剂:0.125g、0.25g。一次 0.25 ~ 0.5g,一日 3 ~ 4 次。注射剂:0.1g/2ml、0.25g/5ml。一次 0.25 ~ 0.5g,一日 1 ~ 2 次,静注或静滴,静注以 25% 葡萄糖注射液稀释、静滴以 5% ~ 10% 葡萄糖注射液稀释。

硫酸亚铁　片剂:0.3g。一次 0.3g,一日 3 次,饭后服。

枸橼酸铁铵　糖浆剂:10%。一次 5 ~ 10ml,一日 3 次,饭后服。

富马酸亚铁　片剂或胶囊剂:0.2g。一次 0.2 ~ 0.4g,一日 3 次。

乳酸亚铁　片剂:0.15g。一次 0.15 ~ 0.6g,一日 3 次,饭后服。

葡萄糖酸亚铁　片剂:0.1g、0.3g。糖浆剂:0.3g/1ml。一次 0.3 ~ 0.6g,一日 3 次。

多糖铁复合物　胶囊:0.15g。一次 0.15 ~ 0.3g,一日 1 次,饭后服。

右旋糖酐铁　注射剂:25mg/1ml。一次 25 ~ 50mg,一日 1 次,深部肌注。

山梨醇铁　注射剂:50mg/1ml。一次 75 ~ 100mg,一日 1 次,深部肌注。

蔗糖铁注射液　注射剂:100mg/5ml。首次小剂量 20 ~ 50mg(或 1.5mg/kg),缓慢滴注或静脉注射,应备有心肺复苏设备,一日用量最大不超过 500mg,需计算用药总量。

叶酸　片剂:5mg。一次 5 ~ 10mg,一日 3 次。

亚叶酸钙　注射剂:3mg/1ml。一次 3 ~ 6mg,一日 1 次,肌注。

维生素 B_{12}　注射剂:0.05mg/1ml、0.1mg/1ml、0.5mg/1ml、1mg/1ml。一次 0.05 ~ 0.5mg,一日 1 次,肌注。

重组人红细胞生成素　注射剂:2000U/1ml、4000U/1ml、10 000U/1ml。开始 50 ~ 100U/kg,一周 3 次,皮下注射或静注。两周后视血细胞比容增减剂量。

重组人粒细胞巨噬细胞集落刺激因子　冻干粉针剂:50μg、100μg、250μg。视病情及白细胞计数选择剂量范围,一次 1 ~ 10μg/kg,一日 1 次,静滴或皮下注射。

重组人粒细胞集落刺激因子　冻干粉针剂:50μg、75μg、100μg、150μg、300μg。一次 2 ~ 5μg/kg,一日 1 次,皮下注射或缓慢静脉注射。

葡聚糖 70　注射剂:6% 溶液,100ml、250ml、500ml。一次 500ml,静滴,每分钟 20 ~ 40ml,一日最大量 1000 ~ 1500ml。

(孙婉玲)

扫一扫，测一测

思考题

1. 试比较肝素和华法林的异同点。
2. 影响口服铁剂在消化道吸收的因素有哪些？

第二十五章　拟组胺药与抗组胺药

25章课件

学习目标

1. 掌握：常用 H_1 受体阻断药的作用、临床应用及不良反应。
2. 熟悉：第一代和第二代 H_1 受体阻断药的作用特点。
3. 了解：组胺及组胺受体兴奋效应。
4. 具备根据适应证合理选择抗组胺药物及正确处置不良反应的能力。
5. 能利用所学知识进行医患沟通，开展用药咨询服务，并能正确指导病人合理用药。

第一节　拟 组 胺 药

组胺(histamine)是由组氨酸在组氨酸脱羧酶催化下脱羧而成，是具有多种生理活性的重要的自身活性物质，广泛分布在体内各组织中，其中以与外界接触的支气管黏膜、皮肤和胃肠黏膜中含量最高。正常情况下，组胺主要以无活性形式(结合型)贮存，当机体发生变态反应或受理化等因素刺激时，组胺以活性形式(游离型)释放，作用于组胺受体产生效应，主要表现为Ⅰ型变态反应。组胺本身无治疗意义，但可用于诊断真性胃酸缺乏症和麻风病。

组胺受体分为 H_1、H_2、H_3 三种亚型，均为G蛋白偶联受体。各亚型受体的分布及激动后的效应及阻断药见表25-1。

表25-1　组胺受体的分布及效应

受体类型	分　布	受体激动后效应
H_1	支气管、胃肠、子宫等平滑肌	收缩
	皮肤血管、毛细血管	扩张、通透性增强
	心房肌	收缩增强
	房室结	传导减慢
	中枢	觉醒反应
H_2	胃壁细胞	分泌增多
	血管	扩张
	心室	收缩加强
	窦房结	心率加快
H_3	中枢与外周神经末梢	负反馈性调节 组胺合成与释放

笔记

培他司汀

培他司汀(betahistine)可激动组胺 H_1受体,引起血管扩张,但不增加毛细血管的通透性。主要用于治疗内耳眩晕症,可纠正内耳血管的痉挛,减轻迷路积水,消除耳鸣、眩晕等症状;也可用于治疗急性缺血性脑血管疾病,如脑栓塞、一过性脑供血不足等;对各种原因引起的头痛有缓解作用。可引起胃部不适、恶心、皮肤瘙痒等不良反应。

第二节　抗组胺药

抗组胺药即组胺受体阻断药(histamine receptor antagonists),是一类能竞争性阻断组胺与其受体结合,产生抗组胺作用的药物。临床常用 H_1、H_2受体阻断药。

一、H_1受体阻断药

目前已有50多种 H_1受体阻断药(表25-2)供临床应用,常用第一代药物如苯海拉明(diphenhydramine)、异丙嗪(promethazine,非那根)、氯苯那敏(chlorpheniramine,扑尔敏)、赛庚啶(cyproheptadine,二苯环庚啶)等,因对中枢作用强、受体特异性差,故可呈现明显的镇静和抗胆碱作用。第二代药物如西替利嗪(cetirizine,仙特敏)、氯雷他定(loratadine)、地氯雷他定(desloratadine)、左卡巴斯汀(levocabastine)、特非那定(terfenadine)、非索非那定(fexofenadine)等,大多具有长效,无嗜睡作用,对喷嚏、清涕和鼻痒效果好,而对鼻塞效果较差的特点。

表25-2　常用 H_1受体阻断药比较

药　物	镇静催眠	防晕止吐	临床应用
第一代药物			
苯海拉明	+++	++	皮肤黏膜过敏、晕动病
茶苯海拉明	+++	+++	晕动病
异丙嗪	+++	++	皮肤黏膜过敏、晕动病
曲吡那敏	++	-	皮肤黏膜过敏
氯苯那敏	+	-	皮肤黏膜过敏
赛庚啶	+	-	皮肤黏膜过敏
第二代药物			
西替利嗪	+	-	皮肤黏膜过敏
氯雷他定	-	-	皮肤黏膜过敏
地氯雷他定	-	-	皮肤黏膜过敏
左卡巴斯汀	-	-	急慢性过敏性鼻炎
特非那定	-	-	皮肤黏膜过敏
非索非那定	-	-	皮肤黏膜过敏

多数 H_1受体阻断药口服易吸收,15～30分钟起效,2～3小时达高峰,各药作用持续时间为4～48小时。体内分布广泛,多数药物可通过血脑屏障。药物主要在肝代谢,经肾排出。

【作用】

1. 抗 H_1受体作用　本类药物能竞争性地阻断 H_1受体,完全对抗组胺的收缩支气管及胃肠道平滑

笔记

肌作用；对组胺所致的毛细血管通透性增强引起水肿的抑制作用较强，但仅能部分对抗其血管扩张和血压下降的作用；对组胺所致的胃酸分泌增多无效。

2. 中枢抑制作用　本类药物多数可透过血脑屏障，产生不同程度的中枢抑制作用，表现为镇静、催眠。此作用可能是由于阻断了中枢的 H_1 受体，从而拮抗了脑内源性组胺介导的觉醒反应所致。但各药的中枢抑制程度不同，其中，异丙嗪和苯海拉明作用最强。

3. 防晕止呕作用　部分 H_1 受体阻断药具有中枢性抗胆碱作用，产生镇吐、抗晕动效应。

4. 其他作用　较大剂量的苯海拉明、异丙嗪等可产生局部麻醉作用和奎尼丁样作用。

【临床应用】

1. 皮肤黏膜变态反应性疾病　对荨麻疹、过敏性鼻炎等疗效较好，可作为首选药，现多用第二代 H_1 受体阻断药；对昆虫咬伤引起的皮肤瘙痒和水肿有良效；对血清病、药疹和接触性皮炎也有一定疗效；对支气管哮喘疗效差，对过敏性休克无效。

2. 呕吐及晕动病　苯海拉明、异丙嗪对晕动病、放射病呕吐等有止吐作用。预防晕动病一般应在乘车船前 15～30 分钟用药。本类药物有致畸作用，不能用于妊娠呕吐。

3. 其他　苯海拉明和异丙嗪可治疗过敏性疾病引起的失眠，也可与平喘药氨茶碱合用，以对抗氨茶碱中枢兴奋、失眠的副作用。异丙嗪可作为冬眠合剂的组分用于人工冬眠。

【不良反应和注意事项】

1. 中枢神经系统反应　有嗜睡、乏力、反应迟钝等，故机械操作者、驾驶员、高空作业者及精密仪器操纵人员应避免使用，以防发生意外。

2. 消化道反应　可引起厌食、恶心、呕吐、腹泻或便秘等，餐后服用可减轻。

3. 其他　少数病人尤其儿童可出现烦躁、失眠、头痛；多数药物具有抗胆碱作用，青光眼、尿潴留、幽门梗阻病人禁用。

案例导学

病人，女，46 岁。节日期间与朋友去海滨度假，吃了多种海鲜，约半小时后，口唇和眼睑突然肿胀，全身大片风团，奇痒，呼吸感觉困难，紧急送到医院治疗。医生诊断为：荨麻疹。

问题：

1. 该病人可选用哪些药物治疗？
2. 药物使用时有哪些注意事项？

图片：治疗过敏性疾病药物作用特点与临床应用思维导图

二、H_2 受体阻断药

H_2 受体阻断药能选择性阻断胃黏膜壁细胞上的 H_2 受体，竞争性对抗组胺引起的胃酸分泌增加，防止或减轻胃黏膜损伤（详见第二十六章作用于消化系统的药物）。

本章小结

临床应用拟组胺药培他司汀治疗内耳眩晕症、急性缺血性脑血管疾病，对各种原因引起的头痛有缓解作用。

H_1 受体阻断药已有第一、第二代药物供临床使用。它们的抗组胺作用基本一致，但中枢作用及其他作用有所差别。第一代药物除了抗组胺作用外，还有比较明显的防晕、止吐作用，临床上主要用于治疗皮肤黏膜变态反应性疾病及晕动病和呕吐。常见不良反应为嗜睡、头晕、乏力等。青光眼病人禁用。第二代药物没有明显的中枢作用和抗胆碱作用。

笔记

病例讨论

病例讨论

病人，男，48岁，汽车司机，主要症状及体征：每年8月发作，鼻痒、喷嚏、流水样涕、鼻塞、咽痒、双中下鼻甲苍白水肿。诊断：花粉性鼻炎。

常用制剂和用法

苯海拉明　片剂：25mg、50mg。一次25～50mg，一日3次。注射剂：20mg/1ml，一次20mg，肌内注射，一日1～2次。

茶苯海拉明　片剂：50mg。预防晕动病，行前0.5小时口服50mg。

异丙嗪（非那根）　片剂：12.5mg、25mg。一次12.5～25mg，一日2～3次。注射剂：25mg/1ml、50mg/2ml，一次25～50mg，一日1次，肌内或静脉注射。

曲吡那敏　片剂：25mg。一次25mg，一日3次。

马来酸氯苯那敏　片剂：4mg。一次4mg，一日3次。注射剂：10mg/1ml、20mg/2ml，一次5～20mg，皮下或肌内注射。

赛庚啶　片剂：2mg。一次2～4mg，一日3次。霜剂：10g（0.5%）、20g（0.5%）。外用。

氯雷他定　片剂：10mg。一次10mg，一日1次。

地氯雷他定　片剂：5mg。一次5mg，一日1次。

左卡巴斯汀　鼻喷剂：5mg/10ml。每鼻孔每次喷2揿，一日2次，也可增加至一日3～4次，连续用药直至症状消除。用前必须摇匀。滴眼剂：0.5mg/1ml。一次1滴，一日2次。

特非那定　片剂：60mg。一次60mg，一日2次。

非索非那定　片剂：60mg、120mg。一次60mg，一日2次。成人、12岁及以上儿童：一次120mg。一日1次；肾功能不全的病人推荐起始剂量为60mg，一日1次。

（杨丽珠）

扫一扫，测一测

思考题

1. 因昆虫咬伤引起的皮肤瘙痒并因此入睡困难的病人，应选用哪类药物治疗？为什么？
2. 为何驾驶员、高空作业者及精密仪器操纵人员工作时应避免服用抗过敏药苯海拉明或氯苯那敏？

笔记

第二十六章　作用于消化系统的药物

学习目标

1. 掌握：抗消化性溃疡药的分类、作用、临床应用及不良反应。
2. 熟悉：泻药、止泻药、止吐药的作用与临床应用。
3. 了解：助消化药、胃肠运动功能调节药的作用与临床应用。
4. 具备根据适应证合理选择消化系统药物及正确处置不良反应的能力。
5. 能利用所学知识进行医患沟通，开展用药咨询服务，并能正确指导病人合理用药。

第一节　抗消化性溃疡药

消化性溃疡包括胃、十二指肠溃疡，是由于损伤因子（胃酸、胃蛋白酶、幽门螺杆菌等）增强或保护因子（胃黏液、碳酸氢盐、黏膜上皮屏障等）减弱所引起。目前，常用抗消化性溃疡药的基本作用是降低黏膜损伤因子的作用或增强黏膜保护因子的作用，减轻溃疡病症状，促进溃疡愈合。抗消化性溃疡药主要有：①中和胃酸药；②胃酸分泌抑制药，包括 H_2受体阻断药、H^+-K^+-ATP 酶抑制药（质子泵抑制药）、M 胆碱受体阻断药、胃泌素受体阻断药；③胃黏膜保护药；④抗幽门螺杆菌药。

知识拓展

幽门螺杆菌的发现与诺贝尔奖

早期人们都认为没有细菌能够在极酸的胃液中生存，直到 1979 年澳大利亚病理学家 J. Robin Warrenu 在病理标本中发现了有螺旋状细菌存在，并于 1981 年邀请本国的 Barry J. Marshall 合作研究。1982 年，两位科学家终于体外培养成功此细菌。1984 年，Barry J. Marshall 勇敢地吞服此螺旋状细菌，亲身进行人体致病试验。1989 年，此螺旋状细菌被正式命名为幽门螺杆菌（helicobacter pylori，Hp）。1994 年，大多数消化性溃疡可能因幽门螺杆菌所致得到广泛认可，并建议使用抗生素治疗，从而救治了之后的众多消化性溃疡病人。2005 年，Barry J. Marshall 和 J. Robin Warrenu 因为发现幽门螺杆菌在胃炎和胃溃疡等疾病中的致病作用而获得了诺贝尔奖。

一、中和胃酸药

中和胃酸药是一类弱碱性药物，服用后在胃内中和胃酸，降低胃液酸度，降低胃蛋白酶活性，从而减轻或解除胃酸和胃蛋白酶对胃、十二指肠黏膜的腐蚀和刺激作用，缓解溃疡的疼痛和促进愈合。此外，某些中和胃酸药在胃液中形成胶状保护膜，覆盖溃疡面和胃黏膜。

中和胃酸药单用效果差，故常将不同中和胃酸药及其他药配伍制成复方制剂，以增强中和胃酸作用，减少不良反应。常用中和胃酸药有氢氧化铝（aluminum hydroxide）、氢氧化镁（magnesium hydroxide）、三硅酸镁（magnesium trisilicate）、碳酸氢钠（sodium bicarbonat）、铝碳酸镁（hydrotalcite）等，作用特点比较见表 26-1。

表 26-1　常用中和胃酸药比较

	氢氧化铝	氢氧化镁	三硅酸镁	碳酸氢钠	铝碳酸镁
抗酸强度	中	强	弱	弱	较强
显效时间	较快	慢	慢	快	快
维持时间	较长	长	较长	短	长
溃疡面保护	有	无	有	无	有
碱血症	无	无	无	有	无
产生 CO_2	无	无	无	有	无
排便影响	便秘	轻泻	轻泻	无	轻泻/便秘

知识拓展

尿素呼气试验

尿素呼气试验包括^{13}C-尿素呼气试验和^{14}C-尿素呼气试验，具有幽门螺杆菌检测准确性相对较高，操作简便，不受幽门螺杆菌在胃内灶性分布影响等优点，是目前临床最常用的非侵入性幽门螺杆菌试验。幽门螺杆菌是胃内具有高活性尿素酶的细菌，通过^{13}C 和^{14}C 尿素呼气试验测定尿素酶的活性，可以间接检测幽门螺杆菌。检测时，受检者口服放射性核素^{13}C 和^{14}C 标记的尿素胶囊，尿素在胃内幽门螺杆菌产生的尿素酶的催化下迅速水解为 NH_4^+ 和 $H^{13}CO_3^-$ 或 $H^{14}CO_3^-$，后者吸收入血液并经肺以$^{13}CO_2$或$^{14}CO_2$形式呼出，收集呼气标本并测量$^{13}CO_2$或$^{14}CO_2$，根据绝对值或超基准值大小，可判断有无幽门螺杆菌感染。

二、胃酸分泌抑制药

胃酸是由胃腺壁细胞分泌，壁细胞膜上有 H_2 受体、M_1 胆碱受体和胃泌素受体，分别被组胺、乙酰胆碱、胃泌素激动后，通过第二信使的介导，最终激活细胞膜上的 H^+-K^+-ATP 酶（H^+泵，质子泵），通过 H^+-K^+交换将 H^+从壁细胞转运到胃腔内，形成胃酸。因此，抑制 H^+-K^+-ATP 酶或阻断壁细胞膜上 H_2受体、M_1胆碱受体、胃泌素受体都能减少胃酸分泌（图 26-1）。胃酸分泌抑制药有以下 4 类。

（一）H^+-K^+-ATP 酶抑制药（质子泵抑制药，PPI）

H^+-K^+-ATP 酶又称质子泵或 H^+泵，位于胃壁细胞的黏膜侧，其功能是将 H^+（质子）泵入胃腔，生成盐酸。作为交换，将 K^+转入胃壁细胞。H^+-K^+-ATP 酶抑制药能与 H^+-K^+-ATP 酶结合，使酶失活，使 H^+的转运受到抑制。其抑制胃酸分泌作用强而持久，同时使胃蛋白酶的分泌减少。此外，H^+-K^+-ATP 酶抑制药有抑制幽门螺杆菌的作用。本类药物疗效显著，是治疗消化性溃疡的重要药物。

奥 美 拉 唑

奥美拉唑（omeprazole，洛赛克）为第一代 H^+-K^+-ATP 酶抑制药。口服易吸收，单次给药生物利用度为 35%，多次给药后生物利用度约为 60%，血药浓度达峰时间 1～3 小时。胃内食物充盈可减少吸收，故应空腹服用。血浆蛋白结合率大于 95%，$t_{1/2}$ 为 0.5～1 小时。主要在肝脏代谢，代谢物经肾排泄。

笔记

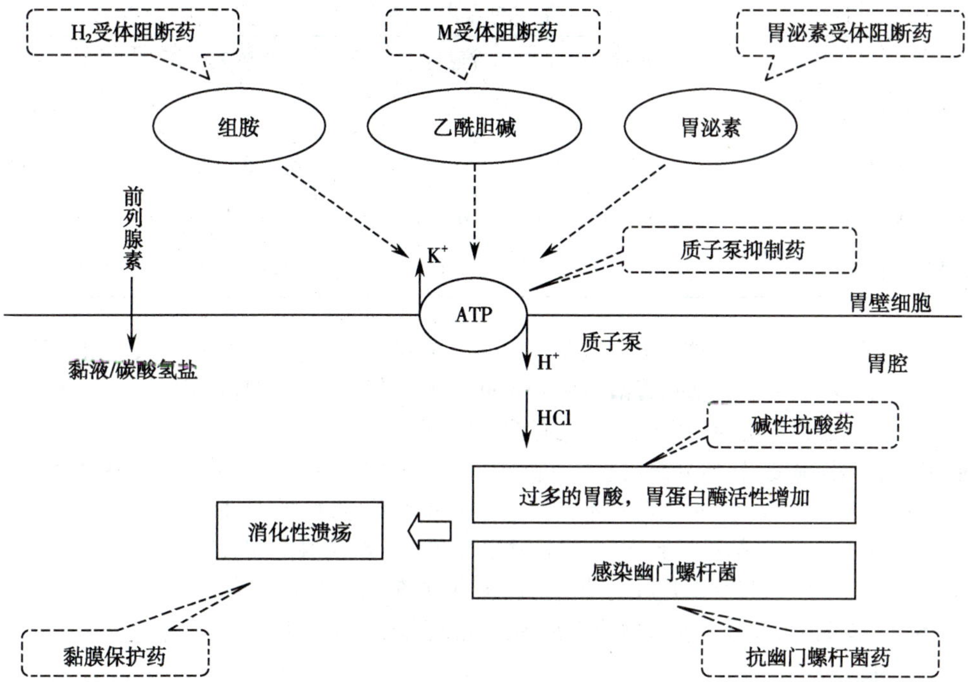

图 26-1　胃酸分泌机制与抗消化性溃疡药物作用部位

【作用和临床应用】 抑制胃壁细胞 H^+-K^+-ATP 酶，使 H^+不能从胃壁细胞向胃腔转运，减少胃酸分泌，作用强而持久。能预防阿司匹林、乙醇和应激引起的胃黏膜损伤。还能抑制幽门螺杆菌，与抗菌药联合应用有协同作用。用于治疗消化性溃疡、卓-艾综合征、反流性食管炎、上消化道出血、幽门螺杆菌感染。

【不良反应和注意事项】 不良反应少，可有头晕、失眠、恶心、腹胀、腹泻、上腹痛等。偶见皮疹、外周神经炎等。长期应用可发生胃部类癌。严重肝功能不全者慎用。长期应用，应定期检查胃黏膜有无肿瘤样增生。

其他常用 H^+-K^+-ATP 酶抑制药特点见表 26-2。

26-2　其他常用 H^+-K^+-ATP 酶抑制药特点

	作用特点	主要不良反应
兰索拉唑（lansoprazole，达克普隆）	第二代 H^+-K^+-ATP 酶抑制药。抑酸作用比奥美拉唑强	腹泻、头痛、皮肤反应等
泮托拉唑（pantoprazole，喷妥洛克）	第三代 H^+-K^+-ATP 酶抑制药。抑酸作用与奥美拉唑相当	对细胞色素 P_{450} 系统影响较小，不良反应较轻
雷贝拉唑（rabeprazole）	第三代 H^+-K^+-ATP 酶抑制药。抑酸作用比奥美拉唑更快、更强	同上
埃索美拉唑（esomeprazole）	为左旋奥美拉唑，作用同奥美拉唑。目前同类药物中抑酸作用最强；本品对胃酸不稳定，口服制剂均为肠溶制剂	较奥美拉唑少

（二）H_2 受体阻断药

常用药物有西咪替丁（cimetidine）、雷尼替丁（ranitidine）、法莫替丁（famotidine）、尼扎替丁（nizatidine）等。口服吸收迅速，一般 1～3 小时后血药浓度达到峰值。血浆蛋白结合率较低。仅小部分药物被肝脏代谢，代谢产物或原形药物从肾小球滤过和肾小管分泌排出（表 26-3）。

表 26-3　常用 H_2 受体阻断药比较

	西咪替丁	雷尼替丁	法莫替丁	尼扎替丁
生物利用度(%)	80	50	40	>90
作用相对强度	1	5～10	32	5～10
血浆半衰期(小时)	1.5～2.3	1.6～2.4	2.5～4	1.1～1.6
作用持续时间(小时)	6	8	12	8

【作用和临床应用】 H_2受体阻断药竞争性阻断壁细胞上的 H_2受体，拮抗组胺或组胺受体激动药所致的胃酸分泌。本类药物对基础胃酸分泌和夜间胃酸分泌有良好的抑制作用，对进食、胃泌素、迷走神经兴奋以及低血糖等诱导的胃酸分泌也有抑制作用。

主要用于消化性溃疡、胃酸分泌增多症。亦可用于胃食管反流的治疗和预防应激性溃疡。

【不良反应和注意事项】 本类药物不良反应发生率较低，偶有便秘、腹泻、腹胀、头晕、皮疹、嗜睡等。长期应用西咪替丁，因拮抗雄激素，偶见性功能障碍、阳痿、男性乳房发育、女性溢乳等。

【药物相互作用】 西咪替丁是肝药酶的抑制剂，可抑制肝药酶对雌激素、普萘洛尔、苯二氮䓬类、华法林、茶碱、苯妥英钠、奎尼丁等药物的代谢，使上述药物的血药浓度升高。

（三）M 胆碱受体阻断药

哌 仑 西 平

哌仑西平（pirenzepine，哌吡氮平）能选择性阻断胃壁细胞 M_1受体，抑制胃酸分泌；也能抑制组胺和胃泌素等物质释放，减少胃酸分泌。此外，还有解痉作用。因抑制胃酸分泌作用较弱，不良反应较多，目前较少用于治疗消化性溃疡。

可出现口干、便秘、视物模糊等。青光眼和前列腺肥大者禁用。

（四）胃泌素受体阻断药

丙 谷 胺

丙谷胺（proglumide，二丙谷酰胺）能阻断胃壁细胞上的胃泌素受体，抑制胃酸分泌；能促进胃黏膜分泌黏液，增强胃黏膜的黏液-碳酸氢盐屏障作用，有利于溃疡愈合。主要用于消化性溃疡、慢性胃炎等。偶有口干、失眠、腹胀等不良反应。因其疗效比 H_2受体阻断药差，现已少用。

三、胃黏膜保护药

胃黏膜屏障包括细胞屏障和黏液-碳酸氢盐屏障。细胞屏障由胃黏膜细胞顶部的细胞膜和细胞间的紧密连接组成，有抵抗胃酸和胃蛋白酶的作用。黏液-碳酸氢盐屏障是双层黏稠的胶冻状黏液，覆盖在黏膜细胞表面，对黏膜细胞起保护作用。当胃黏膜屏障功能受损时，可导致溃疡发生。胃黏膜保护剂主要有三类：①胶体铋剂；②前列腺素及其衍生物；③其他胃黏膜保护药。常用胃黏膜保护药特点见表 26-4。

表 26-4　常用胃黏膜保护药特点

分类	药　物	作用和临床应用	不良反应
胶体铋剂	枸橼酸铋钾（bismuth potassium citrate）	对胃黏膜细胞具有保护作用，还有促进前列腺素合成、抑制幽门螺杆菌等作用。用于胃及十二指肠溃疡、慢性胃炎和幽门螺杆菌感染	用药期间可使舌、粪便呈黑色，口中有氨味。偶见恶心、腹泻、便秘等。牛奶、中和胃酸药可干扰本类药物疗效，不宜同时服用
	胶体果胶铋（colloidal bismuth Pectin）	与枸橼酸铋钾相似，但具有较强的胶体特性，且对消化道出血有止血作用。用途同枸橼酸铋钾	

笔记

续表

分类	药　物	作用和临床应用	不良反应
前列腺素及其衍生物	米索前列醇（misoprostol）	对胃黏膜细胞具有保护作用，还有抑制胃酸分泌、减少胃蛋白酶分泌、增加胃黏膜血流量等作用。用于消化性溃疡、应激性溃疡及急性胃黏膜损伤出血，对阿司匹林等非甾体抗炎药引起的消化性溃疡有特效	腹泻、腹痛、恶心、头痛、眩晕等，孕妇慎用或禁用
其他胃黏膜保护药	硫糖铝（sucralfate，胃溃宁）	对胃黏膜细胞具有保护作用，还有抑制幽门螺杆菌繁殖、促进合成前列腺素 E_2 等作用。用于消化性溃疡、反流性食管炎、慢性胃炎及幽门螺杆菌感染	轻微便秘、口干、恶心。本药在酸性环境中起保护作用，故不宜与碱性药同用

四、抗幽门螺杆菌药

幽门螺杆菌是消化性溃疡病的主要病因，所以根除幽门螺杆菌是治疗消化性溃疡的重要环节，可促进溃疡愈合，明显降低溃疡复发率和并发症发生率。

抑制幽门螺杆菌的药物主要有三类：①抗菌药物：阿莫西林、克拉霉素、甲硝唑、左氧氟沙星、呋喃唑酮等，在我国幽门螺杆菌对克拉霉素、甲硝唑、左氧氟沙星的耐药率呈上升趋势；②铋剂：枸橼酸铋钾等；③H^+-K^+-ATP 酶抑制药（质子泵抑制药，PPI）：奥美拉唑等。

这些药物单用疗效差，常采用多药联合应用。目前临床上常采用铋剂四联（PPI+铋剂+2 种抗菌药）治疗方案，如 PPI+铋剂+阿莫西林+克拉霉素、PPI+铋剂+阿莫西林+左氧氟沙星、PPI+铋剂+阿莫西林+呋喃唑酮、PPI+铋剂+阿莫西林+甲硝唑四药联用。疗程 10～14 天。

2601

图片：治疗消化性溃疡药物思维导图

处方分析

病人，男，57 岁，临床诊断为胃溃疡。医生开具如下处方，请分析是否合理？

Rp.

奥美拉唑肠溶片　10mg×14

Sig.　10mg　qd.　po.

克拉霉素片　0.25g×28

Sig.　0.5g　qd.　po.

阿莫西林胶囊　0.5g×28

Sig.　1g　bid.　po.

枸橼酸铋钾胶囊　0.3g×28

Sig.　0.3g　bid.　ac.

第二节　助消化药

助消化药多为消化液中的成分或促进消化液分泌的药物，能促进食物消化或制止肠道内容物过度发酵。主要用于消化液分泌不足引起的消化不良。常用助消化药特点见表 26-5。

笔记

表 26-5　常用助消化药特点

药物	作用特点	临床应用	注意事项
胃蛋白酶(pepsin)	酸性环境下水解蛋白质和多肽	胃蛋白酶分泌不足所致的消化不良	不宜与碱性药物配伍
胰酶(pancreatin)	促进蛋白质、淀粉和脂肪的消化	消化不良及胰腺疾病引起的消化不良	宜饭前服，不可嚼服，不宜与酸性药物同服
乳酶生(lactasinbiofermin)	分解糖类生成乳酸，从而抑制腐败菌繁殖，防止发酵产气	小儿消化不良、腹胀及小儿消化不良性腹泻	不宜与抗菌药物或吸附剂同时服用，以免降低疗效

第三节　胃肠运动功能调节药

胃肠运动受神经、体液调节，其中乙酰胆碱、多巴胺、5-羟色胺等神经递质起重要作用。胃肠运动功能异常表现为胃肠运动功能低下或亢进，应分别使用增强胃肠动力药、胃肠解痉药治疗。

一、增强胃肠动力药

增强胃肠动力药是一类能增加胃肠推进性蠕动的药物，能改善胃肠道蠕动的协调性，促进胃排空。主要用于治疗胃肠运动功能低下引起的消化道症状。常用药物主要有两类：①多巴胺受体阻断药：如多潘立酮、甲氧氯普胺等；②5-HT_4受体激动药：如西沙必利、莫沙必利等。常用胃动力药特点见表 26-6。

表 26-6　常用胃动力药

分类	药物	作用和临床应用	主要不良反应
多巴胺受体阻断药	多潘立酮(domperidone，哌双咪酮)	直接阻断胃肠道多巴胺 D_2受体，具有胃肠促动和止吐作用。主要用于胃排空延缓、反流性食管炎、慢性胃炎和胃轻瘫；也可用于偏头痛、颅脑外伤、肿瘤放疗和化疗等引起的恶心、呕吐	偶有轻度头痛、眩晕、腹痛、腹泻、口干等。可有乳房胀痛、泌乳。婴幼儿及哺乳期妇女慎用，机械性肠梗阻、胃肠出血、孕妇禁用
	甲氧氯普胺(metoclopramide，胃复安)	具有中枢性镇吐和胃肠促动作用。用于呕吐、反流性食管炎、胆汁反流性胃炎、产后少乳和胃轻瘫	与多潘立酮相似。大剂量或长期应用可致锥体外系反应
5-HT_4受体激动药	西沙必利(cisapride)	对胃肠作用类似甲氧氯普胺，但无阻断多巴胺受体作用。用于胃轻瘫、反流性食管炎、慢性功能性便秘	可有腹痛、腹泻、头痛、头晕、嗜睡等不良反应。剂量过大可引起心电图 Q-T 间期延长、昏厥和严重的心律失常
	莫沙必利(mosapride)	作用与西沙比利相当，强于甲氧氯普胺。用于慢性胃炎或功能性消化不良引起的消化道症状，胃食管反流病和糖尿病胃轻瘫，胃大部切除术病人的胃功能障碍	与西沙比利相似，但未见心电图 Q-T 间期延长、昏厥和严重的心律失常

笔记

二、胃肠解痉药

胃肠解痉药主要为M胆碱受体阻断药，能解除胃肠道平滑肌痉挛或蠕动亢进，缓解痉挛性疼痛。包括颠茄生物碱类及合成解痉药，前者有阿托品、山莨菪碱等，选择性低，不良反应较多；后者有丁溴东莨菪碱（scopolamine butylbromide）、匹维溴铵（pinaveriunm）、溴丙胺太林（propantheline bromide）等，阻断胃肠M胆碱受体的选择性较高，主要用于解除胃肠痉挛性腹痛（见第七章抗胆碱药）。

第四节　止　吐　药

图片：呕吐的调节及止吐药的作用靶点

止吐药是指能抑制呕吐反射的不同环节，用于防治呕吐的药物。止吐药包括：①H_1受体阻断药；②M胆碱受体阻断药；③多巴胺受体D_2阻断药；④5-HT_3受体阻断药。

1. H_1受体阻断药　常用药物有苯海拉明、异丙嗪、美克洛嗪等。用于防治晕动病、内耳眩晕病及放射病等引起的呕吐（见第二十五章抗组胺药）。

2. M胆碱受体阻断药　主要有东莨菪碱、苯海索等（见第七章抗胆碱药）。

3. D_2受体阻断药　氯丙嗪通过阻断CTZ的D_2受体，产生镇吐作用。镇吐作用强，不良反应多，对晕动病呕吐无效。多潘立酮、甲氧氯普胺用于肿瘤化疗、放疗及其他原因引起的呕吐。

4. 5-HT_3受体阻断药　常用药物有昂丹司琼（ondansetron，枢复宁）、格拉司琼（granisetron）、阿扎司琼（azasetron）和雷莫司琼（ramosetron）等，能选择性阻断中枢及迷走神经传入纤维5-HT_3受体，产生迅速而强大的止吐作用。用于防治化疗、放疗和手术后等引起的恶心、呕吐。

第五节　泻药与止泻药

一、泻药

泻药是指刺激肠蠕动或增加肠内水分、软化粪便、润滑肠道促进排便的药物。临床主要用于治疗功能性便秘、清洁肠道或加速肠内毒物排出。泻药按作用方式不同，可分为：①容积性泻药（渗透性泻药）：口服后很少吸收，在肠道内形成高渗透压，增加肠内容积，刺激肠黏膜而促进肠道蠕动，产生导泻作用，如硫酸镁、硫酸钠等；②刺激性泻药（接触性泻药）：刺激结肠，增加蠕动而产生导泻作用，如酚酞、比沙可啶等；③润滑性泻药：润滑肠道，软化粪便，促进排便，如液状石蜡、甘油、开塞露、聚乙二醇等。

硫　酸　镁

硫酸镁（magnesium sulfate）给药途径不同，呈现不同的作用，用于不同的疾病。

【作用和临床应用】

1. 导泻　大量口服后，在肠内解离为难以吸收的镁离子和硫酸根，在肠腔内形成高渗透压，阻止水分吸收，并使肠壁内水分向肠腔转移，因而使肠腔容积增大，刺激肠壁，引起肠道蠕动加快而产生腹泻。导泻作用强大、迅速。服用硫酸镁导泻时，宜空腹服用并大量饮水。用于急性便秘、口服毒物中毒。

2. 利胆　口服33%的硫酸镁溶液或用导管直接灌入十二指肠，可刺激肠黏膜，反射性引起胆总管括约肌松弛，胆囊收缩，促进胆囊排空，产生利胆作用。用于阻塞性黄疸、慢性胆囊炎和胆石症。

3. 抗惊厥　注射给药后，血中Mg^{2+}浓度升高，可抑制中枢和竞争性拮抗Ca^{2+}参与神经肌肉接头处乙酰胆碱的释放，使骨骼肌松弛，产生抗惊厥作用。用于破伤风、子痫引起的惊厥。

4. 降低血压　注射给药后，因Mg^{2+}可竞争性拮抗Ca^{2+}，抑制心脏和松弛血管平滑肌，降低外周阻力，发挥降血压的作用，且降压迅速。常用于高血压危象和妊娠高血压综合征。

5. 消炎去肿　外用50%的硫酸镁溶液热敷患处，有消炎去肿作用。用于局部肿胀。

【不良反应和注意事项】　口服刺激肠壁易致盆腔充血，腹泻严重可引起水、电解质平衡紊乱。静脉注射过量或过快，可致血压急剧下降、呼吸抑制等中毒症状，甚至死亡，一旦出现，立即停药并进行人工呼吸、静脉缓慢注射钙盐等解救措施。月经期、妊娠期妇女及老年病人慎用。肠道出血、急腹症、中枢抑制药中毒、肾功能不全者禁用。

图片：硫酸镁不同给药途径的作用与临床应用思维导图

其他常用泻药特点见表 26-7。

表 26-7　其他常用泻药

类别	常用药物	作用及应用特点	主要不良反应
容积性泻药（渗透性泻药）	硫酸钠（sodium sulfate）	导泻机制同硫酸镁，但作用较弱，无中枢抑制作用。多用于中枢抑制药中毒时导泻	心功能不全者禁用
接触性泻药（刺激性泻药）	酚酞（phenolphthalein，果导）	刺激结肠，增加蠕动而产生导泻作用，作用温和。用于习惯性或慢性便秘	偶见过敏反应、皮疹及出血倾向等
	比沙可啶（bisacodyl，双醋苯啶）	作用与酚酞相似。主要用于便秘，也可用于腹部 X 线检查、内镜检查及术前清洁肠道	少数病人可引起腹胀、肠炎。孕妇慎用
润滑性泻药	液状石蜡（liquid paraffin）	口服不吸收，润滑肠壁而导泻。用于老年人、体弱者、小儿及动脉瘤、高血压、痔等病人的便秘	长期应用可妨碍脂溶性维生素的吸收
	甘油（glycerol）	润滑并刺激肠壁，软化大便。主要用于老年人和小儿便秘	不良反应轻微
	开塞露（glycerine enema）	直肠用溶液剂（含甘油 55% 或含山梨醇、硫酸镁）。用于便秘	儿童必须在成人监护下使用
	聚乙二醇（polyethylene glycol）	口服后不被吸收和代谢分解，因其在肠道的渗透作用而产生缓泻作用。用于成人、8 岁及以上儿童的便秘	可出现腹泻、腹痛，偶有腹胀、恶心

二、止泻药

止泻药可通过抑制肠道蠕动或保护肠道免受刺激而达到止泻作用，防止机体脱水，用于剧烈腹泻或长期慢性腹泻。止泻药根据其作用机制可分为抑制肠蠕动止泻药、收敛止泻药和吸附止泻药 3 类。常用止泻药特点见表 26-8。

表 26-8　常用止泻药

类别	常用药物	作用和临床应用	不良反应
抑制肠蠕动止泻药	洛哌丁胺（loperamide，苯丁哌胺、易蒙停）	可抑制肠道平滑肌收缩及乙酰胆碱和前列腺素的释放，从而减少肠蠕动和分泌。止泻作用快、强、持久。用于急、慢性腹泻，尤其适用于其他止泻药效果不显著的慢性功能性腹泻	不良反应轻微，可有嗜睡、恶心、呕吐、腹胀和腹部不适
收敛止泻药	鞣酸蛋白（tannalbin）	在肠内能释放出鞣酸，使蛋白质凝固、沉淀，发挥收敛止泻作用。用于急性胃肠炎、非细菌性腹泻	可影响胰酶、胃蛋白酶、乳酶生的药效
	碱式碳酸铋（bismuth subcarbonate）	保护胃肠黏膜及收敛、止泻作用。用于腹泻及慢性胃肠炎	大剂量长期服用可引起便秘
吸附止泻药	蒙脱石（montmorillonite，思密达）	对消化道内多种病原体有极强的固定、抑制作用，对消化道黏膜具有很强的覆盖保护能力，还具有平衡正常菌群和局部止痛作用。用于成人及儿童急、慢性腹泻，对儿童急性腹泻尤佳	无明显不良反应，少数病人可能产生轻度便秘，可减少剂量继续服用

第六节　其他作用于消化系统的药物

一、微生态药物

微生态药物是指能在人体肠道定植生长、繁殖，并能产生一定生理作用或生态效应的无毒、无害、安全的微生态制剂。可用于防治急、慢性腹泻、便秘及肠道菌群失调。微生态药物可分为三类。①益生菌：是指能够促进肠内菌群生态平衡，对宿主起有益作用的活的微生物制剂，如乳酸杆菌、双歧杆菌、地衣芽胞杆菌、蜡样芽胞杆菌等。②益生元：是指能选择性地刺激肠内一种或几种有益菌生长繁殖，而且不被宿主消化的物质，如功能性低聚糖，可用于开发具有保健功能的各类食品。③合生素：是指益生菌与益生元的混合制剂，既可发挥益生菌的生理活性，又可选择性增加益生菌的数量，使益生菌的作用更加显著持久。临床上常用的微生态药物特点见表 26-9。

表 26-9　常用微生态药物

药　　物	临床应用	注意事项
地衣芽胞杆菌活菌(live bacillus licheniformis，整肠生)	细菌、真菌或肠道菌群失调引起的急慢性肠炎、腹泻	服用时应停用其他抗菌药物和吸附剂，以免降低药效；铋剂、鞣酸、药用炭、酊剂等能抑制、吸附或杀灭活菌，不应合用
蜡样芽胞杆菌活菌(live bacillus cereus)	婴幼儿腹泻、慢性腹泻、肠功能紊乱及肠炎	
双歧杆菌活菌(life bifidobacterium)	肠道菌群失调引起的急慢性腹泻、便秘	
双歧三联活菌(birid triple viable，金双歧)	肠道菌群失调引起的腹泻、腹胀等，也用于急、慢性腹泻和缓解便秘	
枯草杆菌二联活菌(live combined bacillus subtilis and enterococcus faecium)	肠道菌群失调引起的腹泻、便秘、肠炎、腹胀、消化不良、食欲不振等	

二、小檗碱

小檗碱(berberine，黄连素)对痢疾杆菌、大肠杆菌、金黄色葡萄球菌等引起的肠道感染、眼结膜炎和化脓性中耳炎等有效。主要用于细菌性痢疾和胃肠炎等胃肠道感染。口服不良反应较少，偶有恶心、呕吐、皮疹和药热。溶血性贫血病人及葡萄糖-6-磷酸脱氢酶缺乏病人禁用。

本章小结

抗消化性溃疡药包括中和胃酸药、胃酸分泌抑制药(包括 H^+-K^+-ATP 酶抑制药、H_2受体阻断药、M 受体阻断药、胃泌素受体阻断药)、胃黏膜保护药(胶体铋剂；②前列腺素及其衍生物；③其他胃黏膜保护药。)和抗幽门螺杆菌药(包括某些抗菌药物、铋剂和 H^+-K^+-ATP 酶抑制药)。

助消化药多为消化液中的成分或促进消化液分泌的药物。

增强胃肠动力药能增加胃肠推进性蠕动，改善胃肠道蠕动的协调性，促进胃排空。包括多巴胺受体阻断药(多潘立酮等)和 5-HT_4受体激动药(西沙必利等)。

止吐药有 H_1受体阻断药(苯海拉明等)、M 胆碱受体阻断药(东莨菪碱等)、多巴胺 D_2受体阻断药(氯丙嗪、多潘立酮等)、5-HT_3受体阻断药(昂丹司琼等)。

泻药包括容积性泻药、刺激性泻药、润滑性泻药。止泻药包括抑制肠蠕动止泻药、收敛止泻药和吸附止泻药。

微生态药物包括益生菌(双歧杆菌制剂等)、益生元和合生素三大类，益生菌可用防治急、慢性腹泻、便秘及肠道菌群失调。黄连素主要用于细菌性痢疾和胃肠炎等胃肠道感染。

病例讨论

病人，男性，48岁。上腹部疼痛2年，多在冬春季发生，每因饮酒或情绪紧张时加重或复发。3天前因受凉感冒，出现发热、头痛，服用阿司匹林治疗后，出现上腹部疼痛，痛势较甚，伴有泛酸，嗳气，口苦口干，大便干。胃镜检查：十二指肠溃疡，幽门螺杆菌阳性。

病例讨论

常用制剂和用法

氢氧化铝　凝胶一次4～8ml，一日2～4次，饭前服。

氧化镁　片剂：0.2g。抗酸：一次0.2～1g，一日3次。缓泻：一次3g，一日3次。

三硅酸镁　片剂：0.3g。一次0.6～1.0g，一日2～3次，饭前服。

铝碳酸镁 片剂：0.5g。口服（咀嚼后服用）。一次1～2片，一日3次。餐后1～2小时、睡前或胃部不适时服用。

西咪替丁　片剂：0.2g、0.8g。胶囊剂：0.2g。一次0.4g，一日2次，饭后或睡前服，疗程4～6周。注射剂：0.2g。一次0.2～0.4g，4～6小时一次，一日剂量不超过2g。稀释后静脉注射，也可肌内注射。

雷尼替丁　片剂（胶囊）：0.15g。一次0.15g，一日2次。注射剂：50mg。一次50mg，一日2次，肌内注射或缓慢静脉注射。

奥美拉唑　胶囊剂：20mg。肠溶片：20mg。一次20mg，一日1次，疗程2～4周。注射剂：40mg。治疗消化性溃疡出血，一次40mg，1日2次，连用3日，静脉注射。

兰索拉唑　片（胶囊）剂：30mg。一次30mg，1日1次，疗程6～8周。

泮托拉唑　片（肠溶）剂：40mg。一次40mg，1日1次，疗程2～4周，总疗程不超过8周。

雷贝拉唑　片剂：10mg、20mg。一次10～20mg，1日1次，疗程4～6周。

埃索美拉唑　片（肠溶）剂：20mg、40mg。一次40mg，一日1次，疗程4周。

哌仑西平　片剂：25mg、50mg。一次50mg，一日2～3次，疗程4～6周。

丙谷胺　片剂：25mg、50mg。一次50mg，一日2次，疗程4～6周。

枸橼酸铋钾　颗粒剂：1.2g。一次1.2g，一日3～4次，餐前半小时和睡前服用，疗程4～8周。片剂、胶囊剂：120mg。一次2片（粒），一日2次，早餐前半小时与睡前温水送服。

胶体果胶铋　胶囊：50mg。一次150mg，一日4次，餐前1小时及睡前服用。

米索前列醇　片剂：200μg。一次200μg，一日4次。

硫糖铝　片剂：0.25g、0.5g。一次1.0g，一日3～4次。

胃蛋白酶　粉剂。一次0.2～0.6g，一日3次，饭前或饭后。合剂：每100ml含胃蛋白酶20g、稀盐酸20ml。一次10ml，一日3次，饭前服用。

胰酶　片剂：0.3g、0.5g。一次0.3～1.0g，一日3次，饭前服用。

乳酶生　片剂：0.1g。成人：一次0.2～0.6g，一日3次，饭前服用。儿童：1～3岁，一次0.1～0.2g；4～6岁，一次0.2～0.3g；7～9岁，一次0.2～0.4g；10～12岁，一次0.3～0.4g；一日3次，饭前服用。

甲氧氯普胺　片剂：5mg。一次10mg，一日3次，饭前0.5小时服。注射剂：10mg。一次10～20mg，一日不超过0.5mg/kg，肌内注射。

多潘立酮　片剂：10mg。一次10～20mg，一日3次，饭前0.5小时服。注射剂：10mg。一次10mg，一日3次，肌内注射。

西沙必利　片剂：5mg。一次5～10mg，一日3次，饭前0.5小时服。

莫沙必利　片剂：5 mg。一次5 mg，一日3次。

昂丹司琼　片剂：4mg、8mg。一次8mg，一日3次。注射剂：4mg、8mg。化疗前缓慢静脉注射8mg，化疗后每4小时一次，共2次，再改口服给药。

格拉司琼　片（胶囊）剂：1mg；注射剂：3mg/3ml。口服：一次1mg，一日2次。静注：一次3～6mg，

笔记

于放疗或化疗前用，每日最高剂量不超过 9mg。

阿扎司琼　注射剂：10mg/2ml。静注：一次 10mg，一日一次。

雷莫司琼　注射剂：0.3mg/2ml。静注：一次 0.3mg，一日一次。日用量不超过 0.6mg。

硫酸镁　粉剂。导泻：一次 5～20g，同时饮用大量温水。利胆：一次 2～5g，一日 3 次，饭前服。十二指肠引流，33% 溶液 30～50ml，导入十二指肠。

洛哌丁胺　胶囊剂：2mg。一次 2mg，一日 3 次，首次加倍。

鞣酸蛋白　片剂：0.25mg、0.5mg。一次 1～2g，一日 3 次，空腹服。

药用炭　片剂：0.3g、0.5g。一次 1g，一日 3 次。粉剂：一次 1～3g，一日 3 次。

蒙脱石　散剂：3g。成人每次 1 袋（3 克），一日 3 次；儿童 1 岁以下每日 1 袋，分 3 次服；1～2 岁，每日 1～2 袋，分 3 次服；2 岁以上每日 2～3 袋，分三次服，服用时将本品倒入半杯温开水（约 50ml）中混匀快速服完。治疗急性腹泻时首次剂量加倍。

双歧杆菌活菌　胶囊：0.35g。一次 1～2 粒，早晚各 1 次；餐后温开水送服。

地衣芽胞杆菌活菌　胶囊：0.25g。成人一次 2 粒，儿童一次 1 粒；一日 3 次，首次加倍，温开水送服。

蜡样芽胞杆菌活菌　胶囊 0.25g。成人一次 2 粒，一日 3 次，儿童减半；温开水送服。

双歧三联活菌：片剂：210mg。成人一次 2g，一日 3 次；0～1 岁一次 0.5 克，一日 3 次；1～5 岁一次 1g，一日 3 次；6～12 岁，一次 2g；一日 3 次，温开水送服。

枯草杆菌二联活菌肠溶　胶囊：250mg。本品为儿童专用药品，2 岁以下，一次 1 袋，一日 1～2 次；2 岁以上，一次 1～2 袋；一日 1～2 次，温开水送服。

黄连素　片剂：0.1g。1 次 0.1～0.3g，一日 3 次。

（杨丽珠）

扫一扫，测一测

思考题

1. 硫酸镁不同途径给药，具有哪些不同的作用和用途？
2. 昏迷病人导泻能否使用硫酸镁？为什么？
3. 抑制胃酸分泌的药物分哪几类？说出各类代表药，并简述各类药的作用。

第二十七章　作用于呼吸系统的药物

27章课件

学习目标

1. 掌握：平喘药的作用、临床应用和主要不良反应。
2. 熟悉：镇咳药的作用和临床应用。
3. 了解：祛痰药的作用和临床应用。
4. 具备根据适应证合理选择呼吸系统药物及正确处置不良反应的能力。
5. 能利用所学知识进行医患沟通，开展用药咨询服务，并能正确指导病人合理用药。

呼吸系统疾病的常见症状有咳嗽、咳痰、喘息等，上述症状可单独出现或同时存在，相互影响。呼吸系统疾病除对因治疗外，合理使用平喘药、镇咳药和祛痰药，可以缓解症状，减轻病人痛苦，并能有效防治慢性阻塞性肺部疾病等继发性呼吸系统疾病的发生。

第一节　平　喘　药

2701

动画：控制哮喘药物主要作用机制

喘息是呼吸系统疾病的常见症状，见于支气管哮喘和喘息型支气管炎，主要病理改变为支气管痉挛、支气管黏膜炎症引起气道狭窄或阻塞。其发病机制复杂，涉及炎症、变态反应、神经调节失衡、遗传等诸多因素。

平喘药是指作用于哮喘发病的不同环节、能缓解或预防哮喘发生的药物。平喘药分为抗炎平喘药、支气管扩张药和抗过敏平喘药。

一、抗炎平喘药

抗炎平喘药通过抑制气道炎症反应，长期防止哮喘发作，已作为平喘的一线药物。

（一）糖皮质激素

【平喘作用和临床应用】 糖皮质激素是目前最有效的抗变态反应炎症药物，通过抑制哮喘时炎症反应的多个环节发挥平喘作用。给药方式主要有以下两种：①局部给药：常采用气雾剂，经呼吸道吸入给药，适用于支气管扩张药不能控制的慢性哮喘，长期应用可减少或中止哮喘发作，减轻病情，但不能缓解急性症状。常用药物有倍氯米松、布地奈德、氟替卡松、曲安奈德等；②全身给药：适用于严重哮喘或哮喘持续状态，可口服或注射糖皮质激素，常用药物有泼尼松、泼尼松龙、地塞米松等。

【不良反应和注意事项】 吸入给药不良反应轻。长期吸入给药，药物沉积在咽部并吞咽到胃肠道，引起声音嘶哑、口腔念珠菌感染等，每次吸入后可用清水漱口，以免药液残留于咽喉部。长期大量吸入可抑制下丘脑-垂体-肾上腺皮质轴的功能，导致继发性肾上腺皮质功能不全，但较轻。全身给药的不良反应多而严重。

笔记

常用糖皮质激素类药物特点见表27-1。

表27-1　常用糖皮质激素类药物

药　　物	作用和临床应用	主要不良反应
倍氯米松(beclomethasone)	局部抗炎作用强度为地塞米松的600倍。气雾吸入给药用于其他平喘药不能控制的慢性哮喘病人	少数病人发生声音嘶哑和口腔咽喉部念珠菌感染，每次用药后漱口可减少发病率
布地奈德(budesonide)	局部抗炎作用约为倍氯米松的2倍。临床应用同倍氯米松	比倍氯米松少，几无全身肾上腺皮质激素作用
氟替卡松(fluticasone)	比布地奈德、倍氯米松作用快而强，对肺功能改善优于两个药物	比倍氯米松少
曲安奈德(triamcinolone acetonide)	比氢化可的松强20～40倍，气雾吸入用于支气管哮喘，作用强而持久	比倍氯米松少，可出现暂时性声嘶或失音

（二）磷酸二酯酶-4抑制药

罗氟司特

罗氟司特(roflumilast)口服生物利用度80%，达峰时间为1小时，$t_{1/2}$为17小时，血浆蛋白结合率99%，主要经肝代谢，大部分从肾排泄。

【作用和临床应用】 磷酸二酯酶-4(PDE-4)是细胞内特异性的cAMP水解酶。罗氟司特通过抑制PDE-4活性，增加细胞内cAMP含量而发挥作用：①抑制中性粒细胞、巨噬细胞和嗜酸粒细胞等炎症细胞聚集和活化，减少IL-1、TNF-α等炎症因子释放；②扩张支气管平滑肌，缓解气道高反应性；③减少气道上皮细胞基底的胶原沉着、气道平滑肌增厚、杯状细胞增生，缓解气道重塑。用于慢性喘息性支气管炎、支气管哮喘、慢性阻塞性肺部疾病。

【不良反应和注意事项】 用药1周时，可出现腹泻、恶心、头痛、失眠和食欲减退，大多随持续治疗而消失。少数病人出现焦虑、抑郁。18岁以下病人、肝功能不全者禁用。

二、支气管扩张药

支气管扩张药包括β受体激动药、茶碱类和抗胆碱药。

（一）β受体激动药

β受体激动药包括非选择性β受体激动药和选择性β_2受体激动药。本类药物激动支气管平滑肌β_2受体，松弛支气管平滑肌，抑制肥大细胞和中性粒细胞释放炎症介质与过敏介质，缓解支气管痉挛和气道狭窄。

非选择性β受体激动药如异丙肾上腺素、肾上腺素等，平喘作用强大，但该类药物可激动心脏β_1受体，引起严重的心血管反应。目前，治疗哮喘已少用(见第八章拟肾上腺素药)。

选择性β_2受体激动药，对β_2受体有强大的兴奋作用，对β_1受体作用弱，常用量很少产生心血管反应，故临床上常用选择性β_2受体激动药。常用药物有沙丁胺醇(salbutamol，舒喘灵)、特布他林(terbutaline)、福莫特罗(formorterol)、克仑特罗(clenbuterol，氨哮素)、沙美特罗(salmeterol xinafoate aerosol)等。

沙丁胺醇

【作用和临床应用】 短效类β_2受体激动药，扩张支气管作用较强，兴奋心脏β_1受体作用仅为异丙肾上腺素1/10。本药口服30分钟起效，维持4～6小时。常用吸入给药，吸入5～15分钟起效，维持3～6小时。主要用于支气管哮喘、哮喘型支气管炎。哮喘急性发作应静脉给药。

【不良反应和注意事项】 治疗量时心血管不良反应轻而少，用量过大或长期应用，可引起心悸、恶心、头痛、头晕及肌肉震颤、血糖升高等。长期应用产生耐受性。高血压、冠心病、糖尿病、心功能不全、甲状腺功能亢进者慎用。

其他常用 β_2受体激动药特点见表 27-2。

表 27-2 其他常用 β_2受体激动药

药 物	作用和临床应用	不良反应
特布他林(短效类)	作用较沙丁胺醇弱,但较持久。用于支气管哮喘、哮喘型支气管炎和慢性阻塞性肺部疾患时的支气管哮喘	震颤、强直性痉挛、心悸等
克仑特罗(长效类)	兼有增强纤毛运动、溶解黏液的作用。用途同特布他林	少数口干、心悸、手颤等
福莫特罗(长效类)	兼有抗炎作用,用于慢性哮喘与慢性阻塞性肺病的维持治疗,因其为长效制剂,特别适用于哮喘夜间发作病人和预防运动性哮喘的发作	肌肉震颤、头痛、心悸、心动过速等
沙美特罗(长效类)	兼有抗炎和降低血管通透性作用。用于喘息性支气管炎和可逆性气道阻塞,特别适用于夜间哮喘和运动性哮喘	偶见恶心、呕吐、震颤、心悸、头痛及口腔刺激症状

知识拓展

瘦 肉 精

瘦肉精的化学名为盐酸克仑特罗。它是一种人工合成的 β 肾上腺素受体激动药,具有扩张支气管的作用,常用来防治哮喘、肺气肿等肺部疾病。当其应用剂量达到治疗量的 5～10 倍时,可使肌肉合成增加,脂肪沉积减少,俗称为“瘦肉精”。在畜牧业生产中,一些非法生产者将其作为一种生长促进剂添加到动物饲料中,造成肉品中瘦肉精残留。食用含瘦肉精的肉品对人体危害极大,使人出现肌肉震颤、心慌、战栗、头痛、恶心、呕吐等症状,严重时可致人死亡。

(二)茶碱类

茶碱类是甲基黄嘌呤类衍生物,是常用的支气管扩张药。主要有氨茶碱、胆茶碱等。

氨 茶 碱

氨茶碱(aminophylline)是茶碱和乙二胺的复合物。

【作用】

1. 平喘作用 能松弛支气管平滑肌,尤其对痉挛状态的平滑肌作用更加明显;抑制过敏介质释放,降低气道炎症反应;增加膈肌收缩力,促进气道黏膜纤毛的运动。

2. 强心作用 直接作用于心肌,增强心肌收缩力。

3. 利尿作用 增加肾血流量,提高肾小球滤过率和减少肾小管对钠、水的重吸收,产生利尿作用。

4. 其他 松弛胆道平滑肌,解除胆道痉挛。

【临床应用】

1. 支气管哮喘 因起效慢,一般情况下不宜采用。慢性支气管哮喘或轻症哮喘一般用口服制剂。β_2受体激动药不能控制的哮喘可静脉滴注或稀释后静脉注射。

2. 中枢型睡眠呼吸暂停综合征 氨茶碱有中枢兴奋作用,可用于脑部疾病或原发性呼吸中枢病变引起的通气不足,增强通气,改善症状。

3. 其他 心源性哮喘、胆绞痛。

【不良反应和注意事项】

1. 局部刺激 因本药呈强碱性,故局部刺激作用强。口服可引起恶心、呕吐。宜饭后服或服用肠溶片。

2. 中枢兴奋 可发生烦躁不安、失眠等,剂量过大时可发生谵妄、惊厥等。可用镇静药对抗。

3. 心血管反应 静脉注射过快或浓度过高可强烈兴奋心脏,引起心悸、心律失常、血压剧降甚至死亡。故必须稀释后缓慢注射，并注意观察病人反应。

老年人、孕妇、哺乳期妇女及心、肝、肾功能不全者慎用。急性心肌梗死、低血压、休克病人禁用。

其他常用茶碱类药物特点见表 27-3。

表 27-3　其他常用茶碱类药物

药　　物	作用和临床应用	不良反应
多索茶碱（doxofylline）	起效快，药效持续时间长；松弛支气管平滑肌作用较氨茶碱强 10～15 倍，并具有镇咳作用。用于支气管哮喘、喘息性慢性支气管炎及其他支气管痉挛引起的呼吸困难	与茶碱相比，较少引起中枢、胃肠道、心血管等肺外系统的不良反应。急性心肌梗死病人禁用
胆茶碱（choline thephyllinne）	对心脏和中枢神经系统的作用不明显。作用及临床应用同氨茶碱	胃肠反应较氨茶碱少

（三）M 胆碱受体阻断药

呼吸道 M 胆碱受体有 M_1、M_2、M_3受体亚型，阻断 M_1、M_3胆碱受体可产生支气管扩张。阿托品、东莨菪碱、山莨菪碱等非选择性 M 受体阻断药，对支气管平滑肌选择低，对全身其他组织的 M 受体也有阻断作用，可产生广泛而严重的不良反应，故临床不用于哮喘治疗。目前用于治疗哮喘的为阿托品衍生物，能选择性阻断呼吸道 M 胆碱受体，具有较强的松弛支气管平滑肌作用。常用药物有异丙托溴铵、氧托溴铵、噻托溴铵等，主要作用特点见表 27-4。

表 27-4　常用 M 胆碱受体阻断药物

药　　物	作用和临床应用	不良反应
异丙托溴铵（ipratropium bromide，异丙阿托品）	起效慢。用于老年病人，尤其是迷走神经活性增高的哮喘病人。对其他类型的哮喘疗效不及 β_2受体阻断药，但对 β_2受体激动药耐受的病人有效	大剂量可见口干、喉部不适等。青光眼病人禁用
噻托溴铵（tiotropium Bromide）	长效。用于防治慢性阻塞性肺病及支气管哮喘，对急性哮喘发作无效	常见口干、声音嘶哑；老年病人慎用
氧托溴铵（oxitropium bromide，氧阿托品）	口服不易吸收，须气雾吸入给药，作用持续时间较长。用于支气管哮喘、慢性喘息性支气管炎和慢性阻塞性肺部疾病	可有暂时性口干、黏膜干燥，偶见眼发干

三、抗过敏平喘药

抗过敏平喘药的主要作用是抗过敏作用和轻度抗炎作用。本类药物起效慢，不宜用于哮喘急性发作期的治疗，主要用于预防哮喘的发作。本类药物包括炎症细胞膜稳定药（色甘酸钠、奈多罗米）、H_1受体阻断药（酮替芬）和抗白三烯药。

（一）炎症细胞膜稳定药

色　甘　酸　钠

色甘酸钠（sodium cromoglicate，咽泰）口服吸收仅 1%，临床上采取微细粉末喷雾吸入给药，吸入后 10～20 分钟血浆药物浓度达峰值，血浆 $t_{1/2}$为 45～100 分钟。经胆汁和尿排出。

【作用】 本药无直接松弛支气管平滑肌作用，亦无直接拮抗组胺、白三烯等过敏介质作用。在接触抗原前用药，可预防速发型和迟发型过敏性哮喘、运动或其他刺激诱发的哮喘，对正在发作的哮喘无效。目前认为其作用机制可能是：①稳定肥大细胞膜，阻止肥大细胞释放组胺、白三烯等过敏介质；②抑制气道感觉神经末梢功能与气道神经源性炎症，如抑制二氧化硫、冷空气、运动等引起的支气管痉挛；③抑制巨噬细胞、嗜酸粒细胞等介导的炎症反应；④长期应用可抑制气道高反应性。

【临床应用】 预防支气管哮喘发作，需在机体接触抗原和刺激物前 7～10 天给药，对外源性哮喘疗效显著;亦可用于过敏性鼻炎、春季结膜炎、过敏性湿疹;灌肠可改善溃疡性结肠炎和直肠炎症状。

【不良反应和注意事项】 不良反应少见。粉雾吸入时,少数病人有咽喉干痒、呛咳、口干、胸部紧迫感,甚至诱发哮喘。必要时,同时吸入少量 β_2受体激动药可预防。孕妇慎用。

奈多罗米

奈多罗米(nedocromil)作用与色甘酸钠相似,但比色甘酸钠强。除有肥大细胞膜稳定作用外,还有明显抗炎作用。可作为长期预防性平喘药,吸入给药可用于哮喘早期的维持治疗。偶见头痛、恶心。

(二) H_1受体阻断药

酮替芬

酮替芬(ketotifen)除有类似色甘酸钠的作用外,还具有强大的 H_1受体阻断作用,并能增强 β_2受体激动药的平喘作用。本药可单独应用或与茶碱类、β_2受体激动药合用于防治轻、中度哮喘,也可用于过敏性鼻炎、慢性荨麻疹及食物过敏等。不良反应有嗜睡、头晕、口干等。孕妇、驾驶员、机械操作人员慎用。

(三) 抗白三烯药

白三稀(leukotrienes,LTs)是花生四烯酸经 5-脂氧合酶代谢的产物,其中 LTC-4、LTD-4、LTE-4 统称为半胱氨酰白三烯,是哮喘发病中的重要炎症介质,能与支气管平滑肌等部位的白三烯受体结合,引起支气管黏液分泌,降低支气管纤毛功能,增加气道微血管通透性,引起气道炎症,其作用强度比组胺大 1000 倍,而且作用持续时间较长。抗白三烯药能对抗半胱氨酰白三烯的上述作用。常用药物特点见表 27-5。

表 27-5　常用抗白三烯药物特点

药　物	作用和临床应用	不良反应
扎鲁司特(zafirlukast)	对抗原、阿司匹林、运动及冷空气所致的支气管收缩痉挛有良效。用于慢性轻中度支气管哮喘的防治,不宜用于急性哮喘	有轻微头痛、咽炎及胃肠道反应。孕妇、哺乳妇女及肝功能不全者慎用
孟鲁司特(montelukast)	作用与扎鲁司特钠相似。用于成人和 2 岁以上小儿支气管哮喘的长期治疗和预防	有轻度头痛、嗜睡等,罕见癫痫发作、氨基转移酶升高
普仑司特(Pranlukast)	用于支气管哮喘的预防和治疗,对已经发作的哮喘无缓解作用	偶见麻木、震颤、失眠、嗜睡、头痛、关节痛、倦怠感、发热、水肿

2702

图片:平喘药吸入给药途径思维导图

处方分析

病人,女,50 岁。支气管哮喘发作,服用氨茶碱后引起心动过速。医生开具如下处方是否合理?

Rp.

氨茶碱片　0. 1×20

Sig.　0. 1　tid.　po.

普萘洛尔片 10mg ×20

Sig.　10mg　tid.　po.

第二节　镇　咳　药

咳嗽是呼吸系统疾病的主要症状,也是一种保护性反射,咳嗽能促进呼吸道痰液和异物的排出,保持呼吸道的清洁和通畅。轻度咳嗽一般不需用镇咳药,严重而频繁的咳嗽,为减轻病人的痛苦,防止原发病的发展及并发症发生，应在对因治疗的同时适当应用镇咳药。痰多所致的咳嗽宜用祛痰药，慎用镇咳药，否则痰液不能排出，阻塞呼吸道继发感染，引起窒息。

镇咳药根据其作用部位不同分为中枢性镇咳药和外周性镇咳药。有些镇咳药兼有中枢镇咳和外周镇咳作用。

一、中枢性镇咳药

中枢性镇咳药直接抑制咳嗽中枢，分为成瘾性镇咳药、非成瘾性镇咳药。前者有吗啡生物碱及其衍生物，镇咳作用强，后者有右美沙芬等。

（一）成瘾性中枢性镇咳药

可 待 因

可待因（codeine，甲基吗啡）直接抑制延脑咳嗽中枢，镇咳作用快而强，作用强度约为吗啡的1/4，作用持续4~6小时。主要用于各种原因引起的剧烈干咳，尤其适用于伴有胸痛的剧烈干咳病人。

不良反应比吗啡轻，偶有恶心、呕吐、便秘及眩晕等；过量可出现兴奋、烦躁不安、惊厥、呼吸抑制等。久用可产生耐受性及依赖性。因能轻度收缩支气管，故呼吸不畅及支气管哮喘性咳嗽病人慎用。黏痰多者禁用。

（二）非成瘾性中枢性镇咳药

右 美 沙 芬

右美沙芬（dextromethorphan）镇咳作用与可待因相似或略强，起效快，无镇痛作用及成瘾性，治疗量不抑制呼吸。主要用于干咳。偶见头晕、嗜睡、口干、便秘、恶心和食欲缺乏等。痰多者慎用，妊娠3个月内妇女禁用。

喷 托 维 林

喷托维林（pentoxyverine，咳必清）镇咳强度约为可待因的1/3，兼有中枢性和外周性镇咳作用，并有轻度阿托品样作用和局部麻醉作用，能松弛痉挛的支气管平滑肌和抑制呼吸道感受器。主要用于各种原因引起的干咳。偶见轻度头痛、头晕、口干、恶心、便秘等。青光眼、前列腺肥大和心功能不全者慎用。

二、外周性镇咳药

外周性镇咳药通过抑制咳嗽反射弧中的感受器、传入神经、传出神经或效应器，发挥镇咳作用。常用外周性镇咳药特点见表27-6。

表27-6 常用外周性镇咳药

药 物	作用和临床应用	不良反应和注意事项
苯丙哌林（benproperine）	具有中枢性和外周性镇咳双重作用，其镇咳作用比可待因强2~4倍，不抑制呼吸。用于急性支气管炎和各种原因引起的干咳	偶有口干、头晕、乏力、食欲缺乏和皮疹等。孕妇慎用
苯佐那酯（benzonatate，退嗽）	化学结构与丁卡因相似，故具有较强的局麻作用。用于刺激性干咳、阵咳，也用于支气管镜、喉镜检查及支气管造影前预防咳嗽	偶有轻度嗜睡、恶心、眩晕、鼻塞、口干等。需整片吞服，切勿嚼碎以免引起口腔麻木
那可丁（narcotine）	抑制肺牵张反射、解除支气管平滑肌痉挛引起的咳嗽，兼有兴奋呼吸中枢作用，无成瘾性。用于阵发性咳嗽	轻度嗜睡、头痛、恶心等
二氧丙嗪（dioxopromethazine，克咳敏）	具有较强镇咳作用，并具有抗组胺、解除平滑肌痉挛、抗炎和局麻作用，还可增强免疫功能尤其是细胞免疫。用于慢性支气管炎，镇咳疗效显著	困倦、乏力等

图片：镇咳药分类及特点思维导图

第三节 祛痰药

祛痰药是指能使痰液变稀或黏滞性降低、使痰易于排出的药物。痰液咳出可减少对呼吸道黏膜的刺激和对小气道的阻塞,有利于缓解咳嗽和减轻喘息症状。祛痰药包括痰液稀释药和黏痰溶解药。前者服用后增加痰液中水分,稀释痰液,包括恶心性祛痰药和刺激性祛痰药;后者使痰液黏稠度降低或调节黏液成分,使痰易于排出,包括黏痰溶解药和黏痰调节药。常用祛痰药特点见表27-7。

表27-7 常用祛痰药特点

分类	药物	作用和临床应用	不良反应
一、痰液稀释药			
恶心性祛痰药	氯化铵(ammonium chloride)	轻度恶心作用使呼吸道腺体分泌增加,稀释痰液。用于黏痰难咳出病人,也可用于代谢性碱中毒及酸化尿液	宜饭后服用。消化性溃疡病病人慎用。严重肝、肾功能不全及酸血症者禁用
	碘化钾(potassium iodide)	用于黏痰难咳出病人	可有胃肠不适症状
	愈创甘油醚(guaifenesin)	兼有轻度镇咳、防腐作用,用于黏痰难咳出病人	可见头晕、嗜睡、恶心、胃肠不适、过敏
刺激性祛痰药	桉叶油(eucalyptus)、安息香酊(benzoin tincture)	随蒸汽吸入后可使痰液变稀,改善血液循环促进炎症消退,并有轻度抗菌消炎作用。用于痰液黏稠难以咳出病人	药物浓度过高可刺激眼、鼻、咽喉,引起疼痛、流泪、流涕、咳嗽等
二、黏痰溶解药			
黏痰溶解药	乙酰半胱氨酸(acetylcysteine,痰易净)	黏痰溶解作用较强,用于大量黏痰难以咳出病人。直接滴入呼吸道可产生大量痰液,需用吸痰器排痰	可致支气管痉挛,与异丙肾上腺素合用可避免;避免与金属、橡皮、氧化剂、氧气接触。支气管哮喘病人禁用
	羧甲司坦(carbocisteine)	促进支气管腺体分泌使痰液黏滞性降低,用于慢性支气管炎、支气管哮喘等疾病引起的痰液黏稠、咳痰困难和痰阻气管等。也可用于术后咳痰困难者	有轻度头晕、恶心、胃部不适、腹泻、胃肠出血及皮疹等不良反应。消化性溃疡病人慎用或禁用
	脱氧核糖核酸酶(deoxyribonuclease,DNAase)	降低黏度,使痰液易咳出。用于有大量脓痰的呼吸道感染病人	用药后有咽部疼痛,需立即漱口。长期应用可见皮疹、发热等。急性化脓性蜂窝织炎及有支气管胸腔瘘的活动性结核病者禁用
	桉柠蒎(eucalyptol)	用于急、慢性支气管炎、肺炎、支气管扩张和肺脓肿等呼吸道疾病病人的止咳化痰,亦适用于慢性阻塞性肺部疾患、肺部真菌感染、肺结核等的痰液排除	轻微,偶有胃肠道不适和过敏反应
黏痰调节药	溴己新(bromhexine)	能使气道黏膜减少分泌酸性黏蛋白、增加分泌小分子黏蛋白,降低痰液黏度;还能促进支气管纤毛运动,促进排痰。适用于急慢性支气管炎、支气管哮喘、支气管扩张等痰液黏稠不易咳出病人	偶有恶心、胃部不适,减量停药后可消失;严重不良反应为皮疹、遗尿
	氨溴索(ambroxol,沐舒坦)	为溴己新在体内的活性代谢物,其祛痰作用显著超过溴己新,且毒性小,耐受性好	较少,仅少数病人出现轻微的胃肠道反应,偶见皮疹

本章小结

平喘、镇咳、祛痰是呼吸系统疾病的对症治疗措施，分别使用平喘药、镇咳药、祛痰药。平喘药通过抑制气管炎症、扩张支气管及抗过敏达到平喘作用，包括抗炎平喘药、支气管扩张药和抗过敏平喘药。镇咳药按其作用部位分为中枢性镇咳药和外周性镇咳药，适用于痰少剧咳病人。祛痰药有痰液稀释药和黏痰溶解药，均能使痰易于咳出，用于痰多难以咳出者。

病例讨论

病人，男，70岁，有长期吸烟史。既往有支气管哮喘病史20余年，3天前因感冒后，气喘症状再发加重，并伴有咳嗽咳痰。胸片示肺炎，血常规及降钙素原等细菌感染指标高。临床诊断为支气管哮喘急性发作。

2704

病例讨论

常用制剂和用法

倍氯米松　气雾剂：每瓶含本品10mg。开始一次吸入50～200μg，一日2～3次，维持吸入量应个体化，以能控制症状的最低量为准。

曲安奈德　鼻喷雾剂：6ml/支（120喷，55μg/揿）；注射液（混悬剂）：40mg/1ml。

过敏性鼻炎：12岁以上的儿童、成人，一次剂量为每侧鼻孔2揿（共220μg），一日1次。症状得到控制时，可降低到每侧鼻孔1揿，一日1次，可作为的长期维持用药。支气管哮喘：肌内注射，成人一次40mg，每3周1次，5次为一疗程。儿童剂量减半。

氟替卡松　鼻喷雾剂：0.05%（50μg/揿）。成人和12岁以上儿童：每个鼻孔各2揿，一日1次（每日200μg），以早晨用药为好。每日最大剂量为每个鼻孔不超过4揿。

沙丁胺醇　片剂：2mg。一次2～4mg，一日3次。气雾剂：药液浓度0.2%。一次0.2～0.4mg，一日4次。

克仑特罗　片剂：20μg、40μg。一次20～40μg，一日3次。气雾剂：每瓶含本品2mg。一次10～20μg，一日3次，气雾吸入。

特布他林　片剂：2.5mg、5mg。一次2.5～5mg，一日3次。气雾剂：每瓶含本品50mg。一次0.25～0.5mg，一日3～4次，气雾吸入。注射剂：0.25mg。一次0.25mg，必要时可重复一次，但4小时内不能超过0.5mg，静脉注射。

克仑特罗　气雾剂：2mg/瓶。喷雾吸入：一次10～20μg（1～2揿），一日3次，喷吸间隔时间不得少于4小时。栓剂：60μg/粒。直肠给药：一次60μg，塞入肛门，1日2次。也可于睡前给药一次。

福莫特罗　片剂：20μg、40μg；气雾剂：60揿/瓶。口服：成人：一次40～80μg，一日2次。气雾吸入：成人一次4.5～9μg，一日2次。

沙美特罗　微粉吸入剂：50μg/粒。一次50μg，一日2次。严重病例，一次100μg，一日2次。儿童每次25μg，一日2次。

氨茶碱　片剂：0.1g、0.2g。一次0.1～0.2g，一日3次，极量：一次0.5g，一日1g。缓释片：0.1g、0.2g。一次0.2～0.3g，一日2次。注射剂：0.25g。一次0.25～0.5g，一日1次，以50%葡萄糖20～40ml稀释后缓慢静脉注射（不得少于10分钟），或以5%葡萄糖500ml稀释后静脉滴注。

多索茶碱 片剂：片剂：0.2g。一次0.2～0.4g，一日2次。注射液：0.1g/1ml。成人一次0.2g，12小时一次，以25%葡萄糖注射液稀释至40ml缓慢静脉注射（时间应在20分钟以上），5～10日为一疗程，或遵医嘱；也可将本品0.3g加入5%葡萄糖注射液或生理盐水注射液100ml中，缓慢静脉滴注（时间应在40分钟以上），一日一次。

异丙托溴铵　气雾剂：10ml。一次40～80μg，一日3～4次，气雾吸入。

氧托溴铵　气雾剂：0.03g/15ml。一次100μg（2揿），一日2次。呼吸困难病人可增至一日3次，

笔记

气雾吸入。

噻托溴铵　粉雾剂:18μg/粒。一次1粒,用HandiHaler(药粉吸入器)吸入装置吸入,一日1次。

扎鲁司特　片剂:20mg、40mg。一次20mg,一日2次,饭前1小时或饭后2小时服。

孟鲁斯特　片剂:5mg。一日一次。哮喘或季节性过敏性鼻炎:15岁及以上病人一次10mg,6至14岁病人一次5mg,2至5岁病人一次4mg。

普仑司特　胶囊剂:112.5mg/粒。成人:一次225 mg,一日2次,餐后服用。

色甘酸钠　气雾剂:700mg。一次3.5~7mg,一日3~4次,气雾吸入。粉雾剂:20mg。一次20mg,一日4次,粉雾吸入。

奈多罗米　气雾剂:24mg。一次4mg,一日2~4次,气雾吸入。

酮替芬　片剂:0.5mg、1mg。一次1mg,一日2次。

可待因　片剂:15mg、30mg。一次15~30mg,一日3次。注射剂:15mg、30mg。一次15~30mg,皮下注射。

右美沙芬　片剂:10mg、15mg。一次10~30mg,一日3次。

喷托维林　片剂:25mg。一次25mg,一日3~4次。

苯佐那酯　糖衣丸或胶囊剂:25mg、50mg。一次50~100mg,一日3次。

苯丙哌林　片剂:20mg。一次20~40mg,一日3次。

氯化铵　片剂:0.3g。一次0.3~0.6g,一日3次。注射剂:5g。治疗碱中毒或酸化尿液,一日2~20g,静脉滴注。

乙酰半胱氨酸　片剂:200mg、500mg。一次200mg,一日2~3次。喷雾剂:1.0g。临用前用氯化钠溶液配成10%的溶液,一次1~3ml,一日2~3次,喷雾吸入。

溴己新　片剂:4mg、8mg。一次8~16mg,一日3次。气雾剂:0.2%溶液。一次2ml,一日2~3次。

桉柠蒎胶囊剂:0.3g/粒。口服:成人:急性病人,一次0.3g,一日3~4次;慢性病人,一次0.3g,一日2次。宜餐前半小时凉开水送服,禁用热开水。不可打开或嚼破后服用。

（杨丽珠）

扫一扫,测一测

思考题

1. 氨茶碱的不良反应有哪些？如何防治？

2. 为下列病情选用合适的药物,并说明道理:①剧烈的刺激性干咳;②支气管哮喘急性发作;③外因性支气管哮喘预防发作;④黏稠痰所致的咳嗽。

第二十八章　子宫平滑肌收缩药与舒张药

28章课件

学习目标

1. 掌握：缩宫素的作用、临床应用、不良反应和注意事项。
2. 熟悉：麦角新碱的作用和临床应用。
3. 了解：其他子宫平滑肌收缩药和舒张药的作用和临床应用。
4. 具备根据适应证合理选择子宫平滑肌收缩药和舒张药及正确处置不良反应的能力。
5. 能利用所学知识进行医患沟通，开展用药咨询服务，并能正确指导病人合理用药。

第一节　子宫平滑肌收缩药

子宫平滑肌收缩药是一类选择性兴奋子宫平滑肌，使子宫产生节律性收缩或强直性收缩的药物。其作用因药物种类、用药剂量和子宫的生理状态而异。引起子宫产生近似分娩的节律性收缩，适用于催产和引产；引起子宫强直性收缩，适用于产后子宫复原或产后止血，禁用于催产和引产。子宫平滑肌收缩药包括垂体后叶素类、麦角生物碱类、前列腺素类、米非司酮等。

一、垂体后叶素类

缩　宫　素

缩宫素（oxytocin，催产素）是垂体后叶激素的主要成分之一。目前，临床应用的缩宫素可从牛、羊、猪等动物的垂体后叶提取，也可人工合成，从动物垂体提取的制剂含有缩宫素和少量的加压素。易被消化酶破坏，故口服无效。肌内注射吸收良好，3～5分钟内起效，作用维持时间20～30分钟。静脉注射起效快，作用维持时间更短，需静脉滴注维持疗效。大部分经肝代谢，少部分以原形经肾排泄。

【作用】

1. 兴奋子宫平滑肌　缩宫素与子宫平滑肌细胞膜上的缩宫素受体结合，兴奋子宫平滑肌，使子宫收缩力加强、频率加快。其作用特点是：①作用与剂量有关：小剂量缩宫素（2～5U）产生与正常分娩的子宫相似的收缩，即子宫底部产生节律性收缩，子宫颈松弛，促进胎儿娩出；大剂量缩宫素（5～10U）则引起子宫强直性收缩，不利于胎儿娩出；②作用受到体内性激素的影响：雌激素可提高子宫平滑肌对缩宫素的敏感性，孕激素则降低其敏感性。在妊娠早期，孕激素水平高，缩宫素对子宫平滑肌的作用较弱，可保证胎儿安全发育；妊娠后期雌激素水平高，子宫平滑肌对缩宫素的敏感性增高，在临产时子宫平滑肌对缩宫素的敏感性更高，有利于胎儿娩出。

2. 促进排乳　缩宫素能使乳腺腺泡周围的肌上皮细胞收缩，促进排乳。

3. 其他　大剂量缩宫素可短暂松弛血管平滑肌，导致血压下降。

笔记

【临床应用】

1. 催产、引产　静脉滴注小剂量缩宫素可用于催产和引产。适用于无禁忌证仅子宫收缩无力的产妇。

图片：不同剂量缩宫素对子宫的影响

2. 产后子宫复原、子宫止血　大剂量缩宫素可引起子宫平滑肌产生强直性收缩，促进产后子宫复原，也能通过压迫子宫肌层内血管而达到止血目的。但由于缩宫素作用持续时间短，需要加用作用持久的麦角新碱维持疗效。

3. 催乳　在哺乳前，用缩宫素滴鼻或小剂量肌内注射，促进乳汁排出。

【不良反应和注意事项】 偶有过敏反应、恶心、呕吐、血压下降等。过量时可引起子宫强直性收缩，导致胎儿宫内窒息或子宫破裂。大量长期使用，出现抗利尿作用，如输液过多可引起水钠潴留和低钠血症。用于引产、催产要注意：①严格掌握禁忌证。凡胎位不正、头盆不称、产道异常、前置胎盘、3 次以上妊娠的经产妇或有剖宫产史者禁用。②严格掌握剂量，密切监测产妇呼吸、心率、血压，并注意胎位、宫缩、胎心等。

垂体后叶素

垂体后叶素（pituitrin）是从牛、猪垂体后叶提取的粗制品，内含缩宫素和加压素（vasopressin）。加压素有抗利尿和收缩血管作用，尤其对毛细血管和内脏小动脉收缩作用明显。产科已少用，主要用于治疗尿崩症和肺出血。不良反应有恶心、呕吐、面色苍白、心悸、腹痛及过敏反应等。高血压、冠心病、肺源性心脏病、妊娠期高血压等病人禁用。

知识拓展

产 后 出 血

胎儿娩出后 24 小时内阴道流血量超过 500ml 者，称为产后出血。产后出血是产科常见而严重的并发症，是导致孕产妇死亡的主要原因之一。产后出血的原因包括子宫收缩乏力、软产道裂伤、胎盘因素及凝血功能障碍。产后出血的临床表现为产道出血急而量多，或持续小量出血，重者可发生休克。出现产后出血，要针对原因迅速止血，补充血容量，纠正失血性休克，防止感染。重视产前检查，正确处理产程，加强产后观察，能有效预防产后出血。

二、麦角生物碱类

麦角（ergot）是寄生在黑麦上的麦角菌的干燥菌核，含有多种生物碱，均为麦角酸的衍生物。按化学结构分为两类：①胺生物碱类，有麦角新碱（ergometrine）和甲麦角新碱（methylergometrine），易溶于水，对子宫的兴奋作用强而快；②肽生物碱类，有麦角胺（ergotamine）和麦角毒（ergotoxine），难溶于水，对血管作用明显，起效慢，作用维持时间较久。

【作用】

1. 兴奋子宫平滑肌　麦角新碱和甲麦角新碱能选择性地兴奋子宫平滑肌，加强子宫平滑肌收缩。与缩宫素比较，作用强而持久，稍大剂量易致子宫体和子宫颈均强直性收缩。

2. 收缩血管　肽生物碱类尤其是麦角胺，能直接收缩动、静脉。大剂量还会损伤血管内皮细胞，导致血栓形成和肢端坏死。

【临床应用】

1. 子宫出血　麦角新碱能引起子宫强直性收缩，压迫子宫肌层血管。用于产后子宫出血或其他原因引起的子宫出血。

2. 产后子宫复原　麦角新碱因具有促进子宫收缩的作用，从而使子宫复原速度加快。

3. 偏头痛　麦角胺能收缩脑血管，降低脑动脉搏动幅度，从而减轻偏头痛。与咖啡因合用有协同作用。

4. 人工冬眠　二氢麦角碱有中枢抑制作用，与异丙嗪、哌替啶组成冬眠合剂，用于人工冬眠。

笔记

【不良反应和注意事项】 注射麦角新碱可引起恶心、呕吐、血压升高等，偶有过敏反应，严重者出现呼吸困难、血压下降。麦角胺或麦角毒大剂量或反复应用可损伤内皮细胞，造成肢端坏死。妊娠期高血压疾病和高血压病人慎用，动脉硬化及冠心病病人禁用。麦角生物碱禁用于催产和引产。

三、前列腺素类

前列腺素（prostaglandins，PGs）广泛存在于体内许多组织中，对心血管、消化、呼吸及生殖系统等具有生理及药理作用。临床上应用的前列腺素是人工合成品，种类很多。作为子宫平滑肌收缩药应用的有地诺前列酮、地诺前列素、卡前列素、米索前列醇等。

地诺前列酮

【作用和临床应用】 地诺前列酮（dinoprostone，PGE_2，前列腺素 E_2）对妊娠各期子宫均有明显的兴奋作用，作用强度随妊娠的进展而增强，对临产时的子宫作用最强，对子宫颈有软化及扩张作用。主要用于终止早期或中期妊娠，也可用于足月或过期妊娠引产、产后出血。

【不良反应和注意事项】 静脉滴注时常出现胃肠道反应，少数病人有头晕、头痛、发热、胸闷、心率加快、血压下降或升高等。用于引产时的禁忌证和注意事项同缩宫素。

地诺前列素

地诺前列素（dinoprost，$PGF_{2\alpha}$，前列腺素 $F_{2\alpha}$）对妊娠各期子宫均有明显的兴奋作用，也可软化和扩张子宫颈。主要用于终止妊娠，也可用于过期妊娠、足月妊娠引产。可有腹泻、恶心、呕吐、发热等不良反应。用于引产时的禁忌证和注意事项同缩宫素。

四、米非司酮

米非司酮（mifepristone）为受体水平抗孕激素药，与孕酮竞争受体而达到拮抗孕酮的作用，具有终止早孕、抗着床、诱导月经及促进宫颈成熟等作用。米非司酮能明显增高妊娠子宫对前列腺素的敏感性，小剂量米非司酮与前列腺素类药物合用，可得到满意的终止早孕效果，可用于终止停经 49 天内的妊娠。

不良反应有轻度恶心、呕吐、眩晕、乏力和下腹痛等。有心、肝、肾疾病及肾上腺皮质功能不全者禁用。

处方分析

病人，女，25 岁。产后因子宫收缩乏力致产后大出血，以下处方是否合理？

Rp.

催产素注射剂　　1U

5% 葡萄糖注射液　　500ml

用法：混合后静脉缓慢滴注

图片：子宫平滑肌兴奋药的分类、药理作用、临床应用及不良反应

第二节　子宫平滑肌舒张药

子宫平滑肌舒张药又称抗分娩药，可使子宫平滑肌收缩力降低，主要用于防治痛经和早产。常用药物有 β_2受体激动药、硫酸镁、缩宫素受体阻断药、钙通道阻滞药、前列腺素合成酶抑制药等。

利　托　君

利托君（ritodrine）可选择性兴奋子宫平滑肌细胞膜上的 β_2受体，降低子宫平滑肌的收缩强度和频率，使子宫平滑肌舒张，对妊娠子宫和非妊娠子宫均有抑制作用。临床上主要用于防治早产。

不良反应有心率加快、血压升高、血糖升高等，偶致肺水肿。糖尿病病人和使用排钾利尿药的病

人慎用。心脏病、肺动脉高压、甲状腺功能亢进及支气管哮喘病人禁用。

β_2受体激动药除利托君外，还有沙丁胺醇、克仑特罗、特布他林等。

硫　酸　镁

硫酸镁(magnesium sulfate)作用广泛，除有抗惊厥、导泻和降血压作用外，对子宫平滑肌有舒张作用，使子宫收缩强度减弱、收缩频率减少。用于防治早产、妊娠期高血压及子痫。

硝 苯 地 平

硝苯地平(nifedipine)为钙通道阻滞药，通过抑制子宫平滑肌细胞的 Ca^{2+} 内流，松弛子宫平滑肌，使子宫收缩力减弱。用于防治早产。

吲 哚 美 辛

吲哚美辛(Indomethacin，消炎痛)为前列腺素合成酶抑制药，可用于防治早产。但能引起胎儿动脉导管过早关闭，导致肺动脉高压损害肾脏、减少羊水等，故本药仅在 β_2受体激动药、硫酸镁等药物无效或使用受限时应用，且在妊娠 34 周前使用。

阿 托 西 班

阿托西班(atosiban)为缩宫素受体阻断药，能选择性松弛子宫平滑肌。用于孕龄 24 ~ 33 周，胎心率正常的孕妇，防止其早产。常见不良反应有恶心、头痛、头晕、呕吐、心动过速、低血压等，少见的有发热、失眠、皮疹等。

本章小结

子宫平滑肌收缩药能选择性兴奋子宫平滑肌，使子宫平滑肌产生节律性收缩或强直性收缩，包括催产素、麦角生物碱、前列腺素类、米非司酮等。小剂量缩宫素主要用于催产、引产，要严格掌握剂量及滴注速度，注意禁忌证；大剂量缩宫素用于产后出血。麦角生物碱只能用于子宫出血和产后子宫复原。前列腺素类能兴奋妊娠各期子宫，主要用于终止早期或中期妊娠，也可用于足月或过期妊娠引产、产后出血。

子宫平滑肌舒张药主要用于防治痛经和早产，药物有利托君、硫酸镁、阿托西班等。

病例讨论

孕妇，25 岁。停经 39 周发生阵发性腹痛，至某医院待产，医生用 12U 催产素加入 10% 葡萄糖注射液 500ml 中静脉滴注，1 小时后娩出一男婴，出现阴道大出血不止，面色苍白，四肢发冷，确诊为子宫破裂，急行子宫切除术。

病例讨论

常用制剂和用法

缩宫素　注射剂：5U、10U。引产或催产：一次 2 ~ 5U，用 5% 葡萄糖注射液 500ml 稀释后静脉缓慢滴注，根据宫缩及胎儿情况随时调节。防治产后出血或促进子宫复原：5 ~ 10U 加入 5% 葡萄糖注射液静脉滴注。催乳：在哺乳前 2 ~ 3 分钟，用滴鼻剂一次 3 滴，滴入一侧或两侧鼻孔。

垂体后叶素　注射剂：5U、10U。防治产后出血：必须在胎儿和胎盘均已娩出后肌内注射 10U。肺出血：5 ~ 10U 加入 5% 葡萄糖注射液 500ml 静脉缓慢滴注，或加入 5% 葡萄糖注射液 20ml 静脉缓慢注射。

麦角新碱　片剂：0. 2mg、0. 5mg。一次 0. 2 ~ 0. 5mg，一日 2 ~ 3 次，共 2 ~ 3 日。注射剂：0. 2mg、

0.5mg。一次 0.2～0.5mg,肌内或静脉注射,必要时半小时可重复一次。0.2mg 以 5% 葡萄糖注射液 500ml 稀释后静脉滴注。

地诺前列酮　注射剂:2mg/1ml。引产:2mg 用所附的稀释液稀释后溶于 5% 葡萄糖注射液 500ml 中静脉缓慢滴注。产后出血:5mg 用所附的稀释液稀释后溶于 0.9% 氯化钠注射液中静脉缓慢滴注。阴道栓:3mg、20mg。催产:一次 3mg,置于阴道后穹隆深处,6～8 小时后产程无进展可再放一次。

地诺前列素　注射剂:5mg/1ml、20mg/4ml、40mg/8ml。引产:羊膜腔内给药,一次 40mg;羊膜腔外宫腔内给药,一次 0.75mg,2～3 小时一次,根据宫缩情况而调整用量;静脉滴注,一次 2mg,与 1mg 碳酸钠和 10ml 氯化钠注射液混合加入 5% 葡萄糖注射液 500ml 中,滴速每分钟 4～8μg。

米非司酮　片剂:25mg、100mg、200mg。停经≤49 天之健康早孕妇女,空腹或进食 2 小时后,一次口服 25～50mg,一日 2 次,连服 2～3 天,总量 150 mg,每次服药后禁食 2 小时,第 3～4 天清晨于阴道后穹隆放置卡前列甲酯栓 1 枚(1mg),或使用其他同类前列腺素药物。卧床休息 1～2 小时,门诊观察 6 小时。

(杨丽珠)

2804

扫一扫,测一测

思考题

1. 缩宫素为何能用于催产、引产?使用的注意事项有哪些?
2. 缩宫素和麦角新碱对子宫的作用有何不同?

第二十九章　肾上腺皮质激素类药

学习目标

1. 掌握：糖皮质激素类药物的作用、临床应用、不良反应及禁忌证。
2. 熟悉：糖皮质激素的疗程与用法。
3. 了解：肾上腺皮质激素类药物的种类和来源。
4. 具有根据适应证合理使用肾上腺糖皮质激素类药物的能力；能区分非甾体抗炎药和糖皮质激素类药物抗炎作用的差异。
5. 能与病人和家属沟通，开展用药咨询服务，指导病人合理使用药物。

图片：肾上腺皮质激素分泌的调节

肾上腺皮质激素（adrenocortical hormones）是肾上腺皮质所分泌的激素的总称，属甾体类化合物。可分为 3 类。①糖皮质激素：包括氢化可的松、可的松等，主要影响糖、蛋白质和脂肪代谢。②盐皮质激素：包括醛固酮、去氧皮质酮等，主要影响水盐代谢。③性激素：包括低活性雄激素及少量雌激素。肾上腺皮质激素的合成和分泌受腺垂体分泌的促肾上腺皮质激素（adrenocorticotropic hormones，ACTH）调节。临床上常用的肾上腺皮质激素类药是糖皮质激素类药物。

第一节　糖皮质激素类药

糖皮质激素类药物作用广泛而复杂，且与剂量大小呈正相关。生理状态下，肾上腺分泌的糖皮质激素主要影响物质代谢过程，缺乏时将引起代谢失调甚至死亡；当应激状态时，机体分泌大量的糖皮质激素，通过允许作用等使机体能适应内、外环境变化所产生的强烈刺激；超生理剂量（药理剂量）时，糖皮质激素除影响物质代谢外，还有抗炎、免疫抑制和抗休克等广泛的药理作用。

糖皮质激素类药物的分类及特点见表 29-1。

【体内过程】 糖皮质激素类药物脂溶性高，口服、注射给药均吸收迅速、完全。可的松或氢化可的松口服后 1 ~ 2 小时血药浓度达峰值，作用持续 8 ~ 12 小时。主要在肝内代谢，代谢产物和少量原形药物由尿排出。可的松和泼尼松必须在肝内分别转化为氢化可的松和泼尼松龙才有效，严重肝功能不全者应使用氢化可的松、泼尼松龙。肝、肾功能不全时，可使糖皮质激素类药物的 $t_{1/2}$ 延长；甲状腺功能亢进、妊娠或口服避孕药时，肝代谢加速，使 $t_{1/2}$ 缩短。与肝药酶诱导剂如苯巴比妥、苯妥英钠合用时，需增加糖皮质激素的用量。

【药理作用】

1. 抗炎作用　糖皮质激素具有强大的非特异性抗炎作用。在炎症早期，本类药物能降低毛细血管的通透性，减轻渗出和水肿；抑制白细胞浸润及吞噬反应，减少各种炎症因子的释放，改善红、肿、热、痛等症状。在炎症后期，糖皮质激素通过抑制毛细血管和成纤维细胞的增生，延缓胶原蛋白、黏多糖的合成及肉芽组织增生，防止粘连及瘢痕形成，减轻后遗症。但必须注意，炎症反应是机体的一种防御性反应，炎症后期的反应更是组织修复的重要过程。因此，糖皮质激素使用不当可致感染扩散，阻碍创面愈合。

表 29-1　糖皮质激素类药物的分类及特点

药　物		对受体的亲和力	水盐代谢（比值）	糖代谢（比值）	抗炎作用（比值）	等效剂量（mg）	作用持续时间（h）
短效	氢化可的松（hydrocortisone）	1	1.0	1.0	1.0	20	8～12
	可的松（cortisone）	0.01	0.8	0.8	0.8	25	8～12
中效	泼尼松（prednisone）	0.05	0.6	3.5	3.5	5	12～36
	泼尼松龙（prednisolone）	2.2	0.6	4.0	4.0	5	12～36
	甲泼尼龙（methylprednisolone）	11.9	0.5	5.0	5.0	4	12～36
	曲安西龙（triamcinolone）	1.9	0	5.0	5.0	4	12～36
长效	地塞米松（dexamethasone）	7.1	0	30	30	0.75	36～54
	倍他米松（betamethasone）	5.4	0	30～35	25～35	0.6	36～54
外用	氟氢可的松	3.5	75	12	12	—	—
	氟轻松	1	强	17	40	—	—

糖皮质激素的抗炎作用主要是通过基因效应，改变炎症介质相关蛋白的水平，影响炎症细胞和炎症分子的产生而发挥抗炎作用。

（1）对炎症抑制蛋白及某些靶酶的影响：①抑制磷脂酶 A_2，影响花生四烯酸代谢，减少前列腺素（PGE_2、PGI_2 等）和白三烯等炎症介质生成；②抑制一氧化氮合酶和 COX-2 的表达，阻断 NO、PGE_2 等相关介质的产生；③降解缓激肽，产生抗炎作用。

（2）对细胞因子及黏附分子的影响：糖皮质激素不仅能抑制炎症细胞因子如 TNF-α、IL-1、IL-2、IL-5、IL-6、IL-8 的产生，且可抑制黏附分子如 E-选择素及细胞间黏附分子-1 的表达。增加多种抗炎介质如 NF-κB 抑制蛋白-1、IL-10、IL-12 的表达。

（3）对炎症细胞凋亡的影响：糖皮质激素分三期诱导细胞凋亡，分别是初始期、决定期、执行期。由 GR 介导基因转录变化，最终激活胱天蛋白酶和特异性核酸内切酶而导致细胞凋亡。

2. 抗免疫作用

（1）对免疫系统的抑制作用：小剂量糖皮质激素主要抑制细胞免疫；大剂量则能抑制由 B 细胞转化成浆细胞的过程，使抗体生成减少，干扰体液免疫。

糖皮质激素对免疫过程的许多环节均有抑制作用：①抑制巨噬细胞对抗原的吞噬和处理。②使敏感动物的淋巴细胞破坏和解体，导致血中淋巴细胞迅速减少。③干扰淋巴组织在抗原作用下的分裂和增殖，阻断致敏 T 淋巴细胞所诱发的单核细胞和巨噬细胞的募集等。

（2）抗过敏作用：抗原-抗体反应可引起肥大细胞脱颗粒而释放组胺、5-羟色胺、缓激肽、过敏性慢反应物质等，引起一系列过敏反应症状。糖皮质激素能减少上述过敏介质的产生，抑制过敏反应，缓解过敏症状。

3. 抗毒作用　可提高机体对细菌内毒素的耐受力，减轻内毒素对机体的损害，特别是本类药物能稳定溶酶体膜，减少内源性致热原的释放和降低下丘脑对体温调节中枢对致热原的敏感性，显著改善毒血症状，有助于机体度过危险期。但不能破坏和中和内毒素，对外毒素无作用。

4. 抗休克作用　超大剂量糖皮质激素类药物已广泛用于各种休克，尤其是感染中毒性休克。其作用机制较复杂，既与其稳定溶酶体膜，减少心肌抑制因子（MDF）的形成和释放，增加心输出量，扩张小血管，改善微循环有关；也与前述的抗炎、抗毒、抗免疫等综合因素有关。

5. 其他作用

（1）退热作用：对严重感染引起的发热具有高效退热作用，可能与其抑制体温中枢对致热原的反应、稳定溶酶体膜、减少内源性致热原释放有关。特别注意的是在发热诊断未明前不可滥用，以免掩盖症状而影响诊断。

（2）血液与造血系统：能刺激骨髓造血功能，使红细胞和血红蛋白含量增加。大剂量可使血小板和纤维蛋白原增加，缩短凝血酶原时间；刺激骨髓中的中性粒细胞释放入血而使中性粒细胞计数增多，但却降低其游走、吞噬、消化及糖酵解等功能，因而减弱对炎症区的浸润与吞噬活动；抑制淋巴细胞增生，使淋巴细胞、嗜酸粒细胞减少。

（3）中枢神经系统：提高中枢神经系统的兴奋性，长期大量应用可引起欣快、激动、失眠等，偶可诱发精神失常或癫痫；大剂量可致小儿惊厥。

【临床应用】

1. 严重感染或预防炎症后遗症

（1）严重急性感染：主要用于中毒性感染或同时伴有休克者，如中毒性菌痢、暴发型流行性脑炎、中毒性肺炎、败血症等，在应用有效抗感染药物控制感染的同时，可用糖皮质激素作辅助治疗，通过其抗炎、抗毒、抗休克等作用，迅速缓解症状，帮助机体度过危险期，为病因治疗争取时间。症状一旦控制，立即停用糖皮质激素，先停糖皮质激素，再停抗菌药物。对抗菌药不能有效控制的感染如病毒、结核、真菌感染一般不用糖皮质激素。但对危及生命的严重感染，如急性呼吸综合征（SARS）、重症肝炎、急性粟粒性肺结核、结核性脑膜炎和乙型脑炎等，为缓解症状、减轻并发症，可短期应用。

（2）预防某些炎症的后遗症：糖皮质激素可减少炎性渗出，防止组织过度破坏，抑制粘连及瘢痕的形成，如结核性脑膜炎、脑炎、心包炎、损伤性关节炎、风湿性心瓣膜炎、睾丸炎以及烧伤后瘢痕挛缩等，早期应用糖皮质激素可防止后遗症的发生。眼科疾病如角膜炎、虹膜炎、视网膜炎和视神经炎等非特异性眼炎，应用糖皮质激素后也可迅速消炎止痛，防止角膜浑浊和瘢痕粘连的发生。

2. 自身免疫性疾病、器官移植排斥反应和过敏性疾病

（1）自身免疫性疾病：对于多发性皮肌炎、重症全身性红斑狼疮，糖皮质激素为首选药。对于严重风湿热、风湿性心肌炎、结节性动脉周围炎、风湿性及类风湿关节炎、自身免疫性贫血和肾病综合征等，应用糖皮质激素后可缓解症状。一般采用综合疗法，不宜单用，以减少不良反应。

（2）器官移植排斥反应：异体器官移植手术后所产生的免疫排斥反应也可使用糖皮质激素。若与环孢素等免疫抑制剂合用则疗效更好，并可减少两药的剂量。

（3）过敏性疾病：如荨麻疹、血清热、花粉症、血管神经性水肿、过敏性鼻炎、风疹、支气管哮喘和过敏性休克等，此类疾病一般发作快，消退也快，主要应用抗组胺药和肾上腺素受体激动药治疗。对严重病例或其他药物无效时，可应用糖皮质激素作辅助治疗，旨在抑制抗原-抗体反应所引起的组织损害和炎症过程。

3. 抗休克　大剂量糖皮质激素适用于各型休克的抢救，尤其是感染性休克。在足量、有效的抗菌药物治疗的前提下，感染性休克早期短时间突击使用大剂量糖皮质激素能迅速缓解休克症状，提高救治成功率。对过敏性休克，糖皮质激素为次选药，可与首选药肾上腺素合用。对低血容量性休克，在补液及补电解质或输血后效果不佳者，可合用超大剂量的糖皮质激素。对心源性休克病因治疗效果不明显者可合用糖皮质激素。

4. 血液系统疾病　治疗来源于淋巴系统恶性肿瘤及多发性骨髓瘤，是上述肿瘤联合化疗中的主要药物，但对急性非淋巴细胞白血病的疗效较差。也可用于血液系统免疫性疾病如血小板减少症和过敏性紫癜等的治疗。

5. 局部应用　对于一般性皮肤病，如湿疹、接触性皮炎、肛门瘙痒、银屑病等，宜用氢化可的松、氢

化泼尼松或氟轻松等软膏、霜剂或洗剂局部用药。用1%普鲁卡因注射液与糖皮质激素合用，注入韧带压痛点或关节腔内可消炎止痛。

6. 替代疗法　用于急慢性肾上腺皮质功能减退症(包括肾上腺危象)、脑垂体前叶功能减退及肾上腺次全切除术后。

【不良反应和注意事项】

1. 长期大剂量应用引起的不良反应

(1) 医源性肾上腺皮质功能亢进：又称类肾上腺皮质功能亢进综合征或库欣综合征。表现为满月脸、水牛背、向心性肥胖、皮肤变薄、肌肉萎缩、低血钾、水肿、骨质疏松、多毛、痤疮、高血压、高血脂、血糖及尿糖升高等，停药后症状可自行消退。可采用低糖、低盐、高蛋白饮食及加用氯化钾等措施进行缓解，必要时加用抗糖尿病药物和抗高血压药物治疗。

图片：类肾上腺皮质功能亢进综合征表现

(2) 诱发或加重感染：长期应用可诱发感染或使体内潜在病灶扩散，特别是当原有疾病已使机体抵抗力降低时，如白血病、再生障碍性贫血、肾病综合征等疾病的病人更易发生。还可使原来静止的结核病灶扩散、恶化。

(3) 心血管系统并发症：长期应用糖皮质激素，由于水钠潴留和血脂升高可引起高血压和动脉粥样硬化，还可引起脑卒中、高血压心脏病、血管脆性增加等。

(4) 消化系统并发症：因可刺激胃酸、胃蛋白酶的分泌并抑制胃黏液分泌，降低胃肠黏膜的抵抗力，阻碍组织修复，减弱PG保护胃壁的作用，增强迷走神经兴奋性，故可诱发或加剧胃十二指肠溃疡，甚至造成消化道出血或穿孔。对少数病人可诱发脂肪肝或胰腺炎。

(5) 肌肉萎缩、骨质疏松、伤口愈合迟缓等：与糖皮质激素促进蛋白质分解，抑制蛋白质合成及成骨细胞活性，增加钙、磷排泄等有关。骨质疏松多见于儿童、绝经期妇女和老人；严重者可发生股骨头坏死或自发性骨折。

(6) 其他：诱发或加重癫痫、精神失常及青光眼，有癫痫或精神病病史及青光眼病人禁用或慎用。

知识拓展

库欣综合征

库欣综合征又称皮质醇增多症，1921年美国神经外科医生 Harvey Cushing 首先报告。本征是由于多种病因引起肾上腺皮质长期分泌过量皮质醇所产生的一组症候群，主要表现为满月脸、多血样外貌、向心性肥胖、痤疮、紫纹、继发性糖尿病和骨质疏松等。由于长期应用外源性肾上腺糖皮质激素或饮用含酒精饮料也可引起类似库欣综合征的临床表现，且均表现为高皮质醇血症，故将器质性病变引起的称为内源性库欣综合征；药物所致的称外源性、药源性或类库欣综合征。

2. 停药反应

(1) 医源性肾上腺皮质功能不全：长期用药病人减量过快或突然停药时，可引起肾上腺皮质功能不全。这是长期大剂量使用糖皮质激素，反馈性抑制垂体肾上腺皮质轴所致。多数病人平时可无表现，当遇到感染、创伤、手术等严重应激情况时，可发生肾上腺危象，表现为恶心、呕吐、乏力、低血压和休克等，需及时抢救。

(2) 反跳现象：反跳现象是指突然停药或减量过快导致原有疾病复发或恶化。

为了减轻停药反应，对长期使用糖皮质激素的病人停药时：①不可骤然停药，应逐渐减量；②可采用隔日疗法；③必要时停用激素后连续应用 ACTH 7天左右；④在停药1年内如遇应激情况，应及时给予足量的糖皮质激素。

【禁忌证】 肾上腺皮质功能亢进症，严重精神病和癫痫，活动性消化性溃疡，骨折，新近胃肠吻合术，创伤修复期，角膜溃疡，严重高血压，糖尿病，孕妇，抗菌药物不能控制的感染如结核、病毒、真菌感染等。

【用法与疗程】

1. 小剂量替代疗法　适用于肾上腺皮质功能不全综合征、脑垂体前叶功能减退及肾上腺次全切除术后。可的松每天12.5～25mg，或氢化可的松每天10～20mg。

2. 大剂量冲击疗法　适用于急性、重度、危及生命疾病的抢救。氢化可的松 300～500mg 静脉滴注，一日用量可超过 1g，以后逐渐减量，疗程 3～5 天。

3. 一般剂量长期疗法　多用于结缔组织病、肾病综合征、中心性视网膜炎、顽固性支气管哮喘、各种恶性淋巴瘤、淋巴细胞白血病等。常用泼尼松口服，开始每天 10～30mg，一日 3 次，病情稳定后，逐渐减量至最小维持量，持续数个月。

4. 隔日疗法　糖皮质激素的分泌具有昼夜节律性，每日 8～10 时为分泌高峰（约 450nmol/L），随后逐渐下降（16 时约 110nmol/L），24 时为低潮，这是由 ACTH 昼夜分泌节律所决定的。临床用药应遵循这种节律进行，以减小对肾上腺皮质功能的影响。目前维持量用法有两种。①晨起给药法：即每日清晨 7～8 时 1 次给药，用短效的可的松、氢化可的松等。②隔晨给药法：即将 2 日总量，隔日清晨 7～8 时给药 1 次。此法宜选用中效的泼尼松、泼尼松龙，而不用长效的糖皮质激素，以免引起对下丘脑-垂体-肾上腺皮质轴的抑制。

第二节　盐皮质激素类药

盐皮质激素主要有醛固酮（aldosterone）和去氧皮质酮（desoxycortone）两种。他们对维持机体正常的水、电解质代谢起着重要作用。

醛固酮主要作用于肾的远曲小管，促进远曲小管中 Na^+、Cl^- 的重吸收和 K^+、H^+ 的排出。由于 H^+ 的排出增多，氨的排出也增加。去氧皮质酮在机体内的分泌量甚小，其作用只有醛固酮的 1%～3%。盐皮质激素对糖代谢几无作用。

去氧皮质酮常与糖皮质激素合用，作为替代疗法治疗慢性肾上腺皮质功能减退症，纠正病人失钠、失水和钾潴留等，恢复水和电解质的平衡。对于轻症病人可不必用药，只要适量补充食盐，就可恢复钠钾的平衡。

第三节　促皮质素与皮质激素抑制药

一、促皮质素

天然的促肾上腺皮质激素（ACTH，简称促皮质素）由腺垂体嗜碱性细胞合成分泌，其合成和分泌受到下丘脑促皮质素释放激素（CRH）的调节，对维持机体肾上腺正常形态和功能具有重要作用。临床可用于诊断脑垂体前叶-肾上腺皮质功能状态及长期使用糖皮质激素停药前后的皮质功能，以防止因停药而发生皮质功能不全。

二、皮质激素抑制药

米　托　坦

米托坦（mitotane）能选择性地作用于肾上腺皮质细胞，对肾上腺皮质的正常细胞或肿瘤细胞都有损伤作用；尤其是选择性地作用于肾上腺皮质束状带及网状带细胞，使其萎缩、坏死，但不影响球状带，故醛固酮分泌不受影响。用药后，血、尿中氢化可的松及其代谢物迅速减少。主要用于不可切除的皮质癌、复发癌以及皮质癌术后辅助治疗。可有厌食、恶心、腹泻、皮疹、嗜睡、头痛、眩晕、乏力、中枢抑制及运动失调等反应，减小剂量后这些症状可以消失。严重肾上腺功能不全导致休克或严重的创伤时，可给予肾上腺皮质激素类药物。

氨　鲁　米　特

氨鲁米特（aminoglutethimide）对氢化可的松和醛固酮的合成有抑制作用，能有效减少肾上腺肿瘤和 ACTH 过度分泌时氢化可的松的增多。与美替拉酮合用可治疗库欣综合征。不良反应主要有嗜睡、乏力、头晕等中枢神经抑制症状，一般 4 周左右逐渐消失。皮疹常发生在用药后 10～15 天，多数可自

笔记

行消退。偶可出现血小板或白细胞减少及甲状腺功能减退。妊娠、哺乳期妇女及小儿禁用。

美替拉酮

美替拉酮(metyrapone)干扰11-去氧皮质酮转化为皮质酮，抑制11-去氧氢化可的松转化为氢化可的松。临床用于治疗肾上腺皮质肿瘤和产生ACTH的肿瘤所引起的氢化可的松过多症和皮质癌。

本章小结

肾上腺皮质激素类药物按作用可分为糖皮质激素类药物、盐皮质激素类药物。

糖皮质激素类药物在给予生理剂量时，主要发挥调节物质代谢作用，维持机体内环境的稳定，临床用于肾上腺皮质功能低下的替代疗法。使用药理剂量时则发挥抗炎、抗免疫、抗休克、降温、影响造血功能、提高中枢神经系统的兴奋性、影响消化及物质代谢等作用。临床应用广泛，可用于严重感染和炎症、免疫性疾病、器官移植、休克、血液病等疾病的治疗。长期大量应用此类药物时不良反应多见，可见类肾上腺皮质功能亢进、诱发加重感染、诱发高血压和动脉粥样硬化、诱发消化道溃疡、诱发糖尿病、提高中枢神经系统兴奋性等。

临床应用时要根据病情选择适当的制剂和剂量。

病例讨论

病人，女性，32岁。患有肾病综合征6个月，服用泼尼松龙治疗：1次30mg，1日1次，早8时口服。近1个月来自我感觉良好，复查尿常规：尿蛋白(-)，红细胞1/高倍，白细胞1/高倍。病人自行停用泼尼松龙。1周后病人出现四肢无力、全身水肿、腰痛。尿常规：尿蛋白(+++)(正常为阴性)，红细胞3～5/高倍(正常0～1/高倍)，白细胞3～5/高倍(正常0～5/高倍)；24小时尿蛋白定量：5g；血浆白蛋白22.6g/L(正常值为35～50g/L)。

病例讨论

常用制剂和用法

醋酸可的松　片剂：5mg、25mg。替代疗法：一日12.5～37.5mg，分2次服，晨服2/3，午后服1/3；治疗用药：开始一日75～300mg，分3～4次服，维持量一日25～50mg。注射剂：50mg/2ml、125mg/2ml、250mg/10ml。一次25～125mg，一日2～3次，肌注，用前摇匀。眼膏：0.25%、0.5%、1%。一日2～3次，外用。

氢化可的松　片剂：10mg、20mg。替代疗法：一日20～30mg，分2次服，晨服2/3，午后服1/3；治疗用药：开始一日60～120mg，分3～4次服，维持量一日20～40mg。注射剂：10mg/2ml、25mg/5ml、100mg/20ml。一次100～200mg，一日1～2次，以0.9%氯化钠注射液或5%葡萄糖注射液500ml稀释后静脉滴注。软膏剂：0.5%～2.5%。外用。

泼尼松　片剂：1mg、5mg。一次5～15mg，一日3～4次，维持量一日5～10mg。

泼尼松龙　片剂：1mg、5mg。开始一日20～40mg，分3～4次服。维持量一日5mg。注射剂：10mg/2ml。一次10～20mg，加入5%葡萄糖注射液500ml中静脉滴注。

地塞米松　片剂：0.5mg、0.75mg。开始一次0.75～1.5mg，一日3～4次，维持量一日0.5～0.75mg。注射剂：5mg/1ml。一次5～10mg，一日2次，皮下、肌内或静脉注射。

曲安西龙　片剂：1mg、2mg、4mg；注射剂：125mg/5ml、200mg/5ml。开始剂量为一次4mg，一日2～4次。维持量为一次1～4mg，一日1～2次。一日剂量一般不超过8mg。

倍他米松　片剂：0.5mg。开始一日1.5～2mg，分3～4次服，维持量一日0.5～1mg。

氟轻松　软膏剂、洗剂、霜剂(含药0.01%～0.025%)。一日3～4次，外用。

促皮质素　注射剂：25U、50U。一次5～25U，溶于0.9%氯化钠注射液静脉滴注，于8小时内滴

笔记

入，一日 1 次。一次 25～50U，一日 2～3 次，肌注。

美替拉酮　胶囊剂：250mg。治疗肾上腺皮质功能亢进症：一日 0.2g，一日 2 次。可根据病情调整用量到 1 次 1g，一日 4 次口服。

（李新才）

2904

扫一扫，测一测

思考题

1. 试比较肾上腺皮质激素类药物与非甾体抗炎药的抗炎作用差异。
2. 糖皮质激素能降低机体免疫力，为什么可以用于严重感染？
3. 长期应用糖皮质激素突然停药或减量过快的危害是什么？

第三十章　甲状腺激素类药与抗甲状腺药

30章课件

学习目标

1. 掌握：硫脲类、碘及碘化物的作用、临床应用与不良反应。
2. 熟悉：甲状腺激素的作用与临床应用。
3. 了解：甲状腺激素的合成、分泌与调节。
4. 具有根据适应证合理选择甲状腺激素、抗甲状腺药物、减少不良反应发生的能力；能合理应用抗甲状腺药物进行甲状腺手术的术前准备。
5. 能与病人及家属进行沟通，开展用药咨询服务，并能正确指导病人合理用药。

甲状腺激素是维持机体正常代谢、促进生长发育所必需的激素，包括甲状腺素（T_4）和三碘甲状腺原氨酸（T_3）。正常人每日释放T_4与T_3分别为75μg及25μg。甲状腺激素合成、分泌减少，可引起甲状腺功能减退症（简称甲减），需用甲状腺激素类药物治疗，常用药物有左甲状腺素、碘塞罗宁等；甲状腺激素合成、分泌增多，可引起甲状腺功能亢进症（简称甲亢），需用抗甲状腺药治疗。

第一节　甲状腺激素类药

甲状腺激素

药用甲状腺激素（thyroid hormone）由家畜（猪、牛、羊等）的甲状腺体脱脂、干燥、研碎而得，含T_3和T_4，以T_4为主。

【体内过程】 T_4口服给药，易受肠内容物影响，吸收率为50%～75%。T_3有90%～95%被吸收，且吸收率较恒定。严重黏液性水肿病人口服吸收不良，须肠外给药。两者的血浆蛋白结合率均高，可达99%以上。T_3与蛋白质的亲和力低于T_4，其游离量为T_4的10倍。T_4的$t_{1/2}$为5天，用药后24小时内无明显作用，最大作用在用药后7～10天出现。T_3的$t_{1/2}$为2天，用药后6小时内起效，24小时左右作用达高峰。甲状腺激素主要在肝、肾线粒体内脱碘，并与葡萄糖醛酸或硫酸结合后经肾排泄。约36% T_4在脱碘酶作用下转化为T_3发挥作用。甲状腺激素可通过胎盘屏障，少量经乳汁排泄，妊娠和哺乳期妇女应慎用。

【作用】

1. 维持生长发育　适量甲状腺激素能促进机体正常生长发育，对神经系统和骨骼系统的发育尤为重要。甲状腺功能低下时，小儿可致呆小病（克汀病）；成人可引起黏液性水肿。
2. 促进代谢　甲状腺素可促进体内物质氧化，增加耗氧，提高基础代谢率，使产热和散热增多。
3. 增强交感神经系统的活性及机体的敏感性　甲亢时出现心率加快、心输出量增加及血压增高

笔记

等现象。

甲状腺激素与细胞内甲状腺激素受体（TR）结合，在细胞核内与TR结合后，启动靶基因的转录过程，通过翻译合成新的活性蛋白而发挥作用。T_3与TR的亲和力比T_4大10倍，作用约为T_4的5倍。

【临床应用】

1. 甲状腺功能减退

（1）呆小病：呆小病重在预防，若及早诊治，发育仍可正常；若治疗过晚，躯体虽可发育正常，但智力仍然低下。治疗应从小剂量开始，须终身治疗。

（2）黏液性水肿：一般服用甲状腺片，从小剂量开始，逐渐增大至足量。对垂体功能低下的病人宜先用糖皮质激素再给予甲状腺激素，以防发生急性肾上腺皮质功能不全。对昏迷病人应立即静脉注射大剂量左甲状腺素，待苏醒后改口服。

2. 单纯性甲状腺肿　因缺碘所致者应补碘。无明显病因者可给予适量甲状腺激素，以补充内源性激素的不足，抑制TSH过多分泌，以缓解甲状腺组织代偿性增生肥大。

3. 其他

（1）用抗甲状腺药治疗甲亢时，加服T_4可减轻突眼、甲状腺肿大以及防止发生甲状腺功能减退。

（2）甲状腺癌术后应用T_4，可减少复发。

（3）甲状腺功能辅助检查——T_3抑制试验：服用T_3后，摄碘率比用药前下降50%以上者，为单纯性甲状腺肿；摄碘率下降小于50%者为甲亢。

【不良反应】甲状腺激素过量时可引起心悸、手震颤、多汗、体重减轻、失眠等不良反应，重者可致腹泻、呕吐、发热、脉搏快而不规则，甚至有心绞痛、心力衰竭、肌震颤或痉挛等。一旦出现，必须立即停药，并用β受体阻断药对抗。停药1周后再从小剂量开始应用。

糖尿病、冠心病、快速型心律失常病人禁用。

左甲状腺素

左甲状腺素（levothyroxine）为人工合成的四碘甲状腺原氨酸，起效慢，作用弱，但维持时间长，$t_{1/2}$为6～7天。作用、临床应用及不良反应与甲状腺激素相似。黏液性水肿昏迷者可静脉注射，症状改善后改用口服制剂。

碘塞罗宁

碘塞罗宁（liothgronine，T_3）为人工合成的三碘甲状腺原氨酸。主要用于治疗严重的甲状腺功能减退症，但一般不作为替代治疗首选药。不良反应同甲状腺激素。

第二节　抗甲状腺药

抗甲状腺药是能干扰甲状腺激素的合成与释放，缓解甲状腺功能亢进症状的药物，包括硫脲类、碘和碘化物、放射性碘和β受体阻断药4类。

一、硫脲类

硫脲类药物可分为：①硫氧嘧啶类，包括甲硫氧嘧啶（methylthiouracil）、丙硫氧嘧啶（propylthiouracil）；②咪唑类，包括甲巯咪唑（thiamazole，他巴唑）、卡比马唑（carbimazole，甲亢平）。

【体内过程】硫氧嘧啶类口服吸收迅速，生物利用度约为80%，血浆蛋白结合率约为75%。在体内分布较广，易进入乳汁和通过胎盘屏障，在甲状腺浓集较多。主要在肝代谢，部分结合葡萄糖醛酸后排出。甲巯咪唑的血浆$t_{1/2}$约为4.7小时，但在甲状腺组织中药物浓度可维持16～24小时。卡比马唑为甲巯咪唑的衍生物，在体内转化成甲巯咪唑而发挥作用。

【作用】

1. 抑制甲状腺激素的合成　抑制甲状腺过氧化物酶催化的酪氨酸的碘化及碘化酪氨酸的偶联，抑制甲状腺激素的生物合成。不影响碘的摄取，对已合成的 T_4、T_3 无效。用药 2～3 周后才能使症状改善，基础代谢率恢复正常需 1～2 个月。

2. 控制 T_3 的水平　大剂量丙硫氧嘧啶能抑制外周组织的 T_4 转化为 T_3，迅速控制血清中生物活性较强的 T_3 水平。因此在重症甲亢、甲亢危象时，该药可作为首选。

3. 减弱 β 受体介导的糖代谢　硫氧嘧啶减少心肌、骨骼肌细胞的 β 受体数目，降低腺苷酸环化酶的活性，从而减弱 β 受体介导的糖代谢。

4. 免疫抑制作用　能轻度抑制免疫球蛋白的生成，降低循环中甲状腺刺激性免疫球蛋白（TSI）的水平，有一定的对因治疗作用。

【临床应用】

1. 甲亢的内科治疗　适用于轻症、不宜手术或不宜接受 ^{131}I 治疗的甲亢病人。开始治疗时给予大剂量药物，1～3 个月后症状明显减轻，当血清甲状腺激素降至正常时，药量即可递减，直至维持量，疗程 1～2 年。内科治疗可使 40%～70% 病人获得痊愈。疗程过短则易复发。

2. 手术前准备　为减少病人在麻醉和手术后的并发症，防止甲状腺危象发生，术前应先服用硫脲类药物，使甲状腺功能恢复或接近正常；并在手术前 2 周加服大量碘剂。

3. 甲状腺危象　甲状腺危象主要应用大剂量碘剂抑制甲状腺激素释放，同时应用大剂量硫脲类阻断甲状腺激素的合成。用量约为一般治疗量的 2 倍，疗程一般不超过 1 周。

【不良反应】

1. 过敏反应　常见瘙痒、药疹等，少数伴有发热，应密切观察。

2. 消化道反应　有厌食、呕吐、腹泻、腹痛等。

3. 粒细胞缺乏症　为严重不良反应，发生率 0.3%～0.6%。多于用药后 2～3 个月出现，若用药后出现咽痛或发热，应立即查血象，停药后可恢复。

4. 甲状腺肿及甲状腺功能减退　长期应用可使血清甲状腺激素水平显著下降，反馈性增加 TSH 分泌而引起腺体代偿性增生，腺体增大、充血，严重者可产生压迫症状。

哺乳期妇女、结节性甲状腺肿合并甲亢及甲状腺癌病人禁用。

二、碘与碘化物

临床常用的有碘化钾（potassium iodide）、复方碘溶液（compound iodine solution）。

【作用】

1. 小剂量碘作为原料，参与甲状腺激素合成。

2. 大剂量碘化物对甲亢病人和正常人都能产生抗甲状腺作用，主要是抑制甲状腺激素的释放，也可抑制其合成，作用迅速。用药后 1～2 天起效，10～15 天达最大效应。此时若继续用药，则失去抑制激素合成的效应，甲亢症状可复发。大剂量碘剂还能抑制 TSH 使腺体增生的作用，腺体缩小变硬，血管减少，其机制尚未明了。

【临床应用】

1. 单纯性甲状腺肿　在食盐中加入碘化钠，预防单纯性甲状腺肿。疾病早期用复方碘溶液或碘化钾，必要时加用甲状腺片以抑制腺体增生。对晚期病人疗效差，应考虑手术治疗。

2. 大剂量碘剂可用于以下用途

（1）甲亢病人甲状腺手术前准备：一般在术前 2 周给予复方碘溶液以使甲状腺组织退化、血管减少、腺体缩小变硬，减少术中出血。

（2）甲状腺危象的治疗：可将碘化物加到 10% 葡萄糖溶液中静脉滴注，也可服用复方碘溶液，并在两周内逐渐停服，需同时配合服用硫脲类药物。

【不良反应】

1. 急性反应　主要表现为血管神经性水肿、上呼吸道水肿及严重喉头水肿。

2. 诱发甲状腺功能紊乱　长期服用可诱发甲亢。碘可通过胎盘屏障，并可进入乳汁引起新生儿甲状腺肿，故孕妇及哺乳期妇女应慎用。

3. 慢性碘中毒　表现为咽喉及口腔烧灼感、唾液分泌增多、眼刺激症状等。

三、放射性碘

常用的放射性碘为^{131}I，其$t_{1/2}$为8天，用药后2个月放射性可消除99%以上。

^{131}I产生β射线（占99%）的射程为0.5～2mm，其辐射作用只限于甲状腺内。增生组织对射线的敏感性大，故β射线主要破坏甲状腺实质，而很少波及周围组织。^{131}I能破坏腺泡上皮，使其合成甲状腺激素减少。此外，^{131}I还产生γ射线（占1%），可在体外测得，故可用作甲状腺摄碘功能的测定。

^{131}I适用于不宜手术、术后复发及抗甲状腺药治疗无效或过敏的甲亢病人。用药1个月后见效，3～4个月后甲状腺功能可恢复正常。可用于治疗甲状腺癌。小剂量^{131}I可用于检查甲状腺功能。

应严格掌握剂量，防止发生甲状腺功能低下，一旦发生可补充甲状腺激素。

四、β受体阻断药

β受体阻断药如普萘洛尔等可用于甲亢及甲状腺危象的治疗。此类药物能阻断心脏β_1受体，减慢心率；阻断中枢β受体，减轻焦虑；抑制外周T_4脱碘转变为T_3。β受体阻断药作用迅速，可有效对抗甲亢所致的心率加快、心肌收缩力增强等交感神经兴奋症状，但单用时其控制症状的作用有限，与硫脲类药物合用则疗效迅速而显著。

知识拓展

甲状腺危象

甲状腺危象是甲亢的一种少而且极严重的合并症，是甲亢的生理病理改变，发生了致命性加重。多见于重症而未经适当治疗的病人，又因感染、手术等各种应激刺激而诱发。本病各种年龄的男女均可发生，但儿童少见。患病率虽然不高，但如诊治不及时，死亡率很高。高热是甲状腺危象的特征之一，常伴有严重的神经、循环及消化系统的功能紊乱。其诊断主要依据临床表现，甲状腺功能检查无助于诊断，因为发生甲状腺危象时病人血中的甲状腺激素水平多无明显升高，而血清蛋白结合碘常较高。临床诊断成立，立即开始治疗，以免丧失时机。其死亡原因常为高热、心力衰竭、肺水肿、水电解质紊乱。

本章小结

甲状腺激素类药物主要用于甲状腺功能减退和单纯性甲状腺肿的治疗，常用药物有甲状腺片、左甲状腺素、碘塞罗宁。

抗甲状腺药物包括硫脲类、大剂量碘、放射性碘和β受体阻断药。

硫脲类抗甲状腺药物能抑制甲状腺激素合成，控制T_3水平，减轻甲亢症状；用于甲亢的内科治疗、甲状腺手术的准备和甲亢危象。

大剂量碘抑制甲状腺激素的释放、抑制TSH促甲状腺激素释放作用；用于甲亢危象和甲状腺手术的准备。

^{131}I破坏甲状腺细胞，用于治疗甲亢。

β受体阻断药通过阻断β受体，减轻甲亢引起的症状。

笔记

病例讨论

病人,女,33岁。主诉心悸、怕热、多汗、乏力、体重下降11个月,加重伴发热、意识不清2天。查体:T 39.6℃,R 27次/分,BP 143/62mmHg,P 146次/分。意识不清,急性热病容,皮肤潮红,突眼症阳性。甲状腺Ⅲ度肿大。双肺呼吸音粗,左肺下部可闻及干、湿啰音,心率158次/分。胸片提示:左肺下叶炎症。查甲状腺功能:FT_3 45.37pmol/L(正常值6.0~11.4pmol/L),FT_4 86.45pmol/L(正常值10.3~25.7pmol/L),TSH 0.007mU/L(正常值2~10mU/L)。诊断为甲亢、甲状腺危象。

试分析:

1. 控制甲亢危象应该用什么药?
2. 要更全面控制甲亢危象,还应该合用什么药物配合?

病例讨论

常用制剂和用法

甲状腺片 片剂:10mg、40mg、60mg。黏液性水肿:开始一日15~30mg,逐渐增至一日90~180mg,分3次服。维持量一日60~120mg。单纯性甲状腺肿:开始一日60mg,逐渐增至一日120~180mg,疗程一般为3~6个月。

左甲状腺素 片剂:25μg、50μg、75μg、100μg。开始一次25~50μg,一日1次,每2周递增25μg,最大剂量为150~300μg,维持量100~150μg。小儿1岁以上剂量为一日4μg/kg,1岁以下开始一日25~50μg,以后根据血中T_4和促甲状腺激素浓度来调整剂量。注射剂:1mg/1ml。黏液性水肿昏迷:首剂200~400μg静脉注射,随之加用T_3,6~8小时后出现效应,有效后改口服,一日100μg。

碘塞罗宁 片剂:20μg。开始一日10~20μg,渐增至一日80~100μg,分2~3次服。小儿体重在7kg以下者开始一日2.5μg,7kg以上者一日5μg,以后每隔一周增加1次,一次增加5μg,维持量一日15~20μg,分2~3次服。

丙硫氧嘧啶 片剂:50mg、100mg。开始一日150~400mg,分3次服。维持量一日25~100mg,分1~2次服。

甲巯咪唑 片剂:5mg。开始一日20~60mg,分3次服。维持量一日5~10mg,全疗程18~24个月。

卡比马唑 片剂:5mg。一日15~30mg,分3次服。服用4~6周后如症状改善,改用维持量,一日2.5~5mg。

碘化钾 片剂:10mg。单纯性甲状腺肿:开始剂量宜小,一日10mg,20日为一个疗程,连用2疗程,疗程间隔30~40日,1~2个月后,剂量可渐增大至一日20~25mg,总疗程3~6个月。

复方碘溶液 溶液剂:为含5%碘、10%碘化钾的水溶液。单纯性甲状腺肿:一次0.1~0.5ml,一日1次,2周为一疗程,疗程间隔30~40日。甲亢术前准备:一次3~10滴,一日3次,用水稀释后服用,服2周。甲状腺危象:首次2~4ml,以后每4小时1~2ml;或3~5ml加于10%葡萄糖注射液500ml中,静脉滴注,危象缓解后停药。

(李新才)

扫一扫,测一测

笔记

思考题

1. 常用抗甲状腺药物分几类？试举例说明每一类药物的抗甲状腺作用。
2. 硫脲类抗甲状腺素的作用机制是什么？为何产生作用慢？
3. 大剂量碘为什么有抗甲状腺作用？其作用特点是什么？

笔记

第三十一章　降血糖药

31章课件

学习目标

1. 掌握：胰岛素的作用、临床应用、不良反应及防治。
2. 熟悉：磺酰脲类、双胍类和胰岛素增敏剂的作用、临床应用与不良反应。
3. 了解：胰岛素制剂的分类。
4. 具有根据糖尿病病人的具体情况合理选择胰岛素和口服降血糖药来控制病人血糖水平，减少不良反应发生的能力。
5. 能与病人及家属进行沟通，开展用药咨询服务，能正确指导病人合理使用降血糖药物。

糖尿病（diabetes mellitus）是由遗传和环境因素共同作用引起的一组以糖代谢紊乱为主要表现，伴有糖尿、口渴多饮、多尿、多食的一种临床综合征。目前糖尿病的发病率持续上升。糖尿病主要有两种类型。①1 型糖尿病：胰岛 B 细胞破坏，导致胰岛素绝对缺乏所引起的糖尿病；②2 型糖尿病：胰岛 B 细胞功能低下、胰岛素相对缺乏，同时伴有胰岛素抵抗（IR）的糖尿病，占病人总数的 90% 以上。另外，还有特殊类型糖尿病和妊娠糖尿病。糖尿病必须采取综合治疗，在饮食疗法和运动治疗的基础上，根据病情应用胰岛素或口服降血糖药治疗，目的是使病人的血糖控制在正常或接近正常范围，纠正代谢紊乱，缓解或消除糖尿病症状，防止或延缓并发症。

第一节　胰　岛　素

【来源与分类】 天然胰岛素（insulin）由胰岛 B 细胞分泌。药用胰岛素多由猪、牛胰腺提取获得；将猪胰岛素 B 链第 30 位的丙氨酸用苏氨酸代替，可获得人胰岛素。目前可通过重组 DNA 技术，利用大肠埃希菌、酵母菌等生物合成人胰岛素。胰岛素制剂的分类见表 31-1。

胰岛素口服易被消化酶破坏，必须注射给药。皮下注射吸收快，尤以前臂外侧和腹壁明显。$t_{1/2}$ 短于 10 分钟，但作用可维持数小时。主要在肝、肾灭活，10% 以原形自尿液排出。

为延长胰岛素的作用时间，可制成中、长效制剂。加入碱性蛋白质（如精蛋白）和锌，使其等电点接近体液 pH，降低其溶解度，提高稳定性。这类制剂经皮下或肌内注射后，在注射部位发生沉淀，再缓慢释放、吸收，作用维持时间延长，但不可静脉注射。

【作用】 胰岛素对糖、脂肪及蛋白质代谢有着广泛影响。

1. 降低血糖　促进糖原的合成和贮存，加速葡萄糖的氧化和酵解，抑制糖原分解和异生，从而降低血糖；此外，胰岛素可加速葡萄糖的转运，降低血糖。

2. 影响脂肪代谢　促进脂肪合成，抑制脂肪分解，减少游离脂肪酸和酮体的生成，增加脂肪酸和葡萄糖的转运，使其利用增加。

笔记

表 31-1 胰岛素制剂及其作用时间

分类	药物	注射途径	作用时间(h)			给药时间
			开始	高峰	维持	
短效	正规胰岛素(regular iusulin)	静脉	立即	0.5	2	急救
		皮下	0.5~1	2~3	6~8	餐前 0.5 小时,每日 3~4 次
中效	低精蛋白锌胰岛素(isophane insulin)	皮下	2~4	8~12	18~24	早餐或晚餐前 1 小时,每日 1~2 次
	珠蛋白锌胰岛素(globin zinc insulin)	皮下	2~4	6~10	12~18	
长效	精蛋白锌胰岛素(protamine zinc insulin)	皮下	3~6	16~18	24~36	早餐或晚餐前 1 小时,每日 1 次

3101 动画:胰岛素的作用机制

3. 影响蛋白质代谢 增加氨基酸转运进入细胞内,促进核酸、蛋白质的合成,抑制蛋白质的分解,与生长激素有协同作用。

4. 促进钾离子转运 在促进葡萄糖进入细胞内时,可激活 Na^+-K^+-ATP 酶,促进 K^+内流,增加细胞内 K^+的浓度。

【临床应用】

1. 糖尿病 对各型糖尿病均有效。①1 型糖尿病:胰岛素是治疗的最重要药物,而且须终身用药。②2 型糖尿病经饮食控制或用口服降血糖药未使血糖降至理想水平者。③发生各种严重并发症的糖尿病,如酮症酸中毒及非酮症性高渗性昏迷。④糖尿病合并重度感染、消耗性疾病、高热、妊娠、创伤以及手术等。

2. 纠正细胞内缺钾 临床将葡萄糖、胰岛素、氯化钾配成极化液(GIK),可促进钾内流,纠正细胞内缺钾。

知识拓展

胰岛素泵

胰岛素泵又称胰岛素持续皮下注射泵(continous subcutaneous insulin injection,CSII),由微电脑芯片、超微马达和贮药器组成。胰岛素泵的最大特点是模拟正常人的胰岛 B 细胞,按不同速度向体内持续释放胰岛素。主要通过两种方式向人体输注,即基础输注和餐前输注。基础输注是根据血糖水平设定 24 小时持续小剂量释放胰岛素,使病人空腹血糖平稳,尤其可以保持夜间和清晨空腹血糖的稳定;餐前输注是进餐前根据饮食调整餐前剂量,控制餐后血糖,使全天血糖接近正常水平。

目前胰岛素泵有两种形式。①开环式:根据病人血糖水平自行设定胰岛素剂量。②闭环式:病人血糖监测及基础或餐前胰岛素剂量的设定都由微电脑来自动完成。

【不良反应】

1. 低血糖 最常见,多为胰岛素用量过大或用药后未按时进餐所致。表现为饥饿感、出汗、心悸、震颤等症状,严重者可引起昏迷、惊厥及休克,抢救不及时可引起脑损伤及死亡。一般轻者可口服糖水,重者立即静脉注射 50% 葡萄糖 20~40ml 进行救治,需特别注意。乙醇能加强并延长胰岛素的降糖作用,β 受体阻断药会掩盖低血糖的症状,避免合用。

2. 过敏反应 局部过敏仅为注射部位及周围出现斑丘疹、瘙痒。全身过敏可致荨麻疹、过敏性紫癜,极少数严重者可出现过敏性休克。可换用其他种属动物的胰岛素,使用高纯度胰岛素制剂或人胰岛素较少发生过敏反应。

笔记

3. 胰岛素抵抗 机体对胰岛素的敏感性降低称为胰岛素抵抗,又称胰岛素耐受性。急性抵抗常由于合并创伤、感染、手术、情绪激动等应激状态引起,需短时间内增加胰岛素剂量,并纠正酸碱平衡和电解质紊乱，消除诱因后可恢复常规治疗量。慢性型抵抗产生原因较为复杂，可能与体内产生了胰岛素抗体、靶细胞膜上胰岛素受体数目减少或靶细胞膜上葡萄糖转运系统失常等因素有关。处理方法是换用其他动物胰岛素、高纯度胰岛素或人胰岛素制剂，并适当调整剂量或加用口服降血糖药。

4. 其他反应 注射部位可发生脂肪萎缩，女性多于男性，应用纯化胰岛素制剂后已少见；老年糖尿病病人可引起体重增加；屈光不正，一般2～4周自愈。

第二节 口服降血糖药

本类药物具有口服有效、使用方便的特点。常用口服降血糖药包括磺酰脲类、双胍类、胰岛素增敏剂、α-葡萄糖苷酶抑制剂、促胰岛素分泌药及醛糖还原酶抑制剂等。

一、磺酰脲类

磺酰脲类属磺胺类化合物，是最早使用的口服降血糖药，用于控制2型糖尿病。第一代药物有甲苯磺丁脲（tolbutamide，D_{860}，甲糖宁）、氯磺丙脲（chlorpropamide）；第二代药物有格列本脲（glibenclamide，优降糖）、格列吡嗪（glipizide，美吡达）、格列齐特（gliclazide，达美康）及格列美脲。第二代药物不仅可降血糖，还能抑制血小板的黏附与聚集，阻止糖尿病微血管病变的发生。其降血糖活性较第一代强，且低血糖、粒细胞减少及心血管不良反应发生率较低，故临床应用广泛。

磺酰脲类降糖药口服吸收迅速而完全，与血浆蛋白结合率较高，多数药物在肝代谢后从尿中排出。常用药物的药动学特点见表31-2。

表31-2 常用磺酰脲类药物的药动学特点

药 物	$t_{1/2}$	维持时间（h）	血浆蛋白结合率（%）	达峰时间（h）	给药时间
甲苯磺丁脲（tolbutamide）	3～5	6～12	96	3～5	每日2～3次（餐前）
氯磺丙脲（chlorpropamide）	33～36	30～60	90	10	每日1次（餐前）
格列本脲（glyburide）	10～16	16～24	99	2～6	每日1～2次（餐前）
格列吡嗪（glipizide）	2～4	6～10	95	1～2	每日1～2次（餐前）
格列齐特（gliclazide）	10～12	12～24	92	2～6	每日1～2次（餐前）

【药理应用】

1. 降血糖作用 该类药可降低正常人血糖，对胰岛功能尚存的病人有效，对1型或严重糖尿病病人及切除胰腺的动物无作用。作用机制是：①刺激胰岛B细胞释放胰岛素。②增加胰岛素与靶组织及受体的结合能力。③通过激活糖原合成酶和3-磷酸甘油脂肪酰转移酶，促进葡萄糖的利用以及糖原和脂肪的合成。

2. 抗利尿作用 氯磺丙脲具有抗利尿作用，但不降低肾小球滤过率，主要通过促进抗利尿激素分泌并增强其作用而减少尿量。

3. 影响凝血功能 格列齐特能使血小板黏附力减弱，减少血小板数目，促进纤溶酶原的合成。

【临床应用】

1. 糖尿病 用于胰岛功能尚存的2型糖尿病且单用饮食控制无效者。

2. 尿崩症 氯磺丙脲可减少尿崩症病人的尿量，与氢氯噻嗪合用可提高疗效。

【不良反应】 主要不良反应为低血糖，其次为胃肠道反应、皮肤过敏、骨髓抑制、粒细胞减少、血小板减少，也可致黄疸和肝损害。较严重的不良反应为持久性的低血糖症，多见于老人及肝、肾功能不全者。新型磺酰脲类降糖药较少引起低血糖。

【药物相互作用】 磺酰脲类血浆蛋白结合率很高，双香豆素、吲哚美辛等可与其竞争血浆蛋白结合，使其游离型药物浓度上升而引起低血糖反应。药酶抑制剂如氯霉素、西咪替丁等可增强磺酰脲类的降糖作用。氯丙嗪、糖皮质激素、噻嗪类利尿药、口服避孕药均可降低磺酰脲类的降血糖作用。

二、双胍类

常用双胍类药物有二甲双胍(metformin,甲福明)和苯乙双胍(phenformin,苯乙福明)。二甲双胍 $t_{1/2}$ 约1.5小时,作用短,在体内不与血浆蛋白结合,大部分以原形从尿中排出。苯乙双胍 $t_{1/2}$ 约3小时,约1/3以原形从尿排出,作用维持4~6小时。

【作用和临床应用】能明显降低糖尿病病人血糖,对正常人血糖几无影响,不会引起低血糖。作用机制可能是:①促进组织细胞对葡萄糖的摄取和利用。②减少肝内糖原异生。③抑制肠道对葡萄糖的吸收。④抑制胰高血糖素释放。主要用于2型糖尿病,尤其是肥胖及单用饮食控制无效者。

【不良反应】

1. 胃肠反应　主要是食欲缺乏、恶心、呕吐、腹泻、口苦、口中金属味等,饭后服用可减轻,减量或停药后即消失。

2. 乳酸血症　促进糖无氧酵解,产生乳酸,尤其在肝、肾功能不全和心力衰竭等缺氧情况下,易诱发乳酸性酸中毒(苯乙双胍的发生率比二甲双胍高10倍,故前者已基本不用),可危及生命。肝、肾功能不全者禁用。

处方分析

病人,女,76岁。糖尿病病史12年,有磺胺类药物过敏史,体型适中,无明显多饮、多尿、多食、消瘦症状,空腹血糖多次大于7.0mmol/L。病初给予口服降血糖药治疗,效果尚可,无酮症倾向,后血糖控制不佳,改用胰岛素治疗,现在血糖控制可,现医生处方如下,请分析该处方是否合理?

格列美脲片　2mg×15

用法:2mg,口服,一日1次

二甲双胍片 250mg×48

用法:250mg,口服,一日3次

三、胰岛素增敏药

胰岛素增敏药能增强靶组织对胰岛素的敏感性,减轻胰岛素抵抗,对2型糖尿病及其心血管并发症均有明显疗效。主要为噻唑烷二酮类化合物(TZD)。代表药有罗格列酮(rosiglitazone)、吡格列酮(pioglitazone)、环格列酮(cycloglitazone)、噻格列酮(ciglitazone)、恩格列酮(englitazone)等。

【作用和临床应用】本类药物能提高机体(肝、骨骼肌和脂肪组织)对胰岛素的敏感性,降低血糖;保护胰岛B细胞功能;有效降低血脂;抑制血小板聚集、炎症反应和内皮细胞的增生,发挥抗动脉粥样硬化作用。

主要用于其他口服降血糖药疗效不佳的2型糖尿病病人,尤其是伴有胰岛素抵抗的糖尿病病人。无论是单独应用还是联合治疗(与胰岛素、磺酰脲类或二甲双胍合用)都能取得较好的降糖效果。

【不良反应】本类药物具有良好的安全性和耐受性,低血糖反应发生率低。副作用主要是嗜睡、头痛及胃肠道反应等。

四、α-葡萄糖苷酶抑制药

目前用于临床的有阿卡波糖(acarbose)、伏格列波糖(voglibose)、米格列醇(miglitol)等。

【作用和临床应用】α-葡萄糖苷酶抑制剂为新型的口服降血糖药,其作用机制是通过竞争性抑制小肠葡萄糖苷酶的活性,使淀粉和蔗糖转化为单糖的过程减慢,从而延缓葡萄糖的吸收,降低餐后血糖,单独使用不引起低血糖反应。

临床主要用于治疗糖尿病餐后高血糖,既可单用也可与其他降血糖药(胰岛素和磺酰脲类)合用治疗2型糖尿病。

【不良反应】本药可延缓糖类的吸收,故腹胀、排气多、腹泻等反应较常见。消化道溃疡病人慎用,孕妇、哺乳期妇女及明显消化、吸收障碍的病人禁用。

笔记

五、促胰岛素分泌药

促胰岛素分泌药是一种快速促进胰岛 B 细胞释放胰岛素的口服降血糖药，代表药物为瑞格列奈和那格列奈等。

瑞格列奈

瑞格列奈（repaglinide）为第一个餐时血糖调节药物。最大的优点是可以模仿胰岛素的生理性分泌，有效地控制餐后高血糖。其作用机制可能是通过与胰岛 B 细胞膜上的特异性受体结合，促进胰岛素分泌。

主要适用于 2 型糖尿病病人，老年糖尿病病人也可服用，亦适用于糖尿病肾病病人。常见不良反应有低血糖（但较磺脲类药物少见）、头痛和腹泻等，大多轻微而短暂。

同类药物还有那格列奈（nateglinide），其对胰岛 B 细胞的作用更迅速，持续时间更短，对葡萄糖浓度更为敏感而易于见效。由于减少了总胰岛素释放，减弱餐后的葡萄糖波动，故诱发低血糖的危险更小。

【附】预防糖尿病外周神经并发症药

醛糖还原酶是聚醇代谢通路中的关键限速酶，其可促进葡萄糖转化为山梨醇，神经细胞内山梨醇增多可导致糖尿病性外周神经并发症的发生。醛糖还原酶抑制剂可有效改善机体聚醇代谢通路异常，从而达到预防和延缓糖尿病并发症的目的。代表药有依帕司他等。

依帕司他

依帕司他（epalrestat）能改善糖尿病病人末梢神经和坐骨神经的传导速率，抑制坐骨神经中神经纤维密度的下降，可有效预防并改善糖尿病并发的末梢神经感觉障碍（麻木感和疼痛）、振动感觉异常等症状。

本章小结

胰岛素可降低血糖、促进脂肪合成、促进蛋白质合成、促进钾离子向细胞内转运。用于控制 1 型糖尿病和 2 型糖尿病病人的血糖；纠正细胞内低钾。

口服降血糖药主要用于控制 2 型糖尿病病人的血糖。

磺酰脲类能刺激胰岛 B 细胞释放胰岛素，用于胰岛功能尚存者。

双胍类能促进糖的利用、减少糖的吸收，用于肥胖的 2 型糖尿病病人。

胰岛素增敏剂能提高机体对胰岛素的敏感性，用于胰岛素抵抗者。

葡萄糖苷酶抑制剂能延缓葡萄糖的吸收，用于餐后血糖增高者。

病例讨论

病人，女，20 岁。患 1 型糖尿病。某日早晨，病人按医生要求注射了正规胰岛素 12U。注射胰岛素后，病人产生饥饿、心慌的感觉，因平时是在注射胰岛素半小时后到食堂就餐，病人并未马上就餐。在注射胰岛素后 10 分钟，病人突然晕倒在地，满头大汗，不能说话。

请分析：

1. 该病人为什么会出现突然晕倒在地，出现满头大汗、不能说话等症状？
2. 应如何处理？

3102

病例讨论

常用制剂和用法

胰岛素　注射剂：400U/10ml、800U/10ml。剂量和给药次数视病情而定，中型糖尿病病人一日 5 ~

10U，重型病人一日 40U 以上，饭前半小时皮下注射，一日 3～4 次，必要时可静脉注射或肌内注射。

甲苯磺丁脲　片剂:0.5g。第一日一次 1g，一日 3 次；第二日起一次 0.5g，一日 3 次，饭前服，病情好转后改为维持量，一次 0.5g，一日 2 次。

氯磺丙脲　片剂:0.1g、0.25g。糖尿病：一次 0.1～0.3g，一日 1 次，早饭前服，血糖降至正常后，改用维持量，一日 0.1～0.2g。治疗尿崩症：一日 0.125～0.25g。

格列本脲　片剂:2.5mg。开始早饭后服 2.5mg，以后逐渐增量，但每日不超过 15mg，待增至一日 10mg 时，分早、晚两次服，至出现疗效后，逐渐减量至一日 2.5～5mg。

格列齐特　片剂:40mg。开始时一日 40～50mg，一日 1 次，连服 2～3 周，随后按情况递增至一日 160～320mg。疗效满意后改用维持量，一日 80～160mg，最多不超过 160mg 时，分 2～3 次饭前服。

格列吡嗪　片剂:5mg。开始时一日 5mg，一般早餐前 30 分钟口服，根据血糖水平调整剂量，最大剂量为一日 30mg，一日剂量>15mg 时应分次口服。

格列美脲　片剂:1mg;2.0mg。起始剂量为一次 1mg，一日一次。如血糖控制不佳，每隔 1～2 周逐步增加剂量至每日 2mg、3mg、4mg，每日最大推荐剂量为 6mg。

二甲双胍　片剂:0.25g。一次 0.25～0.5g，一日 3 次，饭后服。以后根据尿糖或血糖情况调整剂量。

罗格列酮　片剂:2mg、4mg、8mg。一次 2～4mg，一日 2 次。

阿卡波糖　片剂:50mg、100mg。一次 50mg，一日 3 次，然后逐渐增加剂量，最大剂量为一次 100mg，一日 3 次。必须与头几口食物一起嚼服才有效。如果在服药后很长时间才进餐，则疗效差或无效。

瑞格列奈　片剂:0.5mg、1mg、2mg。开始一次 0.5mg，渐增至一次 4mg，一日 3 次，餐前服。

依帕司他　片剂:50mg。一次 50mg，一日 3 次，饭前服。

（李新才）

扫一扫，测一测

思考题

1. 哪些类型的糖尿病应该用胰岛素治疗？

2. 胰岛素过量最常见的不良反应是什么？此时血钾会有什么改变？防治低血糖反应除了补充葡萄糖，是否还应补充氯化钾？

第三十二章 性激素类药与抗生育药

32章课件

学习目标

1. 掌握：性激素类药与抗生育药的分类、代表药物名称及主要药理作用。
2. 熟悉：性激素类药与抗生育药的主要临床应用和不良反应。
3. 了解：性激素类药与抗生育药的其他临床作用。
4. 具有根据适应证合理选择药物、处置不良反应的能力。
5. 能开展用药咨询服务和健康教育，并能正确指导病人合理用药。

性激素（sex hormones）为性腺所分泌的类固醇激素，包括雌激素、孕激素和雄激素。目前，临床应用的性激素类药物为人工合成品及其衍生物。常用的抗生育药大多属于雌激素与孕激素的复合制剂。

性激素的产生和分泌受下丘脑-腺垂体调节。下丘脑分泌促性腺激素释放激素（GnRH），促使腺垂体分泌卵泡刺激素（FSH）和黄体生成素（LH）。对于女性，FSH 促进卵泡的生长发育；FSH 和 LH 的共同作用，促使成熟的卵泡分泌雌激素和孕激素。对于男性，FSH 可促进睾丸中精子的生成；LH 可促进睾丸间质细胞分泌雄激素。

3201

图片：女性激素的分泌与调节

性激素对腺垂体的分泌功能具有正反馈和负反馈两方面的调节作用，这取决于机体的性周期。在排卵前血中雌激素水平较高，可直接或通过下丘脑促进腺垂体分泌 LH，导致排卵（正反馈）；在月经周期的黄体期，由于血中雌激素、孕激素水平较高，从而减少 GnRH 的分泌，抑制排卵（负反馈）。常用的甾体避孕药就是根据这一负反馈机制而设计的。雄激素也可通过反馈机制抑制促性腺激素的释放。

第一节 雌激素类与抗雌激素类药

一、雌激素类药

卵巢分泌的天然雌激素主要是雌二醇（estradiol，E_2），从孕妇尿中提取的雌酮（estrone，E_1）、雌三醇（estriol，E_3）及其他雌激素，多为雌二醇的代谢产物。

以雌二醇为母体，人工合成了许多高效衍生物，如炔雌醇（ethinylestradiol，EE）、炔雌醚（quinestrol）、戊酸雌二醇（estradiol valerate）及环戊酸雌二醇等。合成的类固醇类雌激素类药物还有美雌醇、硫酸雌酮、马烯雌酮等。此外，还合成了具有雌激素样作用的非甾体类化合物，如己烯雌酚（diethylstilbestrol，乙底酚）。

【作用】

1. 促进女性性成熟 促进女性性器官的发育和成熟，维持女性第二性征。

笔记

2. 促进子宫内膜增殖　促使子宫内膜和肌层增殖变厚，雌激素引起的内膜异常增殖可引起子宫出血；在正常月经周期，和孕激素共同调节子宫内膜的周期性变化。雌激素可刺激阴道上皮增生、浅表层细胞角化，并增加子宫平滑肌对缩宫素的敏感性。

3. 促进排卵　较大剂量（>200pg/ml）雌激素，在排卵前促进促性腺激素分泌，形成 LH 峰，促进排卵；小剂量雌激素通过负反馈机制减少促性腺激素释放而抑制排卵。

4. 影响乳腺发育和乳汁分泌　小剂量雌激素能刺激乳腺导管及腺泡的生长发育；大剂量能抑制催乳素对乳腺的刺激作用，减少乳汁分泌。

5. 影响代谢　雌激素激活肾素-血管紧张素系统，使醛固酮分泌增加，促进肾小管对水、钠的重吸收，故有轻度的水钠潴留作用，使血压升高；能增加骨骼中的钙盐沉积，促进长骨骨骺闭合；大剂量能升高血清三酰甘油和磷脂、降低血清胆固醇和低密度脂蛋白，但可增加高密度脂蛋白；降低糖耐量。

6. 其他　雌激素可促进血液凝固，此外还具有抗雄激素作用。

【临床应用】

1. 围绝经期综合征　女性围绝经期，由于卵巢功能降低，雌激素分泌不足，垂体促性腺激素分泌增多，产生内分泌平衡失调，引起一系列症状，如面颈红热、恶心、失眠、情绪不安等，也称更年期综合征。给予雌激素类药物，可抑制垂体促性腺激素分泌，减轻各种症状。雌激素可减少骨质吸收，对围绝经期和老年性骨质疏松症有一定疗效。局部应用雌激素对老年性阴道炎及女阴干燥症有效。

2. 卵巢功能不全　用于卵巢功能不全引起的子宫、外生殖器及第二性征发育迟缓、闭经等。

3. 功能性子宫出血　由于体内雌激素水平低，子宫内膜创面修复不良，引起持续少量阴道出血，雌激素能促进子宫内膜增生，修复出血创面而止血。

4. 乳房胀痛及回乳　部分妇女停止哺乳后，因乳汁持续分泌引起乳房胀痛，大剂量雌激素能干扰催乳素对乳腺的刺激作用，使乳汁分泌减少。

5. 绝经后乳腺癌　能缓解绝经 5 年后的乳腺癌病人症状。但绝经前的病人禁用，因雌激素能促进肿瘤的生长。

6. 前列腺癌　雌激素抑制腺垂体分泌促性腺激素，使睾丸萎缩及雄激素分泌减少，且雌激素能拮抗雄激素的作用，故能治疗前列腺癌。

7. 痤疮　多见于青年男女，因雄激素水平高使皮脂腺分泌过多所致。雌激素能对抗雄激素作用。

8. 避孕　与孕激素组成复合制剂用于避孕（见本章第五节）。

【不良反应】常见不良反应有厌食、恶心、呕吐及头晕等。减少剂量或从小剂量开始逐渐增加剂量可减轻症状。长期大量应用可使子宫内膜过度增生，发生子宫出血，增加子宫癌的发生率；可使水、钠潴留，引起水肿、高血压。

二、抗雌激素类药

本类药物能与雌激素受体结合，发挥竞争性拮抗雌激素作用。常用药物有氯米芬、他莫昔芬和雷诺昔芬等。

氯米芬（clomiphene）有较弱的雌激素活性和中等程度的抗雌激素作用，能和雌激素受体结合而竞争性拮抗雌激素的作用；氯米芬能促进人的促性腺激素释放，诱发排卵，与其竞争雌激素受体，阻断雌激素的负反馈作用有关。用于功能性不孕症、功能性子宫出血、月经不调、晚期乳腺癌及长期应用避孕药后发生的闭经等。大剂量长期应用可引起卵巢肥大，一般停药后能自行恢复。卵巢囊肿者禁用。

他莫昔芬（tamoxifen）能与乳腺癌细胞的雌激素受体结合，抑制依赖雌激素才能持续生长的肿瘤细胞。用于治疗绝经后晚期乳腺癌病人，疗效较好。

雷诺昔芬（raloxifene）是选择性雌激素受体调节药的第二代产品，用于绝经后妇女的骨质疏松症。

第二节　孕激素类与抗孕激素类药

一、孕激素类药

天然孕激素主要是由黄体分泌的黄体酮（progesterone，孕酮），药用多为人工合成品。由黄体酮衍生而来，活性与黄体酮相似的药物如甲羟孕酮（medroxyprogesterone）、甲地孕酮（megestrol）、氯地孕酮（chlormadinone）；结构与睾酮相似，由炔孕酮衍生而来的药物如炔诺酮（norethisterone）、炔诺孕酮（norgestrel）等。

【作用】

1. 对生殖系统的作用　①在雌激素作用的基础上，促进子宫内膜由增殖期转化为分泌期，有利于受精卵着床和胚胎发育。在妊娠期能降低子宫对缩宫素的敏感性，抑制子宫收缩活动，使胎儿安全发育，故有保胎作用。②大剂量能抑制腺垂体 LH 的分泌，抑制卵巢的排卵过程，有避孕作用。③能促进乳腺腺泡发育，为哺乳作准备。

2. 对代谢的影响　孕激素与醛固酮结构相似，有竞争性抗醛固酮作用，促进 Na^+、Cl^- 排出而利尿。此外，孕激素是肝药酶诱导剂，促进某些药物代谢；孕激素可促进蛋白分解，增加尿素氮的排泄。

3. 对体温的影响　可轻度升高体温。月经周期中期排卵时体温较平时约高 0.5℃，持续到月经来临。

【临床应用】

1. 功能性子宫出血　由于黄体功能不足，引起子宫内膜不规则的成熟与脱落，导致子宫持续性的出血。应用孕激素可使子宫内膜同步转为分泌期，停药后 3～5 日发生撤退性出血。

2. 痛经和子宫内膜异位症　常采用雌、孕激素复合避孕药，抑制排卵和抑制子宫痉挛性收缩，可治疗痛经。采用长周期、大剂量孕激素，使异位子宫内膜腺体萎缩退化，治疗子宫内膜异位症。

3. 子宫内膜腺癌　大剂量孕激素可使子宫内膜瘤体萎缩，部分病人病情缓解，症状改善。

4. 前列腺肥大和前列腺癌　大剂量孕激素可减少睾酮分泌，促使前列腺细胞萎缩退化。

5. 先兆流产和习惯性流产　对黄体功能不足所致流产，可用大剂量孕激素治疗，但疗效不确切。

6. 避孕。

【不良反应】 不良反应轻，偶见恶心、呕吐及头痛等。有时可致乳房胀痛、腹胀。尚可出现性欲改变、多毛或脱发、痤疮。有时可致胎儿生殖器畸形。

二、抗孕激素类药

抗孕激素类药物可干扰孕酮的合成和影响孕酮的代谢，本类药物有米非司酮（mifepristone）、孕三烯酮（gestrinone）、环氧司坦（epostane）、曲洛司坦（trilostane）和阿扎斯丁（azastene）。

米非司酮

米非司酮（mifepristone）是孕激素受体阻断药，同时具有抗皮质激素活性，还具有较弱的雄激素活性。由于米非司酮可对抗黄体酮对子宫内膜的作用，具有抗着床作用，可作为房事后避孕的有效措施；具有抗早孕作用，用于终止早期妊娠，可引起子宫出血延长，但一般无需特殊处理。

第三节　雄激素类与抗雄激素类药

一、雄激素类药

天然雄激素为睾酮（testosterone，睾丸酮），临床多用人工合成的睾酮衍生物，如甲睾酮（methyltestosterone）、丙酸睾酮（testosterone propionate）及苯乙酸睾酮（testosterone phenylacetate）等。睾酮不仅有雄激素活性，还有促进蛋白质合成作用（同化作用）。某些人工合成的睾酮衍生物雄激素活性明显减弱，其同化作用保留或增强，这些药物称同化激素，如苯丙酸诺龙（nandrolone phenylpropionate）、美雄酮（metandienone）和司坦唑醇（stanozolol）等。

【作用】

1. 生殖系统作用　①促进男性性器官及副性器官的发育和成熟，促进男性第二性征形成，促进精子的生成及成熟。②大剂量反馈性抑制腺垂体分泌促性腺激素；可减少卵巢分泌雌激素，并有直接抗雌激素作用。

2. 同化作用　能明显促进蛋白质合成(同化作用)，减少蛋白质分解(异化作用)，减少尿素生成，使尿素排泄减少，造成正氮平衡，因而促进生长发育，使肌肉发达，体重增加。同时有水、钠、钙、磷潴留现象。

3. 提高骨髓造血功能　①骨髓造血功能低下时，较大剂量的雄激素可直接刺激骨髓造血，特别是红细胞的生成。②睾酮能刺激肾分泌促红细胞生成素，还能直接兴奋骨髓合成亚铁血红素，使红细胞生成增加。

4. 免疫增强作用　促进免疫球蛋白合成，增强机体免疫和巨噬细胞功能，具有一定抗感染能力，尚有糖皮质激素样抗炎作用。

【临床应用】

1. 替代疗法　无睾症(两侧睾丸先天或后天缺损)或类无睾症(睾丸功能不足)，男子性功能低下，用睾酮及其酯类进行替代治疗。

2. 围绝经期综合征及功能性子宫出血　通过对抗雌激素作用，使子宫血管收缩，内膜萎缩，对围绝经期综合征更为合适。

3. 晚期乳腺癌及卵巢癌　睾酮对晚期乳腺癌及卵巢癌有缓解作用，丙酸睾酮可抑制子宫肌瘤的生长。

4. 纠正贫血　改善再生障碍性贫血病人的骨髓造血功能，丙酸睾酮也可用于其他贫血的治疗。

5. 增强体质　各种消耗性疾病、骨质疏松、肌肉萎缩、生长延缓、长期卧床、损伤、放疗等，可用小剂量雄激素治疗，使病人食欲增加，加快体质恢复。

【不良反应】

1. 女性男性化　雄激素长期用于女性病人，可引起多毛、痤疮、声音变粗、闭经等男性化现象，应停止用药。孕妇及前列腺癌病人禁用。

2. 黄疸　可干扰肝内毛细胆管的排泄功能，引起胆汁淤积性黄疸。

肾炎、肾病综合征、肝功能不全、高血压及心力衰竭病人慎用。孕妇及前列腺癌病人禁用。

二、抗雄激素类药

凡能对抗雄激素生理效应的药物称为抗雄激素药。

环丙孕酮

环丙孕酮(cyproterone，色普龙)具有较强的孕激素作用，还可阻断雄激素受体。可用于抑制男性严重性功能亢进；其他药物无效或病人无法耐受的前列腺癌；与雌激素合用治疗女性严重痤疮和特发性多毛症；与炔雌醇组成复方避孕片用于避孕。由于本药抑制性功能和性发育，禁用于未成年人。

非那雄胺(finasteride)可抑制睾酮转化为二氢睾酮，降低雄激素作用强度，主要用于治疗前列腺增生。

第四节　促性腺激素类药

促性腺激素类药物多从孕妇、绝经期妇女尿液中提取，具有促进卵泡生成、成熟和排卵作用，同时也能促进和维持黄体的功能。常用药物有绒促性素(chorionic gonadotropin，CG)、尿促性素(human menopausal gonadotropin，hMG)和尿促卵泡素(urofollitropin)等。用于不孕症、功能性子宫出血、流产、隐睾症和男性性腺功能减退症等。

戈那瑞林(gonadorelin)对于女性可促进雌激素的分泌，有助于卵泡发育和成熟；对于男性可促进雄激素的分泌，有助于精子的产生。主要作为促排卵药，治疗下丘脑性闭经所致不育、原发性卵巢功能不足，也可用于男性性器官发育不全、小儿隐睾症等。

笔记

第五节 抗生育药

图片：抗生育药的作用位点

抗生育药是指阻碍受孕、防止妊娠或能终止妊娠的一类药物，包括避孕药和抗早孕药。现有的避孕药大多为女用药，男用药较少。

一、主要抑制排卵药

本类药物是最常用的女性避孕药，由孕激素和雌激素类药物配伍制成。

【作用和临床应用】 本类药物应用不受月经周期的限制，排卵前、排卵期及排卵后服用，均可影响受精卵着床。

1. 抑制排卵 外源性雌激素和孕激素通过负反馈机制，抑制下丘脑促性腺激素释放激素的释放，从而减少促卵泡素和黄体生成素分泌，两者协同作用而显著抑制排卵。

2. 抗着床 该类药物含大量孕激素，干扰子宫内膜正常发育，不利于受精卵着床。

3. 使宫颈黏液的黏稠度增加，不利于精子运行，影响卵子受精。

4. 其他 还可影响子宫和输卵管平滑肌的正常活动，使受精卵不能及时地被输送至子宫内着床。还可抑制黄体内甾体激素的生物合成等。

按规定服药，避孕效果可达99%以上，停药后生殖能力很快恢复。

【不良反应】 可有头晕、恶心、挑食及乳房胀痛等类早孕反应，坚持用药2～3个月后减轻或消失；少数用药者发生子宫不规则出血时，可加服炔雌醇；如连续闭经2个月，应予停药。可诱发血栓性静脉炎、肺栓塞或脑血管栓塞等栓塞性疾病，应予注意。个别可有血压升高；哺乳期妇女用药可使乳汁减少。乳房肿块及宫颈癌病人禁用。

二、干扰孕卵着床药

干扰孕卵着床药也称探亲避孕药，常用药有甲地孕酮（探亲避孕1号片）、炔诺孕酮（探亲避孕片）、左炔诺孕酮等。能快速抑制子宫内膜的发育和分泌功能，干扰孕卵着床而产生抗生育作用。主要特点是在使用时间上灵活方便，不受月经周期的限制，无论在排卵前、排卵期或排卵后服用都有效。夫妻探亲同居当晚或房事后避孕工具失败或没有采取措施者，均可口服本类药物作为避孕的应急措施。

三、抗早孕药

抗早孕药是指在妊娠12周内能产生完全流产而终止妊娠的药物。如早期应用，其效果相当于一次正常月经，故又称催经止孕药。临床常用孕激素受体阻断药米非司酮与前列腺素衍生物米索前列醇（misoprostol）序贯配伍应用。药物可破坏蜕膜、促进子宫平滑肌收缩、软化且扩张宫颈而诱发流产。其具有完全流产率高、对母体无明显不良反应、流产后月经周期能迅速恢复、对再次妊娠无影响特点。

四、杀精子药

棉酚

棉酚（gossypol）是从棉花的根、茎、种籽中提取的一种黄色酚类物质。动物实验证明，棉酚作用部位在睾丸曲细精管的生精上皮细胞。用药4～5周后大部分曲细精管萎缩，生精上皮细胞几乎消失，管中可见大量脱落细胞和死精子。故棉酚是通过抑制精子生成而达到抗生育的作用。停药后逐渐恢复。不良反应有胃肠道刺激症状、心悸、肝功能改变等。少数服药者发生低血钾无力症状。棉酚从阴道给药也具有较强的杀精子活性。

壬苯醇醚（nonoxynol）、孟苯醇醚（menfegol）及烷苯醇醚（alfenoxynol）具有较强的杀精作用，可制成胶浆、片剂或栓剂等作为外用避孕药使用。将此类药物放入阴道后，药物可自行溶解而散布在子宫颈表面和阴道壁，发挥杀精作用，从而达到避孕目的。这种避孕方法的副作用小，全身反应少。

本章小结

性激素类药物分为雌激素类药和抗雌激素类药、孕激素类药和抗孕激素类药、雄激素类药和抗雄激素类药、促性腺激素类药。

雌激素类药主要用于卵巢功能不全和绝经期综合征的治疗；孕激素类药主要用于黄体功能不足和绝经期综合征的治疗；雄激素类药主要用于睾丸功能不足的治疗。抗雌激素类药主要用于乳腺癌的治疗；抗孕激素类药主要用于抗早孕；抗雄激素类药主要用于前列腺增生的治疗。

抗生育药可抑制排卵、抑制着床、杀死精子，主要用于避孕和抗早孕。

常用制剂和用法

苯甲酸雌二醇　注射剂：1mg/1ml、2mg/1ml。一次 1～2mg，一周 2～3 次，肌注。

己烯雌酚　片剂：0.1mg、0.25mg、0.5mg、1mg。闭经或绝经期综合征：一日量不超过 0.25mg。人工周期：一日 0.25mg，连服 20 天，待月经后再服，用法同前，共 3 个周期。栓剂：0.1mg、0.2mg。老年性阴道炎：每晚 0.2mg，阴道塞药，共 7 天。

炔雌醇　片剂：0.02mg、0.05mg、0.5mg。闭经、更年期综合征：一次 0.02～0.05mg，一日 0.02～0.15mg。前列腺癌：一次 0.05～0.5mg，一日 3～6 次。

氯米芬　片剂或胶囊剂：50mg。促排卵：一次 50mg，一日 1 次，连服 5 天。

黄体酮　注射剂：10mg/1ml、20mg/1ml。先兆流产或习惯性流产：一次 10～20mg，一日 1 次或一周 2～3 次，一直用到妊娠第 4 个月。

甲羟孕酮　片剂：2mg、4mg、10mg。剂量及疗程视病情而定。

甲地孕酮　片剂：1mg、4mg。一次 2～4mg，一日 1 次，疗程视病情而定。内膜异位症：从月经第 5 天起一次 2.5mg，一日 1 次，可逐渐加至一日 10～15mg。

炔诺酮　片剂：0.625mg、2.5mg。功能性子宫出血：一次 2.5mg，每 8 小时 1 次，出血减少或停止后逐渐减量，每 3 天递减 1 次，直至维持量一日 2.5mg，再连服 20 天。探亲避孕：自同房当晚起每晚 5mg，10 天之内必须连服 10 片，同居半个月，连服 14 天，超过半个月应改服短效避孕药。

甲睾酮　片剂：5mg、10mg。一次 5～10mg，一日 1～2 次，口服或舌下含服。每个月总量不超过 300mg。

丙酸睾酮　注射剂：10mg/1ml、25mg/1ml、50mg/1ml。一日 10～50mg，一周 1～3 次，肌内注射。再生障碍性贫血：一次 100mg，一日 1 次，肌注，3～6 个月为 1 疗程。

美雄酮　片剂：1mg、2.5mg、5mg。开始剂量每日 10～30mg，分 2～3 次服，病情稳定后改为每日 5～10mg，连用 4～8 周为一疗程；幼儿：一日 0.05mg/kg。老人用量酌减。

苯丙酸诺龙　注射液：10mg/1ml、25mg/1ml。一次 25mg，每 1～2 周 1 次深部肌内注射；小儿一次 5～10mg。

司坦唑醇　片剂：2mg。一次 2mg，一日 3 次，3～6 个月为 1 疗程。

米非司酮　片剂：25mg，200mg。终止早孕：200mg 一次顿服；或一次 25mg，一日 2 次，连用 3 天。服药后禁食 1 小时。紧急避孕：性交后 72 小时内服 25mg，用药越早，效果越佳。

复方炔诺酮片（口服避孕片Ⅰ号：每片含炔诺酮 0.6mg、炔雌醇 0.035mg）从月经第 5 日开始，每晚服 1 片，连服 22 日，不可间断，如有漏服，应在次晨补上。一般于停药后 2～4 日即可出现撤退性出血，如停药 7 日仍不来月经，应立即开始服下一周期药物。

复方甲地孕酮片（口服避孕片Ⅱ号：每片含甲地孕酮 1mg、炔雌醇 0.035mg）服法同上。

炔诺酮片（探亲避孕片：每片含炔诺酮 5mg）于同居当晚服 1 片，以后每晚服 1 片，14 日以内必须连服 14 片，超过 14 日，应接服Ⅰ号或Ⅱ号避孕片。

甲地孕酮片（探亲避孕 1 号片：每片含甲地孕酮 2mg）服法同上。

（秦志华）

3203

病例讨论

笔记

扫一扫,测一测

思考题

1. 比较雌激素和孕激素对月经周期的影响及对促性腺激素的分泌影响？
2. 治疗功能性子宫出血如何使用雌激素和孕激素？

第三十三章 抗菌药概论

学习目标

1. 掌握:抗菌药常用术语的基本概念、抗菌药作用机制。
2. 熟悉:细菌耐药性的产生机制。
3. 了解:抗菌药、人体和病原体三者之间的关系。

抗菌药是指抑制或杀灭细菌、用于防治细菌感染性疾病的药物,包括抗生素和人工合成抗菌药。学习抗菌药要了解药物、机体、病原体三者之间相互作用及其作用规律(图 33-1),即:机体对病原体有抗病能力,而病原体对机体具有致病能力;药物对病原体有抗菌作用,而病原体对药物可产生耐药性;机体对药物的吸收、分布、代谢、排泄过程具有影响作用,而药物对机体又可产生不良反应。因此在细菌感染性疾病的治疗过程中,既要充分发挥药物的抗菌作用,又要充分调动机体的抗病能力,还应尽量减少药物对机体的不良反应和延缓细菌耐药性的产生。

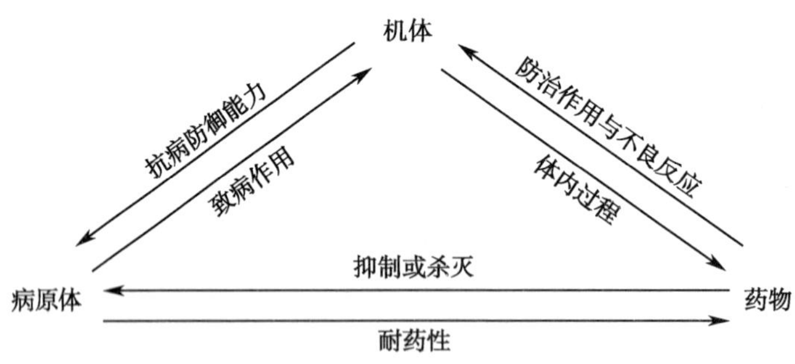

图 33-1 机体、病原体、药物相互作用的关系

从广义上来说,对病原微生物包括细菌和其他微生物、寄生虫及癌细胞所致疾病的药物治疗统称为化学治疗(chemotherapy,简称化疗)。化疗药物包括抗病原微生物、抗寄生虫药、抗肿瘤药物,而抗病原微生物药物由抗细菌药、抗真菌药以及抗病毒药组成。

第一节 抗菌药常用术语

1. 抗生素(antibiotics) 由某些微生物(包括细菌、真菌、放线菌等)产生的能抑制或杀灭其他微生物的物质。有天然抗生素和人工半合成抗生素之分,前者是从微生物培养液中直接提取获得的,后者是对天然抗生素进行结构改造而获得的。

2. 抗菌谱(antibacterial spectrum) 指抗菌药的抗菌范围,是临床选药的基础。仅对一种细菌或某属细菌有效的药物称为窄谱抗菌药，如异烟肼仅对结核分枝杆菌有效。对多种病原微生物有抑制或杀灭作用的药物称广谱抗菌药，如氧氟沙星不仅对 G^+ 菌和 G^- 菌有作用，而且对衣原体、支原体及立克次体等也有作用。

3. 抑菌药（bacteriostatic drugs）　是指仅能抑制细菌生长繁殖而无杀灭作用的药物，如阿奇霉素、多西环素等。

4. 杀菌药（bactericidal drugs）　是指具有杀灭细菌作用的药物，如阿莫西林、头孢唑林、氧氟沙星等。

5. 抗菌活性（antibacterial activity）　是指药物抑制或杀灭细菌的能力。常用最低抑菌浓度（minimal inhibitory concentration，MIC）和最低杀菌浓度（minimal bactericidal concentration，MBC）两个指标来衡量，前者指能够抑制培养基内细菌生长的最低药物浓度，后者指能够杀灭培养基内细菌的最低药物浓度。

6. 化疗指数（chemotherapeutic index，CI）　可用半数致死量（LD_{50}）与半数有效量（ED_{50}）之比或 5% 致死量（LD_5）与 95% 有效量（ED_{95}）之比来表示。CI 是评价抗菌药有效性与安全性的重要参数，通常比值越大，药物毒性越小。但 CI 高者并不是绝对安全的，如几乎无毒性的青霉素仍有引起过敏性休克的可能。

7. 最低抑菌浓度（minimal inhibitory concentration，MIC）　能够抑制细菌生长、繁殖的最低药物浓度。

8. 抗菌后效应（postantibiotic effect，PAE）　指细菌与抗菌药短暂接触后，药物浓度逐渐下降，降到 MIC 以下，或药物全部排出以后仍然对细菌的生长繁殖有抑制作用。PAE 已成为评价抗菌药活性、设计临床给药方案的重要参数。

9. 首次接触效应（first exposure effect）　指抗菌药物在初次接触细菌时有强大的抗菌效应，再度接触或连续接触细菌，并不明显地增强或再次出现这种明显的效应，需要间隔相当时间以后，才会再起作用。如庆大霉素有明显的首次接触效应。

知识拓展

浓度依赖型与时间依赖型抗菌药

浓度依赖型抗菌药的特点是：①药物浓度越高，抗菌活性越强。当血药峰浓度大于致病菌 MIC 的 8～10 倍时，抑菌活性最强。②有较显著的 PAE。主要包括氨基糖苷类、喹诺酮类、甲硝唑、两性霉素 B 等。根据这一原理，此类药物 1 日量可 1 次使用，不必分次给药（重症者例外）。

时间依赖型抗菌药的特点是：①当血药浓度超过 MIC 后，其抗菌活性不随浓度的增高而增强，而是与抗菌药物的血药浓度超过 MIC 的时间密切相关。②PAE 较短或没有。主要包括青霉素类、头孢菌素类、大环内酯类等。这类药物需要每日多次给药或持续滴注才能保持良好的抗菌活性。

第二节　抗菌药作用机制

抗菌药可特异性干扰病原菌的生化代谢过程，影响其结构和功能，使其失去正常繁殖的能力，达到抑制或杀灭病原菌的作用。根据抗菌药作用环节不同将其作用机制分为以下几类。

图片：细菌结构与抗菌药物作用机制示意图

（一）抑制细菌细胞壁合成

细菌胞质膜外是一层厚而坚韧的细胞壁，主要功能是维持细菌固有形态和抵抗内外渗透压差的变化。细胞壁的主要结构成分为肽聚糖，又称黏肽。如青霉素类、头孢菌素类等能抑制转肽酶，阻碍肽聚糖交叉联结，致细胞壁缺损，丧失屏障作用。因菌体内渗透压高，水分不断内渗，使细菌细胞肿胀、变形、破裂而死亡。

（二）影响胞质膜通透性

细菌胞质膜是一种半透膜，具有物质转运、生物合成、分泌和呼吸等功能。如多黏菌素 E 能与细菌胞质膜中的磷脂结合，使膜功能受损；两性霉素 B 能与真菌胞质膜中的麦角固醇结合，形成孔道。

两者均可使膜通透性增加,致菌体内氨基酸、蛋白质、核苷酸等重要物质外漏而死亡。

(三)抑制细菌蛋白质合成

细菌细胞为原核细胞,其核糖体为70S,由30S和50S亚基组成。哺乳动物为真核细胞,其核糖体为80S,由40S与60S亚基构成。两者之间的差异,使得抗菌药只抑制细菌蛋白质合成而不影响哺乳动物蛋白质合成。如阿奇霉素、林可霉素、氯霉素与核糖体50S亚基结合,而多西环素和庆大霉素与核糖体30S亚基结合,从而抑制细菌蛋白质合成。

(四)抑制细菌核酸合成

喹诺酮类抗生素抑制细菌DNA回旋酶,抑制细菌DNA复制而产生杀菌作用;利福平抑制DNA依赖的RNA多聚酶,阻碍mRNA合成而杀灭细菌。

(五)影响细菌叶酸代谢

细菌不能利用环境中的叶酸,而必须自身合成叶酸供自体使用。磺胺嘧啶、甲氧苄啶分别抑制叶酸合成过程中的二氢叶酸合成酶与二氢叶酸还原酶,妨碍叶酸代谢。由于叶酸缺乏,核酸合成也会受阻,导致细菌生长繁殖不能进行。

第三节 细菌耐药性

一、耐药性的分类

耐药性又称抗药性(resistance),分为固有耐药性(intrinsic resistance)和获得性耐药性(acquired resistance)。固有耐药性又称天然耐药性,由细菌染色体基因决定,代代相传,不会改变。如链球菌对氨基糖苷类天然耐药;肠道阴性杆菌对青霉素G天然耐药等。获得耐药性是由于病原菌与抗菌药多次接触后,由质粒介导,通过改变代谢途径,使其不被抗生素杀灭。如金黄色葡萄球菌产生β-内酰胺酶,从而对β-内酰胺类抗生素耐药。获得性耐药性可因不再接触抗生素而消失,也可由质粒将耐药基因转移给染色体而代代相传,成为固有耐药性。

对药物产生耐药的病原菌称为耐药菌(或耐药菌株)。有些耐药菌可同时对三种或三种以上不同作用机制的抗菌药产生耐药,称为多药耐药(多重耐药)。有些耐药菌对一种抗菌药产生耐药后,对其他作用机制类似的抗菌药也产生耐药,称为交叉耐药性。

二、细菌耐药性的产生机制

1. 产生灭活酶 细菌产生灭活酶使抗菌药物失活是耐药性产生的最重要机制之一。灭活酶有:①β-内酰胺酶,对β-内酰胺类抗生素耐药的细菌可产生此酶使抗生素的β-内酰胺环裂解而灭活。②钝化酶,如乙酰转移酶、磷酸转移酶和核苷酸转移酶对氨基糖苷类抗生素耐药的细菌产生钝化酶,将乙酰基、腺苷酰基、磷酰基连接到氨基糖苷类抗生素分子结构上而使其失活。

2. 改变抗菌药物作用靶位 ①改变靶蛋白结构,对链霉素耐药的细菌,其核糖体30S亚基发生结构改变后,使链霉素不能与之结合而产生耐药。②产生新的靶蛋白,细菌产生新的靶蛋白使抗生素不能与之结合而耐药,对甲氧西林耐药的金黄色葡萄球菌比敏感的金黄色葡萄球菌多一个青霉素结合蛋白亚型。③增加靶蛋白的数量,对β-内酰胺类抗生素耐药的肠球菌既可产生β-内酰胺酶,又可增加青霉素结合蛋白的数量,还能降低青霉素结合蛋白与抗生素的结合力。

3. 降低细菌胞质膜通透性 细菌接触抗生素后,可通过改变通道蛋白(porin)的性质和数量来降低细菌对抗生素的膜通透性而产生耐药。正常情况下,细菌外膜的通道蛋白由OmpF和OmpC组成,多次接触抗生素后,OmpF蛋白可发生结构改变,使得进入菌体内的β-内酰胺类抗生素和喹诺酮类抗生素减少。铜绿假单胞菌还存在OprD通道蛋白,该通道蛋白只允许亚胺培南通过进入菌体,当该蛋白通道丢失时,同样产生特异性耐药。

4. 改变细菌代谢途径 有些细菌可通过改变代谢途径而产生耐药。如对磺胺类耐药的细菌,不再利用氨基苯甲酸及二氢蝶啶合成自身需要的叶酸,而是直接利用外源性叶酸或通过增加磺胺药拮抗物对氨基苯甲酸(PABA)而呈现耐药。

5. 增强主动流出系统 大肠埃希菌、金黄色葡萄球菌、铜绿假单胞菌均有主动流出系统，可将进入菌体内的药物泵出体外而致耐药。经此系统外排引起耐药的抗菌药物有四环素类、氯霉素类、大环内酯类、β-内酰胺类、喹诺酮类等。

3302

动画：细菌耐药基因水平转移方式

知识拓展

抗菌药物的分级管理

为进一步保障病人用药安全及减少细菌耐药性的产生，2015年国家卫生计生委、国家中医药管理局、解放军总后勤部卫生部联合对2004年印发的《抗菌药物临床应用指导原则》进行了修订，形成了《抗菌药物临床应用指导原则(2015年版)》。该版本提出了抗菌药物临床应用的最新管理办法，根据安全性、疗效、细菌耐药性、价格等因素，将抗菌药物分为三级。

1. 非限制使用级 经长期临床应用证明安全、有效，对病原菌耐药性影响较小，价格相对较低的抗菌药物。应是已列入基本药物目录，《国家处方集》和《国家基本医疗保险、工伤保险和生育保险药品目录》收录的抗菌药物品种。

2. 限制使用级 经长期临床应用证明安全、有效，对病原菌耐药性影响较大，或者价格相对较高的抗菌药物。

3. 特殊使用级 具有明显或者严重不良反应，不宜随意使用；抗菌作用较强、抗菌谱广，经常或过度使用会使病原菌过快产生耐药的；疗效、安全性方面的临床资料较少，不优于现用药物的；新上市的，在适应证、疗效或安全性方面尚需进一步考证的、价格昂贵的抗菌药物。

本章小结

抗菌药是指抑制或杀灭细菌，用于防治细菌感染性疾病的药物，包括抗生素和人工合成抗菌药。本章主要介绍了抗菌药物常用术语的基本概念、抗菌药物的作用机制、细菌耐药性的产生机制。

3303

病例讨论

（秦志华）

3304

扫一扫，测一测

笔记

第三十四章 β-内酰胺类抗生素

34章课件

学习目标

1. 掌握：青霉素类和头孢菌素类的抗菌谱、抗菌机制、临床应用和不良反应。
2. 熟悉：其他β-内酰胺类的作用特点及临床应用。
3. 了解：细菌对β-内酰胺类产生耐药性的机制。
4. 具有根据适应证合理选择β-内酰胺类抗生素、防治不良反应的能力；能区别各类β-内酰胺类的作用特点。
5. 能与病人及家属进行沟通，开展用药咨询服务，并能正确指导病人合理用药。

β-内酰胺类抗生素（β-lactam antibiotics）是指化学结构中含β-内酰胺环的抗生素。包括青霉素类、头孢菌素类、非典型β-内酰胺类和β-内酰胺酶抑制剂。该类抗生素具有抗菌活性强、毒性低、适应证广等特点。

3401

动画：抑制细胞壁合成药物的作用靶点

β-内酰胺类的抗菌机制：β-内酰胺类抗生素作用于细菌菌体内青霉素结合蛋白（penicillin-binding proteins，PBPs），阻碍细菌细胞壁的合成。菌体失去渗透屏障作用，加上自溶酶的作用，最终膨胀、裂解而死亡。哺乳动物细胞无细胞壁，所以β-内酰胺类对人和动物的毒性很小。

β-内酰胺类抗生素对已合成的细菌细胞壁无影响，故对繁殖期细菌的作用较静止期强。

细菌对β-内酰胺类的耐药机制：对β-内酰胺类耐药的细菌可产生β-内酰胺酶破坏抗生素的结构；改变PBPs的结构、增加PBPs的数量或产生新的PBPs，使抗生素与细菌的亲和力下降；改变细菌外膜通道蛋白的结构使得抗生素不能进入菌体内；有些菌还可以通过主动外排系统将已进入菌体内的抗生素泵出菌体外。

第一节 青霉素类

一、天然青霉素

青霉素G

青霉素G（penicillin G，苄青霉素，benzylpenicillin），常用其钠盐或钾盐，其干燥粉末在室温中稳定。但溶于水后不稳定，易被酸、碱、醇、氧化剂、金属离子分解破坏，不耐热。室温中放置24小时大部分降解失效，并产生具有抗原性的降解产物，须现用现配。本药剂量采用国际单位U表示，理论效价为青霉素G钠1670U≈1mg，青霉素G钾1598U≈1mg。其他半合成青霉素均以毫克（mg）为剂量单位。

笔记

【体内过程】 青霉素G口服易被胃酸及消化酶破坏，吸收量少且不规则，故不宜口服。通常肌内注射，吸收迅速完全，约30分钟达血药浓度峰值。因该药脂溶性低，主要分布于细胞外液，并能广泛分布于全身各组织，肝、胆、肾、精液、关节液及淋巴液中。房水和脑脊液中含量低，但炎症时药物较易进入，可达有效浓度。几乎全部以原形迅速经尿排泄，约10%经肾小球滤过排出，90%经肾小管分泌排出，半衰期为0.5～1小时。

青霉素G为短效制剂，为延长其作用时间，可采用难溶的混悬剂普鲁卡因青霉素（procaine benzylpenicillin，双效西林）和油剂苄星青霉素（benzathine benzylpenicillin，bicillin，长效西林），两者肌内注射后在注射部位缓慢溶解吸收。普鲁卡因青霉素一次注射80万U可维持24小时，适用于敏感菌所致的轻症感染。苄星青霉素一次注射120万U可维持4周，仅用于轻症病人或预防感染。

3402

图片：革兰阳性菌和革兰阴性菌细胞壁结构的比较

【抗菌作用】 青霉素G对革兰阳性（G^+）菌作用强，对革兰阴性（G^-）菌作用弱或无效，属繁殖期杀菌剂。其抗菌谱包括：①大多数G^+球菌，如溶血性链球菌、草绿色链球菌、肺炎链球菌、敏感金黄色葡萄球菌和表皮葡萄球菌等。②G^+杆菌，如白喉棒状杆菌、炭疽芽胞杆菌、破伤风梭菌等。③G^-球菌，如脑膜炎奈瑟菌、淋病奈瑟菌等。④螺旋体、放线菌，如梅毒螺旋体、钩端螺旋体、牛放线菌等。对大多数阴性杆菌作用弱或无效，对肠球菌不敏感，对病毒、真菌、支原体、立克次体无效。金黄色葡萄球菌、淋病奈瑟菌对本药极易产生耐药性。

知识拓展

青霉素的发现

1928年英国微生物学家弗莱明无意间发现，一个与空气意外接触过的金黄色葡萄球菌培养皿中长出了一团青绿色霉菌。在用显微镜观察这只培养皿时发现，霉菌周围的葡萄球菌菌落已被溶解，这意味着霉菌的某种分泌物能抑制葡萄球菌。鉴定表明，该霉菌为青霉菌，所以弗莱明将其分泌的抑菌物质称为青霉素。经过十几年的不断研究，英国病理学家弗洛里和德国生物化学家钱恩用冷冻干燥法提取了青霉素的晶体。为表彰弗莱明等人作出的杰出贡献，1945年诺贝尔奖授予了弗莱明、弗洛里和钱恩三人。此时正值第二次世界大战期间，青霉素成为主要的军需品，随后作为新兴产业进入了工业化生产时期。

【临床应用】 本药肌内注射或静脉滴注为治疗敏感的G^+球菌、G^+杆菌、G^-球菌及螺旋体所致感染的首选药。

1. G^+球菌感染　溶血性链球菌感染如咽炎、中耳炎、扁桃体炎、蜂窝织炎、猩红热等；草绿色链球菌引起的心内膜炎；肺炎链球菌感染如大叶性肺炎、支气管炎、脓胸等；金黄色葡萄球菌感染如疖、痈、脓肿、骨髓炎、败血症等。

2. G^+杆菌感染　可用于破伤风、白喉、气性坏疽等，须加用抗毒素血清以中和细菌释放的外毒素。

3. G^-球菌感染　淋病奈瑟菌感染如淋病；脑膜炎奈瑟菌感染如流行性脑脊髓膜炎。

4. 其他感染　螺旋体感染如钩端螺旋体病、梅毒、回归热等，放线菌感染如局部肉芽肿样炎症、脓肿、多发性瘘管、肺部感染及脑脓肿等，应大剂量、长疗程给药。

【不良反应及防治措施】

1. 过敏反应　是青霉素类最常见的不良反应，发生率为0.7%～10%。症状以药疹、接触性皮炎、发热、哮喘、血管神经性水肿、溶血性贫血、血清病样反应多见，但多不严重，停药可消失；最严重的是过敏性休克，表现为心悸、胸闷、面色苍白、喉头水肿、出冷汗、脉搏细弱、血压下降、惊厥和昏迷等，发生迅猛，如抢救不及时可迅速死亡。

主要预防措施有：①详细询问过敏史：病人有无青霉素类过敏史，对青霉素过敏者禁用。②做皮试：初次注射、更换批号或停药时间超过24小时以上者，均应皮试，反应阳性者禁用。应注意，皮试过程病人也可能发生过敏反应。③避免饥饿时用药。④现用现配。⑤备好抢救设备和抢救药物，注射后应观察30分钟，无过敏反应者方可离开。青霉素钾盐不可快速静脉注射。

主要治疗措施有：①一旦发生过敏性休克，必须就地抢救，吸氧，首选肾上腺素，立即皮下或肌内注射0.5～1mg。②给予抗组胺药物。③给予肾上腺皮质激素类药物，如地塞米松等。④给予升压药物，如阿拉明等。⑤呼吸兴奋剂如尼可刹米，必要时气管切开。

笔记

2. 赫氏反应（Herxheimer reaction）　应用青霉素G治疗梅毒、钩端螺旋体、鼠咬热或炭疽等感染时，可有症状加剧现象，表现为全身不适、寒战、发热、咽痛、肌痛、心跳加快等症状，甚至危及生命。此反应可能是大量病原体被杀死后释放的物质所引起的。

3. 其他　肌内注射可产生局部疼痛、红肿或硬结；静脉给药剂量过大时，对大脑皮层产生直接刺激作用，严重时发生青霉素脑病等。

二、半合成青霉素

青霉素G虽有高效、低毒等优点，但也有不耐酸口服无效、不耐酶易产生耐药性、抗菌谱窄、对铜绿假单胞菌等多数G^-杆菌无效等缺点。为克服这些缺点，药物化学家对天然青霉素进行了化学结构改造，获得了一些具有耐酸、耐酶、广谱等特点的半合成青霉素。常见的半合成青霉素见表34-1。

表34-1　半合成青霉素的分类及特点

类　别	药　物	特　点
耐酸青霉素类	青霉素V（penicillin V，苯氧甲青霉素）	①耐酸，可口服；②对β-内酰胺酶不稳定；③用于敏感G^+球菌引起的轻症感染
耐酶青霉素类	苯唑西林（oxacillin，新青霉素Ⅱ） 氯唑西林（cloxacillin，邻氯青霉素） 氟氯西林（flucloxacillin，氟氯青霉素）	①耐酸，可口服；②对β-内酰胺酶稳定；③主要用于耐青霉素G的金黄色葡萄球菌感染
广谱青霉素类	氨苄西林（ampicillin，氨苄青霉素） 阿莫西林（amoxicillin，羟氨苄青霉素）	①耐酸，可口服；②对β-内酰胺酶不稳定；③较青霉素G广谱，对G^+菌和G^-菌都有杀菌作用；④氨苄西林为肠球菌、李斯特菌感染的首选用药
抗铜绿假单胞菌青霉素类	羧苄西林（carbenicillin，羧苄青霉素） 哌拉西林（piperacillin） 替卡西林（ticarcillin） 美洛西林（mezlocillin） 阿洛西林（azlocillin）	①不耐酸，注射给药；②不耐酶；③对革兰阴性杆菌的抗菌谱较氨苄西林广，抗菌作用也较强，对革兰阴性杆菌特别是铜绿假单胞菌有强大作用；④用于肠杆菌科细菌及铜绿假单胞菌所致感染性疾病
抗革兰阴性杆菌青霉素类	美西林（mecillinam） 替莫西林（temocillin）	①对G^-杆菌作用强，对G^+菌作用弱，对铜绿假单胞菌无效；②对大肠埃希菌感染者疗效好

第二节　头孢菌素类

头孢菌素类是由冠头孢菌培养液中提取而来的头孢菌素C，对其化学结构进行改变而形成的一系列半合成抗生素。根据头孢菌素不同品种研发的时间、抗菌谱、抗菌强度、对β-内酰胺酶的稳定性以及肾毒性的不同，分为四类（表34-2）。

表34-2　头孢菌素的分类与特点

类别	药　物	特　点
第一代（20世纪60年代末）	头孢氨苄（cefalexin，先锋霉素Ⅳ） 头孢羟氨苄（cefadroxil） 头孢唑林（cefazolin，先锋霉素Ⅴ） 头孢拉定（cefradine，先锋霉素Ⅵ）	①对G^+菌作用强，对G^-菌作用弱，但对铜绿假单胞菌无效；②对β-内酰胺酶的稳定性差；③有一定肾毒性
第二代（20世纪70年代中）	头孢克洛（cefaclor） 头孢呋辛酯（cefuroxime axetil） 头孢呋辛（cefuroxime） 头孢孟多（cefamandole）	①对G^+菌作用较第一代弱，对G^-菌作用较第一代强，对铜绿假单胞菌无效；②对多种β-内酰胺酶稳定；③对肾毒性小，较第一代轻

笔记

续表

类别	药　物	特　点
第三代（20 世纪 70 年代末）	头孢克肟（cefixime） 头孢噻肟（cefotaxime） 头孢曲松（ceftriaxone，菌必治） 头孢他啶（ceftazidime，复达欣） 头孢哌酮（cefoperazone，先锋必）	①对 G^+ 菌作用不及第一、二代，对 G^- 菌包括肠杆菌类、铜绿假单胞菌及厌氧菌均有较好的抗菌作用；②对多种 β-内酰胺酶有较高的稳定性；③基本无肾毒性
第四代（20 世纪 80 年代末）	头孢匹罗（cefotaxime） 头孢吡肟（cefepime） 头孢利定（cefalorne）	①对 G^+ 菌、G^- 菌均有高效；②对 β-内酰胺酶高度稳定；③无肾毒性

【临床应用】

1. 第一代头孢菌素　主要用于敏感菌所致呼吸道、尿道、皮肤、软组织感染。

2. 第二代头孢菌素　主要用于敏感菌所致的肺炎、胆道感染、败血症及泌尿道感染，腹腔和盆腔感染时需与抗厌氧菌药合用。

3. 第三代头孢菌素　用于敏感肠杆菌科细菌等革兰阴性杆菌所致严重感染，头孢他啶、头孢哌酮尚可用于铜绿假单胞菌所致的各种感染。

4. 第四代头孢菌素　头孢吡肟主要用于对第三代头孢菌素耐药的细菌感染。对铜绿假单胞菌作用与头孢他啶相仿，对 G^+ 球菌作用较第三代头孢菌素略强。

【不良反应】

1. 过敏反应　多为皮疹、荨麻疹等，偶见过敏性休克。与青霉素类之间有交叉过敏反应。故对青霉素过敏者或过敏体质者应慎用。

2. 肾毒性　第一代头孢菌素大剂量使用可出现肾损害，与高效利尿药呋塞米或氨基糖苷类合用，肾毒性显著增强。肾功能不全者禁用。

3. 双硫仑样反应　头孢孟多、头孢哌酮、拉氧头孢可引起双硫仑样反应，用药期间应戒酒或避免摄入含酒精饮料。

4. 其他　第三、四代头孢菌素偶见二重感染；头孢孟多、头孢哌酮、拉氧头孢可引起凝血酶或血小板减少而致出血。

知识拓展

双硫仑样反应

双硫仑又称双硫醒或戒酒硫，是戒酒硫类药物的通名，作为一种戒酒药物已经在很多国家使用。其戒酒原理为双硫仑抑制乙醛脱氢酶，阻挠乙醇的正常代谢，致使饮用少量乙醇也可引起乙醛中毒的反应，出现软弱、眩晕、嗜睡、幻觉、全身潮红、头痛、恶心、呕吐、血压下降甚至休克等反应，令嗜酒者不再思饮酒，从而达到戒酒的目的。

除双硫仑外，甲硝唑、呋喃唑酮、甲苯磺丁脲、氯磺丙脲及一些具有甲硫四氮唑侧链的头孢菌素（如头孢孟多、头孢哌酮、头孢甲肟、头孢替安、拉氧头孢等）均可引起本反应，应告诫病人用药期间禁酒和禁用含乙醇的药物。

3403

图片：双硫仑样反应机制

笔记

处方分析

医生给心力衰竭合并尿路感染的病人开具了以下处方。请分析是否合理？为什么？

Rp.（1）头孢唑林注射剂 0.5g×6
用法：0.5g，一日 2 次，肌注
（2）呋塞米注射剂 20mg
5%葡萄糖氯化钠注射剂 500ml/×3
用法：一日 1 次，静滴

第三节 其他 β-内酰胺类

本类药物包括碳青霉烯类、头霉素类、单环 β-内酰胺类和氧头孢烯类（如表 34-3）。

表 34-3 其他 β-内酰胺类

类别	药 物	特 点
碳青霉烯类	亚胺培南（imipenem，亚胺硫霉素） 美罗培南（meropenem）	①抗菌谱广、抗菌活性强、对 β-内酰胺酶高度稳定；②亚胺培南需与脱氢肽酶抑制剂西司他丁（cilastatin）组成复方制剂，即泰能；③用于 G^+ 和 G^- 需氧菌及厌氧菌所致的各种严重感染
头霉素类	头孢西丁（cefoxitin） 头孢美唑（cefmetazole）	①抗菌谱广，对 G^+ 菌和 G^- 菌均有较强的杀菌作用，对厌氧菌有高效；②对 β-内酰胺酶高度稳定，故对耐青霉素金黄色葡萄球菌以及对头孢菌素的耐药菌有较强活性；③用于治疗需氧和厌氧菌引起的盆腔、腹腔及妇科的混合感染
单环 β-内酰胺类	氨曲南（aztreonam）	①对 G^- 菌作用强，对 G^+ 菌和厌氧菌作用弱；②可用于替代氨基糖苷类药物与其他抗菌药物联合治疗肾功能损害病人的需氧革兰阴性菌感染。尤其是肠杆菌，铜绿假单胞菌等感染
氧头孢烯类	拉氧头孢（latamoxef） 氟氧头孢（flomoxef）	①对 β-内酰胺酶高度稳定；②与第三代头孢菌素有相似的抗菌特点；③可治疗尿路、呼吸道、妇科、胆道感染以及脑膜炎、败血症

【附】β-内酰胺酶抑制药和 β-内酰胺类抗生素的复方制剂

一、β-内酰胺酶抑制药

β-内酰胺酶抑制药主要有克拉维酸（clavulanic acid，棒酸）、舒巴坦（sulbactam，青霉烷砜）和他唑巴坦（tazobactam，三唑巴坦）三种。此类药物本身没有或只有较弱的抗菌活性，但可抑制 β-内酰胺酶，从而保护与其配伍的 β-内酰胺类抗生素免遭水解。

二、β-内酰胺类抗生素的复方制剂

β-内酰胺酶类抗生素复方制剂在临床普遍应用，常见的复方制剂如表 34-4。

表 34-4 常见 β-内酰胺类抗生素的复方制剂

复方制剂	组 成
奥格门丁（阿莫西林/克拉维酸）	广谱青霉素与 β-内酰胺酶抑制剂
他唑星（哌拉西林/三唑巴坦）	抗铜绿假单胞菌与 β-内酰胺酶抑制剂
舒普深（头孢哌酮/舒巴坦）	第三代头孢菌素与 β-内酰胺酶抑制剂
泰能（亚胺培南/西司他丁）	亚胺培南与西司他丁

笔记

本章小结

β-内酰胺类通过抑制细菌细胞壁合成而产生杀菌作用，属于繁殖期杀菌剂。主要包括青霉素类、头孢菌素类及其他 β-内酰胺类。青霉素 G 具有疗效高、毒性低、价格低廉等优点，可用于 G^+球菌和 G^+杆菌、G^-球菌、螺旋体、放线菌引起的感染。易被胃酸破坏，金黄色葡萄球菌易产生耐药，易引起过敏反应。

半合成青霉素弥补了青霉素 G 不耐酸、不耐酶、抗菌谱窄等缺点，但与青霉素 G 之间存在交叉过敏反应，用药前仍需做皮试。

头孢菌素类与青霉素相比，具有抗菌谱广、杀菌力强、对 β-内酰胺酶稳定、过敏反应发生率低等优点。根据临床应用先后和抗菌特点分为四代，临床应用广泛。

常用制剂和用法

青霉素钠　注射剂：40 万 U、80 万 U、100 万 U。1 日量为 80 万～200 万 U，分 3～4 次给予，肌内注射；静脉滴注适用于重症，1 日量为 200 万～1000 万 U，分 2～4 次给予。

普鲁卡因青霉素　注射剂：40 万 U、80 万 U。一次 40 万～80 万 U，一日 1 次。

苄星青霉素　注射剂：60 万 U、120 万 U，一次 60 万～120 万 U，14～28 日 1 次。

青霉素 V 钾　片剂：20 万 U、40 万 U、80 万 U。一次 20 万～80 万 U，一日 3～4 次。

苯唑西林钠　注射剂：0.5g、1g、2g。一次 0.5～1g，一日 4～6 次，肌内注射或静脉滴注。

氯唑西林钠　胶囊剂：0.125g、0.25g、0.5g。一次 0.25～0.5g，一日 4 次。注射剂：0.5g、1g。一次 0.5～1g，一日 3～4 次，肌内注射；一次 1～2g，一日 3～4 次，静脉滴注。

氟氯西林　片剂：0.125g。一次 0.25g，一日 3 次。注射剂：0.5g、1g。一次 0.25g，一日 3 次，肌内注射；一次 0.5g，一日 4 次，静脉注射。

氨苄西林　胶囊剂：0.25g、0.5g。一次 0.25～1g，一日 4 次。注射剂：0.5g、1g、2g。一次 0.5～1g，一日 4 次，肌内注射；一次 1～2g，一日 2～4 次，静脉滴注。

阿莫西林　胶囊剂、片剂：0.125g、0.25g。一次 0.5g，一日 3～4 次。

羧苄西林钠　注射剂：1g、2g、5g。一次 1～2g，一日 4 次，肌内注射或静脉滴注。

哌拉西林　注射剂：0.5g、1g。一次 1～4g，一日 4 次，肌内注射或静脉滴注。

替卡西林　注射剂：1g、3g、6g。一次 1～2g，一日 4 次，肌内注射或静脉滴注。

呋布西林　注射剂：0.5g。一次 1～2g，一日 4 次，静脉滴注。

美西林　注射剂：0.5g、1g。一次 0.4～0.6g，一日 3～4 次，肌内注射或静脉滴注。

替莫西林钠　注射剂：1g、2g。一次 0.5～2g，一日 2 次，肌内注射或缓慢静脉注射。

头孢氨苄　片剂：0.125g、0.25g。一次 0.25～0.5g，一日 4 次。

头孢羟氨苄　胶囊剂：0.125g、0.25g。一次 0.5～1g，一日 2 次。

头孢唑林　注射剂：0.5g。一次 0.5～2g，一日 2～4 次，肌内注射或静脉注射。

头孢拉定　片剂：0.25g、0.5g。一次 0.25～0.5g，一日 3～4 次。注射剂：0.5g、1g。一次 0.5～1g，一日 4 次，肌内注射或静脉滴注。

头孢克洛　胶囊剂：0.25g。一次 0.25～0.5g，一日 4 次。

头孢呋辛钠　注射剂：0.25g、0.75g、1.25g。一次 0.75～1.5g，一日 3 次，肌内注射或静脉滴注。

头孢孟多　注射剂：0.5g、1g。一次 0.5～2g，一日 3～4 次，肌内注射或静脉滴注。

头孢噻肟　注射剂：0.5g、1g。一次 0.5～1.5g，一日 2～4 次，肌内注射或静脉滴注。

头孢克肟　胶囊剂：0.05g、0.1g。一次 0.2～0.4g，一日 1～2 次。

头孢曲松　注射剂：0.25g、0.5g、1g。一次 0.5～1g，一日 2～4 次，肌内注射或静脉滴注。

头孢他啶　注射剂：0.25g、0.5g、1g。一次 0.5～2g，一日 3 次，肌内注射或静脉滴注。

头孢匹罗　注射剂：0.5g。一次 1～2g，一日 2 次，肌内注射或静脉滴注。

头孢吡肟　注射剂：1g、2g。一次 1～2g，一日 2 次，肌内注射或静脉滴注。

3404

病例讨论

美罗培南　注射剂:0.5g、1g。一次 0.5～1g,一日 3～4 次,肌内注射或静脉滴注。

头孢西丁　注射剂:1g。一次 1～2g,一日 3～4 次,肌内注射或静脉滴注。

拉氧头孢　注射剂:0.5g、1g。一次 0.5～1g,一日 2 次,肌内注射或静脉滴注。

氟氧头孢　注射剂:0.5g、1g、2g。一次 0.5～2g,一日 2 次,肌内注射或静脉滴注。

氨曲南　注射剂:1g。一次 0.5～2g,一日 2～4 次,肌内注射或静脉滴注。

（秦志华）

3405

扫一扫,测一测

思考题

1. 简述青霉素的主要抗菌谱及临床应用。
2. 简述青霉素的主要不良反应及防治措施。
3. 半合成青霉素类药物的种类及其代表药物有哪些?
4. 头孢菌素的分类及其代表药物有哪些?
5. 请列举 β-内酰胺类抗生素的复方制剂。

笔记

第三十五章　大环内酯类、林可霉素类及多肽类抗生素

35章课件

学习目标

1. 掌握:大环内酯类药物抗菌作用、临床应用和不良反应。
2. 熟悉:林可霉素类抗生素的作用特点、临床应用及主要不良反应。
3. 了解:多肽类抗生素的主要临床应用及不良反应。
4. 具有根据适应证合理选择大环内酯类、林可霉素类及多肽类抗生素,防治不良反应的能力;能认识各药的特点;会分析此类药物的相互作用。
5. 能与病人及家属进行沟通,开展用药咨询服务,并能正确指导病人合理用药。

第一节　大环内酯类抗生素

大环内酯类抗生素是一类具有 14～16 元大内酯环基本化学结构的抗生素,三代:第一代以红霉素为代表,第二代包括罗红霉素、克拉霉素和阿奇霉素等,第三代有泰利霉素和喹红霉素。

红　霉　素

红霉素(erythromycin)是从红链菌的培养液中提取的 14 元环大环内酯类抗生素,不耐酸,在碱性条件下抗菌作用增强。常用的红霉素制剂有红霉素肠溶片、琥乙红霉素(erythromycin ethylsuccinate)、依托红霉素(erythromycin estolate,无味红霉素)、乳糖酸红霉素(erythromycin lactobionate)注射液等。

【体内过程】 口服易被胃酸破坏,故常服用其肠溶片或酯化物。体内分布广泛,可分布到除脑脊液以外的各种体液和组织中。主要在肝代谢,从胆汁排泄,故在胆汁中浓度高,可形成肝肠循环。少量由尿排泄,$t_{1/2}$约为 2 小时。

【抗菌作用】 红霉素通过抑制细菌蛋白质的合成而呈现快速抑菌作用。抗菌谱与青霉素相似且略广,但抗菌效力不如青霉素。对大多数 G^+菌如耐药金黄色葡萄球菌、表皮葡萄球菌、链球菌以及梭状芽胞杆菌、白喉杆菌、炭疽杆菌等有较强的抑制作用;对部分 G^-菌如脑膜炎奈瑟菌、淋病奈瑟菌、流感嗜血杆菌、百日咳杆菌、布鲁杆菌、军团菌等高度敏感;对某些螺旋体、肺炎支原体、螺杆菌、立克次体、衣原体也有抑制作用。

3501

图片:影响细菌蛋白质合成的抗菌药

细菌对红霉素易产生耐药性,但停药数个月后,又可恢复对其的敏感性。本类药物间存在不完全的交叉耐药性。

【临床应用】 红霉素主要用于耐青霉素的金黄色葡萄球菌感染及对青霉素过敏的病人;红霉素是治疗军团菌、螺杆菌所致败血症或肠炎、支原体肺炎、沙眼衣原体所致婴儿肺炎及结肠炎、白喉带菌者的首选药;也可用于其他 G^+球菌如肺炎球菌、溶血性链球菌等引起的感染。还可替代青霉素用于治疗炭疽、气性坏疽、放线菌病、梅毒等。

笔记

【不良反应】

1. 胃肠道反应　这是该药的主要不良反应，表现为恶心、呕吐、腹痛等。

2. 肝损害　依托红霉素或琥乙红霉素可引起肝损害，表现为转氨酶升高、肝大、胆汁淤积性黄疸等，一般停药后数日可自行恢复。

3. 其他　少数病人出现过敏性皮疹、药热、假膜性肠炎、耳鸣、暂时性耳聋等。

处方分析

医生给严重细菌感染的病人开具了下列药物，分析该处方是否合理，为什么？

Rp.（1）青霉素钠注射剂　80 万 U×30

用法：一次 800 万 U，一日 1 次，静滴

（2）红霉素片　0.25g×24

用法：0.5g，一日 4 次

其他常用大环内酯类药物见表 35-1。

表 35-1　其他大环内酯类药物及特点

药　物	特　点
阿奇霉素（azithromycin）	①口服吸收好，分布广，血浆蛋白结合率低，组织中药物浓度高，$t_{1/2}$长达 35～48 小时，为大环内酯类最长者；②抗菌谱较红霉素广，增加了对 G^+菌的抗菌作用，对 G^-菌作用明显强于红霉素。对肺炎支原体的作用最强
罗红霉素（roxithromycin）	①对胃酸稳定性好，口服吸收好，$t_{1/2}$平均为 12 小时；②对 G^-菌的作用较红霉素略差，对军团菌的作用较强；③主要用于敏感菌所致的呼吸道、泌尿道、皮肤软组织、耳鼻咽喉感染
克拉霉素（clarithromycin，甲红霉素）	①对胃酸稳定，首关消除明显，生物利用度仅为 55%，$t_{1/2}$为 3～4 小时；②体内分布广泛，鼻黏膜、扁桃体、肺组织中的浓度较同期血药浓度为高；③主要用于呼吸道、皮肤软组织感染及幽门螺杆菌感染
泰利霉素（telithromycin） 喹红霉素（cethromycin）	①新型大环内酯类抗生素，即酮内酯类抗生素；②喹红霉素抗菌活性最强，肺中浓度最高；③对其他大环内酯类耐药的细菌也有较强的抗菌活性，主要用于敏感菌所致的呼吸道感染

第二节　林可霉素类抗生素

林可霉素和克林霉素

林可霉素（lincomycin，洁霉素）和克林霉素（clindamycin，氯林可霉素，氯洁霉素）具有相同的抗菌谱和抗菌机制，但后者的抗菌作用强、不良反应少，临床较为常用。

【体内过程】 克林霉素口服吸收好。生物利用度约为 87%，而林可霉素口服吸收差，生物利用度仅为 20%～35%，且受食物影响明显。两药分布广泛，骨组织中的药物浓度尤其高。在肝脏经氧化代谢成无活性的产物或经胆汁排入肠道或经肾小球滤过。小部分原形排入尿中，难以达到有效治疗浓度。

【抗菌作用】 抗菌谱与红霉素相似。最主要的特点是对各类厌氧菌有强大抗菌作用，对需氧 G^+菌有显著活性，对部分需氧 G^-球菌、人型支原体和沙眼衣原体也有抑制作用，但肠球菌、G^-杆菌、耐甲氧西林金黄色葡萄球菌（MRSA）、肺炎支原体对本类药物不敏感。

抗菌机制与大环内酯类相同，因两者结合位点接近，合用时可产生拮抗作用。

大多数细菌对此类药物存在完全交叉耐药性，也与大环内酯类存在交叉耐药性。

【临床应用】 主要用于厌氧菌，包括脆弱拟杆菌、产气荚膜梭菌、放线杆菌等引起的口腔、腹腔和妇科感染，也用于需氧 G^+球菌引起的呼吸道、皮肤软组织、胆道感染及心内膜炎、败血症等。治疗金黄色葡萄球菌引起的骨髓炎为首选药。

【不良反应】 主要表现为恶心、呕吐、腹泻等胃肠道反应，口服给药多见。严重者可引起假膜性肠炎，口服万古霉素或甲硝唑可防治。也可引起过敏反应、血清氨基转移酶升高及神经肌肉阻滞作用。

第三节 多肽类抗生素

一、万古霉素类

万古霉素类属糖肽类抗生素，包括万古霉素（vancomycin）、去甲万古霉素（norvancomycin）和替考拉宁（teicoplanin）。

【抗菌作用】 本类药物通过抑制细菌细胞壁合成而呈现快速杀菌作用，对 G^+菌产生强大杀菌作用，对耐甲氧西林金黄色葡萄球菌（MRSA）和耐甲氧西林表皮葡萄球菌（MRSE）的作用尤为显著。

【临床应用】 适用于耐药 G^+菌所致的严重感染，特别是 MRSA、MRSE、肠球菌属及耐青霉素肺炎链球菌所致感染；也可用于对 β-内酰胺类过敏的严重 G^+菌感染，如败血症、心内膜炎、肺炎、骨髓炎、假膜性肠炎等。

【不良反应】 毒性大，大剂量长期应用可出现较严重的耳毒性、肾毒性。偶有药热、皮疹、瘙痒等过敏反应。快速静滴万古霉素时，可出现上身皮肤潮红、红斑、荨麻疹、心动过速和低血压等症状，称为“红人综合征”，故静滴速度不易过快。

二、多黏菌素类

多黏菌素类（polymyxins）是从多黏杆菌培养液中提取的一组多肽抗生素，临床仅用多黏菌素 B（polymyxin B）、多黏菌素 E（polymyxin E，抗敌素）和多黏菌素 M（polymyxin M）。多黏菌素属窄谱慢效杀菌药，只对 G^-杆菌作用强，特别是铜绿假单胞菌作用显著，对 G^-球菌、G^+菌和真菌无效。不易产生耐药性，一旦出现则本类药物之间有交叉耐药。毒性较大，主要为肾损害，也可引起一系列神经系统症状。因此，临床应用受限，主要用于耐药的铜绿假单胞菌及 G^-杆菌引起的尿路感染、败血症、脑膜炎等，需注射给药。

本章小结

大环内酯类抗生素通过抑制细菌蛋白质合成，主要对 G^+菌、部分 G^-菌及军团菌、螺旋体、支原体、衣原体等有明显的抑制作用，属快速抑菌剂。主要用于敏感菌及耐青霉素的细菌感染和对青霉素过敏的病人。

林可霉素和克林霉素对耐青霉素的 G^+菌、厌氧菌有很好的抗菌作用，主要用于金黄色葡萄球菌引起的骨髓炎等。

万古霉素由于毒性大，仅用于严重 G^+菌感染，特别是 MRSA、MRSE 和肠球菌所致感染，如败血症、心内膜炎、骨髓炎、呼吸道感染等。

多黏菌素类虽然对 G^-杆菌有强大的杀菌作用，但因毒性大，主要用于耐药的铜绿假单胞菌感染，一般不常用。

常用制剂和用法

红霉素 肠溶片：0.125g、0.25g。一次 0.25～0.5g，一日 3～4 次。

琥乙红霉素 片剂：0.125g、0.25g。一次 0.25～0.5g，一日 3～4 次。

乳糖酸红霉素　注射剂:0.25g、0.30g。一次 0.25 ~ 0.5g,一日 3 ~ 4 次。先加一定量的灭菌注射用水,用力振摇溶解后稀释,静脉滴注。

罗红霉素　片剂:150mg、250mg、300mg。一次 150mg,一日 2 次。

克拉霉素(甲红霉素)　片剂:0.25g、0.5g。一次 0.25 ~ 0.5g,一日 2 次。

阿奇霉素　片剂:0.125g、0.25g、0.5g。一次 0.5g,一日 1 次。注射剂:0.5g。一次 0.5g,一日 1 次,静脉滴注。

林可霉素　片剂:0.25g、0.5g。一次 0.25 ~ 0.5g,饭后服,一日 3 ~ 4 次。注射剂:0.2g/1ml、0.6g/2ml。一次 0.6g,一日 2 ~ 3 次,肌内注射;一次 0.6g,每 8 ~ 12 小时 1 次,静脉滴注。

克林霉素　胶囊剂:75mg、150mg。一次 150 ~ 300mg,一日 3 ~ 4 次。注射剂:0.3g/2ml、0.6g/4ml。一日 600 ~ 1200mg,分 2 ~ 4 次肌内注射或静脉滴注。

万古霉素　注射剂:0.5g。一次 0.5 ~ 1g,一日 2 次,静脉滴注。胶囊剂:0.125g、0.25g。一次 0.5g,一日 4 次。

去甲万古霉素　注射剂:0.4g。一日量 0.8 ~ 1.6g,1 次或分次给予,静脉滴注。

替考拉宁　注射剂:200mg、400mg。首次 6 ~ 12mg/kg,以后每次 3 ~ 6mg/kg,一日 2 次。

多黏菌素 E　片剂:50 万 U、100 万 U、300 万 U。一次 50 万 ~ 100 万 U,一日 3 次。注射剂:100 万 U。一次 50 万 ~ 100 万 U,一日 2 次,肌内注射或静脉滴注,疗程不超过 7 天。

病例讨论

(秦志华)

扫一扫,测一测

思考题

1. 红霉素主要抗菌谱包括哪些?
2. 红霉素主要临床应用?用药时应注意哪些问题?
3. 简述林可霉素的主要临床应用。
4. 简述万古霉素的主要临床应用?

第三十六章　氨基糖苷类抗生素

36章课件

学习目标

1. 掌握:氨基糖苷类抗生素的共性;氨基糖苷类抗生素的作用特点。
2. 熟悉:氨基糖苷类抗生素的抗菌作用机制。
3. 了解:氨基糖苷类抗生素的耐药性。
4. 具有根据适应证合理选择氨基糖苷类抗生素、防治不良反应的能力;会分析此类药物的相互作用。
5. 能与病人及家属进行沟通,开展用药咨询服务,并能正确指导病人合理用药。

氨基糖苷类抗生素因其化学结构中含有氨基醇环和氨基糖分子,并由配糖键连接成苷而得名,包括天然抗生素和半合成抗生素两大类。天然氨基糖苷类抗生素有链霉素、卡那霉素、庆大霉素、妥布霉素等,半合成氨基糖苷类抗生素有阿米卡星、奈替米星等。

第一节　氨基糖苷类抗生素的共性

【体内过程】 氨基糖苷类的极性和解离度较大,口服难以吸收,仅作为肠道消毒和肠道感染用。全身感染需注射给药,肌内注射吸收迅速而完全。氨基糖苷类的血浆蛋白结合率低,多数在10%以下。因穿透力弱,主要分布在细胞外液,不易透过血脑屏障,可通过胎盘屏障,孕妇慎用。约90%以原形经肾排泄,故尿中药物浓度高,有利于尿路感染的治疗。

【抗菌作用】 氨基糖苷类对各种需氧 G^- 杆菌具有强大抗菌作用,如埃希菌属、铜绿假单胞菌、克雷伯菌属、肠杆菌属、变形杆菌属、志贺菌属、枸橼酸杆菌属;对沙雷菌属、沙门菌属、产碱杆菌属、不动杆菌属及嗜血杆菌属;对 G^- 球菌如脑膜炎奈瑟菌、淋病奈瑟菌作用较差;对链球菌、肠球菌和厌氧菌不敏感。此外,链霉素、卡那霉素对结核分枝杆菌有效。

抗菌机制主要是抑制细菌蛋白质合成,并能吸附于细菌体表面,造成细胞膜缺损而使通透性增加,细菌细胞内容物外漏导致细菌死亡。为静止期杀菌药,抗菌特点有:①杀菌作用呈浓度依赖性。②仅对需氧菌有效,尤其对需氧阴性杆菌的抗菌作用强。③有明显的抗生素后效应。④具有首次接触效应。⑤在碱性环境中抗菌活性增强。

细菌对本类药物可产生不同程度的耐药性,各药之间存在部分或完全交叉耐药现象。

【临床应用】 主要用于敏感需氧阴性杆菌所致的全身感染,如脑膜炎及呼吸道、尿路、皮肤软组织、胃肠道、烧伤、创伤、骨关节感染等。对脑膜炎、肺炎、败血症等严重感染,单用效果欠佳,需联合应用其他抗阴性杆菌的抗菌药,如广谱半合成青霉素、第三代头孢菌素及氟喹诺酮类等。此外,链霉素、卡那霉素可作为结核病的治疗药物。

笔记

【不良反应】

1. 耳毒性 包括前庭神经和耳蜗听神经损伤。耳毒性的原因与内耳淋巴液中药物浓度过高，造成毛细胞损伤有关。前庭神经功能损伤表现为眩晕、恶心、呕吐、眼球震颤和平衡失调，多见于链霉素和庆大霉素；耳蜗听神经损伤表现为耳鸣、听力减退甚至耳聋，多见于卡那霉素和阿米卡星等。为防止耳毒性的发生，用药期间应经常询问病人是否有眩晕、耳鸣等先兆症状，并定期进行听力检查，避免与增加耳毒性的药物如万古霉素、呋塞米、甘露醇等合用。儿童和老年人用药更应谨慎。

知识拓展

药源性耳聋

药源性耳聋已成为发展中国家导致耳聋的主要原因之一。目前，药物致聋也已成为我国聋儿的主要发病原因，已发现耳毒性药物达100多种，所以对药物性耳聋应引起高度重视。

能诱发药物性耳聋的药物包括抗生素类和非抗生素类。以抗生素类致耳聋者最为严重，如氨基糖苷类抗生素、万古霉素等；非抗生素类多见于强效利尿剂、普萘洛尔、肼屈嗪等。对于以上药物应避免联合应用、大剂量应用、尤其对于肾功能不全者，以免发生永久性耳聋。

2. 肾毒性 本类抗生素对肾组织的亲和力极高，可大量积聚在肾皮质，导致肾小管尤其是近曲小管上皮细胞损害，轻则引起肾小管肿胀，重则产生急性坏死。通常表现为蛋白尿、管型尿、血尿等，严重可致无尿、氮质血症和肾衰竭。为减少肾毒性的发生，临床用药时应定期进行肾功能检查，如出现蛋白尿、管型尿、血液尿素氮和肌酐升高、少尿等现象，应立即停药。避免合用有肾毒性的药物如强效利尿药、第一代头孢菌素、多黏菌素E、万古霉素等，肾功能减退者慎用或调整给药方案。

处方分析

医生给心力衰竭、肾功能不全、尿少合并泌尿系感染的病人开写了下列处方，请分析本处方是否合理？为什么？

Rp.（1）硫酸庆大霉素注射液 8万U×6
用法：8万U，一日2次，肌注
（2）呋塞米注射液 20mg
5%葡萄糖氯化钠注射液500ml×5
用法：一日1次，静滴

3. 神经肌肉接头阻滞 大剂量腹腔、胸腔给药或静脉滴注速度过快，可出现心肌抑制、血压下降、四肢无力、呼吸困难甚至呼吸衰竭。可能是由于药物与突触前膜钙结合部位结合，抑制神经末梢ACh释放，造成神经肌肉接头处传递阻断而出现上述症状。一旦发生，可用新斯的明和葡萄糖酸钙解救。应避免合用肌肉松弛药、全麻药等。

4. 过敏反应 常见症状有皮疹，发热、口周发麻、血管神经性水肿等，也可致过敏性休克，尤其链霉素过敏性休克的发生率仅次于青霉素，但病死率高，应引起警惕。一旦发生应静脉注射葡萄糖酸钙和肾上腺素及时抢救。

第二节 常用氨基糖苷类抗生素

临床常用氨基糖苷类抗生素及其特点如表36-1。

笔记

表 36-1　常用氨基糖苷类抗生素及其特点

药　物	特　点
链霉素(streptomycin)	①1944 年从链霉菌培养液中获得的第一个氨基糖苷类抗生素;②本品毒性大,过敏反应在本类中发生率最高,故现已少用;③对铜绿假单胞菌无效;④土拉菌病、鼠疫的首选药物;布鲁斯菌病(与四环素合用);第一个抗结核的药物(可合用异烟肼、利福平)
庆大霉素(gentamicin)	①从小单孢菌培养液中获得的氨基糖苷类抗生素;②与羧苄西林或三代头孢菌素合用治疗铜绿假单胞菌感染;与青霉素合用治疗肠球菌或杆菌阴性杆菌引起心内膜炎;与甲硝唑或氯霉素合用治疗盆腔、腹腔感染;口服用于肠道感染和肠道手术前准备。局部用于皮肤、黏膜表面感染和眼、耳、鼻部感染;③耐药菌株在逐渐增多,有被阿米卡星、依替米星取代的趋势
妥布霉素(tobramycin)	①抗菌谱与庆大霉素相似;②对肺炎克雷伯菌、肠杆菌属、变形杆菌、铜绿假单胞菌抗菌作用比庆大霉素强;③用于铜绿假单胞菌和各种 G^- 杆菌的严重感染,对耐庆大霉素菌株仍有效
大观霉素(spectinomycin,壮观霉素)	①为氨基环醇类抗生素;②对淋病奈瑟菌有高度抗菌活性;③仅用于耐青霉素、四环素或对青霉素过敏的单纯淋病病人
阿米卡星(amikacin,丁胺卡那霉素)	①卡那霉素的半合成衍生物;其抗菌谱是该类药中较广的;②对多种钝化酶稳定;③主要用于耐药的阴性杆菌,尤其是铜绿假单胞菌引起的严重感染;可结核病的联合治疗
奈替米星(netilmicin)	①为半合成氨基糖苷类抗生素,对多种钝化酶稳定;②本药耳、肾毒性较小;③对耐其他氨基糖苷类抗生素的阴性杆菌及耐青霉素的金黄色葡萄球菌感染有效
依替米星(etimicin)	①新的半合成水溶性氨基糖苷类抗生素;②抗菌谱广;③不良反应是本类药中发生率最低者

本章小结

氨基糖苷类抗生素的抗菌谱、临床应用、不良反应等基本相似。对 G^- 杆菌具有强大的抗菌活性,其抗菌机制主要是抑制细菌蛋白质合成,属静止期杀菌剂,临床上主要用于敏感的 G^- 杆菌所致感染,主要毒性反应是耳毒性和肾毒性。

常用制剂和用法

链霉素　注射剂:0.75g、1g、2g。一次 1g,一日 1 次,肌内注射。

庆大霉素　注射剂:20mg/1ml(2 万 U)、40mg/1ml(4 万 U)、80mg/1ml(8 万 U)。一次 80mg,一日 2~3 次,肌内注射或静脉滴注。滴眼剂:4 万 U/8ml。一次 1~2 滴,一日 3~5 次。

阿米卡星　注射剂:0.2g(20 万 U)。一次 0.2g,一日 2~3 次,肌内注射或静脉滴注,疗程不超过 10 天。

妥布霉素　注射剂:10mg/1ml、40mg/1ml、80mg/2ml。一次 1~1.7mg/kg,每 8 小时 1 次,肌内注射或静脉滴注,疗程 7~14 天。

奈替米星　注射剂:150mg/2ml。一次 3~4mg/kg,分 2 次用,肌内注射或静脉滴注。

大观霉素　注射剂:2g(200 万 U)。一次 2g,一日 1 次,肌内注射,临用前,每 2g 加入 0.9% 苯甲醇注射液 3.2ml,振摇,使之成混悬液,用粗针头注入臀上部外侧深部肌肉内。

依替米星　注射剂:50mg(1ml)、100mg(2ml)。一日 200mg,一日 1 次,静脉滴注。

(秦志华)

病例讨论

笔记

扫一扫，测一测

思考题

1. 简述氨基糖苷类抗生素的主要抗菌谱。
2. 氨基糖苷类抗生素的主要不良反应有哪些？
3. 氨基糖苷类抗生素的用药注意事项有哪些？
4. 请列举半合成氨基糖苷类抗生素。

笔记

第三十七章 四环素类和氯霉素类抗生素

37章课件

学习目标

1. 熟悉:四环素类药物的抗菌谱、临床应用及主要不良反应。
2. 了解:氯霉素局部用药适应证。
3. 具有根据适应证合理选择四环素类抗生素、防治不良反应的能力。
4. 能利用所学知识进行医患沟通,开展用药咨询服务,并能正确指导病人合理用药。

第一节 四 环 素 类

四环素类药物具有共同的基本母核(氢化骈四苯),是酸、碱两性物质。在酸性溶液中较稳定,在碱性溶液中易降解,故临床一般用其盐酸盐。可分为三代,第一代的代表药是四环素,近年来由于耐药菌株日益增多及其不良反应,临床少用;临床上主要应用的是第二代的多西环素(强力霉素)、米诺环素(二甲胺四环素),以及第三代的替加环素(丁甘米诺环素)。

本类药物口服易吸收,可与多价阳离子如 Ca^{2+}、Mg^{2+}、Fe^{2+} 及 Al^{3+} 等形成难溶性络合物而妨碍吸收。因此,不宜与含这些离子的药物如抗酸药、抗贫血药合用;若必须合用时,应间隔 3 小时以上。

本类药物可通过抑制细菌蛋白质合成而呈现快速抑菌作用,抗菌谱广,对 G^+ 菌、G^- 菌、立克次体、支原体、衣原体、螺旋体、放线菌均有抑制作用,还能间接抑制阿米巴原虫,但对铜绿假单胞菌、结核分枝杆菌、病毒与真菌无效。

3701

动画:细菌合成蛋白质的过程

四环素类药物目前首选用于立克次体感染如斑疹伤寒和恙虫病等,支原体感染如非典型肺炎和非特异性尿道炎等,衣原体感染如鹦鹉热、肺炎和性病性淋巴肉芽肿等,螺旋体感染如回归热和慢性游走性红斑等,也可首选治疗鼠疫、布鲁菌病、霍乱、幽门螺杆菌感染引起的消化性溃疡等。多西环素是本类药的首选药。

临床使用时,应密切观察本类药物的不良反应:

1. 二重感染(菌群失调症) 长期口服或注射使用本类抗生素时,敏感菌被抑制,不敏感菌乘机大量繁殖,由原来的劣势菌群变为优势菌群,造成新的感染,称为二重感染或菌群交替症。常见的二重感染有:①真菌病,如白假丝酵母菌引起的口腔炎、鹅口疮、肠炎等;②难辨梭状芽胞杆菌引起的假膜性肠炎,可引起肠壁坏死、剧烈腹泻、体液渗出,甚至休克、死亡。一旦发生应立即停药,并用相应药物治疗。前者可用抗真菌药治疗,后者用万古霉素或甲硝唑治疗。

2. 影响骨骼和牙齿的生长 四环素类能与新形成的骨骼、牙齿中所沉积的钙结合,引起牙釉质发育不全。还能沉积在胚胎和幼儿的骨骼中,从而影响牙齿发育和骨骼的生长。故孕妇、哺乳期妇女及 8 岁以下的儿童禁用。

笔记

3. 其他　口服可引起胃肠道反应；长期大剂量使用有肝、肾毒性；偶见药热、皮疹和过敏性皮炎等。

多西环素

多西环素（doxycycline）口服吸收快而完全，受食物影响小。分布广泛，在脑脊液、前列腺中浓度也较高，血浆 $t_{1/2}$ 长达 12～22 小时。大部分药物随胆汁进入肠腔排泄，肠道中的药物多以无活性的结合型或络合型存在，故不易引起二重感染。少量药物经肾排泄，肾功能减退时粪便中药物排泄增多，故肾功能减退病人也可使用。本药特别适合肾外感染伴肾衰竭病人以及胆道感染；也用于酒糟鼻、痤疮、前列腺炎和呼吸道感染如慢性气管炎、肺炎。常见胃肠道刺激症状，易致光敏反应。

米诺环素

米诺环素（minocycline）口服吸收良好，不易受食物影响。组织穿透力强，分布广泛，脑脊液中的浓度高于其他四环素类。血浆 $t_{1/2}$ 为 11～22 小时。

在本类药物中，该药抗菌作用最强。主要用于治疗耐药菌引起的泌尿生殖系统、呼吸道、胆道、耳鼻咽喉部感染，也可用于酒糟鼻、痤疮及脓皮病的治疗。不良反应与其他四环素类相似，但可产生特有的前庭反应，出现恶心、呕吐、眩晕、运动失调等症状，首剂服药可迅速出现，女性多于男性，有 12%～52% 的病人因严重的前庭反应而停药，停药 24～48 小时后症状可消失。用药期间不宜从事高空、驾驶和机器操作。

替加环素

替加环素（tigecycline）口服不易吸收，仅静脉给药，迅速广泛分布于组织，主要经胆道消除，少部分以原形经肾排出，血浆 $t_{1/2}$ 约 27～42 小时。广谱抗菌，不仅对耐其他四环素类菌株有良好的抗菌作用，而且对其他抗菌药耐药的菌株也有效，如对甲氧西林耐药的金黄色葡萄球菌（MRSA）和表皮葡萄球菌（MRSE）、对青霉素耐药的肺炎链球菌（PRSP）、对万古霉素耐药的肠球菌（VRE）及超广谱 β-内酰胺酶耐药菌株（ESBL）等。适用于复杂皮肤及软组织感染、腹腔感染以及社区获得性肺炎。

常见不良反应是恶心和呕吐，停药可缓解。

知识拓展

米诺环素治疗类风湿关节炎

美国 Nebraska 大学的 O' Dell 等进行了一项为期 2 年的随机双盲研究，比较了米诺环素和羟氯喹治疗 60 例血清学阳性<1 年的类风湿关节炎病人的疗效。研究表明，对于早期类风湿关节炎病人，根据美国风湿病学会标准，与羟氯喹相比，米诺环素能显著改善病人的风湿症状，并能减少糖皮质激素的用量，是一种有效的改变病情的抗风湿药。

第二节　氯霉素

氯霉素

氯霉素（chloramphenicol）通过抑制细菌蛋白质合成而呈现快速抑菌作用，抗菌谱广，对 G^- 菌的作用强于 G^+ 菌，对流感嗜血杆菌、脑膜炎奈瑟菌、肺炎链球菌均有抑制作用；对 G^+ 菌的作用不如青霉素；对立克次体、支原体、衣原体也有抑制作用。

由于本药可引起严重的抑制骨髓等毒性反应，在临床已几乎不作为全身治疗用药。对敏感菌所致眼部感染，如沙眼、结膜炎、角膜炎等，可使用氯霉素滴眼液局部用药。

本章小结

四环素类和氯霉素均属于广谱抗生素，但由于不良反应多且严重，临床应用受到限制。多西环素、米诺环素主要用于立克次体、支原体、衣原体感染，替加环素主要用于治疗复杂皮肤及软组织感染、腹腔感染和社区获得性肺炎。氯霉素主要限于眼科局部应用。

病例讨论

病人，男，26 岁，因高热、咽痛、头痛在当地医院诊治。医生给予青霉素钠注射液 640 万 U+0.9% 氯化钠注射液 250ml 静脉滴注，1 天 2 次。病人连续用药 4 天仍持续高热，医生怀疑伤寒，改用氯霉素治疗，但疗效仍不明显。病人去传染病医院就诊，经血清学诊断确诊为地方性斑疹伤寒。

问题：1. 此病例用青霉素和氯霉素为何效果不好？

2. 应首选何药治疗？应用时应注意什么？

病例讨论

常用制剂和用法

多西环素　片剂：0.05g、0.1g。首剂 0.2g，以后一次 0.1～0.2g，一日 1 次。

米诺环素　片剂或胶囊剂：0.05g、0.1g。首剂 0.2g，以后一次 0.1g，一日 2 次。

替加环素　注射剂：50mg。初始剂量 100mg，维持剂量 50mg，12 小时 1 次，静脉滴注。

氯霉素滴眼液 滴眼剂：外用，滴眼。一次 1～2 滴，每日 3～5 次。

（任京力）

扫一扫，测一测

思考题

1. 试述四环素类抗生素引起二重感染的原因及防治措施。
2. 四环素类药物主要用于哪些感染？用药中应注意哪些问题？

笔记

第三十八章 人工合成抗菌药

38章课件

学习目标

1. 掌握:氟喹诺酮类药物的抗菌作用、临床应用及不良反应。
2. 熟悉:磺胺类药、甲氧苄啶的抗菌机制、临床应用及不良反应。
3. 了解:硝基呋喃类药的临床应用。
4. 能根据药物的适应证合理选用药物;能做到用量、用法、配伍用药等安全合理;能及时发现药物的不良反应并进行正确处理。
5. 能利用所学知识进行医患沟通,开展用药咨询服务,正确指导病人合理用药。

第一节 喹诺酮类药

一、概述

喹诺酮类(quinolones)是一类含有4-喹诺酮基本母核的人工合成抗菌药。根据开发上市先后及抗菌性能分为四代。第一代以萘啶酸为代表,仅对肠杆菌科细菌有抑菌作用,不良反应多,已被淘汰。第二代以吡哌酸为代表,仅用于敏感菌引起的尿路和肠道感染。第三代又称氟喹诺酮类(fluoroquinolones),代表药有诺氟沙星、环丙沙星、氧氟沙星、左氧氟沙星等。第四代以莫西沙星等为代表。第三、四代喹诺酮类药物由于抗菌活性强、毒性低,广泛应用于泌尿生殖系统、肠道、呼吸道、皮肤软组织等部位感染的治疗。

【体内过程】 第三、四代喹诺酮类口服吸收良好,多数药物的生物利用度超过80%,与富含Fe^{2+}、Ca^{2+}、Mg^{2+}的食物同服可降低生物利用度。药物血浆蛋白结合率低,一般不超过40%。体内分布广泛,在肺、肝、肾、扁桃体、牙髓、子宫内膜、输卵管、皮肤软组织、前列腺组织、骨组织、胆汁、膀胱、尿液中均达有效治疗浓度。多数药物以肝、肾两种消除方式消除,氧氟沙星、左氧氟沙星等药物主要以原形经肾排泄。

【抗菌作用】 第三代喹诺酮类属广谱杀菌药,不仅对革兰阴性菌(如志贺菌属、沙门菌属、克雷伯菌属、枸橼酸杆菌属、大肠埃希菌、变形杆菌、淋病奈瑟菌、流感嗜血杆菌、弯曲杆菌、军团菌、铜绿假单胞菌等)有强大的杀菌作用,对革兰阳性菌(如金黄色葡萄球菌、链球菌、肠球菌)也有较好的抗菌活性,某些品种对衣原体、支原体、结核分枝杆菌、部分厌氧菌也有作用。第四代除保留第三代药物对革兰阴性菌的良好抗菌特性外,对革兰阳性菌、支原体、衣原体、嗜肺军团菌、结核分枝杆菌的杀菌作用进一步增强,并显著提高了对厌氧菌的抗菌活性。

笔记

喹诺酮类药通过抑制DNA回旋酶及拓扑异构酶Ⅳ,使细菌DNA合成受阻,导致细菌死亡。一般认为,喹诺酮类作用的靶点在革兰阴性菌主要为DNA回旋酶,在革兰阳性菌主要为拓扑异构酶Ⅳ。本类药物治疗浓度时对哺乳动物的拓扑异构酶影响小，对人体细胞毒性低。

铜绿假单胞菌、金黄色葡萄球菌、肺炎链球菌、大肠埃希菌、肠球菌等对本类药物易产生耐药。耐药机制包括：①DNA 回旋酶发生变异，与喹诺酮类药的亲和力下降。②细菌胞质膜对药物的通透性降低。③细菌胞质膜主动外排系统高表达，使药物流出增加。喹诺酮类药物之间、喹诺酮类与头孢菌素类药物之间存在交叉耐药现象。

【临床应用】 用于治疗敏感病原菌所致泌尿生殖道感染、肠道感染、呼吸道感染及革兰阴性杆菌所致的各种感染，骨、关节、皮肤软组织感染。

1. 泌尿生殖系统感染　环丙沙星、氧氟沙星首选治疗单纯性淋病奈瑟菌性尿道炎或宫颈炎，但对非特异性尿道炎或宫颈炎疗效差。环丙沙星是铜绿假单胞菌性尿道炎的首选药。

2. 肠道感染　治疗多种细菌如弯曲菌属、志贺菌属和沙门菌属导致的腹泻、胃肠炎和细菌性痢疾，也可有效治疗耐药菌株伤寒、副伤寒和其他沙门菌属感染及大肠埃希菌引起的旅行性腹泻。

3. 呼吸系统感染　万古霉素与左氧氟沙星或莫西沙星联合用药是治疗青霉素高度耐药肺炎链球菌感染的首选药。氟喹诺酮类（除诺氟沙星）可替代大环内酯类用于支原体肺炎、衣原体肺炎、嗜肺军团菌引起的军团病。

4. 骨骼系统感染　用于革兰阴性杆菌所致的骨髓炎和骨关节感染。

5. 皮肤软组织感染　用于革兰阴性杆菌所致的五官科和外科伤口感染。

6. 其他　培氟沙星治疗化脓性脑膜炎和由克雷伯菌属、肠杆菌属、沙雷菌属所致的败血症，也可作为 β-内酰胺类治疗全身感染的替代药。

【不良反应和注意事项】

1. 胃肠道反应　常见恶心、呕吐、腹痛、腹泻、便秘等，反应程度一般较轻。

2. 神经系统反应　喹诺酮类药物可透过血脑屏障，故该类药物的神经/精神系统损害较为突出，表现为失眠、头晕、震颤、共济失调、幻觉等，严重者出现精神异常、惊厥。部分病人用药后发生周围神经病变，表现为四肢发热、刺痛、麻木等症状。

3. 过敏反应　常见发热、寒战、多汗、乏力、水肿等，严重者可引起过敏性休克。

4. 皮肤损害　主要表现为光敏反应、剥脱性皮炎、多形性红斑、大疱性皮疹、瘙痒等。用药期间应避免日光或紫外线的直接照射。司帕沙星、洛美沙星、氟罗沙星诱发的光敏反应最为常见。

5. 软骨损害　本类药物能引起幼年动物软骨组织损害，特别是负重区软骨，年龄越小受损害越严重。临床研究也发现，儿童用药后出现关节肿胀、疼痛等。儿童、孕妇、哺乳期妇女不宜使用。

6. 心脏毒性　发生率低但后果严重。主要为 Q-T 间期延长引发的尖端扭转型室性心动过速、心室颤动等。妇女、老年人的发生率相对高于其他人群。

7. 肾损害　喹诺酮类药物在碱性尿液中结晶析出，引起结晶尿、血尿、蛋白尿等，严重者可导致急性肾衰竭。病人在服药期间应注意多饮水，避免与碱化尿液的药物同时使用。

8. 其他　包括肌腱炎、肌腱断裂、肝毒性、视网膜脱离、致畸、血糖紊乱、加重重症肌无力症状、静脉炎等。

对喹诺酮类药过敏、18 岁以下、心律失常、癫痫或其他中枢神经系统基础疾病病人以及妊娠期、哺乳期妇女禁用。肝、肾功能减退者，需根据肾功能减退程度减量用药。

【药物相互作用】 喹诺酮类与二价或三价阳离子同服可影响吸收；与抗心律失常药、三环类抗抑郁药、大环内酯类药合用可加重心脏毒性；与氨茶碱、咖啡因、非甾体类抗炎药合用可增加中枢神经系统的毒性反应；使尿液碱化的药物可降低喹诺酮类在尿中的溶解度，加重肾毒性。

案例导学

病人，女，16 岁。因腹痛、水样腹泻伴呕吐、头痛 1 天入院。有食用街边快餐饮食史。体格检查：体温 38.5℃，血压 125/75mmHg，无脱水貌，腹软，脐周正中压痛，无反跳痛，肠鸣音 7～8 次/分。辅助检查：白细胞计数 17.8×10^9/L，中性粒细胞 0.88。大便常规白细胞 10～12/HP。诊断急性胃肠炎。给予静脉滴注盐酸左氧氟沙星 0.2g，输液 30 分钟左右病人胸闷、心悸、咳嗽、呼吸困难、面

笔记

色苍白、全身皮肤瘙痒，并出现风团样皮疹，血压60/40mmHg。

问题：

1. 病人使用左氧氟沙星后发生了什么？应给予什么药物处理？

2. 使用左氧氟沙星是否合理？为什么？

二、常用喹诺酮类药

诺氟沙星

诺氟沙星（norfloxacin，氟哌酸）为第一个用于临床的氟喹诺酮类药。口服生物利用度35%～45%，30%以原形经肾排泄。对大多数革兰阴性菌有强大的抗菌活性，对金黄色葡萄球菌也有一定的抗菌作用，对厌氧菌、支原体、衣原体、军团菌、分枝杆菌等无效。临床主要用于敏感菌所致的肠道、呼吸道、泌尿生殖系统等部位的感染。

环丙沙星

环丙沙星（ciprofloxacin，环丙氟哌酸）为第三代喹诺酮类药。口服生物利用度约56%。本药穿透性好，分布于全身组织。口服与静脉滴注时原形药经肾排出量分别是29%～45%和45%～60%。对肠杆菌科、铜绿假单胞菌、流感嗜血杆菌等绝大多数革兰阴性菌的体外抗菌活性显著高于其他氟喹诺酮类，对耐氨基糖苷类或耐三代头孢类的菌株仍有效，对链球菌、葡萄球菌也有较强的作用，多数厌氧菌对其仍不敏感。临床主要用于敏感菌所致的呼吸系统、泌尿生殖系统、肠道、皮肤软组织、骨与关节、眼、耳、咽喉等部位的感染。

氧氟沙星

氧氟沙星（ofloxacin，氟嗪酸）为第三代喹诺酮类药。口服生物利用度约95%，体内分布广，在体内代谢甚少，主要以原形自肾排泄，口服48小时内尿中排出量约为给药量的80%～90%，尿中浓度居喹诺酮类之首，胆汁中浓度为血药浓度的7倍，易透过血脑屏障（脑膜有炎症时，脑脊液中浓度达血药浓度的50%～75%）。除具有环丙沙星的抗菌特点和良好抗耐药菌株的特性外，对结核分枝杆菌、衣原体和部分厌氧菌也有杀灭作用。临床主要用于敏感菌所致的呼吸系统、泌尿生殖系统、胆道、皮肤软组织、盆腔等部位的感染。也可作为二线药物与其他抗结核药联合使用治疗结核病。

左氧氟沙星

左氧氟沙星（levofloxacin）为消旋氧氟沙星的左旋体。口服生物利用度接近100%，吸收后约80%的药物以原形经肾排泄。抗菌谱与氧氟沙星相同，抗菌活性是氧氟沙星的2倍。临床用于敏感菌所致的呼吸系统、泌尿生殖系统、肠道等部位感染，是耐青霉素肺炎链球菌感染的首选药之一。本药严禁与其他药物混合静脉滴注，如碱性液体、头孢类抗生素、中药注射剂等。

莫西沙星

莫西沙星（moxifloxacin）为第四代喹诺酮类药。口服生物利用度约90%。与第三代药物相比，显著增强了对革兰阳性菌、厌氧菌、结核分枝杆菌、衣原体和支原体的杀灭作用，且对耐青霉素及头孢菌素的肺炎链球菌、流感嗜血杆菌、卡他莫拉菌也有高效。临床主要用于敏感菌所致的呼吸系统感染，包括慢性支气管炎急性发作、轻度或中度社区获得性肺炎、急性鼻窦炎等。本药可引起光敏性皮炎、血糖代谢紊乱、急性重型肝炎甚至肝衰竭，女性或老年病人使用后可导致心力衰竭。糖尿病、肝功能障碍、老年病人等应慎用。

笔记

知识拓展

喹诺酮类药物与社区获得性肺炎（CAP）

莫西沙星、左氧氟沙星、吉米沙星等氟喹诺酮类药物对呼吸道感染常见病原体如肺炎链球菌、流感嗜血杆菌、卡他莫拉菌、肺炎支原体、肺炎衣原体和嗜肺军团菌等具有良好的杀灭作用，且其药动学特点显示容易进入肺组织和支气管分泌物，在治疗社区获得性肺炎（CAP）中，疗效显著，已广泛用于临床。

第二节　磺 胺 类 药

一、概述

磺胺类药（sulfonamides）是最早用于防治全身感染的人工合成抗菌药，曾广泛用于临床，现已基本被抗生素及喹诺酮类药物所取代。但某些磺胺类药物对流行性脑脊髓膜炎、鼠疫等感染性疾病疗效显著，在抗感染药物中仍占有一定地位。

磺胺类药分为三大类：①治疗全身感染的肠道易吸收类，如磺胺嘧啶、磺胺甲噁唑等。②治疗肠道感染的肠道难吸收类，如柳氮磺吡啶。③外用磺胺类，如磺胺嘧啶银、磺胺醋酰等。

知识拓展

百浪多息与磺胺类药

1906 年已制得磺胺类物质——对氨基苯磺酰胺，当时只是用于染料工业。1932 年德国化学家格哈德·多马克偶然发现一种名为百浪多息（prontosil）的红色偶氮染料对于溶血性链球菌感染有很强的功效。1933 年他用百浪多息治愈由葡萄球菌引起的败血症，引起世界瞩目。进一步研究发现，百浪多息是一种前药，在体内转化为具有生理活性的化合物——对氨基苯磺酰胺。百浪多息是磺胺类药物中第一个问世的药物，拯救了千百万人的生命，是感染性疾病采用化学药物治疗的第一个里程碑药物。1939 年多马克因百浪多息的开发而获得诺贝尔奖。

【体内过程】 肠道易吸收类药物一般在服药 2～4 小时候血药浓度达峰值，血浆蛋白结合率 25%～95%，体内分布广泛。磺胺嘧啶血浆蛋白结合率较低（45%），故易透过血脑屏障及胎盘屏障。磺胺类药主要在肝内乙酰化后失活，药物原形及乙酰化物经肾小球滤过排出。原形药及代谢物在碱性尿液中溶解度高，在酸性尿液中易结晶析出而产生肾损害。

【抗菌作用】 磺胺类药为广谱抑菌药。对大多数革兰阳性菌和阴性菌有良好的抗菌作用。其中高度敏感的有溶血性链球菌、肺炎链球菌、脑膜炎奈瑟菌、淋病奈瑟菌、鼠疫杆菌、流感嗜血杆菌；对变形杆菌、沙门菌、大肠埃希菌、卡氏肺孢子菌等也有较理想的抑制作用；局部外用磺胺类药对铜绿假单胞菌、沙眼衣原体等有效。磺胺类药对螺旋体、立克次体、支原体无效。

磺胺类药的结构与敏感菌的叶酸合成前体物质对氨基苯甲酸（PABA）相似，能与 PABA 竞争二氢叶酸合成酶，干扰细菌叶酸代谢，抑制细菌的生长繁殖。

动画：磺胺药作用机制

PABA 与二氢叶酸合成酶的亲和力高于磺胺类药，使用磺胺类药时应首剂加倍，以保证其抑菌作用；脓液或坏死组织中含有大量的 PABA，局部使用磺胺类药时注意清创；普鲁卡因在体内水解生成 PABA，可减弱磺胺类药的抗菌活性，两者不宜合用。

单用磺胺类药易产生耐药性，磺胺类药之间存在交叉耐药。细菌对磺胺类药产生耐药的原因为：①细菌合成过量的 PABA，与磺胺类药竞争作用靶点。②产生对磺胺类药亲和力低的二氢叶酸合成酶。③降低胞质膜对磺胺类药的通透性。④改变代谢途径，直接利用外源性叶酸。

【不良反应】 磺胺类药全身应用时产生以下不良反应。

1. 肾损害　磺胺类药在尿液中溶解度低，特别是在酸性环境中易结晶析出，损害肾小管，出现结晶尿、蛋白尿、血尿甚至尿闭等症状。适当增加饮水和碱化尿液能减少结晶析出，减轻肾损害。

2. 过敏反应 常见皮疹、药热、血管神经性水肿等。

3. 血液系统反应 长期用药可抑制骨髓造血，引起粒细胞减少、血小板减少、再生障碍性贫血等。葡萄糖-6-磷酸脱氢酶(G-6-PD)缺乏者使用后可引起溶血。

4. 其他 可引起恶心、呕吐、腹痛、肝损害等，少数病人出现头晕、失眠、共济失调等神经系统症状，用药期间应避免高空作业和驾驶。新生儿或早产儿用后可致核黄疸，故新生儿、早产儿、2岁以下婴儿、孕妇及哺乳妇女不宜使用。

二、常用磺胺类药及其临床应用

表 38-1 常用磺胺类药及其临床应用

药 名	临床应用
磺胺嘧啶(sulfadiazine,SD)	首选预防和治疗流行性脑脊髓膜炎、诺卡菌属引起的肺部感染、脑炎及脑脓肿，与链霉素合用治疗鼠疫，与乙胺嘧啶合用治疗弓形虫病。与甲氧苄啶合用产生协同作用
磺胺甲噁唑(sulfamethoxazole,SMZ)	预防流行性脑脊髓膜炎，用于大肠埃希菌等敏感菌引起的急性尿路感染；敏感菌引起的中耳炎、呼吸道感染、肠道感染、皮肤化脓感染等。与甲氧苄啶合用是预防和治疗卡氏肺孢子菌肺炎的首选药
柳氮磺吡啶(sulfasalazine,SASP)	口服或灌肠治疗非特异性溃疡性结肠炎
磺胺嘧啶银(sulfadiazine silver,SD-Ag)	外用预防或治疗Ⅱ、Ⅲ度烧伤继发创面细菌感染，如肠杆菌科细菌、铜绿假单胞菌、金黄色葡萄球菌、肠球菌等引起的创面感染
磺胺醋酰(sulfacetamide,SA)	适用于敏感菌所致的眼科感染，如角膜炎、结膜炎等，也可用于沙眼的治疗

第三节 甲氧苄啶

甲氧苄啶(trimethoprim,TMP)又称磺胺增效剂或抗菌增效剂，能增强磺胺类药的抗菌活性。

TMP口服吸收迅速而完全，血浆 $t_{1/2}$ 约10小时，体内分布广，易透过血脑屏障，炎症时脑脊液中药物浓度接近血药浓度。抗菌谱与SMZ相似但抗菌活性高，本药能抑制细菌二氢叶酸还原酶，阻碍四氢叶酸的合成，属抑菌药。单用易产生耐药性，故常与SMZ或SD合用，两者的复方制剂分别称复方磺胺甲噁唑和双嘧啶，用于敏感菌所致的呼吸道、泌尿道、肠道感染及脑膜炎的治疗，也可作为伤寒、痢疾、卡氏肺孢子菌肺炎、全身诺卡菌病等的治疗。

常见不良反应有恶心、呕吐、皮疹等，长期应用可引起巨幼细胞贫血、白细胞及血小板减少。有致畸作用，孕妇禁用。

第四节 硝基呋喃类药

呋喃妥因

呋喃妥因(nitrofurantoin,呋喃坦啶)为广谱杀菌药，对大肠埃希菌、肠球菌、葡萄球菌、淋病奈瑟菌、志贺菌、沙门菌等有良好的抗菌活性，对铜绿假单胞菌无作用。耐药菌株形成缓慢，与其他抗菌药无交叉耐药现象。体内消除快，血药浓度低，但尿中可达有效治疗浓度，在酸性尿液中抗菌作用增强。临床用于敏感菌所致的泌尿系统感染，栓剂直肠给药可减轻胃肠道反应。

常见不良反应为胃肠道反应，偶见皮疹、药热等过敏反应，大剂量可致周围神经炎，G-6-PD缺乏者用后可产生溶血。

笔记

呋喃唑酮

呋喃唑酮(furazolidone,痢特灵)口服不易吸收,肠道内药物浓度高。抗菌谱与呋喃妥因相似。主要用于细菌性痢疾、肠炎的治疗,栓剂可用于阴道滴虫病的治疗。近年与甲硝唑、铋制剂等联合应用根除幽门螺杆菌,治疗消化道溃疡。用药前及用药期间服用本药可引起双硫仑样反应。

本章小结

喹诺酮类通过抑制细菌DNA回旋酶及拓扑异构酶Ⅳ产生杀菌作用,其中氟喹诺酮类抗菌谱广、疗效好、使用方便,为目前常用抗菌药,临床主要用于敏感病原体所致的泌尿生殖系统、肠道、呼吸系统等部位感染。随着本类药物的广泛应用,不良反应也日益突显,如导致肝肾损害、血糖水平紊乱、皮肤损害、神经系统不良反应等;磺胺类药为广谱、慢速抑菌药,临床可用于泌尿系统、呼吸系统、肠道等部位感染,目前仍是预防和治疗卡氏肺孢子菌肺炎的首选药;硝基呋喃类药主要用于泌尿系统及肠道感染。

病例讨论

患儿,女,12岁。一天前脐周腹痛伴腹泻,排脓血便,9～11次/天,有明显里急后重现象。查体:T 39.5℃,HR 100次/分,BP 100mmHg/65mmHg,一般情况尚好,无明显脱水现象,心肺无特殊,腹平软,脐下及右下腹有压痛,其他检查无异常;大便胶胨状,镜下脓球(+++),红细胞(+),大便细菌培养显示痢疾杆菌生长。诊断为急性细菌性痢疾。医生处方如下:

Rp.

复方新诺明　24片

用法:首次4片　以后2片/次　一日2次　口服

复方阿司匹林片　0.3×6片

用法:　0.3　体温39℃以上时　口服

病例讨论

常用制剂和用法

诺氟沙星　胶囊:100mg。一次100～200mg,一日3～4次。注射剂:200mg/100ml,静滴一次200～400mg,每12小时一次。

氧氟沙星　片剂:100mg。一次300mg,一日2次。注射剂:400mg/100ml,静滴一次400mg,每12小时一次。

左氧氟沙星　片剂:100mg。一次100～200mg,一日3次。

环丙沙星　片剂:0.25g、0.5g。一次0.25～0.5g,一日2次。

莫西沙星　片剂:400mg。一次200～400mg,一日1次。

磺胺嘧啶　片剂:0.5g。一次1g,一日2次,首剂加倍,服同量碳酸氢钠。注射剂:0.4g/2ml。治疗流脑时,一次2g,一日4次。钠盐可深部肌内注射。

磺胺甲噁唑　片剂:0.5g。一次1g,一日2次,首剂加倍。服同量碳酸氢钠。

柳氮磺吡啶　片剂:0.25g。治疗溃疡性结肠炎时,一次0.5～1g,一日2～4g,好转后减量为一日1.5g,直至症状消失。

甲氧苄啶　片剂:0.1g。一次0.1～0.2g,一日2次。

呋喃唑酮　片剂:0.1g。一次0.1g,一日3～4次。

呋喃妥因　肠溶片:0.1g。一次0.1g,一日3～4次。

(任京力)

3803

扫一扫，测一测

思考题

1. 简述氟喹诺酮类药物抗菌作用与机制。
2. 磺胺类药物与TMP合用有何优点？

笔记

第三十九章　抗结核病药

39章课件

学习目标

1. 掌握：一线抗结核病药的作用、临床应用及不良反应。
2. 熟悉：二线及新一代抗结核病药的作用特点及临床应用。
3. 能按照结核病化学治疗原则，确定早期、规律、全程、适量、联合用药方案。
4. 能利用所学知识进行医患沟通，开展用药咨询服务。

结核病是由结核分枝杆菌引起的慢性传染病，可累及多个脏器，以肺部感染最多见。抗结核病药分为两类，即一线抗结核病药和二线抗结核病药。一线抗结核病药包括异烟肼、利福平、乙胺丁醇、链霉素、吡嗪酰胺等，特点是疗效好、病人较易接受；二线抗结核病药主要有对氨基水杨酸、丙硫异烟胺、阿米卡星、卡那霉素、卷曲霉素，其毒性较大或疗效较差，多与一线药物联合应用。新一代抗结核病药有利福喷丁、司帕沙星、氧氟沙星、左氧氟沙星、莫西沙星等。

知识拓展

结核病在我国的现状

肺结核是一种呼吸道传染病。虽然结核病的防控已经取得了长足的进步，但我国仍然是肺结核流行病的重灾区，其严重程度仅次于印度和印度尼西亚。我国拥有世界上最庞大的耐多药结核病群体。根据2017年数据，我国处于全球30个结核病高负担国家行列。目前我国结核病防治工作的重要挑战是耐多药结核病发现率低、病原学确诊率低、筛查率低、耐药率高。结核病的控制是公共卫生问题，不可能通过市场机制来解决，必须在政府领导下，通过与财政部门、社保部门、疾控机构、医疗机构、科研机构、企业、公益组织和国际组织等通力合作解决。

第一节　抗结核病药

一、一线抗结核病药

异　烟　肼

异烟肼（isoniazid，INH）又称雷米封（rimifon），是异烟酸的肼类衍生物。

【体内过程】 口服或注射均易吸收，口服生物利用度达90%。穿透力强，吸收后分布广泛，在脑脊液、胸腹水、关节腔、肾、巨噬细胞内、纤维化或干酪样病灶、淋巴结中含量较高。大部分在肝乙酰化

笔记

后失活，代谢产物及少量原形经肾排泄。由于遗传差异，肝对异烟肼乙酰化速率有快、慢之分，快乙酰化者 $t_{1/2}$ 为 70 分钟左右，慢乙酰化者 $t_{1/2}$ 约 3 小时。每日服药 1 次，异烟肼对两种代谢型病人的疗效无明显差异；每周服药 1 次，快乙酰化者的疗效较差。

【抗菌作用】 异烟肼对结核分枝杆菌有高度的选择性。对生长旺盛的结核分枝杆菌有强大的杀菌作用，用药 48 小时内能迅速杀菌，使菌群数量明显减少，传染性减弱或消失，对防止细菌耐药性的产生具有重要意义；对静止期结核分枝杆菌有抑菌作用。本药对细胞内、外的结核分枝杆菌均有杀灭作用，被称为全效杀菌药。单用易产生耐药性，与其他抗结核药无交叉耐药现象，联合用药可增强疗效并延缓耐药性的产生。

异烟肼的抗菌机制可能是：①抑制分枝菌酸的生物合成，使细菌细胞壁合成受阻而发挥杀菌作用。②抑制结核分枝杆菌 DNA 的合成而发挥抗菌作用。③与菌体内的酶结合，引起分枝杆菌代谢紊乱而死亡。

【临床应用】 异烟肼是防治各种类型结核病的首选药。单独用药可治疗早期轻症肺结核及用于预防用药。规范化治疗各种结核病时，必须与其他一线抗结核病药联合应用，以增强疗效，防止或延缓耐药性的产生。对粟粒性结核、结核性脑膜炎等重症病人应加大用量，延长疗程，必要时可注射给药。

【不良反应和注意事项】 发生率与剂量及疗程有关，治疗量时不良反应轻。

1. 神经系统　常用量可出现四肢麻木、肌肉萎缩等周围神经炎的表现；大剂量引起兴奋、失眠、反射亢进等中枢神经系统症状，严重时导致中毒性脑病、精神异常。异烟肼与维生素 B_6 的结构相似，能竞争同一酶系或增加维生素 B_6 的排泄，导致维生素 B_6 缺乏，导致中枢神经递质 γ-氨基丁酸（GABA）生成减少，引起中枢过度兴奋。及时使用维生素 B_6 可以治疗神经系统不良反应（维生素 B_6 预防性使用可削弱异烟肼的抗结核作用，故不主张预防性应用）。

癫痫病人同时应用异烟肼和苯妥英钠可引起过度镇静或运动失调，故癫痫及精神病病人等慎用。

2. 肝毒性　可见血清氨基转移酶升高、黄疸，严重时出现肝小叶坏死，可能与异烟肼代谢产生的乙酰化异烟肼有关。35 岁以上及快代谢型病人更易发生。用药期间定期检查肝功能，肝功能不全者慎用。

3. 其他　有皮肤过敏、发热、胃肠道反应、粒细胞减少等。

【药物相互作用】 异烟肼为肝药酶抑制药，可抑制香豆素类、苯妥英钠、三环类抗抑郁药等药物的代谢；合用利福平或饮酒可加重肝毒性；合用肼屈嗪可使异烟肼代谢受阻，毒性增加。

利　福　平

利福平（rifampicin，RFP）又称甲哌利福霉素，为利福霉素的半合成衍生物，橘红色结晶粉末。口服易吸收，2～4 小时血药浓度达峰值。对氨基水杨酸钠可阻碍其吸收，若两者联合使用应间隔 8～12 小时。本药穿透力强，分布广泛，能进入菌体细胞、脑脊液、胸腹水、结核空洞、痰液、胎盘及巨噬细胞内。主要在肝代谢为去乙酰基利福平，其抗菌活性是利福平的 1/10。代谢产物及原形药大部分经胆汁排泄，可形成肝肠循环。利福平为肝药酶诱导剂，连续用药使肝药酶活性增强。本药呈橘红色，使用后可将尿液、唾液、痰液、泪液和汗液等染成橘红色。

【抗菌作用】 为广谱抗菌药。对结核分枝杆菌、麻风分枝杆菌、革兰阳性或阴性球菌（如金黄色葡萄球菌、脑膜炎奈瑟菌等）有强大的抗菌活性；对革兰阴性杆菌如大肠埃希菌、变形杆菌、流感嗜血杆菌及沙眼衣原体也有抑制作用。利福平对繁殖期及静止期细菌皆有抗菌作用，高浓度杀菌，低浓度抑菌。抗菌机制为抑制依赖 DNA 的 RNA 多聚酶，阻碍细菌 mRNA 的合成。对人体 RNA 多聚酶无影响。单用易产生耐药性，与其他抗结核药无交叉耐药现象。耐药性与细菌 RNA 多聚酶的基因突变有关。

3901

动画：利福平作用机制

【临床应用】

1. 结核病　利福平是目前治疗结核病的一线药物，常与异烟肼、乙胺丁醇、吡嗪酰胺等药物合用治疗各型结核病。

2. 治疗麻风病和耐药金葡菌及其他敏感细菌所致感染。

3. 因利福平在胆汁中浓度较高,也可用于重症胆道感染。

4. 局部用药可用于沙眼、急性结膜炎的治疗。

【不良反应】 发生率低且轻微。

1. 胃肠道反应 常见恶心、呕吐、腹痛、腹泻等,一般不严重。

2. 肝毒性 长期大剂量使用可出现黄疸、肝大、肝功能减退甚至肝坏死。慢性肝病病人、嗜酒者或与异烟肼合用时发生率明显增加。

3. "流感样综合征" 大剂量间隔使用时,少数病人可出现畏寒、发热、头昏、寒战和肌肉疼痛等类似感冒的症状,发生率与剂量大小、间隔时间有明显关系,所以间歇给药法现已不用。

4. 其他 可有皮疹、药热等过敏反应。偶见嗜睡、头晕和共济失调等神经系统不良反应,动物实验有致畸作用,妊娠早期禁用。

乙胺丁醇

乙胺丁醇(ethambutol,EMB)口服吸收良好,不受食物影响,2~4 小时血药浓度达峰值,分布广泛。脑膜炎时脑脊液中可达有效治疗浓度。主要以原形经肾排泄,对肾有一定毒性。

【抗菌作用和临床应用】 本药对巨噬细胞内、外的结核分枝杆菌均有杀菌作用,主要作用于生长繁殖期的细菌。对耐异烟肼、链霉素的结核分枝杆菌仍有抗菌活性。乙胺丁醇能与菌体内 Mg^{2+} 结合,干扰结核分枝杆菌 RNA 的合成。也可抑制阿拉伯糖基转移酶,使细菌细胞壁合成障碍,呈现杀菌作用。由于本药破坏了细菌细胞壁的屏障作用,可促进其他抗结核药进入菌体内,增强抗菌效果。单用易产生耐药性,但发生缓慢,一般 3~4 个月后出现,与其他抗结核药无交叉耐药现象。临床主要与异烟肼或利福平联合使用,治疗各种类型的结核病。

【不良反应】 常用剂量时不良反应少,偶见胃肠道反应、过敏反应、肝及肾损害、诱发痛风等。连续大剂量[>15mg/(kg·d)]用药 2~6 个月,可导致严重的球后视神经炎,引起视物模糊、异物感、流泪、弱视、红绿色盲、视野缩小等。若出现视力障碍应及时停药,13 岁以下病人不主张使用。

链霉素

链霉素(streptomycin,SM)是第一个用于治疗结核病的抗生素。抗结核分枝杆菌的作用弱于异烟肼及利福平,穿透力差,对细胞内的结核分枝杆菌无影响,也不易渗入纤维化、干酪样病灶。单用可迅速耐药,临床主要与其他抗结核药合用,治疗浸润型或粟粒型肺结核。长期使用易产生耐药性和严重的耳毒性,儿童禁用。同类药物阿米卡星及卡那霉素也可用于结核病的治疗。

吡嗪酰胺

吡嗪酰胺(pyrazinamide,PZA)口服易吸收,2 小时血药浓度达峰值,细胞内和脑脊液中浓度较高。吡嗪酰胺在酸性环境中作用增强,主要杀灭巨噬细胞内的结核分枝杆菌。单用易产生耐药性,与其他抗结核药无交叉耐药现象,与异烟肼、利福平有协同作用,是结核病联合用药的重要药物。长期大剂量使用可发生严重的肝损害,也可引起胃肠道反应、光敏反应、诱发痛风等,用药期间避免日光照射。

二、二线抗结核病药

对氨基水杨酸钠

对氨基水杨酸钠(sodium para-aminosalicylate)为二线抗结核病药。其特点是:①口服吸收好,分布于全身组织、体液及干酪化病灶(不易进入细胞内)。②仅对细胞外的结核分枝杆菌有抑菌作用。③抗菌机制为抑制二氢叶酸合成酶,干扰结核分枝杆菌的叶酸合成。④耐药性产生缓慢,与其他抗结核药无交叉耐药。常与异烟肼、链霉素等联合使用,以增强疗效并延缓耐药性的产生。不良反应发生率高,主要为胃肠道反应、过敏反应,长期使用可出现肝、肾损害,大量使用可影响凝血酶原的生成,偶可引起甲状腺肿大、黏液性水肿。

笔记

丙硫异烟胺

丙硫异烟胺(protionamide)化学结构及抗菌机制与异烟肼相似,但疗效较异烟肼差,对结核分枝杆菌仅有抑菌作用。临床与其他抗结核药联合,用于一线药物治疗无效的结核病病人。不良反应发生率高,主要为胃肠道反应、肝损害及神经系统症状。孕妇、儿童禁用。

卷 曲 霉 素

卷曲霉素(capreomycin)为多肽类抗生素,通过抑制细菌蛋白质合成产生抗菌作用。单用易产生耐药,与新霉素、卡那霉素存在交叉耐药,临床用于复治结核病病人。不良反应较链霉素轻。

三、新一代抗结核病药

利 福 喷 丁

利福喷丁(rifapentine)为利福平的衍生物,抗菌谱与利福平相似,抗结核分枝杆菌的活性是利福平的7倍。血浆 $t_{1/2}$ 长,每周用药1~2次即可,与利福平有交叉耐药。不良反应较利福平少且轻。主要用于结核病、麻风病的治疗。与异烟肼、乙胺丁醇等有协同作用。

氟喹诺酮类

喹诺酮类(quinolones)中的司帕沙星、氧氟沙星、左氧氟沙星、莫西沙星等对结核分枝杆菌有较强的抗菌作用。与其他抗结核药有协同作用,对耐链霉素、异烟肼的菌株仍有效。司帕沙星是目前临床应用的氟喹诺酮类药物中抗结核分枝杆菌活性最强的一种。

知识拓展

肺结核初治及复治标准治疗方案

1. 初治活动性肺结核化疗方案(2HRZE/4HR)

强化期:异烟肼(H)、利福平(R)、吡嗪酰胺(Z)、乙胺丁醇(E),每日1次,共2个月,用药60次。

继续期:异烟肼、利福平,每日1次,共4个月,用药120次。

全疗程用药共计180次。

2. 复治涂阳肺结核化疗方案(2HRZES/6HRE)

强化期:异烟肼、利福平、吡嗪酰胺、乙胺丁醇、链霉素,每日1次,共2个月,用药60次。

继续期:异烟肼、利福平、乙胺丁醇,每日1次,共6个月,用药180次。

全疗程用药共计240次。

第二节 抗结核病药的临床用药原则

结核病用药原则要遵守早期用药、联合用药、适量用药、规律用药、全程督导治疗五原则,才能确保治疗有效、彻底。

(一)早期用药

结核病早期,常以渗出性病变为主,炎性细胞浸润,局部病灶血液供应丰富,有利于抗结核药物渗入病变发挥抑菌、杀菌作用。同时早期病灶内结核分枝杆菌生长繁殖旺盛,对抗结核药物敏感,容易被药物抑制或杀灭。早期治疗可明显缩短传染期,减少传染机会。

(二)联合用药

无论初治病人还是复治病人均要联合用药。临床上治疗失败的原因往往是单一用药造成的。联合用药必须要联合2种或2种以上的药物,既要有细胞内杀菌药又有细胞外杀菌药,这不仅使化疗方

笔记

案取得最佳疗效,还可缩短疗程,减少不必要的经济浪费,避免或延缓耐药性的产生。

(三)适量给药

抗结核药如用量过大,易对消化系统、神经系统以及肝、肾等产生毒副作用。剂量偏小,血液浓度过低,达不到抑菌、杀菌目的,还促使耐药产生,故应在专科医生的指导下适量用药。

(四)规律用药

结核分枝杆菌是一种分裂周期长、杀灭困难大的顽固细菌。治疗过程中病人一定要在专科医生指导下规律用药,按规定疗程完成治疗方案。病人随意改变药物的种类、剂量或过早停药均可使被抑制的细菌再度繁殖或迁延,导致治疗失败。

(五)全程督导治疗

WHO 提出督导治疗(DOTS),是当今控制结核病的首要策略。即病人的病情、用药、复查等都应在医务人员的监视之下,在全程化疗期间(一般为 6~12 个月,耐药结核病疗程更长)均由医务人员指导,确保在不住院的情况下得到规范治疗。

本章小结

抗结核病药分为一线抗结核病药和二线抗结核病药。一线药物有异烟肼、利福平、乙胺丁醇、链霉素等,口服易吸收,穿透力强,对细胞内、外结核分枝杆菌皆有抗菌作用,脑脊液中可达有效浓度(除外链霉素),抗菌活性强,不良反应少,是治疗各种结核病的首选药。二线药物有对氨基水杨酸、丙硫异烟胺等。新一代抗结核病药有利福喷丁及部分氟喹诺酮类,主要在一线药物产生耐药时或与一线药物配伍使用,也是耐多药结核分枝杆菌感染的主要用药。

结核病的用药原则要遵守早期用药、联合用药、适量用药、规律用药、全程督导治疗五原则,才能确保治疗有效、彻底。

病例讨论

病人,男性,42 岁,主因咳嗽、咳痰、右侧胸痛 10 日,午后发热 3 日入院。病人既往无基础疾病,无药物食物过敏史。通过胸部 X 线片、痰涂片、胸水和胸膜活检检查,初步诊断为:①右上肺继发型结合(进展期);②右侧结核性胸膜炎。入院给予口服异烟肼、利福平、吡嗪酰胺,肌内注射链霉素及泼尼松龙片治疗,并抽取胸水。2 个月后病人咳嗽、咳痰、胸痛、发热症状逐渐消失,痰涂片转阴。继续口服抗结核药物治疗 3 个月后,病人上述症状消失。

问题:1. 四种抗结核药物联合应用是否合理?

2. 该病人抗结核治疗中给予泼尼松龙片的原因?

病例讨论

常用制剂和用法

异烟肼　片剂:0.05g、0.1g。一次 0.3g,一日一次顿服。急性粟粒型肺结核、结核性脑膜炎:一次 0.2~0.3g,一日 3 次。注射剂:0.1g/2ml。一次 0.3~0.6g,加 0.9% 氯化钠溶液 20~40ml,缓慢推注,或加入输液 250~500ml,静脉滴注。

利福平　片剂:0.15g、0.3g。一次 0.45~0.6g,一日一次顿服。沙眼:0.1% 滴眼液,一日 4~6 次。

乙胺丁醇　片剂:0.25g。一日 15mg/kg,一日一次顿服。

利福喷丁　片剂:0.15g、0.3g。一次 0.6g,一周一次。

链霉素　注射剂:每瓶 0.75g、1g、2g。一次 0.5g,一日 2 次肌内注射。

对氨基水杨酸钠　片剂:0.5g。一次 2~3g,一日 4 次。注射剂:每瓶 2g、4g,用 0.9% 氯化钠溶液或 5% 葡萄糖配成 3%~4% 溶液滴注,一日 4~12g。避光条件下 2 小时内滴完。

笔记

吡嗪酰胺 片剂:0. 25g、0. 5g。一日 35mg/kg,分 3 ~4 次服。

(任京力)

扫一扫,测一测

思考题

1. 简述异烟肼的抗菌特点及临床应用。
2. 抗结核病药的分类及各类包括哪些药物?

笔记

第四十章 抗真菌药和抗病毒药

40章课件

学习目标

1. 熟悉:常用抗真菌药、抗病毒药的作用特点、临床应用及不良反应。
2. 了解:抗真菌药的分类。
3. 能根据药物的适应证、病人的病情等合理选用抗真菌药及抗病毒药;能及时发现药物的不良反应并进行正确处理。
4. 能利用所学知识进行医患沟通,开展用药咨询服务。

第一节 抗真菌药

真菌感染一般分为浅部真菌感染和深部真菌感染。前者常由各种癣菌引起,主要侵犯皮肤、毛发、指(趾)甲等,发病率高;后者多由白色念珠菌、新型隐球菌、荚膜组织胞浆菌等引起,侵袭黏膜、内脏、深部组织及全身,发病率低,但病情严重甚至危及生命。近年来深部真菌感染的发病率呈持续上升趋势,这与长期不合理使用广谱抗菌药、细胞毒抗恶性肿瘤药、免疫抑制药、糖皮质激素等有关。

抗真菌药是指能抑制真菌生长繁殖或杀死真菌的药物。根据化学结构分为抗生素类、唑类、丙烯胺类及嘧啶类四类。

4001

动画:抗真菌药作用机制及分类

一、抗生素类抗真菌药

两性霉素 B

两性霉素 B(amphotericin B)口服、肌内注射均难以吸收,临床采用静脉滴注给药,不易透过血脑屏障。药物主要在肝代谢,代谢产物及少许原形药经肾缓慢排出。

【抗菌作用】 对多种深部真菌如新型隐球菌、白色念珠菌、球孢子菌、荚膜组织胞浆菌、孢子丝菌、芽生菌等有较强的抑菌作用,高浓度时杀菌。两性霉素 B 可选择性地与真菌细胞膜中的麦角固醇结合,改变膜的通透性,导致细胞内重要物质如氨基酸、电解质等外漏而使真菌生长停止或死亡。哺乳动物的红细胞膜及肾小管上皮细胞的细胞膜含有类固醇,故两性霉素 B 可引起红细胞膜及肾损伤。真菌对本药极少产生耐药性。

【临床应用】 静脉滴注治疗深部真菌感染性疾病。真菌性脑膜炎时,需加鞘内注射。口服给药仅用于肠道真菌感染。局部应用治疗皮肤、黏膜等部位的念珠菌病。

【不良反应】 不良反应较多且严重。治疗初期可出现高热、寒战、头痛、呕吐、静脉炎等;静脉滴注过快可致心律失常;鞘内注射可引起惊厥、下肢疼痛甚至瘫痪;用药者在疗程中可出现不同程度的肾损害(氮质血症、低血钾、低血镁等)及贫血。为降低两性霉素 B 的不良反应,临床现用其脂质体剂

笔记

型、脂质体复合物、胶样分散剂型等新剂型，同时可提高其治疗效果。

制霉菌素

制霉菌素（nystatin）的体内过程及抗菌谱与两性霉素 B 相似，但对念珠菌属的抗菌活性较高且不易产生耐药性。毒性大，不注射用药；口服不易吸收，适用于肠道念珠菌感染；局部用药治疗黏膜等部位的念珠菌病，儿科常用 10 万 ~20 万 U/ml 混悬溶液局部涂抹治疗鹅口疮。

二、唑类抗真菌药

唑类抗真菌药包括咪唑类及三唑类。本类药物的特点是：①广谱抗真菌药，对浅部真菌和深部真菌皆有效。②抗菌机制为选择性抑制真菌细胞色素 P450 酶，干扰真菌细胞膜中麦角固醇的合成，造成膜的通透性增加，细胞内重要物质外漏，从而发挥抑菌或杀菌作用。③较少产生耐药性。④在肝中代谢，可不同程度地抑制人细胞色素 P450 酶系。⑤常见不良反应包括胃肠道反应、肝功能异常、内分泌紊乱、致畸等。多数三唑类药物不良反应较咪唑类轻，为目前深部真菌感染的首选药。

咪康唑

咪康唑（miconazole，达克宁）系咪唑类广谱抗真菌药。口服吸收差，静脉给药可治疗深部真菌感染性疾病，但不良反应多。目前主要局部应用治疗皮肤、黏膜及指（趾）甲的真菌感染。

克霉唑

克霉唑（clotrimazole）为咪唑类广谱抗真菌药，毒性大，口服不易吸收，只局部给药治疗体癣、手足癣等浅部真菌病，栓剂用于白色念珠菌引起的阴道炎。

酮康唑

酮康唑（ketoconazole）是咪唑类广谱抗真菌药。对多种癣菌及新型隐球菌、白色念珠菌、荚膜组织胞浆菌、球孢子菌等有抗菌作用。口服吸收需要足够的胃酸，血浆蛋白结合率 80% 以上，不易透过血脑屏障。临床用于治疗深部及浅表真菌感染。口服给药不良反应较多，常见胃肠道反应、过敏性皮疹，也可干扰人体内分泌，引起男性乳房发育、女性月经紊乱，动物实验证明有致畸作用，肝毒性是最严重的不良反应，可引起肝衰竭，导致病人死亡。

氟康唑

氟康唑（fluconazole）为三唑类广谱抗真菌药。其特点是：①口服吸收迅速，不受食物及胃酸的影响。②穿透力强，脑脊液中浓度高。③在肝内代谢少，约 90% 以原形经肾排泄。④抗菌谱与酮康唑相似，体外抗菌活性是酮康唑的 5 ~20 倍。临床主要治疗隐球菌病、念珠菌病、球孢子菌病、芽生菌病等，隐球菌性脑膜炎时，可在使用两性霉素 B 联合氟胞嘧啶治疗病情好转后，用氟康唑维持。不良反应较咪唑类少，但仍可引起消化道反应、皮疹、肝坏死、胎儿畸形等。儿童、孕妇、哺乳期妇女使用应权衡利弊，肝、肾功能不全病人应慎用，6 个月以下的婴儿不推荐使用。

案例分析

患儿，女，4 月龄。近半个月大便稀，有时呈豆渣样，多泡沫，有发酵味，每天 3 ~7 次，每次量较少，伴低热，入院诊断“念珠菌性肠炎”。

请分析：

在酮康唑、氟康唑和制霉菌素之间，您认为应选用何药治疗？为什么？

伊曲康唑

伊曲康唑（itraconazole）为三唑类广谱抗真菌药。口服吸收良好，分布广，在肺、肾、皮肤、指（趾）

笔记

甲等处药物浓度为血药浓度的10倍以上，但不易透过血脑屏障。体内、外抗菌活性是酮康唑的5～100倍。可有效治疗深部、皮下及浅表部位的真菌感染，已成为治疗组织胞浆菌、芽生菌感染的首选药。不良反应主要为胃肠道反应，也可出现头痛、头晕、低血钾、胚胎毒性等。肝毒性低于酮康唑。6个月以下的婴儿不推荐使用。

三、丙烯胺类抗真菌药

特比萘芬

特比萘芬(terbinafine)口服吸收好，分布广，在皮肤角质层、毛囊、甲板等处长时间维持较高浓度。对各种浅部真菌有杀菌作用，对白色念珠菌等深部真菌有较弱的抑菌作用。抗菌机制为阻碍真菌细胞膜麦角固醇的合成。临床主要外用或口服治疗体癣、手癣、足癣、甲癣等。不良反应轻，可见胃肠道反应，偶有皮疹及肝毒性。

四、嘧啶类抗真菌药

氟胞嘧啶

氟胞嘧啶(flucytosine)口服易吸收，穿透力强，分布广，能透过血脑屏障，也可进入关节腔、腹腔、房水中。对白色念珠菌、新型隐球菌、芽生菌、着色霉菌等有良好的抑菌作用。氟胞嘧啶进入真菌细胞内，在胞嘧啶脱氨酶的作用下转变成5-氟尿嘧啶，干扰真菌核酸及蛋白质的合成。临床主要用于治疗念珠菌病和隐球菌病，对隐球菌性脑膜炎疗效较好。单用易产生耐药性，与两性霉素B合用有协同作用。不良反应较轻，有恶心、呕吐、皮疹、血清氨基转移酶升高等，偶见骨髓造血功能抑制。

第二节 抗病毒药

病毒(包括DNA病毒和RNA病毒)属非细胞型微生物。由核心(单链或双链核酸)及外面的蛋白衣壳组成，寄生于活细胞内，利用宿主细胞的代谢系统进行增殖复制。病毒的增殖周期依次包括吸附、穿入、脱壳、生物合成及组装、成熟、释放几个步骤。阻止病毒增殖过程中任一环节的药物，皆起到防治病毒感染性疾病的作用。理想的抗病毒药应选择性作用于病毒而对宿主细胞无损害，但由于病毒具有胞内寄生特性且增殖时需依赖宿主细胞的许多功能，迄今为止安全有效的抗病毒药为数极少。

根据抗病毒谱，将抗病毒药分为广谱抗病毒药、抗人类免疫缺陷病毒药、抗疱疹病毒药、抗流感病毒药和抗肝炎病毒药。

动画：抗病毒药分类及作用机制

一、广谱抗病毒药

利巴韦林

利巴韦林(ribavirin，病毒唑)为人工合成的广谱抗病毒药。对甲型肝炎病毒、丙型肝炎病毒、甲型流感病毒、呼吸道合胞病毒、腺病毒、流行性出血热病毒、疱疹病毒等多种RNA或DNA病毒有抑制作用。临床用于防治流行性感冒、疱疹、麻疹、甲型肝炎、流行性出血热、腺病毒肺炎等。常见不良反应有头痛、皮疹、血清胆红素升高，大剂量可引起白细胞减少、心肌损害等。有较强的致畸作用，孕妇禁用。

干扰素

干扰素(interferon，IFN)是机体细胞在病毒感染或其他诱导剂刺激下产生的具有抗病毒、抗肿瘤、抑制细胞增生和调节免疫作用的糖蛋白，包括IFN-α、IFN-β、IFN-γ三种。IFN-α、IFN-β抗病毒及抗增生作用较强，IFN-γ调节免疫作用明显。临床常用的是通过基因重组技术获取的IFN-α。

干扰素作用于细胞表面特异性受体，通过信号转导及转录激活，诱导宿主细胞产生某些酶(即抗病毒蛋白)，以降解病毒 mRNA，阻断病毒的合成、翻译、组装及释放。本药为广谱抗病毒药，临床主要用于治疗慢性肝炎(乙、丙、丁型肝炎)、流行性腮腺炎、乙型脑炎及疱疹病毒感染。常见不良反应有胃肠道反应、倦怠、头痛等，偶有骨髓抑制、肝功能障碍，大剂量长期使用可引起共济失调、精神失常。孕妇禁用。

二、抗人类免疫缺陷病毒药

人类免疫缺陷病毒(HIV)是 1981 年在美国首次被发现。1986 年世界卫生组织将该病毒命名为人类免疫缺陷病毒，顾名思义，它会造成人类免疫系统的缺陷，属反转录病毒。HIV 能选择性侵犯 CD_4^+T 细胞，一旦进入 CD_4^+T 细胞，病毒 RNA 即被用作模板，在反转录酶(RNA 依赖性 DNA 多聚酶)的催化下，产生互补双螺旋 DNA，然后在 HIV 整合酶的催化下掺入宿主基因组，最后病毒 DNA 被转录和翻译成大分子非功能多肽，大分子非功能多肽在 HIV 蛋白酶的作用下裂解成小分子功能蛋白。临床使用的抗 HIV 药主要为核苷类反转录酶抑制药、非核苷类反转录酶抑制药和 HIV 蛋白酶抑制药 3 类。

齐多夫定

齐多夫定(zidovudine)为核苷类反转录酶抑制药，是经 FDA 批准的第一个用于抗 HIV 的药物，能竞争性抑制 HIV 反转录酶，终止 DNA 链的延长，阻止病毒复制，是治疗艾滋病的首选药。常见不良反应为骨髓抑制、贫血、中性粒细胞减少、胃肠道反应等，剂量过大出现焦虑、精神错乱等神经系统症状。

拉米夫定

拉米夫定(lamivudine)为核苷类反转录酶抑制药。作用和齐多夫定相似，与其他核苷类反转录酶抑制药有协同作用。临床主要与齐多夫定等合用治疗艾滋病。也常用于乙肝的治疗，能减轻或阻止肝纤维化。常见不良反应有头痛、失眠、疲劳和腹泻等。

奈韦拉平

奈韦拉平(nevirapine)为非核苷类反转录酶抑制药，与 HIV 反转录酶的活性中心结合，阻断反转录酶活性，抑制 HIV 的复制。临床与核苷类反转录酶抑制药联合使用，治疗 HIV 感染。本药可致严重皮肤损害(如中毒型表皮坏死)、过敏反应、肝坏死、抑郁，甚至器官衰竭。

利托那韦

利托那韦(ritonavir)为 HIV 蛋白酶抑制药，通过抑制蛋白酶活性，使 HIV 在被感染的细胞中产生不成熟的、不具有感染性的蛋白颗粒，阻止 HIV 传播。临床需与其他抗艾滋病药联合应用，即鸡尾酒疗法。可引起过敏、诱发癫痫、支气管痉挛、脂肪重新分布等不良反应。

三、抗疱疹病毒药

阿昔洛韦

阿昔洛韦(aciclovir，无环鸟苷)口服吸收差，但体内分布广，易透过血脑屏障。在体内转化为三磷酸无环鸟苷，抑制 DNA 多聚酶，阻止病毒 DNA 复制。对单纯疱疹病毒作用最强，对水痘-带状疱疹病毒、EB 病毒的作用稍弱，对巨细胞病毒作用差，对乙型肝炎病毒也有抑制作用。临床为单纯疱疹病毒感染、水痘-带状疱疹病毒感染的首选药。常见不良反应为胃肠功能紊乱、药疹，静脉给药可引起静脉炎，严重不良反应为急性肾衰竭。

伐昔洛韦

伐昔洛韦(valaciclovir)为阿昔洛韦与 L-缬氨酸所成的酯，口服吸收迅速并完全转化为阿昔洛韦发挥作用，克服了阿昔洛韦口服生物利用低的缺点。不良反应较阿昔洛韦轻。

更昔洛韦

更昔洛韦(ganciclovir)对单纯疱疹病毒及水痘-带状疱疹病毒的作用与阿昔洛韦相似,但对巨细胞病毒作用强。因骨髓抑制等不良反应发生率高,临床只用于巨细胞病毒引起的严重感染,如肺炎、肠炎、视网膜炎等。

阿糖腺苷

阿糖腺苷(vidarabine)为腺嘌呤核苷衍生物。通过抑制 DNA 多聚酶而抑制病毒 DNA 合成。对单纯疱疹病毒、水痘-带状疱疹病毒、乙型肝炎病毒等皆有抑制作用,对巨细胞病毒无效。临床静脉滴注治疗单纯疱疹病毒性脑炎,也用于水痘-带状疱疹等疾病的治疗。常见不良反应为胃肠道反应,剂量过大可引起骨髓抑制、肝和肾功能损害。有致畸作用,孕妇禁用。

四、抗流感病毒药

奥司他韦

奥司他韦(oseltamivir)在体内能转化为对流感病毒神经氨酸酶具有抑制作用的代谢物,能有效抑制病毒颗粒释放,阻止甲、乙型流感病毒传播,是目前流行性感冒最常用的药物之一,也是公认的抗禽流感、甲型 H1N1 流感最有效的药物之一。临床主要用于成人、1 岁及以上未成年人的甲型和乙型流行性感冒的治疗,也可用于成人、13 岁及以上青少年甲型和乙型流行性感冒的预防。常见不良反应有恶心、呕吐、失眠、头痛、腹痛等,常在首次用药时发生,也可见鼻塞、咽痛、咳嗽等,偶见血尿、嗜酸粒细胞减少、皮肤多形性红斑、肝损害。孕妇及哺乳期妇女不主张使用。

金刚烷胺

金刚烷胺(amantadine)口服易吸收,分布广,主要以原形经肾排泄。对甲型流感病毒有较强的抑制作用,大剂量也抑制乙型流感病毒、风疹病毒。本药能干扰病毒的吸附、穿入和脱壳过程。临床主要用于防治甲型流感病毒感染。金刚烷胺尚有抗帕金森病的作用。不良反应有恶心、头晕、焦虑、失眠、幻觉及共济失调等。

金刚乙胺

金刚乙胺(rimantadine)为金刚烷胺的 α-甲基衍生物,抗甲型流感病毒的作用优于金刚烷胺。因不易透过血脑屏障,中枢神经系统副作用较少。临床用于流行性感冒的预防和早期治疗。

知识拓展

流感病毒的分型及命名

流行性感冒病毒属正黏病毒科,是一种有包膜的 RNA 病毒。病毒由包膜和核壳体构成。包膜的成分包括膜蛋白(M_1、M_2)、双层类脂膜和糖蛋白突起。该类糖蛋白突起包含血凝素(HA)及神经氨酸酶(NA)两种类型,均具有抗原性,并有亚型特异性。核壳体为薄螺旋丝状,包括核蛋白(NP)、三种聚合酶蛋白(PB-1,PB-2,PA)及病毒 RNA;病毒基因组为单股负链 RNA。

根据病毒核蛋白(NP)和膜蛋白(MP)抗原性不同,将流感病毒分为甲、乙、丙三型;按照 HA 和 NA 抗原的不同又将同型病毒分为若干亚型。1980 年 WHO 公布了流感病毒命名原则:型别/宿主/分离地点/分离年代/病毒株序号(血凝素亚型和神经氨酸酶亚型)。例如,A/equine/Singapore/3/52(H7/N3),意即:甲型流感病毒/宿主为马/在新加坡分离/时间为 1952 年 3 月/亚型为 H7N3。至今甲型流感病毒已发现的血凝素有 15 个亚型(H1 ~ 15),神经氨酸酶有 9 个亚型(N1 ~ 9)。

五、抗肝炎病毒药

肝炎病毒分为甲、乙、丙、丁、戊五型。其中，甲型、戊型肝炎病毒由消化道传播，可引起急性肝炎；乙型、丙型、丁型肝炎病毒主要由血源性传播，在急性感染后有80%以上转为慢性病毒性肝炎，并与肝硬化、肝细胞癌的发生有关。抗肝炎病毒药主要用于慢性病毒性肝炎和急性丙型肝炎的治疗，临床常用的有干扰素、阿德福韦、利巴韦林、拉米夫定等。

拉米夫定

拉米夫定除了用于HIV治疗外，也抑制HBV的复制，有效治疗慢性HBV感染，成为目前治疗HBV感染最有效的药物之一。

阿德福韦

阿德福韦(adefovir dipivoxil)在体内被转化为具有抗病毒活性的二磷酸盐，能抑制乙型肝炎病毒DNA复制，改善肝组织炎症。本药联合拉米夫定用于慢性乙肝病人的治疗，特别适用于乙肝表面抗原(HBsAg)和乙肝病毒脱氧核糖核酸(HBV DNA)阳性、丙氨酸转氨酶(ALT)增高的慢性乙肝病人。乙肝病毒对阿德福韦不易产生耐药。

本章小结

临床常用抗真菌药为唑类。本类药物抗菌谱广，对浅部真菌及深部真菌皆有作用，其中三唑类药物为治疗深部真菌感染的首选药之一，咪唑类大多用于浅表部位的真菌感染。

临床常用广谱抗病毒药为利巴韦林；抗人类免疫缺陷病毒的代表药有齐多夫定(反转录酶抑制剂)、奈韦拉平(非核苷类反转录酶抑制药)、利托那韦(蛋白酶抑制)等；抗单纯疱疹病毒的首选药为阿昔洛韦；抗流感病毒代表药有奥司他韦、金刚烷胺，其中奥司他韦也是目前抗禽流感病毒和甲型H1N1流感病毒最有效的药物；抗肝炎病毒药主要为干扰素、阿德福韦等。

病例讨论

病人，男，53岁。右季肋区烧灼样疼痛4天，加重2天，且相应皮肤出现成簇水疱。查体：体温36.8℃，脉搏70次/分，呼吸20次/分，血压122/66mmHg。右季肋区可见自腰背部沿肋间神经至上腹部呈带状分布的疱疹，未超过正中线，疱疹无糜烂、结痂。诊断为带状疱疹。用药过程：阿昔洛韦0.2/次，每4小时一次，连用10天；阿昔洛韦乳剂局部涂抹。

请问本治疗方案是否合理？

病例讨论

常用制剂和用法

制霉菌素　片剂：50万U。肠道感染：一次50万～100万U，一日3～4次。软膏、阴道栓剂供局部使用。

克霉唑　软膏、霜剂(3%或5%)供外用。

特比萘芬　片剂：125mg。一次250mg，一日一次。霜剂(1%)外用。

两性霉素B　粉针剂5mg、25mg。溶于5%葡萄糖注射液中(浓度不超过0.1mg/ml)静脉滴注，必要时加入地塞米松。成人与儿童剂量均按体重计算：从一日0.1mg/kg开始，逐渐增至一日1mg/kg，每日或隔日给药1次。鞘内注射(浓度不超过0.3mg/kg)：首次0.05～0.1mg，渐增至一次0.5～1mg，与地塞米松合用。

注射用两性霉素B脂质体　注射剂：10mg(1万单位)。起始剂量：0.1mg/kg/日(用注射用水稀释溶解并振荡摇匀后加至5%葡萄糖500ml内静脉滴注，滴速不得超过30滴/分）；如无毒副反应，第二日开始剂量增加0.25～0.50mg/kg/日，剂量逐日递增至1～3mg/kg/日。输液浓度≤0.15mg/ml为宜；总剂量为1～5g。

酮康唑　片剂：0.2g。一次0.2g，一日一次顿服。洗剂、霜剂局部外用。

氟康唑　片剂：50mg、100mg。一次200mg，一日一次顿服，首日加倍。

伊曲康唑　片剂：100mg、200mg。一次100～200mg，一日一次顿服。

咪康唑　胶囊：0.25mg。一次0.25～0.5mg，一日2次。软膏局部应用。

氟胞嘧啶　片剂：250mg、500mg。一日100～150mg/kg，分3～4次服用。

盐酸金刚烷胺　片剂：0.1g。一次0.1g，一日2次。连用不超过10天。

奥司他韦　胶囊：75mg。一次75mg，一日2次。连用5天。

阿昔洛韦　胶囊：200mg。一次200mg，每4小时一次。注射剂：每瓶500mg。静脉滴注一次5mg/kg，加入输液中于1小时输完，疗程7天。霜、膏剂外用。

伐昔洛韦　片剂：200mg、300mg。一次300mg，一日2次。

利托那韦　软胶囊：100mg。成人开始剂量一次300mg，一日2次，之后每2～3日每次用量增加100mg，直至一次600mg，一日2次。

奈韦拉平　片剂：200mg。成人先导期剂量一次200mg，一日1次，连用14日，之后一日2次，一次200mg。

利巴韦林　片剂：50mg、100mg。一日800～1000mg，分3～4次服。注射剂：100mg/1ml。一日10～15mg/kg，分2次肌内注射或静脉滴注，静脉点滴速度宜慢。滴眼液：0.1%，滴鼻液0.5%。

拉米夫定　片剂：100mg。一次100mg，一日1次。

齐多夫定　胶囊：100mg。一次200mg，每4小时一次。

阿德福韦　片剂：10mg。慢性乙型肝炎，一次10mg，一日1次。HIV感染，一次125mg，一日1次，疗程12周。

重组人干扰素α-2a　注射剂：100万U、300万U、450万U、500万U、600万U/支。慢性活动性乙型肝炎，一次500万U，一周3次，共用6个月。

（任京力）

扫一扫，测一测

思考题

1. 抗真菌药可分为几类？每类代表药物有哪些？
2. 试比较酮康唑、氟康唑、伊曲康唑三药的作用特点与临床应用。
3. 常用抗病毒药可分为哪几类？各举一例代表药。
4. 简述干扰素的药理作用及临床用途。

第四十一章 抗寄生虫药

41章课件

学习目标

1. 掌握:抗疟药的作用环节及应用;抗滴虫病药、抗肠蠕虫病药的临床应用。
2. 熟悉:抗阿米巴病药的临床应用。
3. 了解:抗吸虫病药、抗丝虫病药的应用及不良反应。
4. 能根据药物的适应证合理选用药物;能及时发现药物的不良反应并进行正确处理。
5. 能指导疟区人群或将要前往疟区的人群正确预防用药;能与病人及家属进行沟通,开展用药咨询服务。

第一节 抗 疟 药

疟疾是疟原虫引起的由雌性按蚊传播的寄生虫性传染病。疟疾的一次典型发作表现为寒战、高热和出汗退热三个连续阶段,可引起贫血及多器官损害。合理使用抗疟药是防治疟疾的重要手段。

一、疟原虫的生活史和抗疟药的作用环节

寄生于人体内的疟原虫主要有恶性疟原虫、间日疟原虫、三日疟原虫和卵形疟原虫,分别引起恶性疟、间日疟、三日疟和卵形疟。在我国三日疟原虫少见,卵形疟原虫罕见。4 种疟原虫的生活史基本相同,分为人体内的无性生殖阶段和雌性按蚊体内的有性生殖阶段。抗疟药通过作用于疟原虫生活史的不同环节,发挥治疗或预防疟疾的作用。

(一)人体内无性生殖阶段

1. 红细胞外期　受感染的雌性按蚊刺吸人血时,子孢子随唾液进入人体,随血流侵入肝细胞发育,经 10~14 天发育为成熟裂殖体(可产生数以万计的裂殖子)。此期无临床症状,为疟疾的潜伏期。乙胺嘧啶能杀灭此期的裂殖体,有病因性预防作用。

间日疟原虫和卵形疟原虫的部分子孢子(迟发型子孢子)侵入肝细胞后,在肝细胞内经数个月休眠(称休眠子)后再裂体增殖,成为疟疾远期复发的根源。恶性疟原虫和三日疟原虫无迟发型子孢子,不引起疟疾复发。伯氨喹能杀灭迟发型子孢子,有阻止复发的作用。

2. 红细胞内期　红细胞外期的裂殖子胀破肝细胞释出,侵入红细胞,经滋养体阶段发育为成熟裂殖体,破坏红细胞后,释放出大量裂殖子、疟色素及其他代谢产物,刺激机体,引起高热、寒战等症状,即疟疾发作。释放出的裂殖子再侵入其他正常红细胞重复裂体增殖,可引起临床症状反复发作。氯喹、奎宁、青蒿素等能杀灭红细胞内期的裂殖体,有控制症状的作用。

(二)雌性按蚊体内的有性生殖阶段

红细胞内的疟原虫裂体增殖 3~5 代后,部分裂殖子发育成雌、雄配子体。在按蚊刺吸病人的血液

时，雌、雄配子体随血液进入蚊胃内发育成子孢子，移行至蚊唾液腺内，成为疟疾传播的根源。伯氨喹能杀灭各种疟原虫的配子体，乙胺嘧啶能抑制雌、雄配子体在蚊胃内发育，两者均有控制疟疾传播和流行的作用。

二、常用抗疟药

（一）控制症状药

氯　　喹

氯喹（chloroquine）为人工合成的4-氨基喹啉类衍生物。口服吸收快而完全，广泛分布于全身组织。红细胞内药物浓度是血药浓度的10～20倍，受感染的红细胞内浓度又比正常红细胞高约25倍。主要在肝代谢，代谢产物仍有抗疟作用；原形及部分代谢产物经肾排出，酸化尿液可加速排泄。氯喹在体内消除缓慢，后遗效应可持续数周。

【作用和临床应用】

1. 抗疟作用　氯喹对间日疟、三日疟及敏感的恶性疟原虫的红细胞内期裂殖体均有较强的杀灭作用，能迅速、有效地控制疟疾的临床发作，通常用药后24～48小时症状消退，48～72小时血中疟原虫消失，是控制症状的首选药；也可用于预防性抑制症状发作（进入疫区前1周至离开疫区后4周期间，每周服药1次）；对红细胞外期疟原虫无作用，不用于病因性预防以及控制复发和传播。

2. 抗肠外阿米巴病作用　在肝脏中浓度高，可杀灭阿米巴滋养体，用于阿米巴肝脓肿的治疗。

3. 免疫抑制作用　大剂量氯喹能抑制免疫反应，可用于类风湿关节炎、系统性红斑狼疮等免疫功能紊乱性疾病的治疗。

【不良反应】治疗疟疾时不良反应轻，有头痛、头晕、恶心、皮疹，大剂量使用可致脱毛、毛发变白、角膜及视网膜病变、听力障碍、心律失常等。

奎　　宁

奎宁（quinine）为奎尼丁的左旋体。

【作用和临床应用】对各种疟原虫的红细胞内期裂殖体均有杀灭作用，能迅速控制临床症状，对红细胞外期疟原虫无明显作用。因其疗效较氯喹差且毒性大，一般不作首选药。临床主要用于耐氯喹或耐多种药物的恶性疟原虫感染，特别是脑型疟疾。奎宁尚有解热镇痛、心肌抑制、兴奋子宫平滑肌等作用。

【不良反应】

1. 金鸡纳反应　恶心、呕吐、头痛、耳鸣、视力减退等，重复给药时多见。
2. 心血管系统反应　用药过量或静脉滴注速度过快，可致低血压、心律失常等。
3. 特异质反应　葡萄糖-6-磷酸脱氢酶（G-6-PD）缺乏者，用药后可出现急性溶血。
4. 其他　刺激胰岛素释放，引起低血糖；兴奋子宫平滑肌，孕妇禁用。

甲　氟　喹

甲氟喹（mefloquine）为奎宁衍生物，抗疟作用与奎宁相似，但起效较慢。与氯喹和奎宁间无交叉耐药现象。主要用于预防或治疗耐氯喹或对多种药物耐药的恶性疟，也可用于在疟疾流行区作短暂停留的无免疫力旅游者的预防用药；与乙胺嘧啶合用可增强疗效、延缓耐药性的产生。此外，本药$t_{1/2}$长（约30天），可每2周服药1次，用于预防性控制症状发作。

青　蒿　素

青蒿素（artemisinin）是我国科技工作者从菊科植物黄花蒿中提取的抗疟药。口服吸收迅速，1小时血药浓度达峰值。广泛分布于各组织，在肝、肠、肾等组织中含量高，易透过血脑屏障。代谢产物经肾排出。

【作用和临床应用】 青蒿素对各种疟原虫红细胞内期滋养体及裂殖体有快速杀灭作用，对红细胞外期疟原虫无效。临床主要用于间日疟、恶性疟的症状控制，因可透过血脑屏障，对凶险的脑型疟疾有良好的抢救效果，也可用于治疗耐氯喹或多药耐药的虫株感染。由于青蒿素代谢快，有效血药浓度维持时间短，杀死疟原虫不彻底，故治疗疟疾复发率高，与伯氨喹合用能降低复发率。随着青蒿素的普遍使用，耐药虫株不断增加，2006 年世界卫生组织指出：青蒿素不应再单独使用，将青蒿素的复方制剂列为一线抗疟疾药物。

【不良反应】 不良反应少。偶见胃肠道反应、白细胞减少、一过性心脏传导阻滞、发热等。有致畸作用，孕妇禁用。

知识拓展

青蒿素的发现与诺贝尔奖

青蒿素是我国科学家自主研究开发的新药，以青蒿素为主的药物组合是目前治疗疟疾的标准方案。1967 年 5 月 23 日，我国启动了举国体制的抗疟新药研发，即“523”项目，中国中医研究院中药研究所的屠呦呦教授是抗疟中药研究的关键人物之一。她的课题组筛选了多种抗疟药方集，进行了数百次试验，成功制备出具有明显抗疟效果的青蒿提取物。她的最大贡献在于对青蒿有效成分提取方式的创新——采用低沸点溶剂（乙醚）冷浸青蒿叶末，避免了提取过程对有效成分的分解破坏。1972 年，在多位科学家的共同努力下，成功分离提纯得到抗疟有效单体，后被命名为青蒿素。在研究青蒿素化学结构中，屠呦呦首创其还原衍生物——双氢青蒿素，并继续组织研制“复方双氢青蒿素”，开发多种剂型。2011 年，中国科学家屠呦呦获拉斯克医学奖，以表彰她在青蒿素的发现过程中所作出的杰出贡献。2015 年，屠呦呦获得诺贝尔奖，成为中国诺贝尔医学奖第一人。

蒿甲醚和青蒿琥酯

蒿甲醚（artemether）、青蒿琥酯（artesunate）分别是青蒿素的脂溶性和水溶性衍生物，体内分布广，作用机制与青蒿素相同，抗疟效果优于青蒿素。临床主要用于脑型疟疾及各种危重病例的抢救。

双氢青蒿素和双氢青蒿素哌喹

双氢青蒿素（dihydroarteannuin）为青蒿素、青蒿醚和青蒿琥酯的代谢产物，能迅速控制症状和杀死疟原虫无性体，有效率 100%，不良反应少，特别适用于恶性疟疾和脑型疟疾的治疗。双氢青蒿素哌喹（dihydroartemisinin piperaquine phosphate tablets）为双氢青蒿素与磷酸哌喹组成的复方制剂，磷酸哌喹作用与氯喹相似，影响疟原虫红细胞内期的裂体增殖，两者合用疗效增强，并可延缓耐药性的产生。

咯 萘 啶

咯萘啶（malaridine）杀灭红细胞内期裂殖体，特别是对耐氯喹的疟原虫仍有较强作用。主要用于治疗耐氯喹的恶性疟疾及脑型疟疾，不良反应少。

（二）控制复发与传播药

伯 氨 喹

伯氨喹（primaquine）为人工合成的 8-氨基喹啉类衍生物。口服吸收迅速而完全，肝脏中浓度高，体内代谢快，代谢产物经肾排泄。

【作用和临床应用】 伯氨喹对间日疟原虫和卵形疟原虫的休眠子有较强的杀灭作用，是防治疟疾复发的主要药物；对红细胞内期的疟原虫无效，与氯喹等红细胞内期的抗疟药合用可根治间日疟并减少耐药虫株的产生。本药也可杀灭各种疟原虫的配子体，阻止疟疾传播。

笔记

【不良反应】 治疗量引起头晕、恶心、呕吐、腹痛、粒细胞减少等。大剂量引起高铁血红蛋白血症。G-6-PD 缺乏者,用药后可发生急性溶血。孕妇、1 岁以下婴儿、有溶血史者禁用伯氨喹。

（三）病因性预防药

乙胺嘧啶

【作用和临床应用】 乙胺嘧啶(pyrimethamine,息疟定)为二氢叶酸还原酶抑制剂，能抑制四氢叶酸的形成，阻碍核酸合成，阻止疟原虫的裂体增殖，对已发育成熟的裂殖体无作用。本药主要抑制疟原虫原发性红细胞外期子孢子的发育增殖,是病因性预防的首选药，由于排泄缓慢，一次给药作用可持续1 周以上；对红细胞内期未成熟裂殖体也有效,但常需在用药后第 2 个无性增殖周期发挥作用，控制症状起效缓慢;含药血液被按蚊吸食后,抑制配子体在蚊胃内发育,能阻断疟疾的传播。本药与磺胺类药或砜类药(二氢叶酸合成酶抑制剂)合用,对疟原虫叶酸代谢产生双重阻断,有协同作用。

【不良反应】 治疗剂量不良反应轻。长期大量服用可干扰人体叶酸代谢,引起巨幼红细胞贫血、粒细胞减少等。过量导致急性中毒,表现为恶心、呕吐、发热、惊厥甚至死亡。

第二节　抗阿米巴病药和抗滴虫病药

一、抗阿米巴病药

阿米巴病是由食入溶组织内阿米巴包囊引起的。阿米巴包囊在肠腔内发育成小滋养体,当肠道环境合适时,小滋养体侵入肠壁发育成大滋养体。大滋养体可侵袭黏膜下层组织,使肠壁发生溃疡,引起肠阿米巴病,表现为痢疾样症状和慢性肠道感染;大滋养体也可随血流进入肝、肺、脑等组织,引起肝脓肿、脑脓肿、肺脓肿等肠外阿米巴病。当肠道环境改变后,滋养体转为包囊,随粪便排出体外,感染新宿主。常用抗阿米巴病药主要有甲硝唑、二氯尼特等。

甲硝唑

甲硝唑(metronidazole,灭滴灵)为人工合成的5-硝基咪唑类化合物。口服吸收迅速而完全,血浆蛋白结合率约 20%。体内分布广,易通过血脑屏障。$t_{1/2}$约 8 小时,主要在肝代谢,经肾排泄。

【作用和临床应用】

1. 抗阿米巴作用　甲硝唑对肠内、肠外阿米巴大滋养体有强大杀灭作用,是治疗急性阿米巴痢疾和肠外阿米巴病的首选药。因在肠腔内浓度偏低,对肠内小滋养体及包囊无明显影响,对无症状的包囊携带者无治疗作用。

2. 抗滴虫作用　甲硝唑是阴道毛滴虫感染的首选药。口服可杀死阴道分泌物、精液和尿液中的阴道毛滴虫,对阴道内正常菌群无影响,对男女感染者均有良好疗效。

3. 抗蓝氏贾第鞭毛虫作用　甲硝唑是治疗蓝氏贾第鞭毛虫病的有效药物,治愈率在 90% 以上。

4. 抗厌氧菌作用　对革兰阳性或革兰阴性厌氧杆菌和球菌均有较强的抗菌作用。可用于厌氧菌感染引起的败血症、骨髓炎、产后盆腔炎的治疗,也可与其他抗菌药合用防治妇科手术、胃肠外科手术时厌氧菌感染。

【不良反应和注意事项】 常见不良反应为恶心、呕吐、味觉改变等,部分病人出现轻微的头痛、眩晕、共济失调等神经系统症状以及皮肤黏膜的过敏反应。甲硝唑抑制乙醛脱氢酶,与乙醇合用可致急性乙醛中毒,引起双硫仑样反应,使用本药期间和停药1 周内禁止饮用含酒精的饮料。动物实验证实,本药有致癌、致畸作用,孕妇禁用。

替硝唑

替硝唑(tinidazole)除用于抗滴虫和抗阿米巴原虫外,对拟杆菌属、梭形杆菌属、梭状芽胞杆菌属及消化球菌等厌氧菌有较好的抗菌作用。临床主要用于治疗和预防上述厌氧菌引起的系统或局部感染,如腹腔、妇科、手术创口等部位的感染及败血症;还可用于口腔厌氧菌感染,肠道及泌尿生殖道的毛滴虫病、肠道和肝阿米巴病。不良反应以恶心、呕吐等消化道反应最为常见;神经系统症状有头痛、眩晕、肢体麻木、多发性神经炎等,大剂量可致抽搐;少数病例有皮疹、瘙痒、口中金属味、白细胞减少等,均为可逆性。有活动性中枢神经系统疾患、血液病者、妊娠及哺乳期妇女禁用。

奥硝唑

奥硝唑(ornidazole)第三代硝基咪唑类衍生物,作用于厌氧菌、阿米巴、贾地鞭毛虫和毛滴虫细胞的 DNA,可使致病病原体死亡。临床用于厌氧菌感染引起的多种疾病。男女泌尿生殖道毛滴虫、贾地鞭毛虫感染,还可用于肠、肝阿米巴病。不良反应及用药注意事项参见替硝唑。

案例导学

病人,男,35 岁。腹痛、腹泻半个月,大便 4 ~8 次/天,每次便量多,暗红色,肉眼可见血液及黏液,有腥臭味。病人有烟酒嗜好史。入院查体:体温 37.5℃,腹软,右下腹轻微压痛,无肝脾大。粪便镜检:白细胞 10 ~15/HP,红细胞满视野,粪检找到阿米巴滋养体。诊断:肠阿米巴病。医嘱给予甲硝唑每次 500mg,1 日 3 次,口服,连用 10 天。用药 3 天后出现头痛、眩晕、站立不稳等症状。

问题:

1. 选用甲硝唑的依据是什么?
2. 病人使用甲硝唑后为什么出现头痛、眩晕、站立不稳等症状?
3. 本病人使用甲硝唑时应注意什么?

依米丁和去氢依米丁

依米丁(emetine,吐根碱)对组织中的阿米巴滋养体有杀灭作用,对肠腔中的滋养体及包囊无效。口服胃肠刺激明显,临床采用深部肌内注射治疗急性阿米巴痢疾和阿米巴肝脓肿,仅限用于甲硝唑治疗无效或禁用者。有心肌损害、神经肌肉阻断等严重毒性,治疗应在医师监护下进行。去氢依米丁(dehydroemetine)为依米丁的衍生物,两者作用相同,但不良反应较依米丁轻。

氯喹

氯喹(chloroquine)口服吸收后肝中浓度是血浆浓度的数百倍,可杀灭肠外阿米巴滋养体,临床用于甲硝唑无效或禁忌的阿米巴肝脓肿的治疗。肠壁中浓度低,对肠内阿米巴病无效,可与二氯尼特等肠内抗阿米巴病药合用以防止复发。

二氯尼特

二氯尼特(diloxanide)为目前最有效的杀包囊药。单用可作为无症状或有轻微症状的包囊携带者的首选药;急性阿米巴痢疾病人,用甲硝唑控制症状后,再用本药肃清肠腔内包囊,可有效防止复发。对肠外阿米巴病无效。不良反应有恶心、呕吐、皮疹等。动物实验证明大剂量可致流产。

二、抗滴虫病药

抗滴虫病药主要用于治疗阴道毛滴虫感染引起的阴道炎、尿道炎和前列腺炎。

甲硝唑是滴虫病的主要治疗药。替硝唑为甲硝唑的衍生物,也是高效低毒的抗滴虫药。

乙酰胂胺(acetarsol)能杀灭阴道毛滴虫及阿米巴原虫,遇耐甲硝唑滴虫株感染时,可局部使用本药。有刺激性,可使阴道分泌物增多。

笔记

第三节　抗血吸虫病药和抗丝虫病药

一、抗血吸虫病药

吡　喹　酮

吡喹酮(praziquantel)为人工合成的吡嗪异喹啉衍生物。口服吸收迅速,1～2小时血药浓度达峰值,首关消除明显。在肝、肾、脂肪等组织中含量高,可通过血脑屏障。主要在肝代谢,经肾排泄。

【作用】 吡喹酮是广谱抗吸虫和驱绦虫药。对日本血吸虫、埃及血吸虫、曼氏血吸虫有快速杀灭作用,对成虫作用强,对幼虫作用弱,单一感染或混合感染均有效。对其他吸虫如华支睾吸虫、肺吸虫、姜片吸虫也有显著杀灭作用。对各种绦虫感染及其幼虫引起的囊虫病、包虫病有良好疗效。

吡喹酮达到有效浓度时,引起虫体痉挛性麻痹,失去吸附能力,脱离宿主组织;较高治疗浓度时,损伤虫体表膜,暴露隐藏的抗原,在宿主防御机制参与下,虫体被破坏;此外,虫体表膜损伤后,对糖的摄入减少,使虫体能量耗竭死亡。吡喹酮的作用具有高度选择性,对哺乳动物细胞无以上作用。

【临床应用】 是各型血吸虫病的首选药,可用于肝华支睾吸虫病、肠吸虫病(如姜片虫病等)、肺吸虫病的治疗。也是治疗各种绦虫病的首选药。

【不良反应和注意事项】 口服可出现短暂的腹痛、腹泻、头痛、嗜睡;也可引起发热、皮疹、肌痛、关节痛等,与虫体死后释放异体蛋白有关;偶见心电图异常;治疗脑型囊虫病时,可引起脑水肿、颅内压升高等不良反应,脱水药和糖皮质激素可减轻症状。孕妇禁用。

知识拓展

血吸虫病的流行及现状

我国流行的血吸虫病为日本血吸虫病,是危害最严重、防治难度最大的血吸虫病。由皮肤接触含有尾蚴的疫水而感染,疫区主要分布于长江流域及其以南的12个省、市、自治区。新中国成立后,国家开展了大规模的群众性防治工作。2004年国家将其列为乙类传染病,与传染性非典型肺炎、艾滋病处于同等重要的防治地位。2010年年底全国血吸虫病患病人数约32.6万。近年由于生物、自然、人口流动等因素变化较大,出现了血吸虫病疫情回升的现象,输入性病例呈上升趋势,并有向城市蔓延的迹象,进一步改进加强吸虫病监测与防治工作刻不容缓。

二、抗丝虫病药

丝虫病是丝虫寄生于人体淋巴系统引起的一系列病变,早期主要表现为淋巴管炎和淋巴结炎,晚期可出现淋巴管阻塞症状。我国寄生于人体的仅有班氏丝虫和马来丝虫。目前治疗丝虫病的首选药为乙胺嗪。

乙　胺　嗪

乙胺嗪(diethylcarbamazine,海群生)口服吸收迅速,1～2小时血药浓度达峰值,均匀分布于各组织。大部分在体内氧化失活,原形药及代谢物主要经肾排泄,$t_{1/2}$约8小时。酸化尿液可加速其排泄。

【作用和临床应用】 乙胺嗪能杀灭体内的班氏丝虫和马来丝虫,是抗丝虫病的首选药。对马来丝虫的作用优于班氏丝虫,对微丝蚴的作用强于成虫。在体外对微丝蚴和成虫无直接杀灭作用。

【不良反应】 药物本身引起的不良反应轻，有恶心、呕吐、头痛、乏力等。成虫和微丝蚴死亡时释出的异体蛋白可引起皮疹、淋巴结肿大、发热、哮喘、肌肉酸痛、心率加快等，加用地塞米松可缓解症状。

第四节　抗肠蠕虫病药

肠道内寄生的蠕虫有线虫、绦虫和吸虫。我国肠蠕虫病以线虫（如蛔虫、蛲虫、钩虫、鞭虫）感染最普遍。抗肠蠕虫病药是指能驱除或杀灭肠道蠕虫的药物。本节主要介绍治疗肠道线虫感染和绦虫感染的药物。

一、抗线虫病药

甲苯达唑

甲苯达唑（mebendazole，甲苯咪唑）为苯并咪唑类衍生物。

【作用和临床应用】 广谱驱肠虫药，不仅能杀灭各种线虫和绦虫的成虫，对蛔虫、钩虫、鞭虫的虫卵及幼虫也有杀灭和抑制发育作用。甲苯达唑能影响虫体多种生化代谢途径，选择性地使虫体体壁和肠细胞中微管消失，抑制虫体对葡萄糖的摄取，导致糖原耗竭；使ATP生成减少，干扰虫体生存及繁殖。临床主要治疗蛔虫、钩虫、蛲虫、鞭毛虫、绦虫及粪类圆线虫的单独或混合感染。

【不良反应】 口服吸收少，不良反应轻。少数病人出现短暂的腹痛、腹泻、皮肤瘙痒。偶见粒细胞减少、脱发、脑炎综合征等。孕妇、2岁以下儿童及肝、肾功能不全者禁用。

阿苯达唑

阿苯达唑（albendazole，肠虫清）是甲苯达唑的同类物，具有高效、低毒、广谱的特点。能杀灭多种肠道线虫、绦虫、吸虫的成虫及虫卵。临床主要用于线虫单独或混合感染，疗效优于甲苯达唑。由于本药口服能缓慢吸收，吸收后分布于肝、肾、肺等组织，并能透过血脑屏障，故对肠道外寄生虫病（如棘球蚴病、囊虫病、肺吸虫病、华支睾吸虫病等）也有较好疗效。对脑囊虫病有缓慢的治疗作用。

治疗肠道蠕虫病时不良反应较少，偶有腹痛、腹泻、恶心、头晕、血清氨基转移酶升高等；治脑囊虫病时可引起癫痫发作、颅内压升高甚至脑疝；动物实验证明有致畸作用，孕妇禁用。

哌嗪

哌嗪（piperazine，驱蛔灵）对蛔虫、蛲虫有较强的驱虫作用。本药能引起虫体肌细胞膜超极化，阻断神经-肌肉冲动的传递，导致虫体迟缓性麻痹，不能吸附肠壁而随粪便排出。临床主要用于驱肠道蛔虫，特别适用于伴有胆道蛔虫症的病人；驱蛲虫时需用药7～10天。大剂量应用可出现恶心、呕吐、腹泻，严重者可出现眩晕、共济失调、肌肉震颤等神经系统症状。

噻嘧啶

噻嘧啶（pyrantel，抗虫灵）为去极化神经肌肉阻滞剂。临床用于钩虫、蛲虫、蛔虫的单独或混合感染。有轻微发热、头痛、腹部不适等不良反应。与哌嗪有拮抗作用，不宜合用。

左旋咪唑

左旋咪唑（levamizole）为广谱驱虫药。能选择性抑制虫体肌肉中的琥珀酸脱氢酶，减少能量生成，使虫体肌肉麻痹，随肠蠕动排出体外。临床主要用于驱蛔虫、钩虫、蛲虫，对丝虫病也有一定疗效。本药尚能增强细胞免疫，可用于免疫功能低下的治疗。偶有恶心、呕吐、皮疹等不良反应。

恩波吡维铵

恩波吡维铵（pyrviniumembonate，扑蛲灵）口服不易吸收，肠道内药物浓度高，对蛲虫有较强的驱虫作用。抗虫机制为选择性干扰虫体呼吸酶系统，抑制需氧代谢，同时阻止虫体对葡萄糖的吸收，导致虫体逐渐衰竭死亡。

二、驱绦虫药

氯硝柳胺

氯硝柳胺（niclosamide，灭绦灵）口服不吸收，肠内浓度高，能杀灭多种绦虫的成虫，主要杀死虫体头节和近端节片，使虫体脱离肠壁，对虫卵无效。临床用于牛肉绦虫、猪肉绦虫、阔节裂头绦虫、短膜壳绦虫感染。对钉螺和日本血吸虫尾蚴也有杀灭作用，可防止血吸虫传播。能引起轻微的胃肠道反应、皮肤瘙痒等。杀灭绦虫时，死亡节片可释放出虫卵，有致囊虫病的危险。

吡喹酮

吡喹酮（praziquantel）对绦虫感染有良好治疗效果（见本章第三节抗血吸虫病药和抗丝虫病药）。

处方分析

病人，男，55岁，医生诊断为蛔虫、钩虫混合感染，处方如下，请分析是否合理，为什么？

Rp.

阿苯达唑片　0.2g×2

用法：0.4g　顿服

甲苯达唑片　100mg×12

用法：200mg　口服　一日2次　连服3日

本章小结

抗疟药根据用途分为3类：①控制疟疾症状的代表药为氯喹、奎宁、青蒿素等。②控制疟疾复发和传播的代表药为伯氨喹。③病因性预防的代表药为乙胺嘧啶。

甲硝唑为抗阿米巴病的代表药，也是滴虫病、蓝氏贾第鞭毛虫病治疗的首选药，本药对厌氧菌感染有较好的治疗作用。

吡喹酮为抗血吸虫病的首选药，也是治疗各种绦虫病的首选药。

常用广谱驱肠蠕虫药主要有甲苯达唑、阿苯达唑等，对多数肠蠕虫均有作用；哌嗪、左旋咪唑等主要用于驱肠道蛔虫；氯硝柳胺主要驱肠道绦虫。

病例讨论

病人，男，29岁。5天前出现不明原因的寒战、高热、头痛，体温达40℃，持续约7小时缓解。隔日再次发热，体温39℃左右，持续9小时缓解，曾给予青霉素治疗。1天前体温再次升高，伴恶心、呕吐，急诊入院。病人半月前从非洲安哥拉返回（建筑工人，劳务输出，在非洲工作期间未按要求服用青蒿素）。入院第2天疾控中心对病人血涂片镜检，确诊为间日疟。

病例讨论

常用制剂和用法

磷酸氯喹　片剂：0.075g、0.25g。控制疟疾发作：首剂1g，6小时后0.5g，第2、3日各服0.5g。抗阿米巴肝脓肿：一次0.5g，一日2~3次，连用2日；以后一日一次0.5g，连用2~3周。

硫酸奎宁　片剂：0.3g。一次0.3~0.6g，一日3次，连服5~7日。

青蒿素　片剂:100mg。首剂 1000mg,6 小时后再服 500mg,第 2、3 天各服 500mg。

磷酸伯氨喹　片剂:13.2mg、26.4mg。根治间日疟:一次 13.2mg,一日 3 次,连用 7 天。消灭恶性疟原虫配子体:一日 26.4mg,连服 3 日。

乙胺嘧啶　片剂:6.25mg。预防用药:一次 25mg,一周一次,在进入疫区前 1 周开始服用,用至离开疫区后 4 周。

甲硝唑　片剂:200mg。注射液:50mg/10ml;100 mg/20ml。栓剂(直肠给药):0.5g/枚。阴道泡腾片:0.2g/片。阿米巴病:一次 500mg,一日 2 次,疗程 5~7 天。滴虫病:一次 250mg,一日 3 次,共 7~10 天。贾第鞭毛虫病:一次 300~400mg,一日 3 次,疗程 5~7 天。滴虫性阴道炎:每日 1 次,0.2~0.4g,阴道给药,疗程 7~10 天。

替硝唑　片剂:250mg;500 mg。注射液:每瓶 400 mg/200ml(含葡萄糖 5.5%)栓剂:每个 0.2g。

奥硝唑　片剂(胶囊剂):0.25g。注射液:0.25g/5ml。奥硝唑氯化钠(葡萄糖)注射液:0.25g/100ml。

依米丁　注射剂:30mg/1ml。一日 1mg/kg,一次深部肌内注射,连用 5 日。

吡喹酮　片剂:0.2g。血吸虫病:一次 10mg/kg,一日 3 次,连服两日。驱猪肉绦虫、牛肉绦虫,一次 20mg/kg 顿服。驱短膜壳绦虫,一次 25mg/kg 顿服。

枸橼酸乙胺嗪　片剂:100mg。一次 1.5g,顿服或分 3 次服。

甲苯达唑　片剂:50mg。驱蛔虫和蛲虫:一次 200mg 顿服。驱钩虫和鞭虫,一次 200mg,一日 2 次,连用 3 天。驱绦虫:300mg,一日 3 次,连服 3 日。

阿苯达唑　片剂:100mg。驱肠道线虫:一次 400mg 顿服。驱绦虫:一次 300mg,一日 3 次,连服 3 天。

枸橼酸哌嗪　片剂:0.25g、0.5g。驱蛔虫:成人一次 3~3.5g;小儿一次 0.15g/kg,睡前顿服,连服 2 日。

氯硝柳胺　片剂:0.5g。首次 1g,1 小时后再服 1g,2 小时后服硫酸镁导泻。

双羟萘酸噻嘧啶　片剂:0.3g。一次 10mg/kg 顿服,驱蛔虫连服 2 日;驱钩虫连服 3 日;驱蛲虫连服 1 周。

(张　莹)

扫一扫,测一测

思考题

1. 需要服用甲硝唑的病人,应该了解哪些注意事项?
2. 临床常见的肠道蛔虫病、蛲虫病、钩虫病各应选择何种驱虫药治疗?
3. 简述氯喹的药理作用及临床应用。

第四十二章 抗恶性肿瘤药

42章课件

学习目标

1. 掌握:常用抗恶性肿瘤药的作用、临床应用、不良反应及用药注意事项。
2. 熟悉:抗恶性肿瘤药的分类及临床用药原则。
3. 了解:抗恶性肿瘤药的作用机制。
4. 具有根据适应证合理选择抗恶性肿瘤药物、防治不良反应的能力;会分析抗恶性肿瘤药物选用的合理性。
5. 能运用所学知识与病人及家属进行沟通,开展用药咨询服务,并能正确指导病人合理用药。

恶性肿瘤是严重威胁人类健康的常见病、多发病。治疗恶性肿瘤的三大主要方法为药物治疗、手术治疗和放射治疗。其中,抗恶性肿瘤药物(简称化疗药物)作为临床综合治疗的重要组成部分,可明显延长恶性肿瘤病人的生存时间、改善生活质量。传统的细胞毒抗肿瘤药在目前的肿瘤化学治疗中仍起主导作用,而以分子靶向药物为代表的新型抗肿瘤药物治疗手段也已取得突破性进展,其重要性不断上升。

知识拓展

肿瘤免疫治疗

肿瘤免疫治疗(cancer immunotherapy)是利用人体的免疫机制,通过主动或被动的方法来增强病人免疫功能,达到杀伤肿瘤细胞的目的,为肿瘤生物治疗方法之一。基本原理是通过增强抗肿瘤免疫应答和打破肿瘤的免疫抑制产生抗肿瘤作用。

主动免疫治疗也称肿瘤疫苗,主要是利用肿瘤细胞或肿瘤抗原物质免疫机体,使宿主免疫系统产生针对肿瘤抗原的抗肿瘤免疫应答,从而阻止肿瘤生长、转移和复发。常用肿瘤细胞疫苗、肿瘤多肽(蛋白)疫苗、树状突细胞疫苗(DC 疫苗)、抗独特型抗体疫苗、DNA 疫苗。

被动免疫治疗是被动性的将具有抗肿瘤活性的免疫制剂或细胞转输给肿瘤病人,以达到治疗肿瘤的目的。包括单克隆抗体(如利妥昔单抗、曲妥珠单抗)治疗和过继性细胞治疗。

非特异性免疫调节剂治疗,如使用 α 干扰素、卡介苗等效应细胞刺激剂,免疫负调控抑制剂等。

越来越多的证据表明,免疫治疗与传统治疗间具有相互增效的潜能。

笔记

第一节　细胞增殖周期

细胞从一次分裂结束到下一次细胞分裂完成，称为细胞增殖周期。根据细胞生长增殖特点将肿瘤细胞群分为两类（图 42-1）。

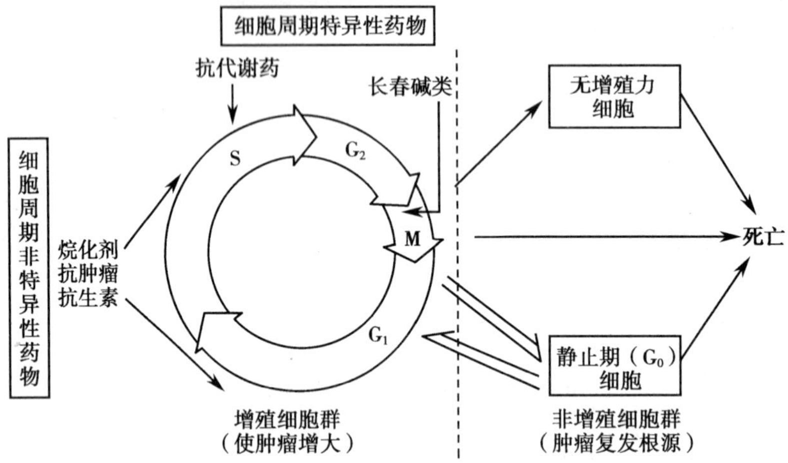

图 42-1　细胞增殖周期与抗恶性肿瘤药物作用机制示意图

一、增殖细胞群

增殖细胞为肿瘤细胞中按指数分裂增殖的细胞，生长代谢活跃。肿瘤增殖细胞群与全部肿瘤细胞群之比称为生长比率（growth fraction，GF）。增长迅速的肿瘤，GF 大，对化疗药物敏感，如急性白血病、霍奇金病；增长缓慢的肿瘤，GF 值较小，对化疗药物敏感性低，如慢性白血病和多数实体瘤。按细胞内 DNA 含量变化，细胞增殖周期可分为四期：DNA 合成前期（G_1 期）、DNA 合成期（S 期）、DNA 合成后期（G_2 期）和有丝分裂期（M 期）。

二、非增殖细胞群

非增殖细胞有增殖能力但暂不分裂，处于静止期（G_0期），对药物不敏感。当增殖细胞群被大量杀灭后，处于 G_0期的非增殖细胞可进入增殖期，是肿瘤复发的根源。

第二节　抗恶性肿瘤药物的作用机制及其分类

一、按细胞增殖周期分类

（一）细胞周期非特异性药

对增殖周期各期细胞均有杀伤作用，对非增殖周期细胞群的作用较弱或几乎无作用。如白消安、环磷酰胺、塞替派、卡莫司汀、丝裂霉素等。

（二）细胞周期特异性药

仅对增殖周期中某一期细胞有杀伤作用。如甲氨蝶呤作用于 S 期，长春碱类作用于 M 期。

二、按作用机制分类

（一）干扰核酸生物合成的药物

干扰核酸生物合成的药物又称抗代谢药。本类药物分别在不同环节抑制核酸及蛋白质的合成，影响细胞分裂增殖。根据其影响的生化过程不同，又可分为 5 种：①抑制二氢叶酸还原酶药（抗叶酸

笔记

药),如甲氨蝶呤等;②阻止嘌呤类核苷酸生成药(抗嘌呤药),如巯嘌呤等;③阻止嘧啶类核苷酸生成药(抗嘧啶药),如氟尿嘧啶等;④抑制 DNA 多聚酶药,如阿糖胞苷等;⑤抑制核苷酸还原酶药,如羟基脲等。

(二)影响 DNA 结构和功能的药物

如烷化剂、铂类配合物、抗生素类丝裂霉素与博来霉素、拓扑异构酶抑制剂喜树碱等。

(三)干扰转录过程和阻止 RNA 合成的药物

如放线菌素 D、柔红霉素、多柔比星等。

(四)干扰蛋白质合成与功能的药物

包括:①影响微管蛋白活性的药物,如长春碱类、鬼臼毒素类、紫杉醇等;②干扰核蛋白体功能的药物,如三尖杉碱;③影响氨基酸供应的药物,如门冬酰胺酶。

(五)调节体内激素平衡药

如肾上腺皮质激素、雄激素、雌激素、他莫昔芬等。

(六)分子靶向药物

如作用于不同靶点的单克隆抗体和抗肿瘤小分子化合物。

三、按化学结构和来源分类

(一)烷化剂

如氮芥、环磷酰胺、塞替派和亚硝脲类等。

(二)抗代谢药

如甲氨蝶呤、氟尿嘧啶、巯嘌呤、羟基脲、阿糖胞苷等。

(三)抗肿瘤抗生素

如多柔比星、丝裂霉素、柔红霉素、放线菌素 D 等。

(四)抗肿瘤植物药

如长春碱、长春新碱、高三尖杉酯碱、羟喜树碱、紫杉醇等。

(五)抗肿瘤激素类药

如肾上腺皮质激素、雌激素、雄激素、他莫昔芬等。

(六)其他类抗肿瘤药

如顺铂、卡铂、门冬酰胺酶等。

四、按细胞毒性分类

(一)细胞毒类抗肿瘤药

即传统化疗药,主要影响肿瘤细胞的核酸和蛋白质的结构与功能,如抗代谢药和抗微管蛋白药等。

(二)非细胞毒类抗肿瘤药

该类药物主要以肿瘤分子病理过程的关键调控分子为靶点,如调节体内激素平衡的药物和分子靶向药物等。

抗恶性肿瘤药作用机制示意图见图 42-2。

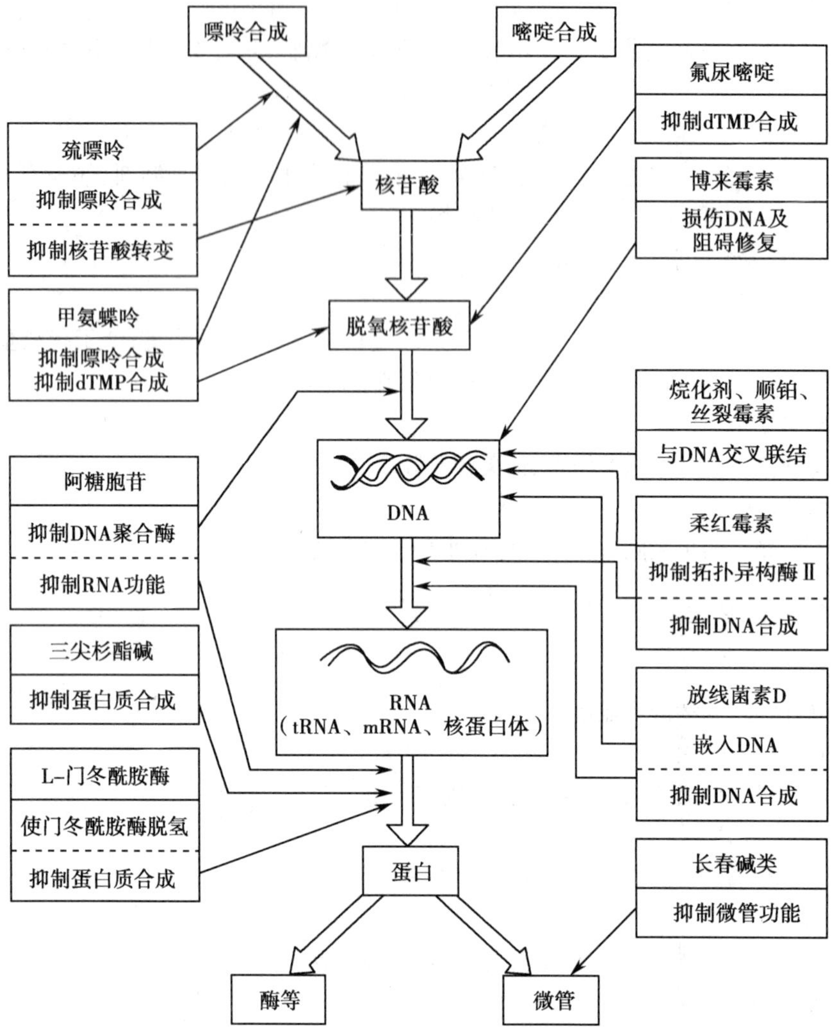

图 42-2　抗恶性肿瘤药作用机制示意图

第三节　抗恶性肿瘤药的主要不良反应及用药注意事项

大多数抗肿瘤药的治疗指数较小，且选择性低，在杀伤肿瘤细胞的同时也损伤正常组织尤其是增殖迅速的组织，故在治疗量时即可引起不良反应。

（一）骨髓抑制

常见白细胞、血小板及红细胞减少，可导致出血、贫血、感染等。可见于大多数抗恶性肿瘤药，但长春新碱、博来霉素此毒性较小，激素类、门冬酰胺酶无骨髓抑制作用。应定期监测血象，如白细胞计数低于 4×10^9/L，血小板计数低于 80×10^9/L，应停止用药。

（二）消化道反应

多数抗肿瘤药可引起恶心、呕吐、食欲减退，也能直接损害消化道黏膜，引起口腔炎、溃疡、腹痛、腹泻及消化道出血等。应给予高蛋白、高热能的饮食，避免进食过硬、过热及刺激性食物。因严重恶心、呕吐而影响进食者，可给予止吐药。

（三）损害皮肤及毛发

多数抗肿瘤药可损伤毛囊上皮细胞，引起脱发；损害皮肤引起红斑、水肿等。应保持病人皮肤及毛发清洁，经常检查皮肤有无瘀点、红斑，定时翻身以防止压疮。

（四）肝毒性

部分抗肿瘤药物如 L-门冬酰胺酶、放线菌素 D 等可引起肝损害，出现肝大、黄疸、肝功能异常等。应定期检查肝功能，肝功能不全者应避免使用有肝损害的药物。

（五）肾和膀胱毒性

大剂量环磷酰胺可引起出血性膀胱炎，同时应用巯乙磺酸钠可预防其发生；顺铂由肾小管分泌，可损害近曲小管和远曲小管，保持充足尿量有助于减轻肾和膀胱毒性。

（六）免疫抑制

多数抗肿瘤药可抑制机体的免疫功能，杀伤和抑制免疫细胞，使机体抵抗力下降而易遭致感染。应注意预防感染，避免和消除引起感染的途径，如静脉穿刺、导尿等操作应严格消毒；病房及房内物品也应定期消毒；如有感染，应及早加用抗生素。

（七）其他不良反应

多柔比星、顺铂等有心脏毒性；甲氨蝶呤、博来霉素等可引起肺纤维化；多肽类化合物 L-门冬酰胺酶、博来霉素可引起过敏反应；长春碱类可引起周围神经炎；顺铂有耳毒性等。

第四节　常用抗恶性肿瘤药

一、干扰核酸合成的药物

本类药物的化学结构和核酸代谢的必需物质如叶酸、嘌呤、嘧啶等相似，能与体内代谢物发生特异性结合，从而影响代谢功能。尤其是干扰 DNA 的生物合成，阻止肿瘤细胞的分裂繁殖，为细胞周期特异性药物，主要作用于 S 期细胞。

（一）二氢叶酸还原酶抑制药

甲氨蝶呤

甲氨蝶呤（methotrexate，MTX）的化学结构与二氢叶酸类似，与其竞争二氢叶酸还原酶的结合，干扰叶酸的代谢，主要抑制脱氧胸腺苷（dTMP）合成，继而影响 S 期的 DNA 合成代谢，属周期特异性药物。用于治疗儿童急性白血病和绒毛膜上皮癌，也用于治疗恶性葡萄胎、头颈部肿瘤、消化道癌、卵巢癌等。此外，本药为细胞免疫强抑制剂，可用于同种骨髓移植、器官移植、类风湿关节炎等。

不良反应常见消化道黏膜损伤，如口腔炎、胃炎、腹泻、便血等；骨髓抑制较明显，可致白细胞、血小板减少甚至全血细胞下降，可在应用 MTX 一定时间后肌注甲酰四氢叶酸钙以保护骨髓正常细胞；用药前应监测肝、肾及骨髓功能。

培美曲塞

培美曲塞（pemetrexed）为多靶点的叶酸拮抗剂，通过破坏细胞复制过程中的关键性叶酸依赖性酶抑制嘌呤核苷酸和胸腺嘧啶核苷酸的合成，从而抑制细胞的复制。临床主要用于局部晚期或转移性非鳞状细胞型非小细胞肺癌以及恶性胸膜间皮瘤的治疗。不良反应主要有乏力、恶心、食欲减退、骨髓抑制、皮疹等。

（二）阻止嘌呤类核苷酸生成药

巯嘌呤

巯嘌呤（mercaptopurine，6-MP）抑制腺嘌呤、鸟嘌呤的合成代谢或直接掺入 DNA、RNA 发挥细胞毒作用。对 S 期作用最显著，对 G_1 期有延缓作用。起效慢，临床主要用于急性淋巴细胞性白血病的维持治疗，大剂量对绒毛膜上皮癌有较好疗效。

不良反应主要为骨髓抑制和消化道黏膜损害。

（三）阻止嘧啶类核苷酸生成药

氟尿嘧啶

氟尿嘧啶（fluorouracil，5-FU）可与 dUMP 竞争 dTMP 合成酶，影响 S 期的 DNA 合成代谢，是常用的周期特异性药物。用于治疗消化系统癌如食管癌、胃癌、结肠癌、直肠癌、胰腺癌及肝癌疗效好，也用于乳腺癌、子宫癌、卵巢癌、绒毛膜上皮癌、膀胱癌、鼻咽癌及前列腺癌的治疗。

不良反应主要为消化道反应如恶心、口腔炎、吞咽困难，重者出现血性腹泻，应立即停药；部分病人可出现骨髓抑制、脱发及皮肤色素沉着等。

卡培他滨

卡培他滨（capecitabine）口服吸收迅速，可在肿瘤组织内转化为5-FU而生效。临床主要用于晚期乳腺癌和大肠癌。不良反应主要有手足综合征、皮炎、脱发、胃肠反应等。

（四）DNA多聚酶抑制药

阿糖胞苷

阿糖胞苷（cytarabine，Ara-C）口服易被破坏，通常注射给药。在体内经脱氧胞苷激酶催化成二或三磷酸阿糖胞苷，可抑制DNA多聚酶的活性、影响DNA的合成；也可掺入DNA中干扰其复制，使细胞死亡。主要作用于S期细胞，对G_1/S、S/G_2期的过渡也有抑制作用。临床主要用于成人急性粒细胞白血病或单核细胞白血病。不良反应主要为骨髓抑制和胃肠道反应，静脉注射可致静脉炎。

（五）核苷酸还原酶抑制药

羟基脲

羟基脲（hydroxycarbamide，HU）可阻止胞苷酸还原为脱氧胞苷酸，从而抑制DNA的合成，选择性杀伤S期细胞。用药后可使肿瘤细胞集中于G_1期，促使肿瘤细胞同步化，然后选用对G_1期敏感的药物或放射治疗可提高疗效。主要用于慢性粒细胞白血病，疗效显著，对黑色素瘤有暂时缓解作用。不良反应主要为骨髓抑制，轻度消化道反应；可致畸，孕妇禁用。

二、影响DNA结构和功能的药物

（一）烷化剂

烷化剂（alkylating agents）是一类分子中有烷化功能基团、化学性质活泼的化合物，其烷化基团易与细胞中功能基团如DNA或蛋白质分子中的氨基、巯基、羧基、羟基和磷酸基起烷化反应，以烷基取代上述基团的氢原子，常可形成交叉联结或引起脱嘌呤，使DNA链断裂，或使复制时碱基配对错码，造成DNA结构和功能的损害，甚至可使细胞死亡。

环磷酰胺

【作用】 环磷酰胺（cyclophosphamide，CTX）在体外无抗肿瘤作用，进入体内后经肝微粒体酶系氧化，生成中间产物醛磷酰胺，在肿瘤细胞内分解出磷酰胺氮芥，影响DNA功能，显著抑制肿瘤细胞的分裂增殖。对各期细胞均有杀伤作用，属周期非特异性药物。另外，本药还有免疫抑制作用，能抑制T及B淋巴细胞的功能。

【临床应用】

1. 对恶性淋巴瘤、急性淋巴细胞白血病、儿童神经母细胞瘤疗效好。
2. 对其他多种恶性肿瘤如肺癌、乳腺癌、卵巢癌、多发性骨髓瘤等均有一定疗效。
3. 也可作为免疫抑制剂用于某些自身免疫性疾病及器官移植排斥反应等。

【不良反应和注意事项】 常见骨髓抑制、消化道反应如恶心、呕吐、胃肠黏膜出血；大剂量可引起出血性膀胱炎，需多饮水或给予巯乙磺酸钠防治。

塞替派

塞替派（thiotepa，thiophosphoramide，TSPA）为细胞周期非特异性药。其化学结构中有乙酰亚胺基，能与细胞内DNA组成的碱基结合，抑制肿瘤细胞分裂。特点为选择性高，抗瘤谱广，作用快而强，且局部刺激性小。主要用于治疗乳腺癌、卵巢癌、膀胱癌（膀胱内灌注）、肝癌等。不良反应主要为骨髓抑制。

白 消 安

白消安(busulfan,myleran,马利兰)属磺酸酯类,为细胞周期非特异性药。其在体内解离后起烷化作用,小剂量即可明显抑制粒细胞的生成。用于慢性粒细胞白血病疗效显著,对急性白血病无效,也用于治疗原发性血小板增多症和真性红细胞增多症。主要不良反应为骨髓抑制和消化道反应,久用可致肺纤维化、闭经或睾丸萎缩。

亚 硝 脲 类

亚硝脲类(nitrosoureas)有卡莫司汀(carmustine,BCNU,卡氮芥)、洛莫司汀(lomustine,CCNU,环己亚硝脲)和司莫司汀(semustine)。本类药脂溶性高,易透过血脑屏障,其活性代谢物对增殖细胞各期均有作用,属细胞周期非特异性药。抗瘤谱广,作用快而强。主要用于治疗原发或颅内转移脑瘤,对黑色素瘤及胃肠道肿瘤等也有效。不良反应主要为骨髓抑制、消化道反应及肺部毒性。

案例导学

病人,男,55岁。近1个月来常感腹胀、腹痛,排便次数增加,并有腹泻及便秘症状,粪便中偶带血,无明显发热、乏力、消瘦等症状,经纤维结肠镜并病理检查。诊断:结肠癌。

问题:

1. 对该病人应采取以何种方法为主的综合治疗?
2. 在行结肠癌根治性手术后,可选用何种抗肿瘤药进行化学治疗?

(二)抗生素类

博 来 霉 素

博来霉素(bleomycin,BLM,争光霉素)为广谱抗肿瘤药,属于直接破坏DNA的抗生素。可与铜或铁离子络合,使氧分子大量转化为氧自由基,通过与DNA结合,引起DNA单链或双链断裂,阻止DNA复制。主要用于各种鳞状上皮细胞癌(头颈部癌、口腔癌、食管癌、阴茎癌、宫颈癌)的治疗。不良反应有发热、脱发等;骨髓抑制轻微;肺毒性最为严重,可引起间质性肺炎和肺纤维化。

丝 裂 霉 素

丝裂霉素(mitomycin,MMC,丝裂霉素C,自力霉素)抗瘤谱广,化学结构中部分基团,具有烷化作用,可与DNA双链交叉联结,抑制DNA复制,也可使部分DNA断裂。属细胞周期非特异性药。抗瘤谱广,可用于胃癌、肺癌、乳腺癌、慢性粒细胞白血病、恶性淋巴瘤等。不良反应主要是明显而持久的骨髓抑制,其次为消化道反应,偶有心、肝、肾损伤及间质性肺炎发生,注射局部刺激性大。

(三)铂类配合物

铂类配合物包括顺铂、卡铂、异丙铂、奥沙利铂、洛铂与奈达铂,为细胞周期非特异性药物,主要通过破坏DNA结构和功能而发挥抗肿瘤作用。

顺 铂

顺铂(cisplatin,顺氯氨铂)是二价铂与两个氯原子、两个氨基结合的重金属化合物。进入体内将氯解离后,二价铂与DNA上的碱基鸟嘌呤、腺嘌呤和胞嘧啶形成交叉联结,破坏DNA的结构和功能。

对多种实体肿瘤有效,如睾丸肿瘤、卵巢癌、膀胱癌、乳腺癌、肺癌、头颈部癌、前列腺癌等,尤对非精原细胞性睾丸瘤最为有效。也可用于治疗恶性淋巴瘤及肺癌,为联合化学治疗较常用的药物,常与环磷酰胺、长春碱和博来霉素等合用。不良反应主要为肾毒性、耳毒性、消化道反应,骨髓抑制相对较轻。

卡　　铂

卡铂(carboplatin,碳铂)为第二代铂类抗恶性肿瘤药,其抗癌作用与顺铂相似,用于小细胞及非小细胞肺癌、卵巢癌、睾丸癌及头颈部肿瘤等。消化道、肾及耳毒性比顺铂低,主要毒性反应是骨髓抑制。与顺铂有交叉抗药性。

奥 沙 利 铂

奥沙利铂(oxaliplatin,草酸铂)为第三代铂类抗恶性肿瘤药,作用机制类似顺铂,但抗恶性肿瘤作用更强、毒性更低。主要用于大肠癌、卵巢癌、胃癌、非小细胞肺癌、非霍奇金淋巴瘤等。奥沙利铂与顺铂、卡铂无交叉抗药性。不良反应有骨髓抑制、腹泻、恶心、呕吐;神经毒性呈现剂量依赖性,主要为感觉迟钝、感觉异常等。

奈　达　铂

奈达铂(nedaplatin)为顺铂的类似物,作用机制与顺铂类似。主要用于头颈部癌、非小细胞肺癌、食管癌等。不良反应主要有骨髓抑制、恶心、呕吐等。

(四)喜树碱类

喜 树 碱 类

喜树碱(camptothecin,CPT)是从我国特有的植物喜树中提取的一种生物碱。其衍生物有羟喜树碱(OPT)、拓扑替康(TPT)和伊立替康(CPT-Ⅱ)。该类药物能特异性抑制DNA拓扑异构酶Ⅰ,干扰DNA的复制、转录和修复功能,为细胞周期特异性药物。对胃癌、绒毛膜上皮癌、恶性葡萄胎、急性及慢性粒细胞白血病等有一定疗效,对膀胱癌、大肠癌及肝癌等也有一定疗效。CPT毒性较大,可出现泌尿道刺激症状、消化道反应、骨髓抑制等,其衍生物毒性反应则较轻。

三、干扰转录过程阻止RNA合成的药物

放线菌素D

放线菌素D(dactinomycin;actinomycin D,更生霉素)能嵌入DNA双螺旋中相邻的鸟嘌呤和胞嘧啶(G-C)碱基之间,与DNA结合成复合体,干扰转录过程,阻止RNA的合成。属细胞周期非特异性药物,抗瘤谱较窄。主要用于恶性葡萄胎、绒毛膜上皮癌、霍奇金病和恶性淋巴瘤、肾母细胞瘤、骨骼肌肉瘤及神经母细胞瘤的治疗。口腔黏膜损伤及消化道反应多见,骨髓抑制较明显。

多 柔 比 星

多柔比星(doxorubicin,adriamycin,ADM,阿霉素)直接嵌入DNA碱基对之间,并与DNA紧密结合,阻止RNA转录和DNA复制。属于细胞周期非特异性药物,S期细胞尤其敏感。抗瘤谱广,疗效好。主要用于对常用抗恶性肿瘤药耐药的急性淋巴细胞白血病或粒细胞白血病、恶性淋巴肉瘤、乳腺癌、卵巢癌、小细胞肺癌、胃癌、肝癌及膀胱癌等。不良反应主要为心脏毒性、骨髓抑制、消化道反应等。

柔 红 霉 素

柔红霉素(daunorubicin,DNR)与多柔比星同属蒽环类抗生素,抗恶性肿瘤作用和机制与多柔比星相似。主要用于淋巴细胞白血病和粒细胞白血病,但缓解期短。主要不良反应与多柔比星类似,心脏毒性较大。

四、干扰蛋白质合成的药物

长 春 碱 类

长春碱(vinblastine,VLB)及长春新碱(vincristine,VCR)为夹竹桃科植物长春花所含的生物碱。长

笔记

春地辛（vindesine，VDS）和长春瑞滨（vinorelbine，NVB）为长春碱的半合成衍生物。

【作用】 长春碱类主要作用于肿瘤的 M 期细胞，抑制微管聚合和纺锤丝的形成，使细胞有丝分裂终止；长春碱的作用较长春新碱强。还可干扰蛋白质合成和 RNA 多聚酶，对 G_1 期细胞也有作用。

【临床应用】 VLB 主要用于治疗急性白血病、恶性淋巴瘤及绒毛膜上皮癌。VCR 对儿童急性淋巴细胞白血病疗效好、起效快，常与泼尼松合用作诱导缓解药。VDS 主要用于治疗肺癌、恶性淋巴瘤、乳腺癌、食管癌、黑色素瘤和白血病等。NVB 主要用于治疗肺癌、乳腺癌、卵巢癌和淋巴瘤等。

【不良反应】 主要包括骨髓抑制、神经毒性、消化道反应、脱发及注射局部刺激等。VCR 对骨髓毒性不明显，但外周神经系统毒性较大。

鬼臼毒素类衍生物

鬼臼毒素能与微管蛋白结合，抑制微管聚合，使细胞的有丝分裂停止。其衍生物依托泊苷（etoposide，VP-16）和替尼泊苷（teniposide，VM-26）则主要抑制 DNA 拓扑异构酶Ⅱ，从而干扰 DNA 复制、转录和修复功能，属细胞周期非特异性药物。依托泊苷在同类药物中毒性最低，临床用于肺癌、睾丸肿瘤及恶性淋巴瘤有良效。替尼泊苷的作用为依托泊苷的 5～10 倍，对儿童白血病和脑瘤有较好疗效。

紫杉醇

紫杉醇（paclitaxel）为一结构新颖、作用机制独特的新型抗肿瘤药。它能选择性地促进微管蛋白聚合并抑制其解聚，从而影响纺锤体的功能、抑制肿瘤细胞的有丝分裂。对卵巢癌和乳腺癌有独特的疗效，尤其是对顺铂耐药的卵巢癌仍有较好疗效；也用于食管癌、肺癌、头颈部癌及脑肿瘤等。不良反应主要为骨髓抑制，神经毒性、心脏毒性和过敏反应等。

多西他赛

多西他赛（docetaxel，多西紫杉醇）作用与紫杉醇相同。临床主要用于乳腺癌、卵巢癌、非小细胞肺癌，对小细胞肺癌、头颈部癌、胃癌、胰腺癌、黑色素瘤也有一定的疗效。不良反应主要有骨髓抑制、过敏反应、体液潴留和水肿、皮肤反应、胃肠道反应等。

三尖杉生物碱类

三尖杉酯碱（cephalotaxin）和高三尖杉酯碱（homoharringtonine）是三尖杉属植物提取的生物碱。可抑制蛋白合成的起始阶段，并使核糖体分解，蛋白质合成及有丝分裂停止，属细胞周期非特异性药物。对急性粒细胞白血病疗效较好，也可用于急性单核细胞白血病及慢性粒细胞白血病等。不良反应包括骨髓抑制、胃肠反应、脱发等，偶有心脏毒性。

门冬酰胺酶

某些肿瘤细胞不能自行合成其生长必需的门冬酰胺，需从细胞外摄取。门冬酰胺酶（asparaginase，ASP，L-asparaginase，L-ASP，L-门冬酰胺酶）可水解血清中的门冬酰胺，使肿瘤细胞缺乏门冬酰胺供应，生长受到抑制；而机体的正常组织细胞能自行合成门冬酰胺，故影响较小。主要用于急性淋巴细胞白血病。常见不良反应有消化道反应及精神症状等，偶见过敏反应，用时需作皮试。

五、激素类与抗雌激素药物

某些肿瘤如乳腺癌、前列腺癌、甲状腺癌、宫颈癌、卵巢癌和睾丸肿瘤，其生长与相应的激素失调有关。应用某些激素或其拮抗药可改变平衡失调状态，抑制激素依赖性肿瘤生长。本类药物不抑制骨髓，但使用不当也会诱发其他不良反应。

糖皮质激素

糖皮质激素常用药物有泼尼松、泼尼松龙、地塞米松等，属细胞周期非特异性药物。能抑制淋巴细胞，诱导淋巴细胞溶解。对急性淋巴细胞白血病和恶性淋巴瘤的疗效较好，缓解快但不持久，易产生耐药性。对其他恶性肿瘤无效，但与其他抗肿瘤药少量短期合用，可减少血液系统并发症以及癌肿引起的发热等毒血症反应。同时也可因抑制机体免疫功能而促进肿瘤的扩散或并发感染等。

雌激素类

常用药物为己烯雌酚(diethylstilbestrol)，其不仅直接对抗雄激素，尚可反馈性抑制下丘脑和垂体释放促间质细胞激素，从而减少雄激素的分泌。主要用于前列腺癌和绝经期乳腺癌的治疗。

雄激素类

常用药物为丙酸睾酮(testosterone propionate)、二甲基睾酮(methyltestosterone)和氟羟甲酮(fluoxymesterone)。本类药物可直接对抗雌激素，也可抑制脑垂体分泌促卵泡激素，减少卵巢雌激素的分泌；还能对抗催乳素的乳腺刺激作用，抑制肿瘤的生长。主要用于晚期乳腺癌，尤其是有骨转移者。

抗雌激素药

氯米芬(clomifene，clomi-phene)、他莫昔芬(tamoxifen，三苯氧胺)及雷洛昔芬(raloxifen)，为人工合成的抗雌激素药物，是雌激素受体的部分激动剂，既具有一定的雌激素样作用，也具有较强的抗雌激素作用，能阻断雌激素对乳腺癌的促进作用。主要用于治疗乳腺癌，对雌激素受体阳性病人疗效较好。

六、分子靶向药物

分子靶向药物目前尚无统一的分类方法，按化学结构可分为单克隆抗体类和小分子化合物类。

(一) 单克隆抗体类

1. 作用于细胞膜分化相关抗原的单克隆抗体

利妥昔单抗

利妥昔单抗(rituximab，rituxam，美罗华) 是一种针对 CD20 抗原的人鼠嵌合型单克隆抗体。CD20 抗原位于前 B 淋巴细胞和成熟 B 淋巴细胞的表面，而在正常血细胞或其他正常组织中不存在。利妥昔单抗可与 CD20 特异性结合导致 B 细胞溶解，抑制 B 细胞增殖，诱导成熟 B 细胞凋亡。临床用于治疗非霍奇金淋巴瘤。主要不良反应为发热、寒战等与输液相关的不良反应。

阿仑珠单抗

阿仑珠单抗(alemtuzumab，Campath，坎帕斯)是一种靶向 CD52 抗原的人源化、非结合型抗体，与带 CD52 的靶细胞结合后，通过宿主效应子的补体依赖性细胞溶解、抗体依赖性细胞毒性和细胞调亡等机制导致细胞死亡。临床用于治疗慢性淋巴性白血病。主要不良反应有寒战、发热、恶心、呕吐、感染、失眠等。

2. 作用于表皮生长因子受体的单克隆抗体

曲妥珠单抗

曲妥珠单抗(trastuzumab，Herceptin，赫赛汀)为重组人单克隆抗体，选择性地结合表皮生长因子受体 HER-2(ErbB-2)的细胞外区域，抑制 HER-2 过度表达的肿瘤细胞增殖。临床单用或与紫杉醇联合治疗 HER-2 高表达的转移性乳腺癌。主要不良反应为头痛、腹痛、恶心和寒战等。

3. 作用于血管内皮细胞生长因子的单克隆抗体

贝伐珠单抗

贝伐珠单抗(bevacizumab，Avastin，安维汀) 为重组人源化单克隆抗体，选择性地与人血管内皮生长因子(vascular endothelial growth facor，VEGF)结合，抑制肿瘤血管生成，从而抑制肿瘤生长。临床用于治疗转移性结直肠癌、晚期非小细胞肺癌、转移性肾癌和恶性胶质瘤。不良反应主要为高血压、心肌梗死、脑梗死、蛋白尿、胃肠穿孔以及阻碍伤口愈合等。

（二）小分子化合物类

1. 单靶点抗肿瘤的小分子化合物

吉非替尼和厄洛替尼

吉非替尼（gefitinib，Iressa，易瑞沙）和厄洛替尼（erlotinib，Tarceva，特罗凯）为 ErbB1/EGFR 酪氨酸激酶抑制剂，可与受体细胞内激酶结构域结合，竞争酶的底物 ATP，阻断 EGFR 的激酶活性及其下游信号通路。主要用于晚期或转移的非小细胞肺癌二线治疗。主要不良反应为腹泻、恶心、呕吐等消化道症状以及丘疹、瘙痒等皮肤症状。

2. 多靶点抗肿瘤的小分子化合物

索拉非尼

索拉非尼（sorafenib，Nexavar，多吉美）为血管内皮生长因子受体（VEGFR）阻断剂，亦可抑制血小板衍生生长因子受体（PDGFR）介导的信号转导。一方面可直接抑制肿瘤生长，另一方面通过抑制肿瘤血管的形成，间接抑制肿瘤细胞的生长。临床用于治疗肝癌和肾癌。不良反应有体重减轻、皮疹、脱发、恶心、腹痛腹泻等。

舒尼替尼

舒尼替尼（sunitinib，Sutent，索坦）为 VEGFR1、2、3 和 PDGFR 细胞内酪氨酸激酶结构域的 ATP 结合部位竞争性阻断剂，为抗肿瘤血管生成药物。临床用于治疗晚期肾癌、胃肠道间质瘤和晚期胰腺癌。不良反应有疲乏、发热、腹泻、恶心、黏膜炎、高血压、皮疹等。

第五节　抗肿瘤药的应用原则

目前临床常用的抗恶性肿瘤药对肿瘤细胞的选择性差，对人体毒性大，且肿瘤细胞容易产生耐药性，应根据病人的机体状况、肿瘤的病理类型、侵犯范围和发展趋向制订合理的用药方案，以提高疗效，降低毒性，延缓耐药性的发生。临床化疗时一般主张 2～3 种药物联合应用，主要原则如下：

（一）根据细胞增殖周期用药

增长缓慢的实体瘤，其 G_0 期细胞较多，可先用细胞周期非特异性药物，杀灭增殖期及部分 G_0 期细胞，使瘤体缩小而驱动 G_0 期细胞进入增殖周期；再用细胞周期特异性药物杀灭。与此相反，对生长比率高的肿瘤，如急性白血病，则先使用杀灭 S 期或 M 期的周期特异性药物，然后再用周期非特异性药物杀灭其他各期细胞。待 G_0 期细胞进入增殖周期时，再重复上述疗程。以上给药方法称为序贯疗法。

（二）根据抗恶性肿瘤药的作用机制用药

不同作用机制的药物联合应用，一般都可增强疗效。

1. 序贯阻断　用两种以上药物阻断同一代谢途径的不同环节或阶段，可提高疗效，如羟基脲与阿糖胞苷合用，前者抑制核苷酸还原酶，后者抑制 DNA 多聚酶，从而阻止 DNA 的生物合成。

2. 同时阻断　即阻断同一代谢的不同途径，如阿糖胞苷和巯嘌呤，前者抑制 DNA 多聚酶，后者抑制嘌呤核苷酸合成，从而共同抑制 DNA 合成。

3. 互补性阻断　将抑制核苷酸合成的药物与直接损伤生物大分子的药物合用，阻止 DNA 的修复，如多柔比星与环磷酰胺的合用。

（三）根据抗恶性肿瘤药的抗瘤谱用药

消化道癌症宜用氟尿嘧啶，也可用塞替派、环磷酰胺、丝裂霉素等；鳞癌宜用博来霉素、甲氨蝶呤等；肉瘤类宜用环磷酰胺、喜树碱、多柔比星等。

（四）根据抗恶性肿瘤药的毒性用药

一般将毒性不同的药物合用，既可增强疗效，又可减小毒性。多数抗肿瘤药可抑制骨髓，而长春新碱、博来霉素、激素类药则无明显的骨髓抑制作用，合用可降低毒性，增强疗效。

（五）选择合理给药方法

有些药物如环磷酰胺、甲氨蝶呤、多柔比星、羟喜树碱等，一般采用大剂量间歇给药，比小剂量连续用药的效果好。因为前者既可发挥药物抗肿瘤的最大疗效，又有利于机体造血系统及免疫功能的恢复，减轻抗恶性肿瘤药的毒性反应，提高机体的抗恶性肿瘤能力并减少耐药性的产生。

处方分析

病人，女，45岁，主诉无力，食欲减退，体重明显下降，经胃镜及病理检查，诊断为中期胃癌，后行手术切除，发现部分淋巴结转移。现处方如下，请分析是否合理并说明为什么。

Rp.

西咪替丁 400mg×3

用法：400mg 每日1次 静脉滴注 至化疗结束后3日

卡铂 200mg×3

用法：200mg 每日1次 静脉滴注 连用5日

丝裂霉素 4mg×3

用法：4mg 每日1次 静脉注射

昂丹司琼 8mg×3

用法：8mg 化疗前缓慢静脉注射

8mg 化疗后每4小时一次，缓慢静脉注射，共2次

本章小结

抗恶性肿瘤药根据药物抗肿瘤作用的生化机制分为6类：①抗代谢药，如抗叶酸制剂甲氨蝶呤。②破坏DNA结构和功能的药物，如烷化剂环磷酰胺。③干扰转录过程阻止RNA合成的药物，如放线菌素D。④干扰蛋白质合成的药物，如长春碱类。⑤影响体内激素平衡药，如肾上腺皮质激素。⑥分子靶向药。

根据药物对肿瘤细胞周期的作用分为两类：①细胞周期非特异性药，如烷化剂、抗肿瘤抗生素、铂类等。②细胞周期特异性药，如抗代谢剂等。

目前抗肿瘤药常分为两类：①细胞毒类抗肿瘤药，即传统化疗药如抗代谢药和抗微管蛋白药等。②非细胞毒类抗肿瘤药，如调节体内激素平衡的药物和分子靶向药物等。

抗肿瘤药物的主要不良反应有骨髓抑制、胃肠反应、脱发、肝及肾损害、免疫抑制等，应加以防治。

病例讨论

4201

病例讨论

病人，女，12岁，因发热，反复鼻出血7天就诊。检查见牙龈增生似海绵状，胸骨压痛明显。血红蛋白60g/L，血小板20×10^9/L，骨髓：原始细胞0.9，POX(-)，PAS阳性呈粗颗粒状，非特异性酯酶阴性，血清溶菌酶正常。医生诊断为急性淋巴细胞性白血病。

常用制剂和用法

环磷酰胺 片剂：50mg。一次50～100mg，一日2～3次，一疗程总量10～15g。粉针剂：100mg、200mg，临用药前加氯化钠注射液溶解后立即静注，一次0.2g，一日或隔日1次，一疗程8～10g。大剂量冲击疗法为一次0.6～0.8g，一周一次，8g为一疗程。

塞替派 注射剂：10mg/1ml。一次10mg，一日1次，肌内或静脉注射，5日后改为每周3次，总量

200～400mg。一次20～40mg，一周1～2次，腔内注射，一疗程3～4周。

白消安　片剂：0.5mg，2mg。一日2～8mg，分3次空腹服用，有效后用维持量一日0.5～2mg，一日1次。

甲氨蝶呤　片剂：2.5mg。一次5～20mg，一日或隔日1次。注射剂：5mg。一次5～20mg，一日或隔日1次，肌内或静脉注射。

氟尿嘧啶　注射剂：0.25g/10ml。一次0.25～0.5g，一日或隔日一次，静脉注射，一疗程总量5～10g。一次0.25～0.75g，一日或隔日1次，静脉滴注，一疗程总量8～10g。

卡莫氟　片剂：50mg。一次200mg，一日3～4次；或一日140mg/m²，分3次口服。

卡培他滨　片剂：0.15g、0.5g。一次1250mg/m²，每日2次，治疗2周后停药1周，3周为一个疗程。

巯嘌呤　片剂：25mg、50mg、100mg。白血病：一日1.5～2.5mg/kg，分2～3次服，病情缓解后用原量1/3～1/2维持。绒毛膜癌：一日6.0～6.5mg/kg，10天一疗程。

羟基脲　片剂：500mg。胶囊剂：400mg。一次0.5g，一日2～3次，4～6周为一疗程。

盐酸阿糖胞苷　注射剂：50mg/1ml。一次1～2mg/kg，一日1次，静注或静滴，一疗程10～14天。一次25mg，一周2～3次，鞘内注射，连用3次，6周后重复。

培美曲塞二钠　粉针剂：0.2g、0.5g。一次500mg/m²，滴注10分钟以上，每21天为一周期。

丝裂霉素　片剂：1mg。一日2～6mg，一疗程总量100～150mg。粉针剂：2mg、4mg。静注，一次2mg，一日1次；或一次10mg，一周1次，总量为60mg。

博来霉素　粉针剂：15mg、30mg。一次15～30mg，一日或隔日1次，缓慢静注，总量450mg。

放线菌素D　注射剂：0.2mg。一次0.2～0.4mg，一日或隔日1次，静注或静滴，一疗程4～6mg。

多柔米星　粉针剂：10mg、50mg。一日30mg/m²，连用2日，静脉注射，间隔3周后可重复应用；或一次60～75mg/m²，每3周1次。累积总量不超过550mg/m²。

柔红霉素　粉针剂：10mg、50mg。开始一日0.2mg/kg，静注或静滴，渐增至一日0.4mg/kg，一日或隔日1次，3～5次为一疗程，间隔5～7日再给下一个疗程，最大总量600mg/m²。

长春碱　粉针剂：10mg。一次10mg，一周1次，静注，一疗程总量60～80mg。

长春新碱　粉针剂：1mg。一次1～2mg，一周1次，静注，一疗程总量6～10mg。

紫杉醇　注射剂：30mg/5ml。一次150～175mg/m²，静滴时间3小时，3～4周1次。

多西他赛　注射剂：20mg、40mg、80mg。一次75mg/m²，滴注1小时，每3周为一疗程。

高三尖杉酯碱　注射剂：1mg/1ml、2mg/2ml。一次1～4mg，一日1次，静滴，4～6天为一疗程，隔1～2周重复用药。

门冬酰胺酶　粉针剂：1000U、2000U。一次20～200U/kg，用0.9%氯化钠注射液水稀释，一日或隔日1次，静注，10～20次为一疗程。

顺铂　粉针剂：10mg、20mg、30mg。一次20mg，一日或隔日一次，静注或静滴，一疗程总量100mg。

卡铂　粉针剂：100mg。一次0.1～0.4g/m²，用5%葡萄糖注射液稀释后静滴，连用5日为一疗程，4周后重复给药。

奥沙利铂　注射剂：50mg、100mg。一次85mg/m²，静脉滴注，每2周重复，共12个周期。

奈达铂　粉针剂：10mg。一次80～100mg/ m²，每疗程给药一次，3～4周为一疗程。

依托泊苷　胶囊剂：50mg、100mg。一日100～120mg/m²，连服5日，3周后重复用药。注射剂：100mg/5ml。一次60～100mg/m²，一日1次，加入0.9%氯化钠注射液500ml中稀释，静滴，连用5日。

利妥昔单抗　注射剂：100mg/10ml、500mg/50ml。成人一次375 mg/m²，一周1次，22天疗程内共给药4次。

曲妥珠单抗　注射用粉针剂：440 mg。用0.9%氯化钠注射液稀释后静滴，初次剂量4mg/kg，90分钟内滴入；维持量2mg/kg，一周1次。

吉非替尼　片剂：0.25g。口服，一次0.25g，一日1次，空腹或与食物同服。

厄洛替尼　片剂：25mg、100mg、150mg。口服，一次150mg，一日1次，进食前1小时或进食后2小时服用。

（张　莹）

扫一扫，测一测

思考题

1. 简述顺铂、卡铂、奥沙利铂的作用、临床应用及不良反应的异同点。
2. 哪些抗肿瘤激素可用于治疗绝经期妇女的乳腺癌？简述其异同点。
3. 根据所学知识解释为什么细胞毒性抗肿瘤药毒性较大、不良反应多？
4. 抗肿瘤药的主要不良反应有哪些？

笔记

第四十三章 影响免疫功能的药物

43章课件

学习目标

1. 熟悉：环孢素、硫唑嘌呤、环磷酰胺、抗淋巴细胞球蛋白、左旋咪唑、转移因子、白细胞介素-2、干扰素的作用和临床应用。
2. 了解：其他调节免疫功能药的作用特点及临床应用。
3. 具有根据适应证合理选择影响免疫功能的药物、正确处置药物不良反应的能力。
4. 能运用所学知识与病人及家属进行沟通，开展用药咨询服务，指导病人合理用药。

参与免疫反应的各种细胞、组织和器官，如胸腺、骨髓、淋巴结、脾、扁桃体及分布在全身组织中的淋巴细胞和浆细胞等构成机体的免疫系统。这些组分及其功能正常是免疫功能的基础，任何因素的异常都可导致免疫功能障碍，包括变态反应、自身免疫性疾病、免疫缺陷病和免疫增殖病等，此时可使用影响免疫功能的药物调节机体的免疫过程。

知识拓展

免疫应答与免疫病理反应

免疫系统的主要生理功能是识别、破坏和清除异物，以维持机体内环境稳定。免疫反应可分为特异性免疫和非特异性免疫。特异性免疫包括细胞免疫和体液免疫，分别由T细胞和B细胞介导，并有多种与免疫功能相关的细胞因子参与；非特异性免疫由吞噬细胞、补体、干扰素等吞噬清除异物，并介导和参与特异性免疫的杀伤反应。机体免疫系统在抗原刺激下所发生的一系列变化称为免疫应答反应，包括感应期、增殖分化期和效应期三个阶段。

正常的免疫应答反应在抗感染、抗肿瘤方面具有重要意义。但当机体免疫功能异常时，可出现免疫病理反应，包括变态反应（过敏反应）、自身免疫性疾病、免疫缺陷病和免疫增殖病等，表现为机体的免疫功能低下或免疫功能过度增强，严重时可导致机体死亡。影响免疫功能的药物通过影响机体免疫过程的一个或多个环节发挥免疫抑制或免疫增强作用。

第一节 免疫抑制药

免疫抑制药（immunosuppressive drugs）是指能抑制有关免疫细胞的增殖和功能、降低机体免疫反应的药物。主要用于治疗自身免疫性疾病和防治器官移植后的排斥反应。由于对正常免疫反应也有抑制作用，用药后易导致机体的抵抗力降低而诱发感染、恶性肿瘤发生率增高及影响生殖系统功能等不良反应。

笔记

环孢素

环孢素(ciclosporin,cyclosporine A,CsA)口服吸收慢而不完全,生物利用度20%~50%,也可静脉注射。在血液中约50%被红细胞摄取,30%与血浆蛋白结合,4%~9%结合于淋巴细胞,血浆中游离药物仅5%,$t_{1/2}$为24小时,主要经肝代谢,由胆汁排泄,有明显的肠肝循环。

【作用】 本药可选择性抑制辅助性T细胞产生细胞因子,如白细胞介素-2,从而阻断T细胞对抗原的分化增殖性反应,抑制自然杀伤细胞的杀伤能力;还可抑制T细胞产生干扰素。由于环孢素仅抑制T细胞介导的细胞免疫,不致显著影响机体的一般防御能力。

【临床应用】 临床广泛用于防治异体器官或骨髓移植时的排斥反应;也可用于治疗红斑狼疮、银屑病等自身免疫性疾病。

【不良反应】 常见肾毒性,发生率约70%,表现为剂量依赖性的肾小球滤过率下降、血肌酐升高,停药后可恢复;其次为肝毒性,可见血清氨基转移酶升高、黄疸等;继发感染也常见,多为病毒感染;此外,还有胃肠反应、感觉异常、嗜睡及多毛等。

肾上腺皮质激素类

常用药物有泼尼松(prednisone)、泼尼松龙(prednisolone)、地塞米松(Dexamethasone)等。三者对免疫反应的多个环节均有影响。可抑制巨噬细胞对抗原的吞噬和处理、阻止淋巴细胞增殖、破坏淋巴细胞、抑制淋巴因子产生、减少抗体生成等。临床主要用于器官移植对抗排斥反应和治疗自身免疫性疾病(参见第三十五章)。

他克莫司

他克莫司(tacrolimus,FK-506)口服吸收快,生物利用度约25%,体内分布广,经肝代谢,$t_{1/2}$为7小时。作用与环孢素相似但更强。用于肝、肾移植后的排斥反应,对自身免疫性疾病有一定的疗效,可用于风湿性关节炎、肾病综合征、1型糖尿病等的治疗,也可用于治疗系统性红斑狼疮。不良反应与环孢素相似,肾毒性及神经毒性不良反应发生率更高,而多毛症发病率较低;胃肠道反应及代谢异常均可发生。

硫唑嘌呤、甲氨蝶呤和巯嘌呤

硫唑嘌呤、甲氨蝶呤和巯嘌呤均通过干扰嘌呤代谢进而抑制DNA、RNA和蛋白质合成。对T淋巴细胞的抑制作用较明显,并可抑制T、B母细胞,故兼抑制细胞免疫和体液免疫作用,但不抑制巨噬细胞的功能。主要用于肾移植的排斥反应、类风湿关节炎和系统性红斑狼疮等自身免疫性疾病。

环磷酰胺、白消安和塞替派

环磷酰胺、白消安和塞替派均能选择性地杀伤增殖期淋巴细胞,并抑制其转化为淋巴母细胞。主要选择性抑制B淋巴细胞,大剂量也能抑制T淋巴细胞;对自然杀伤细胞也有抑制作用。主要用于类风湿关节炎、肾小球肾炎等自身免疫性疾病及器官移植后的排斥反应。

抗淋巴细胞球蛋白

抗淋巴细胞球蛋白(antilymphocyte globulin,ALG)属于强免疫抑制剂,是用人的淋巴细胞免疫马、兔等动物后,从动物血清中分离制成的抗人淋巴细胞的免疫球蛋白。主要作用于T细胞,对细胞免疫有较强的抑制作用。其特点是无骨髓毒性。主要用于防治器官移植的排斥反应,因变态反应发生率高,多在其他免疫抑制药无效时应用。

麦考酚吗乙酯

笔记

麦考酚吗乙酯(mycophenolatemofetil)可抑制T细胞和B细胞的增殖及抗体生成,抑制细胞毒性T

细胞的产生;能快速抑制单核细胞的增殖,减轻炎症反应;减少细胞黏附分子,抑制血管平滑肌的增生。主要用于肾移植和其他器官移植。主要不良反应为腹泻,减量或对症治疗可消除,无明显肝、肾毒性。

单克隆抗体

目前应用的单克隆抗体(monoclonal antibody)有巴利昔单抗、达珠单抗、单克隆抗体-CD3 等,是经过杂交技术制备的一类特殊抗体,作为一种新型免疫抑制剂已广泛应用于临床。主要用于防治肾移植后的急性排斥反应及防治同种骨髓移植时移植抗宿主效应,也可用于自身免疫性疾病的治疗。不良反应有寒战、高热、呼吸困难、呕吐等,偶可引起严重超敏反应。

案例导学

病人,男,25 岁。反复发作性水肿、蛋白尿 11 年,加重伴少尿 6 个月。病人自幼常患感冒、扁桃体炎,11 年前首次出现眼观血尿,颜面水肿,腰酸胀痛,诊断为急性肾炎,给予青霉素、泼尼松及利尿药等治疗。5 年前开始经常颜面及双下肢水肿,食欲明显下降,乏力,消瘦,面色蜡黄,下肢肌肉抽搐,尿量逐渐减至 40ml/d 左右,诊断为"尿毒症"。药物治疗效果差,行肾移植术。术后 1 周病人出现发热、尿量减少、高血压、移植肾区压痛、血肌酐升高。医生诊断为肾移植后排斥反应。

问题:

为防止此种情况再次发生,预防性应用环孢素是否正确?为什么?

第二节　免疫增强药

免疫增强药(immunopotentiating drugs)是指单独或与抗原同时使用时增强机体免疫应答反应的药物。临床主要用于免疫缺陷病、慢性感染及恶性肿瘤的辅助治疗。

卡　介　苗

卡介苗(bacillus calmette-guerin,BCG)是牛型结核分枝杆菌的减毒活菌苗,能刺激多种免疫活性细胞,增强机体的非特异性免疫功能;也能提高机体的体液免疫和细胞免疫水平,增强巨噬细胞的吞噬功能。除用于预防结核病外,还可用于肿瘤的辅助治疗,如白血病、黑色素瘤、肺癌等。近年来也用于膀胱癌术后灌洗,可预防肿瘤复发。

不良反应较多,可见注射部位红斑、硬结或溃疡;瘤内注射偶见过敏性休克;剂量过大可降低免疫功能。

干　扰　素

干扰素(interferon,IFN)除具有抗病毒、抑制肿瘤细胞增殖作用(已于前述)外,还具有免疫调节作用。其中致敏前或大剂量给药可抑制体液免疫和细胞免疫;相反,致敏后或小剂量给药可增强体液免疫和细胞免疫功能。主要用于免疫功能低下或免疫缺陷所致复发性或慢性感染;对成骨肉瘤病人疗效较好,也可辅助用于部分肿瘤化疗、放疗及手术后。不良反应较少,可有发热、流感样症状、皮疹、嗜睡等。剂量过大可致白细胞及血小板减少。

白细胞介素-2

白细胞介素-2(interleukin-2,IL-2)由 T 细胞和 NK 细胞产生,也称为 T 细胞生长因子(T cell growth factor,TCGF)。主要功能是促进辅助性 T 细胞(Th)、细胞毒性 T 细胞(Tc)、自然杀伤细胞(NK)及 B 细胞的活化与增殖;诱导 LAK(激活杀伤细胞)、肿瘤浸润淋巴细胞(TIL)的增生并增强其活性;诱导干

笔记

扰素产生。主要用于治疗黑色素瘤、肾细胞癌、霍奇金病等，可控制肿瘤发展，减小肿瘤体积及延长生存时间。尚可与抗艾滋病药合用治疗艾滋病。全身性不良反应有发热、寒战；胃肠道不良反应，如厌食、恶心、呕吐等；皮肤反应，如弥漫性红斑；此外，尚有心肺反应、肾脏反应、血液系统反应及神经系统症状等。

左旋咪唑

左旋咪唑（levamisole，LMS）是一种口服有效的免疫调节药。对免疫功能低下者，促进抗体生成，使低下的细胞免疫功能恢复正常，还能增强巨噬细胞的趋化和吞噬功能，但对正常人和动物几乎不影响抗体的产生。

主要用于免疫功能低下者恢复免疫功能，增强机体抗病能力；与抗肿瘤药合用治疗恶性肿瘤，可巩固疗效，减少复发或转移，延长缓解期；对多种自身免疫性疾病如类风湿关节炎、系统性红斑狼疮等可改善症状。

不良反应主要有恶心、呕吐、腹痛等，少见发热、头痛、乏力等，偶见肝功能异常、白细胞及血小板减少。

转移因子

转移因子（transfer factor，TF）是从健康人的白细胞提取的多核苷酸和低分子量肽类物质，无免疫原性。它可将供体的细胞免疫信息转移给受者的淋巴细胞，使之增殖、分化为致敏淋巴细胞，从而获得供体样的细胞免疫功能，但不转移体液免疫，作用较持久。主要用于先天性或获得性细胞免疫缺陷病的补充治疗，还可用于某些难以控制的病毒性或真菌性感染（如带状疱疹、乙型脑炎、白念珠菌感染等）以及恶性肿瘤的辅助治疗。不良反应较少。

胸腺素

胸腺素（thymosine，胸腺肽）可促进 T 细胞分化成熟，增强 T 细胞对抗原或其他刺激的反应，同时增强白细胞、红细胞的免疫功能，并调节机体的免疫平衡。主要用于胸腺依赖性免疫缺陷性疾病（包括艾滋病）、某些自身免疫性疾病、晚期肿瘤和病毒感染。常见不良反应为发热，少数出现过敏反应。

处方分析

病人，男，30 岁，因尿毒症进行了肾脏移植手术。为防止病人发生机体排斥反应，医生治疗方案如下，试分析是否合理，并说明为什么。

环孢素　口服一次 2g，一日 1 次，器官移植前 3 小时开始服用，连用 1 周后改用维持量每日一次，每次 1g。

硫唑嘌呤手术当天 350mg 口服，7 天内递减至 150mg，每日口服，长期维持。

甲基泼尼松龙 500mg，术前 3 天每日 1 次静脉滴注；3 天后泼尼松 30mg，每日口服；3 个月后，10mg，每日口服，持续 4 年以上。

本章小结

影响免疫功能的药物包括免疫抑制药和免疫增强药两种，主要用于变态反应、自身免疫性疾病、免疫缺陷病和免疫增殖病等。常用的免疫抑制药有环孢素、糖皮质激素、抗淋巴细胞球蛋白等，它们能非特异地抑制机体免疫功能，主要用于治疗自身免疫性疾病和器官移植后的排斥反应；免疫增强药包括卡介苗、干扰素、白细胞介素-2、左旋咪唑等，主要用于免疫缺陷病、恶性肿瘤、病毒感染等。

笔记

病例讨论

病人，女，17岁，全身不适、乏力、双膝关节肿痛2个月，近1个月逐渐出现面颊对称性红斑，暴露部位的皮肤对日光过敏，口腔溃疡反复发作。经检查，红细胞、白细胞、血小板数值均低于正常，狼疮细胞阳性，抗ds-DNA抗体阳性，抗SM抗体阳性，尿检有蛋白(+++)和红细胞，血尿素氮和肌酐增高。

4301

病例讨论

常用制剂和用法

环孢素　口服液：5g/50ml。一次15mg/kg，一日1次，器官移植前3小时开始服用，连用1～2周后减量5%，维持量为一日5～10mg/kg。注射剂：50mg/1ml、250mg/1ml。一日2～5mg/kg，用0.9%氯化钠或5%葡萄糖注射液1：(20～100)稀释后于2～6小时缓慢静滴或持续24小时连续静滴，病情稳定后改口服。

他克莫司　胶囊剂：0.5mg、1mg。注射剂：5mg/1ml。肝移植病人一日0.10～0.20mg/kg，分两次给药；肾移植病人一日0.15～0.30mg/kg，分两次给药。胶囊剂一天2次，于餐前1小时或餐后2～3小时服用。注射剂以5%葡萄糖或0.9%氯化钠注射液稀释后应用，稀释后溶液浓度为0.04～0.1mg/ml，一天总的静脉用量为20～250ml。注射用浓缩液未经稀释不能使用。静脉治疗时间不超过7天。

麦考酚吗乙酯　片剂：500mg。胶囊剂：250mg。抗移植排斥反应：开始剂量1.5g，一日2次，逐渐调整至一次0.75～1.0g，一日2次。

抗淋巴细胞球蛋白　兔抗淋巴细胞球蛋白一次0.5～1mg/kg，马抗淋巴细胞球蛋白一次4～20mg/kg，肌注，一日1次或隔日1次，14日为一疗程。

冻干卡介苗　注射剂：75mg/2ml。皮内注射：一次0.1ml，临用前用注射用水稀释成每毫升含0.5～0.75mg(苗体)；划痕：一次0.05ml，稀释成每毫升含22.5～75mg(苗体)。

左旋咪唑　片剂：25mg、50mg。抗肿瘤辅助用药：一次150mg，一周1次，连用3～6个月。自身免疫性疾病：一日150mg，一周2～3天。慢性及复发性感染：一日100～150mg，分次服，一周用药2天。

转移因子　注射剂：2ml。一次2ml，一周2次，皮下注射，1个月后改为一周1次。

胸腺素　注射剂：2mg、5mg、10mg。乙型肝炎：一次5～10mg，一日1次，肌注。急性重型肝炎：一次20～30mg，一日1次，静脉滴注，2～3个月一疗程。各种重型感染：一次5～10mg，一日1次，肌注。病毒感染：一次5～10mg，一日1次，肌注，2～3个月为一疗程。辅助放、化疗：一次20～40mg，一日1次，肌注，3～6个月为一疗程。

白介素-2　注射剂：10万U、20万U、40万U、100万U。一次50万～200万U，一日1次，静注，一周5次，连续用药2周。体腔给药，一周2次，一次50万～200万U。

干扰素　注射剂：100万U、300万U。一次100万～300万U，一日1次，肌注，5～10日为一疗程，疗程间隔2～3日或每周肌注1～2次。

(张　莹)

4302

扫一扫，测一测

笔记

思考题

1. 临床常用免疫抑制剂有哪些？
2. 长期应用免疫抑制剂可带来哪些严重不良反应？
3. 干扰素除具有免疫增强作用外，还能用于哪些疾病的治疗？

第四十四章 解毒药

44章课件

学习目标

1. 掌握：有机磷酸酯类中毒解毒药阿托品、氯解磷定的作用和临床应用。
2. 熟悉：金属、类金属中毒解毒药的作用和临床应用。
3. 了解：氰化物中毒解毒药、蛇毒中毒解毒药及灭鼠药中毒解毒药的临床应用。
4. 具有根据中毒类型的不同，选择相应的急救处理方法和解毒剂进行解救的能力，会分析解毒药常用配伍用药的合理性。
5. 能与病人及家属进行沟通，开展用药咨询服务，能正确指导病人合理用药。

解毒药(antidotes)是指能直接对抗毒物或解除毒物所致毒性反应的一类药物。急性中毒的处理原则是排除毒物、给予特效解毒药和进行对症治疗。特效解毒药是一类具有高度专一性解除毒物对人体损害的药物，在中毒的抢救中占重要地位。

第一节 有机磷酸酯类中毒及解毒药

有机磷酸酯类(organophosphates)主要用作农业和环境卫生杀虫剂，如对硫磷、内吸磷、甲拌磷、马拉硫磷、乐果、敌敌畏、敌百虫等，有些则用作战争毒气，如沙林、塔崩、梭曼等。有机磷对人、畜均有剧烈毒性，极易引起中毒。

一、有机磷中毒机制及中毒表现

（一）有机磷中毒机制

有机磷酸酯类脂溶性较高，可经过消化道、呼吸道、皮肤及黏膜等多种途径吸收，与突触间隙胆碱酯酶牢固结合，形成难以水解的磷酰化胆碱酯酶，导致乙酰胆碱不能被水解而堆积，激动胆碱受体，引起一系列胆碱能神经系统功能亢进的中毒症状。若不及时使用胆碱酯酶复活药，磷酰化胆碱酯酶则不容易被解离，胆碱酯酶难以复活，形成酶的"老化"现象，此时即使再用胆碱酯酶复活药也不能使胆碱酯酶恢复活性，需等待新生的胆碱酯酶出现，才能恢复水解乙酰胆碱的能力。

（二）有机磷中毒表现

1. 急性中毒 轻度中毒以M样症状为主，中度中毒同时出现明显的M样及N样症状，重度中毒时除M样和N样症状加重外，还有明显的中枢症状。致死的原因主要为呼吸衰竭及继发性心血管功能障碍。

(1) M样症状：表现为恶心、呕吐、腹痛、腹泻、大小便失禁、瞳孔缩小、视物模糊、心动过缓、血压下降、出汗、流涕、呼吸道分泌物增加、肺部湿啰音、胸闷、呼吸困难、发绀等。

笔记

（2）N 样症状：激动 N_2 受体引起肌肉震颤、抽搐，严重者导致呼吸肌麻痹；激动 N_1 受体引起心动过速、血压升高。

（3）中枢症状：表现为先兴奋、不安，继而出现惊厥，后可转为抑制出现意识模糊、共济失调、谵语、昏迷、血压下降、呼吸抑制等。

2. 慢性中毒 多发生在长期从事有机磷酸酯类农药生产的工人或长期密切接触有机磷酸酯类的人员中。突出表现是血浆胆碱酯酶活性持续下降，但临床症状不明显。主要症状有头痛、头晕、视物模糊、记忆力减退、思想不集中、多汗、失眠、乏力等，偶见肌束颤动和瞳孔缩小等。主要采取对症治疗和预防措施，如避免与有机磷类长期接触、加强劳动防护等。

3. 迟发性神经损害 部分急性有机磷中毒病人症状消失后数周乃至月余，由于神经轴突的脱髓鞘变性，可出现进行性上肢或下肢麻痹，产生机制未明，目前认为可能与胆碱酯酶抑制作用无直接联系。

知识拓展

急性中毒的一般救治原则

1. 催吐 口服毒物且神志清醒的病人，可用压舌板的方法刺激咽后壁催吐，亦可采用药物催吐，如皮下注射阿扑吗啡。

2. 洗胃 对口服毒物病人用于减少毒物的吸收；针对不同的毒物选用不同的洗胃液。

3. 导泻和灌肠 加速排出肠道内毒物。常用的导泻药有硫酸镁、山梨醇；常用的灌肠液为1%微温肥皂水，可加入药用碳。

4. 加速毒物排泄 可静滴5% ~10%的葡萄糖注射液，以降低体内毒物浓度，加速肾脏排毒。

5. 对症治疗 保持病人体温，必要时给予吸氧；根据不同症状给予支持治疗，维持生命体征。

6. 及时应用特效解毒药。

二、常用解毒药

（一）M 受体阻断药

阿 托 品

【作用】 阿托品（atropine）可阻断 M 受体，使乙酰胆碱不能与 M 受体结合，导致瞳孔括约肌和睫状肌松弛、腺体分泌减少、呼吸道及胃肠道平滑肌舒张、心脏兴奋性增强等，从而迅速解除 M 样症状；同时又能通过血脑屏障进入脑内，消除部分中枢症状；对呼吸中枢的兴奋作用，还可以对抗有机磷中毒引起的呼吸中枢抑制。

【临床应用】 有机磷中毒者，阿托品的用量常不受药典规定极量的限制，使用量视中毒程度而定。使用原则为及早、足量、反复给药，直至阿托品化，然后改用维持量。阿托品化的指征为：瞳孔较前扩大、颜面潮红、腺体分泌减少、肺部湿啰音显著减少或消失、有轻度躁动不安等。但阿托品不能阻断 N_2 受体，对肌束颤动无效，也不能使胆碱酯酶复活，故对中度和重度中毒者必须与胆碱酯酶复活药合用。

其他 M 受体阻断药如东莨菪碱、山莨菪碱等也能对抗有机磷中毒引起的 M 样症状。

（二）胆碱酯酶复活药

氯 解 磷 定

氯解磷定（pralidoxime chloride，PAM-CL，氯磷定）溶解度大，溶液稳定，可静脉注射或肌内注射给药。$t_{1/2}$<1 小时，临床需多次重复给药。

【作用】 氯解磷定进入机体后，既可与磷酰化胆碱酯酶中的磷酰基结合而使胆碱酯酶游离，恢复水解乙酰胆碱的活性；又可直接与游离的有机磷酸酯类结合，形成无毒的磷酰化氯解磷定，由肾排出，

笔记

阻止毒物继续抑制胆碱酯酶活性。

【临床应用】 用于各种急性有机磷酸酯类中毒，能迅速解除N样症状，消除肌束颤动，但对M样症状效果差，故应与阿托品同时应用。氯解磷定应尽早给药，首剂足量，重复应用，疗程延长至各种中毒症状消失、病情稳定48小时后停药。

【不良反应】 肌内注射时局部有轻微疼痛；静脉注射过快可出现头痛、乏力、眩晕、视物模糊、恶心及心动过速等；剂量过大可抑制胆碱酯酶，引起神经-肌肉传导阻滞，甚至导致呼吸抑制。

碘解磷定

碘解磷定(pralidoxime iodide，PAM，派姆)作用和临床应用与氯解磷定相似，但作用弱，不良反应多，在体内迅速分解而维持时间短，有时根据病情需要需反复静脉注射给药，不宜静脉滴注(尤其是首次给药)。

视频：急性有机磷农药中毒与解救

案例导学

病人，男，36岁。1小时前服用敌敌畏200ml，之后呕吐1次。查体：血压130/70mmHg，脉搏60次/分，流涕，口吐白沫，对光反应迟钝，双肺可闻及湿啰音，心律齐，无杂音，全身皮肤潮湿。初步诊断：急性有机磷中毒。处置：洗胃，急查血常规、血清胆碱酯酶活性、电解质等相关检查项目。医嘱：阿托品注射液一次2mg，静注，直至阿托品化，之后使用维持量；氯解磷定一次1000mg，肌注，每30分钟1次，连用4次，之后每2小时肌注1次，并根据胆碱酯酶活性调整用量。

问题：

1. 有机磷中毒的症状有哪些？
2. 何为阿托品化？为什么要达到阿托品化？
3. 在有机磷农药中毒的解救中为何选用阿托品和氯解磷定合用？

第二节 重金属和类金属中毒及解毒药

一、重金属和类金属中毒机制

金属和类金属如铜、铅、锑、汞、铬、银、砷、锑、铋、磷等中的金属离子能与机体细胞的某些活性基团相结合，导致某些生物活性物质功能障碍，引起人体中毒。

常用的解毒药大多是络合剂，与金属离子络合成为可溶、无毒或低毒的化合物经尿排出，与金属络合后不易解离者，其解毒效果更好。

知识拓展

常见含重金属的药品和食品

1. 中药 中药朱砂含汞，雄黄含砷，长期大量使用上述两种中草药，可导致汞、砷等重金属在人体内蓄积，造成严重的肝肾功能损害。

2. 海鲜 长期使用被污染的贝类和海鱼，会导致汞、砷等重金属物质在体内蓄积而危害健康。

3. 含铅松花蛋 含铅松花蛋是将生石灰、纯碱、茶叶、食盐、氧化铅等原料加水混合后腌制而成的，长期大量食用易引起铅化物中毒。

4. 动物内脏 动物在饲养的过程中摄入含有重金属的饲料，导致重金属等物质如镉、铅等在动物的内脏沉积，长期食用对人体有害。

二、常用解毒药

二巯丁二钠

二巯丁二钠(sodium dimercaptosuccinate,二巯琥钠)是我国原创的解毒药,水溶液不稳定,必须新鲜配制。注射给药,血药浓度很快达峰值,并迅速由血液转移,由肾排泄,无蓄积作用。

【作用】 本药化学结构中含有两个活泼的巯基,与金属离子有较强的亲和力,能结合成不易解离的无毒性的环状化合物,由尿排出,从而阻止含巯基的酶与金属离子结合,避免这些酶的活性被抑制;及早用药,还能与巯基酶上的金属离子竞争性结合,使巯基酶恢复活性。因该药与金属离子结合后,仍有部分解离,故应强调早期用药、重复用药。

【临床应用】 主要用于酒石酸锑钾中毒,效果明显;对汞、砷、铅中毒也有明显的解毒和促排作用;对铜、钴、镍等中毒也有疗效;还可用于肝豆状核变性疾病。

【不良反应】 毒性较小。注射后可有口臭、头痛、头晕、恶心、全身乏力及四肢酸痛,减慢注射速度,症状会减轻。偶见过敏反应。

二巯丙磺钠

二巯丙磺钠(sodium 2,3-dimercaptopropane sulfonate)作用机制与二巯丁二钠相似。为治疗汞、砷中毒的首选药;对铬、铋、铅、铜及锑中毒有一定疗效;也可作为灭鼠药毒鼠强中毒及农药杀虫双、杀虫单中毒的特效解毒药。常用量肌内注射无明显不良反应。静脉注射过快,可引起恶心、头晕、口唇发麻、面色苍白及心悸等,少数人可发生过敏反应,甚至过敏性休克。

依地酸钙钠

依地酸钙钠(calcium disodium edetate)又名解铅乐,解救铅中毒效果最好。能与多种金属离子(铅、锰、铜等)和放射性物质(钇、镭、钚等)络合形成可溶性络合物,使金属离子失去毒性作用,迅速由尿中排出。主要用于急、慢性铅中毒,也可用于铜、锰、铬、镉等中毒和放射性物质的中毒。不良反应少,部分病人可出现短暂的头晕、恶心、关节酸痛、乏力等反应。大剂量对肾有损害,用药期间应常规查尿,如有血尿或管型尿,应及时停药。肾病病人禁用。

青 霉 胺

青霉胺(penicillamine)为青霉素的代谢产物,是含有巯基的氨基酸。可与铜、汞、铅等金属络合,对铜中毒疗效较好,亦可作为肝豆状核变性病的首选药。本品毒性小,但与青霉素有交叉过敏反应,故用前必须做青霉素皮肤过敏试验,对青霉素过敏者禁用。

知识拓展

肝豆状核变性

肝豆状核变性病是一种常染色体隐性遗传性铜代谢障碍性疾病。因铜在体内蓄积致病。本病通常发生于儿童期或青少年期,起病缓慢,少数由于外伤、感染等原因呈急性发病,最终都会出现肝脏及神经损害症状。

1. 肝脏症状　肝脏是本病首先受累部位,约80%的病人发生肝脏症状,多表现非特异性慢性肝病综合征,如倦怠、无力、食欲不振、肝区疼痛、肝肿大或缩小、脾肿大及脾功能亢进、黄疸、腹水、蜘蛛痣、食管静脉曲张破裂出血及肝性脑病等。

2. 神经系统表现主要是锥体外系症状　①震颤是常见首发症状,自一侧手部开始,先为细小震颤,逐渐变为粗大震颤;②构音障碍,表现为讲话声音低沉、含糊或嘶哑,严重时发不出声来;③肌张力障碍,累及面部及口腔肌肉时出现“面具脸”、苦笑貌等,累及肢体和躯干出现肢体僵硬、变换姿势困难等,严重者会出现类似帕金森病慌张步态、肢体舞蹈样动作、手足徐动等。

笔记

去 铁 胺

去铁胺(deferoxamine)是铁中毒的特效解毒药,可与组织中的铁络合成无毒物后从尿中排出。主要用于铁中毒,口服吸收差,必须肌注或静注。该药注射过快,可引起面部潮红、低血压等,注射局部可出现疼痛。

第三节 氰化物中毒及解毒药

一、氰化物中毒及解毒机制

氰化物是作用迅速的剧毒物质。常见的氰化物有氢氰酸、氰化钾和氰化钠。桃仁、苦杏仁、枇杷核仁、梅及樱桃核仁、木薯、高粱秆中均含有氰苷,水解后产生氢氰酸,人、畜误食也可致中毒。此外,硝普钠过量也可引起氰化物中毒。其中毒机制是氰化物进入体内释放出氰离子(CN^-),与机体内细胞色素氧化酶结合形成氰化细胞色素氧化酶,使该酶失去传递电子的能力,使呼吸链中断,引起细胞内窒息出现中毒症状,严重者迅速死亡。

氰化物中毒的解救必须联合应用高铁血红蛋白形成剂和供硫剂。立即给予高铁血红蛋白形成剂,迅速将体内部分血红蛋白氧化形成高铁血红蛋白,后者可与游离的氰离子结合或夺取已与细胞色素氧化酶结合的氰离子,形成氰化高铁血红蛋白,使细胞色素氧化酶复活;同时给予供硫剂硫代硫酸钠,与体内游离的或已结合的氰离子相结合,形成稳定性强、无毒的硫氰酸盐,经尿排出,达到彻底解毒的目的。

4402

视频:氰化物中毒机制及药物解毒机制

二、常用解毒药

(一)高铁血红蛋白形成剂

亚 硝 酸 钠

亚硝酸钠(sodium nitrite)在体内能使血红蛋白氧化为高铁血红蛋白,后者与CN^-结合力强,故可有效地解救氰化物中毒。大剂量可引起高铁血红蛋白血症,如发绀、眩晕、头痛、呼吸困难;静注速度过快或过量中毒可引起血压骤降、晕厥、循环衰竭,甚至死亡。孕妇禁用。

亚 甲 蓝

亚甲蓝(methylthioniniumchloride,美蓝)为氧化还原剂,对血红蛋白有双重作用,随其在体内浓度不同而异。低浓度时,可在还原型脱氢酶辅酶Ⅰ的作用下转变为还原型亚甲蓝,后者能将高铁血红蛋白还原成血红蛋白,自身又氧化成氧化型亚甲蓝。可用于伯氨喹、亚硝酸盐、苯胺及硝酸甘油等引起的高铁血红蛋白血症。高浓度时,能直接将血红蛋白氧化成高铁血红蛋白,可用于氰化物中毒,但其作用不如亚硝酸钠强。

静注剂量过大时,可引起恶心、腹痛、出汗、眩晕、头痛等。禁用皮下和肌内注射,以免引起组织坏死。

4-二甲氨基酚

4-二甲氨基酚(4-DMAP)为一种新型的高铁血红蛋白成型剂,其优点为具有迅速形成血红蛋白的能力,抗氰效果优于亚硝酸钠,可以肌注,口服及静脉注射,不良反应轻。

(二)供硫剂

硫代硫酸钠

硫代硫酸钠(sodium thiosulfate)具有活泼的硫原子,在转硫酶的作用下可与游离的及结合的CN^-结合,解救氰化物中毒。与亚硝酸钠合用可显著提高疗效,但应注意不宜混合注射,以免血压过度下

笔记

降。此外,硫代硫酸钠还是钡盐中毒的特效解毒药。偶见头晕、乏力、恶心、呕吐等不良反应。

第四节 灭鼠药中毒及解毒药

灭鼠药的种类很多,发生中毒后首先要确认中毒鼠药的种类,然后应用解毒药物对症治疗。

一、抗凝血类灭鼠药中毒及解毒药

抗凝血类灭鼠药常用的有敌鼠钠、杀鼠灵、鼠得克、大隆(又名杀鼠隆)等,其毒理主要是破坏机体凝血功能及损伤小血管,引起出血等。人误服后,中毒症状多缓慢出现,一般在食后第 3 日(数小时乃至 20 日)开始出现恶心、呕吐、食欲减退及精神不振,其后可发生鼻出血、牙龈出血、皮肤紫癜、咯血、便血、尿血等,并可伴有关节痛、腹痛及低热等。严重者发生休克。病人可有贫血、出凝血时间及凝血酶原时间延长。特效解毒药是维生素 K_1。

维生素 K_1

维生素 K_1(vitamine K_1)与抗凝血类灭鼠药化学结构相似,可对抗并解除这类药物对凝血酶原活性的抑制,使凝血过程正常。可同时给予足量维生素 C 及糖皮质激素辅助治疗。

二、磷毒鼠药中毒及解毒药

磷毒鼠药包括磷化锌和毒鼠磷。

(一)磷化锌中毒及解救

磷化锌作用于神经系统,轻度中毒时有头痛、头晕、乏力、恶心、呕吐、腹痛及腹泻等消化道症状及胸闷、咳嗽、心动过缓等。中度中毒时,除上述症状外可有意识障碍、抽搐、呼吸困难、轻度心肌损害、心电图 ST 段降低、T 波低平、传导阻滞。重度中毒时,尚有昏迷、惊厥、肺水肿、呼吸衰竭、明显的心肌损害及肝损害等。

磷化锌口服中毒者应立即催吐、洗胃。洗胃用 0.5% 硫酸铜溶液,每次 200~500ml 口服,使磷转变为无毒的磷化铜沉淀,直至洗出液无磷臭味为止。再用 0.3% 过氧化氢溶液或 0.05% 高锰酸钾溶液持续洗胃,直至洗出液澄清为止。然后口服硫酸钠 15~30g 导泻。禁用油类泻药。禁食鸡蛋、牛奶、动植物油类,因磷能溶于脂肪中而吸收。呼吸困难、休克、急性肾衰竭及肺水肿时,应及时对症治疗。

(二)毒鼠磷中毒及解救

毒鼠磷的毒理主要是抑制胆碱酯酶活性,使突触处乙酰胆碱过量积聚,出现一系列胆碱能神经系统功能亢进的中毒症状,如平滑肌兴奋、腺体分泌增加、瞳孔缩小、骨骼肌兴奋等。

毒鼠磷是有机磷化合物,其中毒症状主要由于抑制胆碱酯酶所致,故解救基本上与有机磷酸酯类农药中毒相同,主要应用阿托品及胆碱酯酶复活药如氯解磷定等解救。

三、有机氟灭鼠药中毒及解毒药

有机氟灭鼠药包括氟乙酸钠、氟乙酰胺、甘氟等。中毒后主要表现为中枢神经系统及心脏受累。由于毒性强,无特效解毒剂,很容易引起人、畜中毒死亡,国家已明令禁用。中毒解救药主要用乙酰胺(acetamide,解氟灵),该药对氟乙酰胺、甘氟中毒的救治效果较好,能延长氟乙酰胺中毒的潜伏期,解除氟乙酰胺中毒症状,从而挽救病人的生命。

第五节 蛇毒中毒及解毒药

蛇毒是毒蛇所分泌的有毒物质,主要有神经毒、血液毒、混合毒。神经毒致伤可出现呼吸困难、声嘶、失语、眼睑下垂及复视,最后可出现呼吸困难、血压下降及休克,致使机体缺氧、发绀、全身瘫痪,如抢救不及时则出现呼吸及循环衰竭,病人可迅速死亡。血液毒致伤时全身广泛性出血,最终导致出血性休克。混合毒致伤时兼有神经毒和血液毒的症状。被毒蛇咬伤必须及时治疗,除进行一般处理外,

笔记

还要用抗蛇毒药进行治疗。抗蛇毒药包括抗蛇毒血清及由中草药配制而成的抗蛇毒药两类，常用药物及临床应用见表44-1。

表44-1 常用抗蛇毒药及临床应用

药物	临床应用
精制抗五步蛇毒血清	主要用于五步蛇咬伤
精制抗眼镜蛇毒血清	主要用于眼镜蛇咬伤
精制抗蝮蛇毒血清	主要用于蝮蛇咬伤
精制抗银环蛇毒血清	主要用于银环蛇咬伤
多价抗蛇毒血清	用于蛇种不明的毒蛇咬伤
南通蛇药	用于各种毒蛇、毒虫咬伤
群生蛇药	用于蝮蛇、五步蛇、眼镜蛇等咬伤
群用蛇药	主要用于治疗眼镜蛇咬伤效果较好，对银环蛇、蝮蛇、五步蛇、竹叶青蛇等咬伤亦有效
上海蛇药	用于治疗蝮蛇、竹叶青蛇、眼镜蛇、银环蛇、尖吻蛇等咬伤

4403

视频：解毒药思维导图

本章小结

本章药物为常用解毒药。有机磷酸酯类属于难逆性胆碱酯酶抑制药，常用阿托品和胆碱酯酶复活药解救。重金属和类金属中毒常用的解毒药大多是络合剂，如二巯丁二钠等。氰化物中毒的解救必须联合应用高铁血红蛋白形成剂和供硫剂。灭鼠药中毒的解救因种类不同而不同。蛇毒中毒解毒药有抗蛇毒血清及由中草药配制而成的抗蛇毒药两类。

病例讨论

病人，女，29岁，自服农药1小时，既往身体健康。1小时前因与家人不和，自服农药50ml，5min后病人腹痛、恶心、呕吐，吐出物有大蒜味，逐渐神志不清，大小便失禁，汗多。查体：体温36.5℃，脉搏50次/min，血压110/80mmHg，平卧位，神志不清，呼之不应，压眶有反应，皮肤湿冷，肌肉颤动，瞳孔针尖样，对光反射弱，口腔白色泡沫样分泌物，有大蒜味，两肺较多哮鸣音和湿啰音，心率50次/min，病理反射阴性。

4404

病例讨论

常用制剂和用法

阿托品　注射剂：0.5mg/1ml、1mg/1ml、5mg/1ml。轻度中毒：每1～2小时用1～2mg，阿托品化后每4～6小时用0.5mg，皮下注射。中度中毒：每15～30分钟用2～4mg，阿托品化后每4～6小时0.5～1mg，肌注或静注。重度中毒：每10～30分钟用5～10mg，阿托品化后每2～4小时用0.5～1mg，静注。

碘解磷定　注射剂：0.5g/20ml、0.4g/10ml。轻度中毒：一次0.5g，缓慢静注。中度中毒：首次0.8～1g，缓慢静注，以后每2小时重复注射0.5～0.8g，或每小时静滴0.4g，共用4～6小时。重度中毒：一次1～1.2g静注，30分钟后如效果不明显，再重复注射一次，以后每小时静滴0.4g，好转后逐渐停药。

氯解磷定　注射剂：0.25g/2ml、0.5g/2ml。轻度中毒：一次0.25～0.5g，肌注，必要时2小时后重复注射1次。中度中毒：首次0.5～0.75g，肌注或静注，必要时2小时重复肌注0.5g。重度中毒：首次1g，静注，30～60分钟后如效果不明显可重复注射0.75～1g，以后每小时静滴0.25～0.5g，好转后减量或停药。

二巯丁二钠　注射剂：0.5g、1g。一次1g，用注射用水溶解后，立即静注。视病情需要可重复注射。

笔记

青霉胺 片剂:0.1g。一日0.5~1.5g,分3~4次。

依地酸钙钠 注射剂:1g/5ml,片剂:0.5g。治疗铅中毒:一日0.5~1g,静注、静滴或肌注,连用3~4日,再停用3~4日,为一疗程。一般可用3~5个疗程。

亚硝酸钠 注射剂:0.3g/10ml。一次0.3g,缓慢静注。

亚甲蓝 注射剂:20mg/2ml、50mg/5ml、100mg/10ml。治疗高铁血红蛋白血症:一次1~2mg/kg,静注。治疗氰化物中毒,一次10~20mg/kg,静注。

4-二甲氨基酚 注射剂:0.2g/2ml,肌内注射。

硫代硫酸钠 注射剂:0.5g/10ml、1g/20ml。氰化物中毒:一次12.5~25g,静注。其他中毒:一次0.5~1g,一日1次,静注。安妥中毒:10%硫代硫酸钠5ml静注,中毒严重时给予吸氧、咖啡因皮下注射。普罗米特中毒:50%硫代硫酸钠20ml静注。

(于 森)

4405

扫一扫,测一测

思考题

1. 简述阿托品在解救有机磷中毒病人中的作用、应用原则以及阿托品化的指征。
2. 简述氰化物中毒的机制及药物解救机制。

笔记

第四十五章 盐类及酸碱平衡调节药

45章课件

学习目标

1. 熟悉:氯化钠、氯化钾、钙盐、碳酸氢钠、乳酸钠、氨丁三醇的作用、临床应用和不良反应。
2. 了解:复方盐类及酸碱平衡调节药的组成及临床应用。
3. 具有根据适应证合理选择药物、防治不良反应的能力。

第一节 盐　　类

一、钠盐

氯　化　钠

【作用】 细胞外液中 Na^+ 占阳离子含量的 90% 左右,是维持细胞外液容量和渗透压的主要因素。Na^+ 浓度也是维持细胞兴奋性、神经肌肉应激性的必要条件,此外,Na^+ 还以 $NaHCO_3$ 形式构成体液缓冲系统,对调节体液的酸碱平衡具有重要作用。正常血清钠浓度一般维持在 135 ~ 145mmol/L。

【临床应用】

1. 低钠综合征　氯化钠(sodium chloride)可用于体内大量失钠,如出汗过多、剧烈吐泻、大面积烧伤、大量失血、强效利尿药的作用以及肾上腺皮质功能不全等均可引起低钠综合征,表现为全身虚弱、表情淡漠、头痛、肠绞痛、手足痉挛、循环障碍、昏迷甚至死亡。氯化钠等钠盐制剂可补充血容量和 Na^+,用于各种缺钠性脱水症。对于缺钠严重而渗透压明显降低者,适当给予高渗(3% ~5%)氯化钠溶液,可补充细胞外液容量并提高细胞内液的渗透压。

2. 外用冲洗液　0.9% 氯化钠溶液的渗透压与哺乳类动物的体液渗透压相同,属于等渗溶液,无刺激性。可外用于眼、鼻、手术野及伤口的冲洗。

3. 其他　可用于频繁呕吐、严重腹泻或服用利尿剂后大量排尿的病人;还可作注射用药的溶剂或稀释剂。

【不良反应和注意事项】 过量输入可导致高钠血症,引起组织水肿,故高血压及心、肾功能不全者应慎用,肺水肿者禁用,已有酸中毒倾向的病人,大量应用可引起高氯性酸中毒,应予注意,不宜使用本品。

笔记

案例导学

病人，男，33 岁。因高热 2 天未能进食，自述口渴、口干、全身虚弱、尿少色黄。查体：口舌干燥，皮肤弹性差，眼窝凹陷。实验室检查：尿比重 1.0377，血清钠浓度为 159mmol/L。诊断为中度高渗性脱水。

问题：

该病人应该选用何药？以何浓度补液？为什么？

二、钾盐

氯　化　钾

【作用】 钾是细胞内最重要的阳离子，是维持细胞内渗透压的重要成分；与细胞外氢离子交换，参与酸碱平衡的调节；是维持神经肌肉和心肌正常功能的必需物质。血浆中钾离子浓度为 3.5 ~ 5.5mmol/L，当体内缺钾时可产生低钾血症，细胞内 K^+ 外移而细胞外 H^+、Na^+ 内移，引起细胞内酸中毒；另外，低血钾还会导致心肌兴奋性升高。

【临床应用】 氯化钾(potassium chloride)主要用于防治严重呕吐、腹泻、不能进食、长期应用排钾利尿药或肾上腺皮质激素等所引起的低钾血症；也可用于强心苷中毒引起的阵发性心动过速、频发室性期前收缩等心律失常，有传导阻滞者禁用钾盐。

【不良反应和注意事项】

1. 胃肠反应　本品有强烈刺激性，口服可引起恶心、呕吐、腹痛，甚至可引起胃肠溃疡、坏死等并发症，宜采用本品的 10% 水溶液稀释于饮料中在餐后服用。

2. 抑制心脏　诱发或加重房室传导阻滞，甚至心搏骤停。故禁止静脉注射。静脉滴注时，浓度不宜超过 0.2% ~0.4%，一般滴速不超过 1g/h。

3. 局部组织坏死　静脉滴注时漏于皮下可致局部组织坏死。

4. 禁忌证　肾衰竭、尿少或尿闭、高钾血症、房室传导阻滞者及对钾离子过敏的病人禁用。

4501

视频：低钾血症与治疗

三、钙盐

临床常用的钙剂有氯化钙(calcium chloride)、葡萄糖酸钙(calcium gluconate)和乳酸钙(calcium lactate)等。氯化钙的用药方式以静脉注射为主，乳酸钙主要是口服给药，葡萄糖酸钙比氯化钙刺激性小、安全性好，既可以静脉注射给药，也可以口服。

【作用和临床应用】

1. 降低毛细血管的通透性，增加毛细血管的致密度，减少渗出，发挥抗炎、抗过敏作用　可用于荨麻疹、血管神经性水肿、血清病、接触性皮炎和湿疹等，一般采用静脉给药。

2. 促进骨骼和牙齿的发育　钙是构成骨骼和牙齿的主要成分。体内缺钙可引起佝偻病或软骨病，补充钙盐可防治。维生素 D 可增加钙的吸收、促进骨骼的正常钙化，故口服钙剂常同时配伍使用维生素 D。

3. 维持神经肌肉的正常兴奋性　正常人血清钙含量为 90 ~ 110mg/L，当血清钙含量低于 60 ~ 70mg/L 时，神经肌肉的兴奋性升高，出现手足搐搦症，婴幼儿可见喉痉挛或惊厥。此时应静注钙剂以迅速缓解症状，待症状减轻或惊厥控制后可采用口服给药。

4. 拮抗镁离子的作用　由于钙与镁的化学性质相似，可以相互竞争同一结合部位而产生对抗作用，故注射硫酸镁过量引起中毒时，可静注氯化钙或葡萄糖酸钙解救。

5. 其他　钙是凝血因子Ⅳ，参与凝血过程；可对抗氨基糖苷类抗生素引起的呼吸肌麻痹。

4502

视频：维生素 D 缺乏性佝偻病

【不良反应】 静脉注射有全身发热感，注射过快可引起心律失常甚至心搏骤停，故应缓慢静脉注射(每分钟不超过 2ml)；本类药物有强烈刺激性，不可作皮下或肌内注射，并避免漏出血管外而引起剧痛及组织坏死。

笔记

第二节　调节酸碱平衡药

一、纠正酸中毒药

碳 酸 氢 钠

碳酸氢钠(sodium bicarbonate)为弱碱性物质，口服或静脉注射均可。

【作用和临床应用】

1. 纠正代谢性酸中毒　解离的 HCO_3^- 与 H^+ 结合，使体内 H^+ 浓度降低。是治疗代谢性酸中毒的首选药。

2. 碱化尿液　碳酸氢钠经肾排泄时使尿液碱化。可用于巴比妥类等药物过量中毒时加速从尿排出、防止磺胺类药物在肾小管析出结晶损害肾脏、增强氨基糖苷类抗生素治疗泌尿道感染的疗效。

3. 降低血钾　碳酸氢钠可升高血液的 pH，促进 K^+ 由细胞外进入细胞内，从而使血钾降低。用于心脏复苏纠正缺氧性酸中毒时所造成的高钾血症，缓解 K^+ 对心脏的抑制，使心肌收缩性及应激性增高。

4. 治疗消化性溃疡(见第二十六章作用于消化系统的药物)。

【不良反应和注意事项】 对组织有刺激性，注射时切勿漏出血管。过量可致代谢性碱中毒。还可加重钠水潴留和缺钾等。充血性心力衰竭、急慢性肾功能不全、低血钾或伴有 CO_2 潴留者慎用。

乳　酸　钠

乳酸钠(sodium lactate)进入体内后，其乳酸根在有氧条件下，在肝内氧化为碳酸氢根，增加碱储备，故可用于治疗代谢性酸中毒。因作用不及碳酸氢钠迅速和稳定，较少采用，但在高钾血症或普鲁卡因胺、奎尼丁等药物引起的心律失常伴有酸血症者，仍以乳酸钠治疗为宜。过量可引起碱血症，伴有休克、缺氧、肝及心功能不全、乳酸性酸中毒者禁用。

氨 丁 三 醇

氨丁三醇(trometamol)为不含钠的氨基缓冲剂，能摄取氢离子而纠正酸中毒。作用较强，并能透过细胞膜，可在细胞内、外同时纠正酸中毒。常用于急性代谢性及呼吸性酸中毒。不良反应较多而严重，可引起低血糖、低血压、低血钙、高血钾、呼吸抑制、恶心、呕吐等；注射时勿漏出血管，以免引起局部组织坏死。慢性呼吸性酸中毒者、慢性肾性酸中毒、肾功能不全及无尿者禁用。

二、纠正碱中毒药

氯　化　铵

【作用和临床应用】

1. 酸化体液　氯化铵(ammonium chloride)进入体内解离为 NH_4^+ 和 Cl^-，NH_4^+ 迅速经肝代谢形成尿素，而 Cl^- 在体内可置换 HCO_3^-，减少体内过量的碱储备。可用于纠正代谢性碱中毒。

2. 酸化尿液　Cl^- 经肾排出时，可使 HCO_3^- 重吸收增多，H^+ 排出增多，使尿液 pH 降低。可用于有机碱类药物(如氨茶碱)过量中毒。

3. 祛痰作用　口服可刺激胃黏膜，反射性增加呼吸道分泌而祛痰(见第二十七章作用于呼吸系统的药物)。

【不良反应】 可致恶心、呕吐、胃部不适等症状；过量应用可致高氯性酸中毒，并引起呼吸加强和血液 CO_2 张力的下降；静滴过快可引起惊厥和呼吸停止。消化道溃疡及严重肝、肾功能不全者禁用。

知识拓展

酸碱平衡紊乱

生理状态下,人体主要通过体液缓冲系统调节、肺调节、肾调节和离子交换调节四组缓冲对来维持及调节酸碱平衡。当机体内产生或丢失的酸碱过多而超过机体调节能力或机体对酸碱调节机制出现障碍时,就会导致酸碱平衡失调。尽管机体对酸碱负荷有很大的缓冲能力和有效的调节功能,但很多因素可以引起酸碱负荷过度或调节机制障碍,导致体液酸碱度稳定性破坏,这种稳定性破坏称为酸碱平衡紊乱。

酸碱平衡紊乱主要分为代谢性酸中毒、呼吸性酸中毒、代谢性碱中毒、呼吸性碱中毒和混合型酸碱平衡障碍五种类型。

4503

视频:盐类及酸碱平衡调节药思维导图

本章小结

本章药物属于补偿治疗药和调节酸碱平衡药。常用盐类为钠、钾、钙盐,主要是用于补充无机盐离子,当机体相应离子不足出现代谢紊乱时,应及时准确补给。调节酸碱平衡药物均属于弱碱性药或弱酸性药,主要作用是进入机体后通过升高或降低体液的 pH 以纠正酸碱失衡。

病例讨论

病人,男,29 岁,因四肢乏力 4 小时就诊。查体:双上肢肌力 3 级,双下肢肌力 2 级;急查血生化,提示血钾 2.45mmol/L。

4504

病例讨论

常用制剂和用法

氯化钠　注射剂:90mg/10ml、0.9g/100ml、2.25g/250ml、4.5g/500ml、9g/1000ml。剂量视病情而定,一般一日 500～1000ml,口服或静滴。

氯化钾　片剂:0.25g、0.5g。一次 1g,一日 3 次。注射剂:1g/10ml、1.5g/10ml。一次 1～1.5g,用 5%～10% 葡萄糖注射液 500ml 稀释后静滴。

氯化钙　注射剂:0.5g/10ml。一次 0.5g,一日 1 次,用 25% 葡萄糖注射液稀释后缓慢静注。

葡萄糖酸钙　片剂:0.5g。一次 0.5～2g,一日 3 次。注射剂:1.0g/10ml。一次 1.0g,一日 1 次,用 25% 葡萄糖注射液稀释后缓慢静注。

乳酸钙　片剂:0.3g,0.5g。一次 1～2g,一日 3 次。

碳酸氢钠　片剂:0.5g。一次 0.5～2g,一日 3 次。注射剂:0.5g/10ml、5g/100ml、12.5g/250ml。剂量视病情而定,静滴。常用量可用下列公式计算:所需 5% 碳酸氢钠毫升数=[正常 BE(mmol/L)-测定 BE(mmol/L)]×体重(kg)×0.4。式中正常 BE 一般以 3mmol/L 计。

乳酸钠　注射剂:224g/20ml、560g/50ml。剂量视病情而定,用前加 5% 或 10% 葡萄糖注射液 5 倍量稀释成等渗液,静滴。

氨丁三醇　注射剂:0.728g/10ml、1.456g/20ml、7.28g/100ml。剂量视病情而定,用前加 5% 或 10% 葡萄糖注射液 2 倍量稀释成等渗液,静滴。

(于　森)

4505

扫一扫,测一测

笔记

思考题

1. 低钾血症有什么症状？如何治疗？
2. 代谢性酸中毒要如何纠正，用药时需要注意什么？

第四十六章　消毒防腐药

46章课件

学习目标

1. 熟悉：常用消毒防腐药的作用特点、临床应用及注意事项。
2. 了解：常用消毒防腐药的配制方法及给药方法。
3. 能根据临床需要正确选择消毒防腐药。

第一节　概　　述

消毒防腐药包括消毒药和防腐药两类，其共同特点都是用化学的方法达到抑菌、杀菌或防腐的目的，主要用于皮肤、黏膜、分泌物、排泄物、物品及环境的消毒以及食品、药品、动植物标本的防腐等。消毒药是指能杀灭病原微生物的药物，防腐药是指能抑制病原微生物生长繁殖的药物。但两者之间没有严格的界限，低浓度的消毒药可起到防腐作用，而高浓度的防腐药又能发挥消毒效力。此外，本类药作用的发挥受药液浓度、酸碱度、环境介质以及药物相互作用等的影响，临床使用中应避免各种降低药物疗效因素的干扰。

4601

图片：消毒水平等级

第二节　常 用 药 物

一、酚类

酚类能使菌体蛋白质变性、凝固而呈抗菌作用，对细菌和真菌有效，对芽胞、病毒无效，有的药物能扩张血管，改善局部血液循环。常用酚类消毒防腐药见表46-1。

表46-1　常用酚类消毒防腐药

药名	临床应用	注意事项
苯酚	常用于消毒痰、脓、粪便和医疗器械。水溶液或软膏用于皮肤止痒；酚甘油溶液用于治疗中耳炎	高浓度对皮肤有腐蚀性，可引起新生儿黄疸
甲酚	煤酚皂溶液（又称来苏儿）由甲酚500ml，植物油300g，氢氧化钠43g配制而成。常用于手术部位、用具、绷带等的消毒	禁用于伤口、橡皮塑料织品以及厨房和餐具的消毒

二、醇类

醇类能使蛋白质变性、沉淀而产生抗菌作用，但对芽胞、病毒、真菌无效。常用醇类消毒防腐药见表46-2。

笔记

表 46-2　常用醇类消毒防腐药

药名	临床应用	注意事项
乙醇	75%浓度的乙醇溶液杀菌力最强，用于皮肤、体温计及手术器械消毒。50%浓度用于涂擦局部受压皮肤，防止压疮发生。20%～30%浓度用于物理降温	乙醇对皮肤有较强的刺激性。不宜用于破损伤口及黏膜的消毒
苯氧乙醇	对铜绿假单胞菌有强大杀灭作用，外用涂擦用于烧烫伤及其他皮肤铜绿假单胞菌感染	

案例导学

病人，女，78岁。6个月前因大雪出门滑倒致股骨颈骨折，复位手术后一直卧床休息治疗，为防止压疮，遵医嘱用50%乙醇局部按摩进行预防。

问题：

该处理方法是否正确？为什么？

三、醛类

醛类能与蛋白质的氨基酸结合而使蛋白质变性、沉淀，从而杀灭细菌、真菌、芽胞及病毒。其杀菌作用强大，但对皮肤、黏膜刺激性强，对人体毒性也大，主要用于房屋、器械消毒。常用醛类消毒防腐药见表 46-3。

表 46-3　常用醛类消毒防腐药

药名	临床应用	注意事项
甲醛	40%的甲醛水溶液为福尔马林。15ml加水20ml加热蒸发可消毒空气$1m^3$；可用于手术器械消毒，固定生物标本及保存疫苗；配成干髓剂，充填髓洞，使牙髓失活	挥发性强，对黏膜和呼吸道有强烈刺激
戊二醛	对多种细菌、结核分枝杆菌、真菌、乙肝病毒有杀灭作用。可用于口腔器械、内镜、温度计、橡胶、塑料制品及不能加热器械的消毒；10%溶液用于面部寻常疣及多汗症	有刺激性，不宜用于黏膜

四、酸类

酸类可解离出氢离子与菌体蛋白中的氨基结合，形成蛋白质盐类化合物，使蛋白质变性或沉淀而发挥抗菌作用。有些药物可改变细菌周围环境的酸碱度而影响细菌的生长繁殖。常用酸类消毒防腐药见表 46-4。

表 46-4　常用酸类消毒防腐药

药名	临床应用	注意事项
过氧乙酸	为酸性强氧化剂。对细菌、真菌及其芽胞、病毒有较强的杀灭作用。可用于家庭生活环境、手术器械的消毒	有强酸性，对皮肤、黏膜有刺激性。易挥发，需现用现配
硼酸	防腐作用弱，刺激性小。用于眼、口腔、膀胱、子宫等的冲洗；10%软膏用于湿疹及化脓性皮肤病的湿敷	婴儿应用含硼酸过多的扑粉，可通过皮肤吸收而中毒
乳酸	酸性防腐液，抑菌作用弱。用于空气消毒、食物防腐及治疗滴虫性阴道炎	高浓度对皮肤黏膜有刺激作用和腐蚀性
苯甲酸	食品和药物的防腐剂，有抗真菌作用，在酸性环境中抑菌作用更强。可用于食品和药物的防腐、皮肤浅部真菌感染如体癣、手足癣	局部外用有轻微刺激性

笔记

五、卤素类

本类药物可使菌体原浆蛋白活化基团卤化或氧化而发挥杀菌作用。常用卤素类消毒防腐药见表46-5。

表46-5　常用卤素类消毒防腐药

药名	临床应用	注意事项
聚维酮碘	又名碘伏，杀菌力强、作用持久、无刺激性、无致敏性、毒性低，为广谱杀菌剂，能杀死细菌、病毒、芽胞、真菌、原虫等，在酸性环境中更稳定，作用更强。常用于皮肤消毒、烫伤、化脓性皮肤炎症及真菌性皮炎、滴虫性阴道炎；餐具、食具的消毒	对碘过敏者慎用。皮肤烧伤面积大于20%者不宜用
碘酊	为含2%的碘和1.5%碘化钾的醇溶液，有强大的消毒杀菌作用。主要用于皮肤和手术野消毒，毛囊炎、甲癣、传染性软疣；另外牙龈感染和咽炎时涂擦局部	高浓度可刺激皮肤黏膜造成损伤，涂抹后应用乙醇脱碘，对碘过敏者禁用
次氯酸钠	强氧化剂，通过氧化作用破坏菌体细胞膜和酶系统，呈现杀菌作用，对细菌、病毒、芽胞等有强大的杀灭作用。常作为外用消毒剂的成分	高浓度时对组织有腐蚀、溶解作用
含氯石灰	又名漂白粉，为次氯酸钙、氯化钙、氢氧化钙混合物，有消毒杀菌作用。可用于饮水、用具消毒，厕所和浴室消毒，其乳状液或干粉可用于消毒病人的分泌物和排泄物	对皮肤有刺激性，应现用现配

知识拓展

84消毒液

84消毒液是北京第一传染病医院（现北京地坛医院）于1984年研制的一种消毒液，能迅速杀灭各类肝炎病毒。这是以次氯酸钠为主的无色或淡黄色高效液体消毒剂，主要成分为次氯酸钠（NaClO），有效氯含量5.5%～6.5%。广泛用于宾馆、旅游、医院、食品加工行业、家庭等卫生消毒。

六、氧化剂

本类药物遇有机物释放出新生态氧，使菌体内活性基团氧化而杀菌。常用氧化剂消毒防腐药见表46-6。

表46-6　常用氧化剂消毒防腐药

药名	临床应用	注意事项
高锰酸钾	强氧化剂，具有抑菌和杀菌作用，可用于水果、食物、食具消毒，冲洗溃疡或脓疡，处理蛇咬伤伤口，阴道冲洗，食物中毒时洗胃，湿敷治疗湿疹	溶液应现用现配，久置或加温可迅速失效

七、表面活性剂

本类药物常用者为阳离子表面活性剂，可降低表面张力，使油脂乳化和油污清除，所以又称清洁剂；而且能改变细菌胞质膜通透性，使菌体成分外渗而杀菌。其特点为抗菌谱广、显效快、刺激性小、性质稳定。其效力可被血浆、有机物、阴离子表面活性剂如肥皂、合成洗涤剂所降低。常用表面活性剂消毒防腐药见表46-7。

表46-7　常用表面活性剂消毒防腐药

药名	临床应用	注意事项
苯扎溴铵	即新洁尔灭，是快速杀菌剂。低浓度时即对各类细菌有杀菌作用，较高浓度对G^+菌敏感，对真菌和某些病毒有效，对芽胞、结核分枝杆菌及铜绿假单胞菌无效。用于皮肤黏膜、器械消毒；阴道、膀胱及尿道的灌洗	长期反复使用可引起过敏。禁止与普通肥皂配伍

笔记

续表

药名	临床应用	注意事项
氯己定	广谱杀菌剂，在中性及弱酸性环境中抗菌作用更强，细菌不易产生耐受性。可用于手术区皮肤消毒，滴耳、冲洗伤口，膀胱灌洗等	过敏反应

八、染料类

本类药物有酸、碱两性染料，分子中阳离子或阴离子分别与细菌蛋白质羧基或氨基结合，从而抑制细菌的生长繁殖。常用染料类消毒防腐药见表46-8。

表46-8　常用染料类消毒防腐药

药名	临床应用	注意事项
依沙吖啶	溶液用于外科创伤、皮肤黏膜糜烂感染创面的冲洗和湿敷，也用于口腔黏膜溃疡、牙龈炎、牙周炎的辅助治疗	水溶液不稳定，遇光变色，禁止与含氯溶液配伍

九、重金属化合物

低浓度的重金属离子能抑制菌体内含巯基酶系统的活性，影响细菌代谢而抑菌。高浓度的重金属离子则能与细菌蛋白质结合产生沉淀而杀菌。高浓度对人体组织产生收敛、刺激甚至腐蚀作用。卤素或碱性物质（肥皂）可使之失效，不可合用。常用重金属化合物消毒防腐药见表46-9。

表46-9　常用重金属化合物消毒防腐药

药名	临床应用	注意事项
硝酸银	水溶液可解离出银离子，与菌体蛋白质结合，呈杀菌作用。用于灼烧慢性溃疡及过度增生的肉芽组织，也可用作牙本质脱敏	误服可引起重金属中毒

十、其他类

此外，还有其他类消毒防腐药见表46-10。

表46-10　其他类消毒防腐药

药名	临床应用	注意事项
环氧乙烷	为广谱、高效的气体消毒剂，与微生物中的蛋白质发生烷化作用，导致微生物死亡。通常用于怕热怕湿的医疗器械、合成材料、棉毛织品及一次性医疗用品和卫生用品的消毒与灭菌	消毒时必须在密闭容器中进行

视频：消毒防腐药思维导图

本章小结

消毒防腐药是一类能杀灭或抑制病原体的药物。本类药物一般毒性较大，选择性低，故通常不用于体内，而只用于体表、环境、排泄物的消毒处理，以防止交叉感染的发生或治疗体表的感染。目前临床使用的消毒防腐药共有10类，使用时应注意浓度、用法及其他影响因素。

（于　淼）

笔记

扫一扫，测一测

思考题

1. 消毒药与防腐药的区别是什么？
2. 对病毒和芽胞应选用什么消毒剂？

笔记

第四十七章 维生素类及酶类制剂

47章课件

学习目标

1. 熟悉:常用维生素的作用、临床应用及不良反应。
2. 了解:常用酶类制剂的作用和临床应用。
3. 能根据临床需要正确使用维生素类及酶类制剂,并能正确指导病人合理用药。

第一节 维 生 素 类

维生素(vitamin,维他命)是一类维持机体正常代谢和生理功能所必需的低分子有机化合物,同时也是机体主要营养要素之一。在体内维生素既不供给热能,也不构成人体组织,而是直接或以某些辅酶(或辅基)方式参与代谢过程,维持器官组织的正常代谢与功能。机体缺乏某种(些)维生素时,影响正常的物质代谢过程,从而导致相应的维生素缺乏症。正常情况下,除少数维生素可在体内合成或由肠道细菌合成外,绝大多数须从肉类、禽蛋、蔬菜、水果以及粮食制品中获取。人体对维生素需要量不多,只要科学搭配、合理膳食,多数人从食物中就能获得人体每天需要的各种维生素。只有当需要量增多、补充不足或吸收障碍(如婴幼儿生长发育期、妇女妊娠期、哺乳期及患某些疾病)时,才需要以药物方式补充。

维生素种类很多,迄今为止已发现的维生素超过60种,分子结构、化学性质差异很大,缺乏共性。因此,一般根据其溶解性将维生素分为脂溶性和水溶性两大类。临床常用的维生素有十几种,大多已能人工合成。

4701

视频:维生素发展史

一、水溶性维生素

常用的水溶性维生素有维生素 B_1、维生素 B_2、烟酸及烟酰胺、维生素 B_6、维生素 C、叶酸和维生素 B_{12} 等。

维生素 B_1

维生素 B_1(vitamin B_1,硫胺素)广泛存在于谷类、麦麸、豆类、瘦肉、干果以及酵母中,烹饪过程可丧失约50%。药用者为人工合成,在酸性环境中较稳定。

【作用】 维生素 B_1 作为α-酮酸氧化脱羧酶的辅酶,参与丙酮酸与α-酮戊二酸的氧化脱羧反应,在糖分解代谢中起重要作用;同时能激活胆碱乙酰化酶和抑制胆碱酯酶的活性。维生素 B_1 缺乏时,体内丙酮酸、乳酸堆积,能量代谢障碍,胆碱酯酶活性增强,乙酰胆碱水解加速,产生神经系统、心血管系统、消化系统症状,如脚气病、多发性神经炎、心功能不全、肺水肿及全身水肿,严重者可出现心包、胸腔、腹腔积液等。

笔记

【临床应用】主要用于防治维生素 B_1 缺乏症，如脚气病、心功能不全、多发性神经炎等。也用于全身感染、高热、甲状腺功能亢进、心肌炎、消化道疾病以及妊娠期妇女的辅助治疗。

【不良反应】本药毒性低，但注射给药偶见过敏反应甚至过敏性休克，故除特殊情况需紧急补充外，应尽量避免采用注射用药。与碱性药物配伍可变质，应避免。

知识拓展

脚　气　病

脚气病常发生在以精白米为主食的地区，常由于对维生素 B_1 摄入不足、需要量增高和吸收利用障碍等原因引起。临床上以消化系统、神经系统及心血管系统的症状为主，其症状表现为多发性神经炎，食欲缺乏、恶心、呕吐，严重时可出现心力衰竭，称脚气性心脏病；还可出现水肿及浆液渗出，常见于足踝部，其后发展至膝、大腿至全身，严重者可有心包、胸腔及腹腔积液，临床称为“脚气病”，故维生素 B_1 又称为抗脚气病维生素。

维生素 B_2

维生素 B_2（vitamin B_2，核黄素）来源于动物的肝、肾、肉类、鱼类、蛋黄、乳类、酵母、绿叶蔬菜及谷类，药用多为人工合成。

【作用】维生素 B_2 在体内转化为黄素单核苷酸（FMN）及黄素腺嘌呤二核苷酸（FAD），两者均为黄素酶类的辅酶，参与三大营养物质代谢，在生物氧化中发挥递氢作用；激活维生素 B_6，促进色氨酸转化为烟酸；参与血红蛋白的合成、维持红细胞的完整性。维生素 B_2 缺乏时，可引起口、舌、眼及外生殖器部位的炎症。

【临床应用】常用于口角炎、舌炎、结膜炎、视网膜炎、角膜血管化、阴囊炎、脂溢性皮炎等维生素 B_2 缺乏症，因常伴有其他 B 族维生素的缺乏，故主张应用复合维生素 B；也可用于慢性感染、发热、甲状腺功能亢进、肠道疾病、恶性肿瘤以及妊娠、哺乳期妇女等的辅助治疗。

【不良反应】服药后尿液呈黄绿色，可能干扰尿胆原的测定。饭后服药吸收完全，但乙醇可影响本药吸收。应用吩噻嗪类、三环类抗抑郁药、丙磺舒时，应适当补充维生素 B_2。

维生素 B_6

维生素 B_6（vitamin B_6，吡多辛）广泛存在于动物肝脏、肉类、蛋黄、酵母、豆类、谷类及绿叶蔬菜中，通常以吡哆醇、吡哆醛、吡哆胺形式存在，后二者在体内可相互转化，是维生素 B_6 的活性形式。

【作用】维生素 B_6 在红细胞内转化为具有生理活性的磷酸吡哆醛和磷酸吡哆胺，作为体内上百种酶的辅酶，广泛参与谷氨酸、色氨酸、亚油酸分别转化为 γ-氨基丁酸、5-羟色胺、烟酸及花生四烯酸的过程。维生素 B_6 缺乏时，可出现皮炎、舌炎、唇炎、腹泻、周围神经病变，以及抑郁、贫血、癫痫发作等。

【临床应用】临床常用于治疗婴儿惊厥以及异烟肼、肼屈嗪所致的周围神经炎、失眠、中枢兴奋等；也可用于服用口服避孕药或接受化疗、放疗期间引起的剧烈恶心、呕吐；还可用于动脉粥样硬化、脂溢性皮炎、白细胞减少症、慢性肝炎的辅助治疗。

【不良反应】长期大剂量使用，可引起头痛、进行性步态不稳、手足麻木等神经系统症状；与左旋多巴合用，可拮抗其抗震颤作用；肾上腺皮质激素类药、环磷酰胺、氯霉素、青霉胺等药物可增加维生素 B_6 的排泄或拮抗其作用，与上述药物合用时应注意补充。

维生素 C

维生素 C（vitamin C，抗坏血酸）广泛存在于新鲜蔬菜水果中，如西红柿、菠菜、青椒、橘、橙、柠檬、山楂及枣等。久放或遇光颜色变微黄或加深，在酸性溶液中较稳定，具有强还原性。

【作用】维生素 C 在体内具有广泛的生理生化作用，主要包括以下方面。

笔记

1. 参与体内物质代谢及生化反应　如氨基酸中苯丙氨酸、酪氨酸的代谢以及蛋白质（含胶原蛋白）、脂肪、多种神经递质的合成；作为药物代谢酶系的成分参与多种药物的代谢；促进铁、碳水化合物的利用;刺激凝血功能,加速凝血反应。

2. 参与氧化还原反应 如参与 Fe^{3+} 还原为 Fe^{2+},促使叶酸在体内还原为四氢叶酸,并防止甲基四氢叶酸变为不可逆的氧化产物甲酰叶酸,是治疗贫血的重要辅助药物;促使胱氨酸还原为半胱氨酸,以利于免疫球蛋白的合成。

3. 其他作用 促使胆固醇转化为胆汁酸,从而降低血中胆固醇含量;提高细胞内第二信使如 cAMP 与 cGMP 的含量;抑制亚硝酸转化为具有致癌作用的亚硝胺。

【临床应用】 常用于防治坏血病(维生素 C 缺乏症),也常用于急慢性传染病、久病卧床、骨折伤口愈合不良、各类贫血、高胆固醇血症以及动脉粥样硬化等的辅助治疗;对药物、毒物及重金属如砷、汞、铅中毒,以及急慢性肝炎、中毒性肝损害,应用本药有促进药物、毒物排泄,保护肝功能的作用。

【不良反应】 过量使用可出现胃肠道症状;并明显增加尿中草酸排泄量,甚至引起尿路草酸盐结石,故肾结石、痛风病人慎用。长期大剂量使用可引起恶心、呕吐、胃酸增多等。每日 5g 以上可引起溶血。使用时不可与维生素 B_2、B_{12} 及碱性药物配伍。

知识拓展

抗坏血病与维生素 C

坏血病是由维生素 C 缺乏引起。18 世纪坏血病曾在远航海员中广为流行,病人先是感觉浑身无力,走不动路,接着就会全身出血,然后慢慢地死去。船员们都把这种怪病叫做“海上凶神”。1740 年英国海军上将乔治·安森,率领 2000 人乘坐 6 艘大船,浩浩荡荡进行环球旅行。回来时仅剩下几百名水手,1000 多名水手死于坏血病,这件事令英帝国十分难堪。国王命令一名叫詹姆斯·林德的外科医生,限期找到治疗这种可怕疾病的方法。1747 年 5 月 20 日,他在“索尔兹伯里”号船上给水手食用新鲜橘子水,结果非常令人吃惊,水手们的症状完全消失,无一人死亡。这是因为新鲜橘子水里含有丰富的维生素 C。1928 年,匈牙利化学家乔尔吉成功地从柠檬中分离出维生素 C,命名为抗坏血酸,并因此获得诺贝尔奖。

二、脂溶性维生素

维生素 A

维生素 A(vitamin A,视黄醇)主要存在于动物肝脏、肉类、蛋类及乳制品中,尤以鱼肝油中含量丰富。胡萝卜、西红柿中含 β-胡萝卜素,为维生素 A 原,在体内可转化为维生素 A。维生素 A 是一种较复杂的不饱和一元醇,包括维生素 A_1(视黄醇)和 A_2(3-脱氢视黄醇),因后者效力较弱,故维生素 A 一般指 A_1。

【作用】

1. 参与视网膜中视紫红质的合成,增强视网膜感光能力 与暗视觉形成有关,缺乏时引起夜盲症。

2. 促进生长发育,维持上皮组织完整性 维生素 A 促进上皮细胞糖蛋白的合成,维持上皮组织的健全;参与软骨内成骨作用。维生素 A 缺乏时,儿童生长发育延迟、长骨及牙齿发育障碍,皮肤干燥、增生、角化及脱屑,眼角膜软化,出现干眼症,所以维生素 A 又称为抗干眼病维生素。

3. 其他作用 如促进 T 淋巴细胞产生淋巴因子,增强机体细胞免疫功能;提高生殖能力,缺乏时可致男性睾丸萎缩,精子数量减少,活力下降,女性胎盘发育受阻;促进肝内贮存铁在血液中的转运,缺乏时出现贫血表现。

【临床应用】 维生素 A 主要用于各种原因引起的维生素 A 缺乏症,如夜盲症、干眼症、角膜软化症及皮肤粗糙等;还可用于儿童生长发育期、妊娠期、哺乳期的补充治疗。

【不良反应】 过量应用可引起中毒。急性中毒者表现为嗜睡或过度兴奋、头痛、呕吐等颅内高压症状,婴儿囟门未闭合者可出现前囟隆起。长期过量应用可引起慢性中毒,表现为食欲缺乏、体重减轻、皮肤干燥、皲裂、毛发枯黄、脱发,严重者出现肝功能异常甚至肝硬化症状。孕妇过量服用可致胎儿畸形。

笔记

知识拓展

鱼肝油的制取方法

鱼肝油是由鱼类的肝脏炼制的油脂，也包括鲸鱼、海豹等的肝油，常温下呈黄色透明的液体状，稍有鱼腥味，主要成分为维生素A和D。制取方法主要有蒸煮法、淡碱消化法、萃取法。常用于防治夜盲症、角膜软化、佝偻病和骨软化症等。滴剂遇光、遇热、接触空气极易氧化失效。

维生素D

维生素D（vitamin D）又称抗佝偻病维生素，包括维生素D_2和维生素D_3两种，前者主要存在于动物性食品如鱼肝油、沙丁鱼、蛋黄、猪肝、奶油、乳汁中；后者主要存在于酵母、蘑菇等菌类植物中。人皮肤组织内含有维生素D_3的前体7-脱氢胆固醇，经日光或紫外线照射后，可转变成维生素D_3。

【作用】 维生素D本身无生理活性，须分别在肝脏和肾脏转化为25-羟维生素D_2及1,25-二羟维生素D_3才具有活性，其作用如下。

1. 促进肠道对钙、磷的吸收　能促进小肠黏膜刷状缘对钙、磷的吸收和转运，从而增加血中钙、磷的含量。

2. 对骨骼的影响　在甲状旁腺激素和降钙素的协同作用下，使未成熟的破骨细胞前体细胞转变为成熟的破骨细胞，促进骨质吸收；同时溶解骨质中的骨盐，使其中的钙、磷释放并转运到血中，以提高血钙和血磷浓度；还能刺激成骨细胞，促进骨样组织成熟及骨盐沉积，利于新骨的形成和钙化。

3. 促进肾脏对钙、磷的重吸收　能提高近曲小管对钙、磷的重吸收，从而使血钙、血磷浓度增加。

综上所述，维生素D的作用最终是增加血钙和血磷浓度，促进骨钙化及骨样组织的成熟。维生素D严重缺乏时，在婴幼儿可引起佝偻病，而成人则表现为骨软化症。

【临床应用】 主要用于防治佝偻病、骨软化症、骨质疏松、婴儿手足搐搦症及老年人骨折的辅助治疗。一般采用口服，但口服吸收不良或不能坚持口服者如婴幼儿可采取肌内注射给药，在补充维生素D的同时应适当给予钙剂。

【不良反应】 短期内超量服用或长期大量服用可出现中毒症状，表现为厌食、恶心、呕吐、腹痛、持续性腹泻、全身乏力、嗜睡、头痛、多尿、口渴、心悸、血压升高、尿钙阳性等。此时结合X线检查基本可确诊，应立即停药，给予口服泼尼松、辅以降钙素等措施后大多能恢复。高钙血症、高磷血症伴肾性佝偻病者禁用，心、肾功能不全者慎用。禁与镁剂合用。

知识拓展

阳光维生素——维生素D

人体内维生素D的来源主要有两个途径：一是通过摄取富含维生素D的食物，二是通过紫外线的照射在皮肤表层细胞内合成。前者摄取的维生素D在小肠内吸收，为外源性维生素D的来源，但真正被吸收的维生素D较少，不能满足机体对于维生素D的需求。后者所说的合成，是通过皮肤表层细胞内胆固醇转化成7-脱氢胆固醇，再在阳光（紫外线）的作用下转化为维生素D_3，成为人体内维生素D_3的主要来源。故维生素D又被称为"阳光维生素"。因此，婴幼儿、孕妇、哺乳期妇女、老人及其他钙需求量增多的人要多晒太阳。

维生素E

维生素E（vitamin E，生育酚）广泛存在于各种食物中，尤以植物油如大豆油、玉米油、棉籽油等为多，故人类因维生素E摄入不足所导致的缺乏极为罕见。

【作用】

1. 维持和促进生殖功能　通过增加垂体促性腺激素的释放，促进卵泡的生长发育和排卵，加速黄体的生成；促进精子生成并提高其活力。维生素E缺乏，女性不孕，孕后胎盘萎缩，胚胎死亡或流产；

笔记

男性睾丸萎缩,无生育能力。

2. 维持神经、骨骼肌、平滑肌和心肌的正常结构和功能 降低组织中氧消耗,提高氧的利用率。

3. 参与酶系统的活动 作为酶系统的辅助因子,维生素 E 参与多种酶的活动,在促进血红素等的合成中发挥重要作用。

4. 维持毛细血管的正常的通透性 能修复血管壁损伤后的瘢痕,抑制血小板聚集,防止血栓形成。

5. 增强细胞的抗氧化作用 能增强细胞的抗氧化能力,减少氧化脂质的形成,维持细胞膜的正常结构和功能。

【临床应用】 常用于先兆流产、习惯性流产、不育症、月经失调、绝经期综合征、进行性肌营养不良、骨骼肌痉挛及间歇性跛行、神经痛、运动神经元疾病等。

【不良反应】 过量可出现恶心、眩晕、视物模糊、腹泻、胃肠功能紊乱、低血糖及肌无力等。

案例导学

病人,男,7 月龄。汗多、睡眠不安 2 个月余。患儿近 2 个月来烦躁,夜间啼哭、睡眠不安,易惊醒,汗多,食欲缺乏,大便稀,每日 2 ~ 3 次。生后牛乳喂养,近来偶尔添加米糊,未添加蛋黄及鱼肝油等。医生诊断为:佝偻病,给予维生素 D 和钙剂注射治疗。治疗 10 日后,患儿出现厌食、恶心、呕吐、持续性腹泻、嗜睡、多尿、口渴、血压升高、尿钙阳性等症状。

问题:

这可能是出现了什么情况? 应如何处理?

第二节 常用酶类制剂

胰蛋白酶

胰蛋白酶(trypsin)系从牛、羊或猪的胰腺组织中分离而得到,其水溶液对热不稳定,贮藏时应低于 20℃,药液应新鲜配制。

【作用和临床应用】 属丝氨酸蛋白溶解酶,能消化溶解变性的蛋白质,故能使创面组织局部的脓液、血凝块、坏死组织以及痰液液化变稀,容易引流排出,从而加速创面净化,促进肉芽组织的新生。本药还具有抗炎作用,对炎症的消除有辅助作用。

临床常用于脓胸、血胸、肺脓肿、外科炎症、创伤性损伤、血栓性静脉炎、瘘管以及虹膜睫状体炎、急性泪囊炎、视网膜周围炎等。尚可用于各类毒蛇咬伤的治疗。

【不良反应和注意事项】 常见有发热、寒战、头晕、头痛、胸痛、腹痛等,给予抗组胺药及解热药多可缓解,不影响继续用药。不能作静脉注射,结核病人慎用;肝肾功能不全、凝血障碍或有出血倾向病人禁用。用前需做皮肤划痕试验。

糜蛋白酶

糜蛋白酶(chymotrypsin)与胰蛋白酶来源相同、作用相似且更强,仅作用部位有所不同。

【作用和临床应用】 能激活纤溶酶,使蛋白质迅速分解。可使晶状体的悬韧带和眼组织的其他蛋白质溶解;催化痰液中的黏蛋白和纤维蛋白水解,使痰液变稀、易于咳出;还能使蛇毒中的碱性氨基酸分解为无毒的物质,从而消除中毒症状。

用于创伤、扭伤和手术后,可促进伤口愈合、消除局部水肿,减少出血,与抗菌药物合用,可发挥抗感染作用。还可用于角膜溃疡、泪道疾病、玻璃体积血、白内障晶状体摘除术以及毒蛇咬伤等。

【不良反应】 一般不良反应较胰蛋白酶少见,有过敏反应,用药前需作皮肤过敏试验,阳性者应改用其他药物。用药中出现过敏反应需立即停药,采取抗过敏治疗。药液应现配现用,不可作静脉注射。因可导致玻璃体液丧失，不满20周岁的眼病病人或玻璃体液不固定的创伤性白内障病人禁用。

玻璃酸酶

玻璃酸酶(hyaluronidase，透明质酸酶)来源于动物的睾丸或由微生物中提取。能水解组织基质中的透明质酸，从而提高细胞间质的渗透性，加速局部血液和组织液的扩散和吸收，有利于消除局部水肿、血肿与积液。

对长期皮下注射抗生素、化学治疗药物者合用本药，可加快局部药液扩散，减少疼痛；与局麻药合用，可促进局麻药吸收，加速局麻药药效产生；长期注射胰岛素的糖尿病病人应用本药，可防止注射局部因药物浓度过高所致的脂肪组织萎缩；还可用于防止结膜化学烧伤后的睑球粘连，促进玻璃体浑浊或出血的吸收。禁用于感染及肿瘤部位。本药不能静脉注射，需现配现用。

菠萝蛋白酶

菠萝蛋白酶(bromelains，菠萝酶)来源于菠萝汁中的一种蛋白水解酶。能水解大分子的纤维蛋白、酪蛋白及血红蛋白，但对纤维蛋白原无水解作用。故用药后能溶解组织中的纤维蛋白及血凝块，消除局部炎症和水肿，改善血液循环，而不影响凝血功能。常用于各种炎症、局部损伤、血肿及血栓性疾病。与抗生素、化疗药物并用，能促进药物对病灶的渗透和扩散，用于治疗关节炎、关节周围炎、蜂窝织炎、小腿溃疡等。用药后可出现胃部烧灼感、胃酸增多或胃痛等，故胃肠道溃疡、严重肝肾功能障碍及凝血功能不全者禁用。因遇蛋白酶可被破坏，片剂宜吞服不要嚼碎。

胶原酶

胶原酶(collagenase)是由溶组织梭状芽胞杆菌发酵而得到的一种蛋白酶。对坏死组织有较强的消化分解作用(能消化天然胶原和变性胶原)，用药后可加快上皮细胞的生长，促进伤口愈合。临床用于创伤、烧伤局部创面的清创、脱痂，以减少瘢痕的形成，也可用于慢性溃疡、压疮。

4702

视频：维生素及酶类制剂思维导图

本章小结

维生素分为脂溶性维生素和水溶性维生素两类。前者包括维生素A、维生素D、维生素E、维生素K等，后者有B族维生素和维生素C。人和动物缺乏维生素时不能正常生长，并发生特异性病变，即所谓维生素缺乏症。人体需要的维生素只有当需要增加、补充不足或吸收障碍时，才需要以药物方式补充。

常用酶类制剂有胰蛋白酶、糜蛋白酶、玻璃酸酶、菠萝蛋白酶及胶原酶，临床上根据其不同特点，用途各异。

病例讨论

4703

病例讨论

患儿，女，10个月，因"哭闹、多汗1个月，至今不能扶站"入院。入院前1个月，家长发现患儿经常无诱因的出现哭闹，夜间尤甚，难以安抚。至今不能扶站。体格检查：T 36.5℃，P 110次/分，R 32次/分，体重9kg，体长70cm。前囟2cm×1.5cm，枕秃，未出牙，肋缘外翻，右肝肋下1cm，脾(-)，轻度"O"形腿，肌张力正常，神经系统未见异常。

常用制剂和用法

维生素C　片剂：25mg、50mg、100mg。一次50～100mg，一日3次。注射剂：0.1g/2ml、0.25g/2ml、0.5g/5ml、2.5g/20ml。一次0.1～0.25g，一日1～2次，肌注或静注。

笔记

维生素B_1　片剂：5mg、10mg。一次10～30mg，一日3次。注射剂：50mg/2ml、100mg/2ml。一次

50～100mg，一日 2 次，肌注。

维生素 B_2　片剂：5mg、10mg。一次 5～10mg，一日 2～3 次。注射剂：1mg/2ml、5mg/2ml、10mg/2ml。一次 1～10mg，一日 10～30mg，肌注。

维生素 B_6　片剂：10mg。一次 10～20mg，一日 30～60mg。注射剂：25mg/1ml、50mg/1ml、100mg/2ml。一次 50～100mg，一日 1 次，肌注或静注。

复合维生素 B　片剂：每片含维生素 $B_1$3mg、维生素 $B_2$1.5mg、维生素 $B_6$0.2mg、烟酰胺 10mg、泛酸钙 1mg。一次 1～3 片，一日 3 次。小儿 1～2 片，一日 3 次。

烟酰胺　片剂：50mg、100mg。一次 50～100mg，一日 3 次。注射剂：50mg/1ml、100mg/1ml。一次 50～100mg，肌注或静注。

维生素 A　胶丸剂：5000U、2.5 万 U。一次 1 万～2.5 万 U，一日 1～2 次。

维生素 D　胶丸剂：1 万 U。一日 2500～5000U。

维生素 E　片剂：5mg、10mg。一次 10～100mg，一日 2～3 次。注射剂：50mg/1ml。一日 5～50mg，肌注。

胰蛋白酶　注射剂：1.25 万 U、2.5 万 U、5 万 U、10 万 U。一次 5000U，肌内注射。根据需要，可配成溶液剂、喷雾剂、粉剂及软膏用于局部。

糜蛋白酶　注射剂：800U、4000U。一次 4000U，临用前用氯化钠注射液溶解，肌注。

玻璃酸酶　注射剂：150U、1500U。以适量 0.9% 氯化钠溶液溶解，制成 150U/ml 或适宜浓度溶液后备用。根据需要，皮下、结膜下或球后注射，一次 50～300U，最大量不超过一次 1500U。

菠萝蛋白酶　片剂：5 万 U/片。一次 10 万 U，一日 3～4 次。需要时也可用 0.9% 氯化钠溶液溶解菠萝蛋白酶制成 0.1%～0.2% 溶液外敷，一日 1～2 次。

胶原酶　软膏剂：每 100g 含胶原酶 0.5g(50U/mg)、新霉素 1g，局部涂抹。

（于　淼）

扫一扫，测一测

思考题

1. “服用维生素类药物有益无害，多多益善”，这句话对吗？请举例说明。
2. 常见的脂溶性维生素有哪些，主要的药理作用是什么？在临床上主要用来治疗什么疾病？

笔记

参 考 文 献

[1] 王开贞. 药理学. 第 7 版. 北京:人民卫生出版社,2014 年.

[2] 杨宝峰. 药理学. 第 8 版. 北京:人民卫生出版社,2013 年.

[3] 陈新谦,金有豫,汤光. 新编药物学. 第 17 版. 北京:人民卫生出版社,2011 年.

[4] 国家药典委员会. 中华人民共和国药典(2015 年版). 北京:中国医药科技出版社,2015 年.

[5] 国家药典委员会. 中国药品通用名称. 北京:化学工业出版社,1997 年.

[6] 国家药典委员会. 中国药品通用名称增补. 北京:化学工业出版社,2005 年.

[7] 葛均波,徐永健. 内科学. 北京:人民卫生出版社,2013 年.

[8] 国家基本药物临床应用指南编委会. 国家基本药物临床应用指南(化学药品和生物制品)(2012 年版). 北京:人民卫生出版社,2013 年.

[9] 国家基本药物处方集(化学药品和生物制品). 2012 年版. 北京:人民卫生出版社,2013 年.

[10] 林果为,吉耀,均波. 实用内科学. 第 15 版. 北京:人民卫生出版社,2017 年.

[11] 徐红. 用药护理. 北京:高等教育出版社,2013 年.

英文药名索引

3-dimercaptopropane sulfonate 318

4-DMAP 319

A

abciximab 181

acarbose 234

ACE 137

ACEI 137

acetamide 320

acetaminophen 115

acetarsol 290

acetazolamide 130

acetylcysteine 210

ACh 42

AChE 42

aciclovir 282

acipimox 174

adefovir dipivoxil 284

ADM 302

adrenaline, AD 50

aemifentanil 107

albendazole 292

aldosterone 222

alemtuzumab 304

alfentanil 107

alprazolam 72

alteplase 181

aluminum hydroxide 194

amantadine 88, 283

ambenonium 42

ambroxol 210

amikacin 261

amiloride 130

aminoglutethimide 222

aminomethylbenzoic acid, PAMBA 182

aminophylline 206

amiodarone 151

amitriptyline 99

amlodipine 137, 162

ammonium chloride 210, 325

amoxicillin 250

amphotericin B 279

ampicillin 250

amrinone 161

aniracetam 91

anisodamine 46

antilymphocyte globulin, ALG 310

artemether 288

artemisinin 287

artesunate 288

asparaginase, ASP 303

aspirin 114, 180

atenolol 136, 151, 167

atorvastatin 172

atosiban 216

atracurium 47

atropine 44, 316

azasetron 199

azithromycin 256

azlocillin 250

aztreonam 252

B

bacillus calmette-guerin, BCG 311

beclomethasone 205

benazepril 138, 157

bendroflumethiazide 129

benproperine 209

benserazide 87

benzathine benzylpenicillin, bicillin 249

benzatropine 88

benzoin tincture 210

benzonatate 209

benzylpenicillin 248

berberine 201

betahistine 190

bevacizumab 304

bezafibrate 173

birid triple viable 201

bisacodyl 200

bismuth potassium citrate 196
bismuth subcarbonate 200
bisoprolol 136,158
bleomycin,BLM 301
bromelains 338
bromhexine 210
bromocriptine 88
bucinnazine 108
budesonide 205
bumetanide 128
bupivacaine 66
buprenorphine 108
buspirone 74,100
busulfan,myleran 301

C

caffeine 122
calcium chloride 324
calcium disodium edetate 318
calcium gluconate 324
calcium lactate 324
calcium leucovorin 184
camptothecin,CPT 302
candesartan 139
capecitabine 300
capreomycin 276
captopril 137,157,168
carbamazepine 80
carbamylcholine 39
carbenicillin 250
carbidopa 87
carbimazole 226
carbocisteine 210
carboplatin 302
carmustine,BCNU 301
carvedilol 158,168
cedilanid 159
cefaclor 250
cefadroxil 250
cefalexin 250
cefalorne 251
cefamandole 250
cefazolin 250
cefepime 251
cefixime 251
cefmetazole 252
cefoperazone 251
cefotaxime 251
cefoxitin 252
cefradine 250
ceftazidime 251
ceftriaxone 251
cefuroxime 250
cefuroxime axetil 250
celecoxib 116
cephalotaxin 303
cethromycin 256
cetirizine 190
chloral hydrate 74
chloramphenicol 264
chlordiazepoxide 72
chloroquine 287,290
chlorpheniramine 190
chlorpropamide 233
chlorprothixene 96
chlortalidone 129
choline thephyllinne 207
chymotrypsin 337
ciclosporin,cyclosporine A,CsA 310
ciglitazone 234
cilastatin 252
cilazapril 138
cimetidine 195
ciprofloxacin 268
cisapride 198
cisplatin 301
citicoline 124
clarithromycin 256
clavulanic acid 252
clenbuterol 55,205
clindamycin 256
clofibrate 173
clomifene,clomi-phene 304
clonazepam 72,81
clonidine 139
clopidogrel 180
clotrimazole 280
cloxacillin 250
clozapine 96
codeine 106,209
colestipol 173
colestyramine 173
collagenase 338
colloidal bismuth Pectin 196
compound iodine solution 227
cromakalim 168
cycloglitazone 234
cyclopenthiazide 129
cyclophosphamide,CTX 300

cyproheptadine 190
cytarabine, Ara-C 300

D

dactinomycin; actinomycin D 302
daunorubicin, DNR 302
deferoxamine 184, 319
dehydroemetine 290
deoxyribonuclease, DNAase 210
desflurane 68
desloratadine 190
desoxycortone 222
Dexamethasone 310
dextran 185
dextromethorphan 209
diazepam 71, 81
diazoxide 141
diethylcarbamazine 291
diethylstilbestrol 304
digitoxin 159
digoxin 159
dihydroarteannuin 288
dihydroartemisinin piperaquine phosphate tablets 288
diloxanide 290
diltiazem 152, 167
dimefline 123
dinoprostone, PGE_2 215
dinoprost, $PGF_{2\alpha}$ 215
dioxopromethazine 209
diphenhydramine 190
dipyridamole 180
dobutamine 55, 161
docetaxel 303
docosahexaenoic acid, DHA 175
domperidone 198
donepezil 90
dopamine, DA 51
doxapram 124
doxofylline 207
doxorubicin, adriamycin 302
doxycycline 264
droperidol 96

E

EDRF 135
eicosapentaenoic acid, EPA 175
emetine 290
enalapril 138, 157
englitazone 234
enoxaparin 178
epalrestat 235
ephedrine 52
epinephrine 50
epoprostend, PGI_2 180
ergot 214
erlotinib 305
erythromycin 255
erythromycin estolate 255
erythromycin ethylsuccinate 255
erythropoietin, EPO 184
esomeprazole 195
estazolam 72
etamsylate 183
ethacrynic acid 129
ethambutol, EMB 275
etimicin 261
etomidate 67
eucalyptol 210
eucalyptus 210
evening primrose oil 175

F

famotidine 195
felodipine 162
fenofibrate 173
fentanyl 107
feprazone 116
ferric ammonium citrate 183
ferrodextran 183
ferrous fumarate 183
ferrous sulfate 183
fexofenadine 190
filgrastim 185
flecainide 151
flomoxef 252
flucloxacillin 250
fluconazole 280
flucytosine 281
flunarizine 81
fluoroquinolones 266
fluorouracil, 5-FU 299
fluoxetine 100
fluoxymesterone 304
flupentixol 96
fluphenazine 95
flurazepam 71
fluticasone 203

fluvastatin 172
folic acid 184
fondaparinux 178
formorterol 205
fosinopril 138
fraxiparin 178
furazolidone 271
furosemide 128

G

gabapentin 82
galantamine 90
gamma-linolenic acid, LNA 175
ganciclovir 283
gefitinib 305
gemfibrozil 173
gentamicin 261
glibenclamide 233
gliclazide 233
glipizide 233
glucose 131
glycerine enema 200
glycerol 200
granisetron 199
guaifenesin 210
guanethidine 141

H

haloperidol 96
heparin 175, 178
hirudin 179
histamine 189
homatropine 47
homocysteine, Hcy 139
homoharringtonine 303
huperzine A 90
hyaluronidase 338
hydralazine 140, 161
hydrochlorothiazide 129, 134
hydroflumethiazide 129
hydrotalcite 194
hydroxycarbamide, HU 300

I

ibuprofen 116
iloprost 180
imipenem 252
imipramine 98
indapamide 135
indomethacin 116, 216
insulin 231
interferon, IFN 281, 311
interleukin-2, IL-2 311
ipratropium bromide 207
irbesartan 158
Iressa 305
iron polysaccharide complex 183
isoflurane 68
isoniazid, INH 273
isoprenaline 53
isosorbide dinitrate 161, 166
isosorbide mononitrate 166
itraconazole 280

K

ketoconazole 280
ketoprofen 116
ketotifen 208

L

labetalol 61, 136
lactasinbiofermin 198
lamifiban 181
lamivudine 282
lamotrigine 82
lansoprazole 195
L-asparaginase, L-ASP 303
latamoxef 252
L-Dopa 86
lepirudin 179
leukotrienes, LTs 208
levamisole, LMS 312
levamizole 292
levetiracetam 82
levobupivacaine 66
levocabastine 190
levodopa 86
levofloxacin 268
levothyroxine 226
lidocaine 66, 149
life bifidobacterium 201
lincomycin 256
linoleic acid, LA 175
liothgronine, T_3 226
liquid paraffin 200

lisinopril 138,168
lisuride 88
lithium carbonate 98
live bacillus cereus 201
live bacillus licheniformis 201
live combined bacillus subtilis and enterococcus faecium 201
lobeline 123
logiparin 178
lomoparin 178
lomustine,CCNU 301
loperamide 200
loratadine 190
lorazepam 72
losartan 139,158
lovastatin 172
low molecular weight heparin,LMWH 178

M

madopar 87
magnesium hydroxide 194
magnesium sulfate 75,199,216
magnesium trisilicate 194
malaridine 288
mannitol 130
maprotiline 99
mebendazole 292
mecillinam 250
mefloquine 287
memantine 91
mercaptopurine,6-MP 299
meropenem 252
metaraminol 53
metformin 234
methadone 107
methotrexate,MTX 299
methoxamine 53
methyldopa 140
methylphenidate 123
methyltestosterone 304
methylthioniniumchloride 319
methylthiouracil 226
metoclopramide 198
metoprolol 135,151,158,167
metrifonate 90
metronidazole 289
metyrapone 223
mexiletine 150
mezlocillin 250
miconazole 280
miglitol 234
milrinone 161
minocycline 264
minoxidil 141
mirtazapine 100
misoprostol 197
mitomycin,MMC 301
mitotane 222
monoclonal antibody 311
montelukast 208
montmorillonite 200
morphine 103
mosapride 198
moxifloxacin 268
moxonidine 140
mycophenolatemofetil 310

N

naloxone 109
naltrexone 109
naproxen 116
narcotine 209
nateglinide 235
nedaplatin 302
nedocromil 208
neostigmine 41
nesiritide 161
netilmicin 261
nevirapine 282
niclosamide 293
nicorandil 141,168
nicotine 36
nicotinic acid 174
nifedipin 167
nifedipine 136,216
nikethamide 123
nimesulide 117
nitrazepam 72,81
nitrendipine 136
nitrofurantoin 270
nitroglycerin 161,165
nitticapone 87
nizatidine 195
noradrenaline,NA 52
norfloxacin 268
norvancomycin 257
nystatin 280

O

ofloxacin 268
olanzapine 96
omeprazole 194
ondansetron 199
ornidazole 290
oseltamivir 283
oxacillin 250
oxaliplatin 302
oxazepam 72
oxcarbazepine 81
oxitropium bromide 207
oxytocin 213

P

paclitaxel 303
pancreatin 198
pancuronium bromide 47
pantoprazole 195
paroxetine 100
pemetrexed 299
penfluridol 97
penicillamine 318
penicillin G 248
penicillin V 250
pentazocine 108
pentoxyverine 209
pepsin 198
perhexiline 167
perindopril 138
perphenazine 95
pethidine 106
phenformin 234
phenobarbital 73,81
phenolphthalein 200
phenoxybenzamine 59
phentolamine 58
phenylephrine 53
phenytoin sodium 79,150
physostigmine 42
pilocarpine 39
pinacidil 141,168
pinaveriunm 199
pioglitazone 234
piperacillin 250
piperazine 292
piracetam 124
pirenzepine 196
pituitrin 182,214
polyethylene glycol 200
polymyxin B 257
polymyxin E 257
polymyxin M 257
potassium chloride 324
potassium iodide 210,227
pralidoxime chloride,PAM-CL 316
pralidoxime iodide,PAM 317
Pranlukast 208
pravastatin 172
praziquantel 291,293
prazosin 141,161
prednisolone 310
prednisone 310
prenylamine 167
primaquine 288
primidone 81
probucol 174
procainamide 149
procaine benzylpenicillin 249
procyclidine 88
proglumide 196
promethazine 190
propafenone 150
propantheline bromide 199
propantheline bromide 47
propofol 67
propranolol 135,151,167
propylthiouracil 226
prostaglandins,PGs 215
protionamide 276
pyrantel 292
pyrazinamide,PZA 275
pyridostigmine 42
pyrimethamine 289
pyritinol 124
pyrviniumembonate 292

Q

quazepam 71
quetiapine 97
quinapril 138
quinidine 148
quinine 287
quinolones 266

R

RAAS 137
rabeprazole 195
raloxifen 304
ramipril 138,157,168
ramosetron 199
ranitidine 195
recombinant streptokinase,rSK 181
repaglinide 235
reserpine 141
reteplase 181
rhEPO 184
rhG-CSF 185
rhGM-CSF 185
ribavirin 281
rifampicin,RFP 274
rifapentine 276
rimantadine 283
rimifon 273
risperidone 97
ritodrine 215
ritonavir 282
rituximab 304
rivastigmine 90
roflumilast 205
ropivacaine 67
rosiglitazone 234
rotundine 109
roxithromycin 256

S

salbutamol 55,205
salmeterol xinafoate aerosol 205
sargramostim 185
scopolamine 46
scopolamine butylbromide 199
selegiline 87
semustine 301
sertraline 100
sevoflurane 68
simvastatin 172
siteplase 181
sodium 2 318
sodium bicarbonat 194
sodium bicarbonate 325
sodium chloride 323
sodium cromoglicate 207
sodium dimercaptosuccinate 318
sodium lactate 325
sodium nitrite 319
sodium nitroprusside 140,161
sodium para-aminosalicylate 275
sodium sulfate 200
sodium thiosulfate 319
sodium valproate 81
sorbitol 131
sotalol 152
spectinomycin 261
spironolactone 129
streptokinase,SK 181
streptomycin 261
streptomycin,SM 275
strophanth K 159
succinylcholine 48
sucralfate 197
sufentanil 107
sulbactam 252
sulfacetamide,SA 270
sulfadiazine,SD 270
sulfadiazine silver,SD-Ag 270
sulfamethoxazole,SMZ 270
sulfasalazine,SASP 270
sulindac 116
sulpiride 97

T

tacrine 90
tamoxifen 304
tannalbin 200
Tarceva 305
tazobactam 252
tedelparin 178
teicoplanin 257
telithromycin 256
temocillin 250
teniposide,VM-26 303
terazosin 141
terbinafine 281,205
terfenadine 190
testosterone propionate 304
tetracaine 66
tetrahydropalmatine 109
thiamazole 226
thioridazine 95
thiotepa,thiophosphoramide,TSPA 300
thrombin 182

thymosine 312
thyroid hormone 225
ticarcillin 250
ticlopidine 180
tigecycline 264
tinidazole 289
tiotropium Bromide 207
tirofiban 181
tissue plasminogen activator, t-PA 181
tobramycin 261
tolazoline 58
tolbutamide, D_{860} 233
tolcapone 87
topiramate 82
tramadol 107
tranexamic acid, AMCHA 182
transfer factor, TF 312
trastuzumab 304
trazodone 100
triamcinolone acetonide 205
triamterene 130
triazolam 72
trifluoperazine 95
trihexyphenidyl 88
trimethoprim, TMP 270
trometamol 325
tropicamide 47
trypsin 337

U

urapidil 141
urokinase, UK 181

V

valaciclovir 282
valsartan 139, 158
vancomycin 257
vasopressin 214
vecuronium 47
verapamil 152, 167
vidarabine 283
vindesine, VDS 303
vinorelbine, NVB 303
vitamin 333
vitamin A 335
vitamin B_{12} 184
vitamin B_1 333
vitamin B_2 334
vitamin B_6 334
vitamin C 334
vitamin D 336
vitamin E 336
vitamine K_1 320
vitamin K 182
voglibose 234

W

warfarin 179

X

xanomeline 90

Z

zafirlukast 208
zaleplon 75
zidovudine 282
zolpidem 74
zopiclone 74

中文药名索引

4-二甲氨基酚　319
α-甲基多巴肼　87
γ-亚麻酸　175
L-门冬酰胺酶　303

A

阿苯达唑　292
阿德福韦　284
阿芬太尼　107
阿卡波糖　234
阿拉明　53
阿仑珠单抗　304
阿洛西林　250
阿霉素　302
阿米卡星　261
阿米洛利　130
阿米替林　99
阿莫西林　250
阿普唑仑　72
阿奇霉素　256
阿曲库铵　47
阿司匹林　114,180
阿糖胞苷　300
阿糖腺苷　283
阿替洛尔　136,151,167
阿替普酶　181
阿托伐他汀　172
阿托品　44,316
阿托西班　216
阿昔单抗　181
阿昔洛韦　282
阿昔莫司　174
阿扎司琼　199
埃索美拉唑　195
艾司唑仑　72
安贝氯铵　42
安定　71
安坦　88
安体舒通　129
安妥明　173
安息香酊　210
桉柠蒎　210
桉叶油　210
氨苯蝶啶　130
氨苄青霉素　250
氨苄西林　250
氨茶碱　206
氨丁三醇　325
氨甲苯酸　182
氨甲环酸　182
氨甲酰胆碱　39
氨力农　161
氨鲁米特　222
氨氯吡咪　130
氨氯地平　137,162
氨曲南　252
氨酰心安　136,151
氨哮素　205
氨溴索　210
胺碘酮　151
昂丹司琼　199
奥氮平　96
奥卡西平　81
奥美拉唑　194
奥沙利铂　302
奥沙西泮　72
奥司他韦　283
奥硝唑　290

B

白三稀　208
白细胞介素-2　311
白消安　301
棒酸　252
胞二磷胆碱　124
胞磷胆碱　124
贝伐珠单抗　304
贝那普利　138,157
倍氯米松　205
倍他乐克　135

苯巴比妥　73,81
苯丙哌林　209
苯丁哌胺　200
苯海拉明　190
苯海索　88
苯哌丙吡唑酮　100
苯肾上腺素　53
苯妥英钠　79,150
苯氧甲青霉素　250
苯乙福明　234
苯乙双胍　234
苯扎贝特　173
苯扎托品　88
苯佐那酯　209
苯唑西林　250
比沙可啶　200
比索洛尔　136,158
吡多辛　334
吡格列酮　234
吡喹酮　291,293
吡拉西坦　124
吡硫醇　124
吡那地尔　141,168
吡嗪酰胺　275
吡斯的明　42
苄氟噻嗪　129
苄青霉素　248
苄丝肼　87
苄托品　88
苄星青霉素　249
丙泊酚　67
丙丁酚　174
丙谷胺　196
丙环定　88
丙硫氧嘧啶　226
丙硫异烟胺　276
丙米嗪　98
丙酸睾酮　304
丙戊酸钠　81
病毒唑　281
玻璃酸酶　338
菠萝蛋白酶　338
菠萝酶　338
伯氨喹　288
博来霉素　301
布比卡因　66
布地奈德　205
布桂嗪　108
布洛芬　116
布美他尼　128
布诺啡　108
布斯哌隆　100

C

草酸铂　302
长春地辛　302
长春瑞滨　303
长效西林　249
长压定　141
重组链激酶　181
重组人红细胞生成素　184
重组人粒细胞集落刺激因子　185
重组人粒细胞巨噬细胞集落刺激因子　185
喘息定　53
垂体后叶素　182,214
促红细胞生成素　184
催产素　213

D

达克宁　280
达克普隆　195
达美康　233
大观霉素　261
大仑丁　79,150
单克隆抗体　311
单硝酸异山梨酯　166
胆茶碱　207
胆碱酯酶　42
低分子量肝素　178
敌百虫　90
地尔硫䓬　152,167
地氟醚　68
地氟烷　68
地高辛　159
地卡因　66
地氯雷他定　190
地诺前列素　215
地诺前列酮　215
地塞米松　310
地西泮　71,81
地衣芽胞杆菌活菌　201
碘化钾　210,227
碘解磷定　317
碘塞罗宁　226
丁胺卡那霉素　261
丁丙诺啡　108
丁卡因　66
丁螺环酮　74,100

丁溴东莨菪碱　199
东莨菪碱　46
毒扁豆碱　42
毒毛花苷 K　159
毒毛旋花子苷 K　159
度冷丁　106
对氨基水杨酸钠　275
对羧基苄胺　182
对乙酰氨基酚　115
多巴　55
多巴胺　51
多巴酚丁胺　161
多奈哌齐　90
多黏菌素 B　257
多黏菌素 E　257
多黏菌素 M　257
多潘立酮　198
多柔比星　302
多沙普仑　124
多索茶碱　207
多糖铁复合物　183
多西环素　264
多西他赛　303
多西紫杉醇　303

E

厄贝沙坦　158
厄洛替尼　305
恩波吡维铵　292
恩格列酮　234
儿童　211
二苯环庚啶　190
二丙谷酰胺　196
二氮嗪　141
二甲弗林　123
二甲基睾酮　304
二甲双胍　234
二氯尼特　290
二巯丙磺钠　318
二巯丁二钠　318
二巯琥钠　318
二十二碳六烯酸　175
二十碳五烯酸　175
二氧丙嗪　209

F

伐昔洛韦　282
法莫替丁　195
放线菌素 D　302
非格司亭　185
非洛地平　162
非那根　190
非诺贝特　173
非普拉宗　116
非索非那定　190
肺结核化疗　276
芬太尼　107
酚苄明　59
酚丁胺　55
酚磺乙胺　183
酚酞　200
酚妥拉明　58
奋乃静　95
呋喃坦啶　270
呋喃妥因　270
呋喃唑酮　271
呋塞米　128
弗希肝素　178
伏格列波糖　234
氟安定　71
氟胞嘧啶　281
氟苯氧丙胺　100
氟伐他汀　172
氟奋乃静　95
氟桂利嗪　81
氟卡胺　151
氟卡尼　151
氟康唑　280
氟喹诺酮类　266
氟硫安定　71
氟氯青霉素　250
氟氯西林　250
氟尿嘧啶　299
氟哌丁苯　96
氟哌啶　96
氟哌啶醇　96
氟哌利多　96
氟哌噻吨　96
氟哌酸　268
氟羟甲酮　304
氟嗪酸　268
氟替卡松　205
氟西泮　71
氟西汀　100
氟氧头孢　252
福莫特罗　205
福辛普利　138
复达欣　251

复方碘溶液 227
富马酸亚铁 183

G

干扰素 281,311
甘露醇 130
甘油 200
肝素 175,178
高三尖杉酯碱 303
格拉司琼 199
格列本脲 233
格列吡嗪 233
格列美脲 233
格列齐特 233
更生霉素 302
更昔洛韦 283
胍乙啶 141
果导 200

H

蒿甲醚 288
核黄素 334
红霉素 255
后马托品 47
琥珀胆碱 48
琥乙红霉素 255
华法林 179
环孢素 310
环丙氟哌酸 268
环丙沙星 268
环格列酮 234
环己亚硝脲 301
环磷酰胺 300
环戊噻嗪 129
黄连素 201
磺胺醋酰 270
磺胺甲噁唑 270
磺胺嘧啶 270
磺胺嘧啶银 270
磺达肝素 178
回苏灵 123
茴拉西坦 91

J

基因重组水蛭素 179
吉非贝齐 173
吉非替尼 305
己烯雌酚 304
加巴喷丁 82
加兰他敏 90
加压素 214
佳静安定 72
甲氨蝶呤 299
甲苯达唑 292
甲苯磺丁脲 233
甲氟喹 287
甲福明 234
甲红霉素 256
甲基多巴 140
甲基吗啡 106,209
甲基三唑氯安定 72
甲亢平 226
甲硫达嗪 95
甲硫氧嘧啶 226
甲哌利福霉素 274
甲巯咪唑 226
甲糖宁 233
甲硝唑 289
甲氧苄啶 270
甲氧氯普胺 198
甲氧明 53
甲状腺激素 225
间羟胺 53
碱式碳酸铋 200
降胆宁 173
胶体果胶铋 196
胶原酶 338
解氟灵 320
金刚烷胺 88,283
金刚乙胺 283
金双歧 201
肼苯哒嗪 140
肼屈嗪 140,161
枸橼酸铋钾 196
枸橼酸铁铵 183
卷曲霉素 276
菌必治 251

K

卡巴胆碱 39
卡巴拉汀 90
卡比多巴 87
卡比马唑 226
卡铂 302
卡氮芥 301
卡介苗 311

卡马西平 80
卡莫司汀 301
卡培他滨 300
卡托普利 137,157,168
卡维地洛 158,168
咖啡因 122
开马君 88
开塞露 200
坎地沙坦 139
抗敌素 257
抗坏血酸 334
抗淋巴细胞球蛋白 310
考来替泊 173
考来烯胺 173
咳必清 209
可待因 106,209
可拉明 123
可乐定 139
可乐宁 139
克咳敏 209
克拉霉素 256
克拉维酸 252
克林霉素 256
克仑特罗 55,205
克罗卡林 168
克霉唑 280
枯草杆菌二联活菌 201
夸西泮 71
奎尼丁 148
奎宁 287
喹红霉素 256
喹硫平 97
喹那普利 138
喹诺酮类 266

L

拉贝洛尔 61,136
拉米非班 181
拉米夫定 282
拉莫三嗪 82
拉氧头孢 252
蜡样芽胞杆菌活菌 201
赖诺普利 138,168
兰索拉唑 195
劳拉西泮 72
雷贝拉唑 195
雷洛昔芬 304
雷米封 273
雷米普利 138,157,168
雷莫司琼 199
雷尼替丁 195
立其丁 58
利巴韦林 281
利多卡因 66,149
利凡斯的明 90
利福喷丁 276
利福平 274
利眠宁 72
利培酮 97
利舍平 141
利舒脲 88
利司培酮 97
利他林 123
利托君 215
利托那韦 282
利妥昔单抗 304
利修来得 88
利血平 141
痢特灵 271
链激酶 181
链霉素 261,275
两性霉素 B 279
邻氯青霉素 250
林可霉素 256
硫胺素 333
硫苯酰胺 97
硫代硫酸钠 319
硫氮草酮 167
硫利达嗪 95
硫酸镁 75,199,216
硫酸钠 200
硫酸亚铁 183
硫糖铝 197
柳氮磺砒啶 270
咯萘啶 288
颅通定 109
鲁米那 73,81
铝碳酸镁 194
氯贝丁酯 173
氯苯那敏 190
氯吡格雷 180
氯氮䓬 72
氯氮平 96
氯化铵 210,325
氯化钙 324
氯化钾 324
氯化钠 323
氯磺丙脲 233
氯甲苯噻嗪 141

氯洁霉素　256
氯解磷定　316
氯喹　287,290
氯雷他定　190
氯林可霉素　256
氯磷定　316
氯霉素　264
氯米芬　304
氯普噻吨　96
氯羟安定　72
氯噻酮　129
氯沙坦　139,158
氯硝安定　72
氯硝柳胺　293
氯硝西泮　72,81
氯扎平　96
氯唑西林　250
罗氟司特　205
罗格列酮　234
罗红霉素　256
罗哌卡因　67
罗通定　109
螺内酯　129
洛贝林　123
洛伐他汀　172
洛吉肝素　178
洛莫肝素　178
洛莫司汀　301
洛哌丁胺　200
洛赛克　194
洛沙坦　139,158

M

麻黄碱　52
麻卡因　66
马利兰　301
马普替林　99
吗啡　103
麦角　214
麦考酚吗乙酯　310
慢心律　150
毛果芸香碱　39
毛花苷 C　159
美吡达　233
美多巴　87
美多心安　151
美金刚　91
美蓝　319
美罗培南　252
美洛西林　250
美曲膦酯　90
美散痛　107
美沙酮　107
美舒宁　117
美替拉酮　223
美托洛尔　135,151,158,167
美西林　250
美西律　150
门冬酰胺酶　303
蒙脱石　200
孟鲁司特　208
咪康唑　280
糜蛋白酶　337
米氮平　100
米格列醇　234
米力农　161
米诺地尔　141
米诺环素　264
米帕明　98
米索前列醇　197
米托坦　222
莫沙必利　198
莫索尼定　140
莫西沙星　268
沐舒坦　210

N

那格列奈　235
那可丁　209
纳洛酮　109
纳曲酮　109
奈达铂　302
奈多罗米　208
奈替米星　261
奈韦拉平　282
奈西立肽　161
萘普生　116
脑复康　124
脑复新　124
尼古丁酸　174
尼可地尔　141,168
尼可刹米　123
尼美舒利　117
尼群地平　136
尼扎替丁　195
尿激酶　181
凝血酶　182
凝血酸　182

诺氟沙星　268

P

帕罗西汀　100
哌吡氮平　196
哌甲酯　123
哌克昔林　167
哌拉西林　250
哌仑西平　196
哌嗪　292
哌双咪酮　198
哌替啶　106
哌唑嗪　141,161
派姆　317
潘生丁　180
泮库溴铵　47
泮托拉唑　195
培哚普利　138
培美曲塞　299
培他司汀　190
喷他佐辛　108
喷托维林　209
喷妥洛克　195
匹罗卡品　39
匹维溴铵　199
泼尼松　310
泼尼松龙　310
扑尔敏　190
扑米酮　81
扑热息痛　115
扑痫酮　81
葡聚糖铁　183
葡萄糖　131
葡萄糖酸钙　324
普伐他汀　172
普鲁本辛　47
普鲁卡因胺　149
普鲁卡因青霉素　249
普仑司特　208
普罗布考　174
普罗帕酮　150
普萘洛尔　135,151,167
普尼拉明　167

Q

七氟醚　68
七氟烷　68
齐多夫定　282
前列腺素　215
前列腺素 E_2　215
前列腺素 $F_{2\alpha}$　215
强痛定　108
羟氨苄青霉素　250
羟基脲　300
青蒿琥酯　288
青蒿素　287
青霉胺　318
青霉素 G　248
青霉素 V　250
青霉烷砜　252
氢氟噻嗪　129
氢氯噻嗪　129,134
氢氧化铝　194
氢氧化镁　194
庆大霉素　261
巯甲丙脯酸　137
巯嘌呤　299
曲安奈德　205
曲马多　107
曲妥珠单抗　304
曲唑酮　100
去甲羟基安定　72
去甲肾上腺素　52
去甲万古霉素　257
去氢依米丁　290
去铁胺　184,319
去氧皮质酮　222
去氧肾上腺素　53
醛固酮　222

R

柔红霉素　302
鞣酸蛋白　200
乳酶生　198
乳酸钙　324
乳酸钠　325
瑞芬太尼　107
瑞格列奈　235
瑞替普酶　181

S

塞来昔布　116
塞洛特　100
塞替派　300
噻格列酮　234
噻氯匹定　180

噻嘧啶 292
噻托溴铵 207
赛庚啶 190
赛罗卡因 66
三苯氧胺 304
三氟拉嗪 95
三氟噻吨 96
三硅酸镁 194
三尖杉酯碱 303
三唑巴坦 252
三唑仑 72
色甘酸钠 207
沙丁胺醇 55,205
沙格司亭 185
沙美特罗 205
山梗菜碱 123
山莨菪碱 46
山梨醇 131
舍曲林 100
肾上腺素 50
肾素-血管紧张素-醛固酮系统 137
生育酚 336
石杉碱甲 90
视黄醇 335
枢复宁 199
舒巴坦 252
舒必利 97
舒喘灵 205
舒芬太尼 107
舒乐安定 72
舒林酸 116
双醋苯啶 200
双环己哌啶 167
双嘧达莫 180
双歧杆菌活菌 201
双歧三联活菌 201
双氢克尿噻 134
双氢青蒿素 288
双氢青蒿素哌喹 288
双效西林 249
水合氯醛 74
水蛭素 179
顺铂 301
顺氯氨铂 301
司来吉兰 87
司莫司汀 301
丝裂霉素 301
丝裂霉素 C 301
思密达 200
四氢巴马汀 109
速尿 128
羧苄青霉素 250
羧苄西林 250
羧甲司坦 210
缩宫素 213
索他洛尔 152

T

他巴唑 226
他克林 90
他莫昔芬 304
他唑巴坦 252
泰尔登 96
泰利霉素 256
痰易净 210
碳铂 302
碳酸锂 98
碳酸氢钠 194,325
特比萘芬 281
特布他林 205
特非那定 190
特拉唑嗪 141
特罗凯 305
替地肝素 178
替加环素 264
替卡西林 250
替考拉宁 257
替罗非班 181
替莫西林 250
替尼泊苷 303
替硝唑 289
同型半胱氨酸 139
酮康唑 280
酮洛芬 116
酮替芬 208
头孢氨苄 250
头孢吡肟 251
头孢呋辛 250
头孢呋辛酯 250
头孢克洛 250
头孢拉定 250
头孢利定 251
头孢美唑 252
头孢孟多 250
头孢哌酮 251
头孢匹罗 251
头孢羟氨苄 250
头孢曲松 251
头孢噻肟 251

头孢他啶 251
头孢西丁 252
头孢唑林 250
透明质酸酶 338
吐根碱 290
退嗽 209
托吡卡胺 47
托吡酯 82
托卡朋 87
脱氧核糖核酸酶 210
妥布霉素 261
妥拉唑林 58

W

万古霉素 257
维库溴铵 47
维拉帕米 152,167
维生素 333
维生素 A 335
维生素 B_{12} 184
维生素 B_1 333
维生素 B_2 334
维生素 B_6 334
维生素 C 334
维生素 D 336
维生素 E 336
维生素 K_1 320
维生素 K 182
维他命 333
胃蛋白酶 198
胃复安 198
胃溃宁 197
乌拉地尔 141
无环鸟苷 282
无味红霉素 255
五氟利多 97
戊脉安 152

X

西比灵 81
西地兰 159
西拉普利 138
西乐葆 116
西咪替丁 195
西沙必利 198
西司他丁 252
西替利嗪 190
西替普酶 181
吸入 211
喜树碱 302
仙特敏 190
先锋必 251
先锋霉素Ⅳ 250
先锋霉素Ⅴ 250
先锋霉素Ⅵ 250
酰胺咪嗪 80
消胆胺 173
消心痛 166
消炎痛 116,216
硝苯吡啶 136
硝苯地平 136,167,216
硝基安定 72
硝普钠 140,161
硝酸甘油 161,165
硝酸异山梨酯 161,166
硝替卡朋 87
硝西泮 72,81
小檗碱 201
缬沙坦 139,158
心得安 135,151
心可定 167
心律平 150
心痛定 136,167
辛伐他汀 172
新青霉素Ⅱ 250
新斯的明 41
胸腺素 312
胸腺肽 312
溴丙胺太林 47,199
溴己新 210
溴隐亭 88
血管紧张素Ⅰ(AngⅠ) 137
血管紧张素Ⅱ(AngⅡ) 137
血管紧张素转化酶 137
血管紧张素转化酶抑制药 137
血管内皮源性松弛因子 135

Y

亚胺硫霉素 252
亚胺培南 252
亚甲蓝 319
亚硝基铁氰化钠 140
亚硝酸钠 319
亚叶酸钙 184
亚油酸 175
咽泰 207
烟碱 36

烟酸　174
延胡索乙素　109
洋地黄毒苷　159
氧阿托品　207
氧氟沙星　268
氧甲吡嗪　174
氧托溴铵　207
叶酸　184
液状石蜡　200
伊曲康唑　280
依地酸钙钠　318
依拉维　99
依洛前列素　180
依米丁　290
依那普利　138,157
依诺肝素　178
依帕司他　235
依前列醇　180
依他尼酸　129
依替米星　261
依托红霉素　255
依托咪酯　67
胰蛋白酶　337
胰岛素　231
胰酶　198
乙胺碘呋酮　151
乙胺丁醇　275
乙胺嘧啶　289
乙胺嗪　291
乙酰胺　320
乙酰半胱氨酸　210
乙酰胆碱　42
乙酰肿胺　290
乙酰水杨酸　114
乙酰唑胺　130
异丙阿托品　207
异丙嗪　190
异丙肾上腺素　53
异丙托溴铵　207
异搏定　152,167
异丁苯丙酸　116
异氟醚　68
异氟烷　68
异烟肼　273
易蒙停　200
易瑞沙　305
吲达帕胺　135
吲哚美辛　116,216
优降糖　233
右美沙芬　209
右旋糖酐　185
愈创甘油醚　210
月见草油　175

Z

扎来普隆　75
扎鲁司特　208
占诺美林　90
镇痛新　108
争光霉素　301
整肠生　201
制霉菌素　280
转移因子　312
壮观霉素　261
紫杉醇　303
自力霉素　301
组胺　189
组织型纤溶酶原激活剂　181
左布比卡因　66
左甲状腺素　226
左卡巴斯汀　190
左洛复　100
左旋多巴　86
左旋咪唑　292,312
左氧氟沙星　268
左乙拉西坦　82
佐匹克隆　74
唑比酮　74
唑吡坦　74